近代中医药大师名著精选

脉学正义

张山雷 ◎著

崔京艳 点校

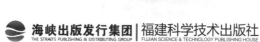

海峡出版发行集团 福建科学技术出版社
THE STRAITS PUBLISHING & DISTRIBUTING GROUP　FUJIAN SCIENCE & TECHNOLOGY PUBLISHING HOUSE

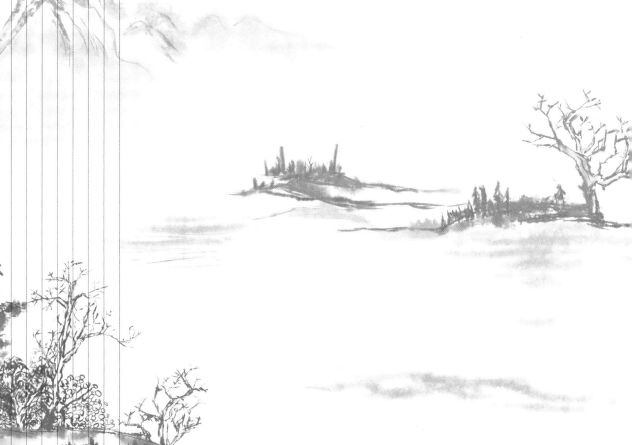

前　言

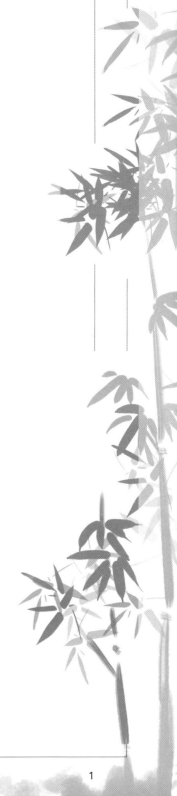

在中医学发展的历史进程中，近代是一个颇具特色的时期。此期中西文化开始广泛汇聚，多元思想相互撞击，或融汇贯通，或在相互比较中更彰显中医的独特之处。在新的文化环境下，中医界在坚持与疾病作的斗争的过程中，汲取新的文化养分，大胆探索，使传统学术得以继承和发扬，涌现出一批著名的医家和颇具特色的医著。谢观称"民国以还，又有异军突起，高揭新中医之旗帜者，揆其初衷，欲以科学方法整理医籍……"（《中国医学源流论》）。这批医家大多历经了晚清和民国两个不同时代，他们不但有着扎实的经学与传统中医的功底，还对近代的西方科学有着开放的态度；他们不但重视对古典医著的考证校勘和诠释，更注重临床实证；他们不但将中医的每一处学术研究至精致，更迈出了向近代学科构建的探索之路。例如，近代的中医学术都切合于临床实用，如张锡纯的《医学衷中参西录》、曹颖甫的《经方实验录》、何廉臣的《增订通俗伤寒论》、承淡安的《中国针灸治疗学》等。他们不但系统整理了中医学术，还将新时代鲜活的临床经验与思想火花融入了这些著作中，成为中医药宝库的重要组成部分，他们不但影响了整整一个世纪的几代中医学人，至今仍对中医临床、教学、科研具有较高的参考价值和指导意义。

本丛书遴选了 20 世纪上半叶 7 位中医药大师的 8 部代表名著，有何廉臣《增订通俗伤寒论》《全国名医验案类编》、张

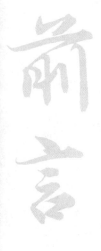

山雷《脉学正义》、曹炳章《辨舌指南》、曹颖甫《经方实验录》、承淡安《中国针灸治疗学》、赵燏黄《中国新本草图志》、张锡纯《医学衷中参西录处方学》，这些著作具有较高的学术价值，在当时流传较广，社会影响较大。

本丛书的整理和点校乃严格按照通行的古籍整理原则进行，亦即尊重历史，忠实原著，不随意更改。鉴于民国期间全国各地的印书局（行）较多，故对入选的每部医书，尽量选用最早或最佳版本作为蓝本，并与其他不同版本的同类医书对校，同时又与相关的医书文献进行旁校，力求校勘准确无误，以保证质量。每部医著的篇首，均附一篇点校者的研究论述，主要介绍作者的学术思想、生平事迹，以及每部医著的写作背景、学术价值、学术特点等，使读者从中了解该名医的专长及其代表作在近代医学发展中的作用。本丛书的著作，原多为繁体字竖排本，现统一改为简化字横排本。一些书原版中的外国人名、地名、西药名称等的译法，与现在通行的有所区别，为保持原貌，不作更动，标题层次多与原版本近似，原版的个别印刷错误，本次点校时径予更改，但均出注说明。

由于时间仓促，本丛书整理点校的缺点错误在所难免，敬请读者批评指正。

编　者

点校说明

一、本书点校时选用的底本，为"中华纪元第一辛未（1931年），浙江兰溪药业私立中医专门学校印行，浙兰协记书庄承印"本。

二、本书内容由两部分组成：一是脉学著作（包括经典著作）中摘录下来的原文；二是作者张山雷撰写的"正义""考异""正讹""存疑"等几项内容。因此将两种不同的内容，以不同的字体加以区别。

三、原书为繁体字，现一律改为规范的简化字，并以新式标点符号代替原先的断句。因改竖排为横排，依惯例把"右"（指此前内容）改为"上"字，把"左"（指此后内容）改为"下"字。

四、对原刻本的错漏予以校正，并加校注说明。个别生僻字词，点校时仅作些简单的注释。

五、点校本仅将原书中正义、考异等项的圆括号改为方括号，全文内容均尽可能地尊重底本原貌，不做随意改动。

六、为保持原著风貌，书中的"证候"、"症候"或"症"、"证"等词，均遵原著而未作改动。

七、本书一、二、三卷各为一章，而第四、五、六卷合为一章，为保留原著风貌，不再重新设立章节。

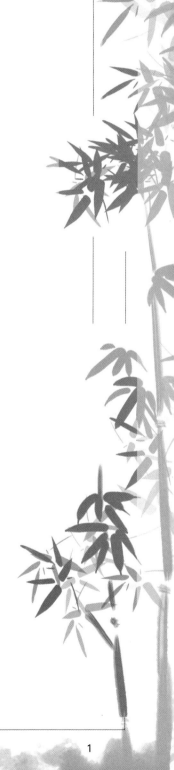

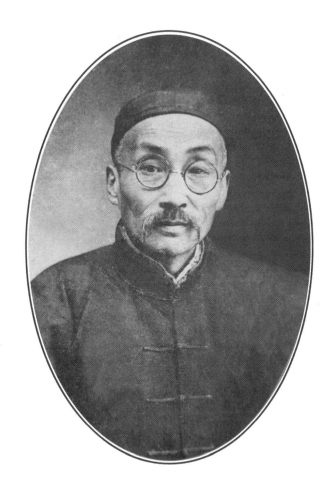

张山雷先生像

张山雷生平与学术思想

张山雷（1873—1934），名寿颐（原名寿祥，字颐征），江苏省嘉定县（今属上海市）人。张氏禀赋聪颖，自幼勤奋好学，19岁入泮，为邑庠生（秀才），平时广泛涉猎诸子百家之书，尤精于朴学训诂。后因母病风痹，经常延医服药，遂弃儒习医，朝夕钻研古典医著及历代医家著作，并随当地老中医俞德琈、侯春林学习。后又拜吴门名医黄醴泉为师，学习内科3年，得其教诲，医道渐精，戚友邻居时以疾病相告，给方服药，渐能桴应，于是求治者日众。

1914年，嘉定县黄墙屯朱氏疡科传人朱阆仙创办黄墙朱氏私立中国医药学校（以下简称"黄墙医校"），张氏遂从学于朱阆仙门下，并协助其师办学，担任教务主任，亲自编写各种教材。朱氏乃医学世家，业医五代，精通各科，对疡科尤为专长，望重一时。临证甚多，内、外、妇、儿请病求诊者，日以百计。朱氏将生平经验一一传授，张山雷亲聆教诲，学识经验益臻精湛。

1916年，朱阆仙病逝，黄墙医校停办，张山雷到上海开业行医，并执教于神州医药专科学校。

1920年，浙江兰溪中医专门学校（以下简称"兰溪医校"）校长诸葛少卿赴沪求访名师，经上海神州医药总会推荐，张山雷应聘赴兰溪担任教务主任之职。其时学校应用课本，除采用黄墙医校部分原稿加以补正外，多为张氏边教边写

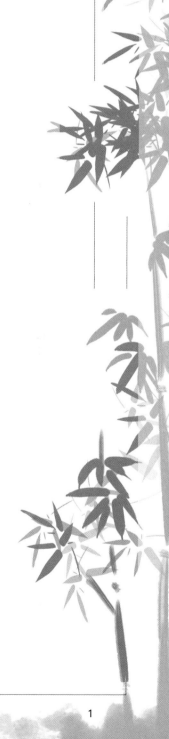

而成。为编写讲义，张氏每至漏夜未息，夜编日教，达诸笔，宣诸口，朝夕如是者十余年，直到逝世，为我国近代中医教育事业"心肝呕尽"。

1934年农历五月初八，张山雷逝世于浙江兰溪，终年62岁。

开拓近代中医教育事业，重视教材建设

民国以来，中医界为争取合法的教育立案而奋斗。创办中医学校、编写医学教材，成为开拓近代中医教育事业迫在眉睫的任务。张山雷曾协助朱阆仙创办黄墙医校，冀以"发扬国粹，造就真才"。在黄墙办校初期，教学计划编拟已粗具规模。后来张氏到兰溪主持教务工作，兰溪医校的课程设置渐趋完善。如当时的学制为五年制，分为预科、正科，预科两年，正科三年。在课程设置上，预科以基础为主，有《内经》、《难经》、《伤寒杂病论》、《神农本草经》等课程。正科在预科的基础上，分别增设临床各科，如内、外、妇、儿，后期概括为生理、病理、诊断等。张氏以培养既能掌握中医基础知识、精通各科理论、灵活运用四诊八纲进行辨证论治，又能通今达古的真才为目标，充分体现了他对中医教育事业的抱负和展望。

张山雷很重视教材建设。他认为"讲堂授课固难，而编辑讲义更要慎之又慎"，"资料必须博采广收，研求确当，取材不容不富，甄录不得不严，参考成书，折中实验"，在此基础上，选编各科教材。

如在中医基础方面，张氏很重视经典著作的选读。除编著《难经汇注笺正》、《读〈素问识〉小录》外，其余均采用原著进行授课。在临证各科讲义的编纂上，张氏尊古酌今、通权达变，既不厚古薄今，也不蔑古神今。他根据三十年研读历代名医著作的心得体会，又紧密结合临床实践，先后编纂了《病理学讲义》、《内科学讲义》、《女科学讲义》、《外科学讲义》、

《儿科学讲义》、《中风斠诠》、《古今医案平议》等十多种教材，深受医界推崇。

此外，张氏编辑讲义还主张中西合参，积极汲取西医学中的科学知识，来丰富中医的学术内容。如张氏编纂的《全体新论疏证》，为解剖基础课的教本，即选用合信氏《全体新论》一书，补入中医学内容，详加疏证而成。

考证经典医籍，研究各家学说

张山雷对中医学理论的研究，颇有造诣。除《难经汇注笺正》、《经脉俞穴新考正》等专著外，《读〈素问识〉小录》、《谈医考正集》、《医论选》、《编制课程商榷意见书》、《黄墙朱氏中医学校宣言》等资料，也多方面反映了张氏的学术思想和治学方法。

张氏认为，学医首先要阅读医经，他很重视对经典医籍的研究和考证。他认为，《难经》内容、风格独特，可以与《内经》相媲美。在诸多《难经》注解者中，张氏比较推崇滑寿和徐大椿。他汇集古注，编著成《难经汇注笺正》一书，其书持论公允，足以纠前人之偏见。譬如他认为，《难经·二十五难》心主与三焦有名而无形之论和《难经·三十六难》左肾右命门之说等，"名正言顺"，并据理力争，颇有见地。另外，张氏精于训诂，对《内经》、《难经》中的某些文字、词句和病名，根据经史传记及《说文》等字书，结合病情药理，详加考证，从而纠正了一些习俗相沿的错误。对于《内经》注家，张氏认为以王冰和马元台较好，初学读经，宜此二家为主。张氏认为，《神农本草经》与《素问》一样，其源最早，都是秦以前的古代文献。后世对《神农本草经》的注释，他比较推崇徐洄溪的《神农本草经百种录》，而认为张隐庵、陈修园等人太拘泥经文、空谈气化，不足取。张氏对《伤寒杂病论》亦深有研究，认为徐大椿的《伤寒类方》、尤怡的《伤寒贯珠集》较好。为了方便教学，张山雷还仿照徐大椿《伤寒类方》的方法，把《伤寒论》中的方剂编成歌诀，列入《医事蒙求》一书中，以便于初学者习诵。除以上经典医籍外，张氏对《甲乙经》、《诸病源候论》、《千金方》、《外台秘要》等古医籍也有深入的研究和独到的见解。在《经脉俞穴新考正》一书中，张山雷还对经脉学说的起源、十二经脉循行经文及腧穴等内容，进行了详细的考证。

张山雷对历史上的各家学说也进行了许多研究，如对金元四大家及明清医家等作出了恰如其分的评价。清代医家中，喻昌、张璐、徐大椿、柯琴、尤怡、莫枚士、陆懋修、王士雄等医家，对张山雷的学术思想均有较大的影响。

重视临床实践，各科均有建树

张山雷在临床各科以及诊断、药物等方面都有深厚的造诣，与张锡纯、张国华有"三张三达"的美誉。他编写了许多临床专著和讲义，如《中风斠诠》、《疡科纲要》、《沈氏女科辑要笺正》、《小儿药证直诀笺正》、《古今医案平议》、《脉学正义》、《本草正义》等，其中尤以《中风斠诠》、《疡科纲要》、《脉学正义》三书最具学术价值。

1.《中风斠诠》，创立中风新说　张山雷对张伯龙的中风理论服膺最深、评价最高。《中风斠诠》即是张山雷在张伯龙《雪雅堂医案·类中秘旨》的基础上，引证古籍，进一步发挥而成的。全书共分三卷，卷一为中风总论，卷二为内风暴动的脉因证治，卷三列古方平议。张山雷在书中指出，内风之动，由于肾水虚、肝木旺，治疗当分两层：滋肾之虚，为治病之本；潜镇肝阳，为治病之标。守定镇肝熄风、潜阳降逆之法，适当佐以开泄痰浊，方能切合病情。并根据自己多年的经验，总结出治疗中风的八种方法：闭证宜开、脱证宜固、肝阳宜于潜镇、痰涎宜于开泄、气逆宜于顺降、心液肝阴宜于培养、肾阴渐宜滋填、偏瘫宜于宣通。张氏还在《中风斠诠·卷三》中，选择可治疗中风的古今成方，按开关之方、固脱之方、潜镇之方、化痰之方、顺气之方、清热之方、滋养之方、通络之方，分类编次，并阐明其制方之旨，改正其不契合之处。该书对中风病的研究深入详尽，理论与实践相结合，代表了这一时期中医在专病研究方面的水平。

2. 《疡科纲要》，阐发外疡证治　张山雷继承黄墙朱氏之学，对疡科造诣尤深，著有《疡科纲要》、《疡科医案平议》、《疡科治案心诠》等书。特别是《疡科纲要》一书，从整体出发，阐发外疡的辨证和治疗，注重内在因素，重视局部与脏腑气血的关系，提倡外证内治，反对一方套治，并且在药物配制方面也独具只眼，颇有卓识。

关于疡症的辨证，张山雷主要从辨阴阳，辨肿、痛、木，辨脓，辨脉等几个方面来论述，为中医外科的条理化、系统化提供了宝贵经验。如在阴阳辨证方面，他认为应根据经络的部位、人体的向背、病因的寒热虚实、病势之迟速、病形之深浅、肿势之坚软、痛势之缓急等多方面进行辨证，说明审订阴阳务必察其人体质之虚实及病源之浅深而始有定论，并结合望色辨脉，兼验舌苔，则为阳为阴，辨之甚易。在肿、痛、木、脓、脉的辨证上，张氏谨守病机，也多有卓识。

在外疡的治疗方面，张山雷比较重视外病内治，认为治疡必随其人之寒、热、虚、实、七情、六淫、气、血、痰、湿诸证而调治之，无论外形如何，应以内证为主。在内治方法上，又以散、清、温、养为主法，比较推崇余景和所辑的《外证医案汇编》。列举了外疡内治之退消、行气、治痰、清热、利湿、温养、补益、提脓透毒、溃后养胃等法。在外治配方上，张氏惟以实效为标准，主张"药不必贵而奇，惟在实用而有实效"，在前人基础上，创制了薄贴、敷药、围毒、移毒、化腐搜毒、收湿止痒、止血生肌等各种外治方药，颇具效验。同时，对于当时一些有效的外用西药，张氏也拿来为我所用，显示了实事求是的治学态度。

3.《脉学正义》，解说脉诊精义　张山雷在诊断学方面，特别是脉学方面的成就，主要体现在《脉学正义》一书中。该书共分六卷，约四十万言，是一部系统而又全面的脉学专著。作者引经据典，纂辑古今中外著名脉学专著和医籍达六十余种。博采众长，并融会新说，结合经验阅历等，对脉学作了深入细致的论述。全书共分四章，"先以纲领以挈其要，继之诊法以立其成，而诸脉之形象次之，诸脉之主病又次之"；并一改前人论脉"好谈神理……过求精深，反令初学者兴望洋之叹"之陋，对诸脉以"浅近言之"，又旁征博引众家之言，夹叙夹议，以明脉象之精义，使读者心领神会。

书中对脉诊的认识、寸口脉的见解及诸脉主病等，论说精详，充分体现了张氏的渊博学识和严谨的治学态度。

4.《沈氏女科辑要笺正》，论述妇科治验　张氏的妇科学经验，主要体现在《沈氏女科辑要笺正》一书中。他比较推崇沈尧封之《沈氏女科辑要》，认为该书切中肯綮，多发前人所未发。后王孟英对之进行续按，更进一层，洞见症结。张氏遂引申余义，征以自己的阅历经验，并以现代学理评论之，使原书更为完善。譬如在治疗月经病月事不来一证时，张氏认为应以补水、补火、补中气三法为治疗大纲，并根据自己的临证经验，提出"补水必从魏柳州之一贯煎为首，而《广笔记》之集灵膏，高鼓峰之滋水清肝饮，薛一瓢之滋营养液膏、心脾双补丸，陆九芝之坎离丸等可参也；补火则河间之地黄饮子，阴阳调剂，不偏温燥，最堪仿效；补中气则补中汤本是正宗……"诸如此类的论述，至今在临床中仍具有指导价值。书中对带下病的辨证治疗、妊娠子痫的病因证治和临产病及热入血室等的论述，皆有独到之处。

5.《钱氏小儿药证直诀笺正》，阐述儿科诊治见地《钱氏小儿药证直诀笺正》曾作为兰溪医校的幼科学讲义，体现了张山雷在儿科疾病诊断及治疗方面的见地。该书是张氏在钱氏书的基础上，参以个人阅历之见而成。如在小儿脉法问题上，张山雷认为小儿在 3 岁以前脉极难辨，所以很赞同前人以食指三关脉纹为诊断依据。对于 3 岁以上小儿，则当兼察其脉，主张一指定三关。此外，对于诊小儿脉的具体方法、注意事项等也多有论述。对小儿变蒸、发搐、腹痛、疳疾、腹胀、解颅等儿科常见病，论述精当，切合临床实际。

6.《本草正义》，阐发张氏对辨证用药的独特见解　张山雷对药物学也有深入的研究。他首推《神农本草经》，认为该书"其源最早"，且"言简意赅，含蓄者富"。《本草正义》即是他在长期的教学和临床实践中，参考众多医药书籍，精心"寻绎经文"，撷取《神农本草经》及《名医别录》之精华，并参以己意而成的。在书中，张氏力辟张元素桔梗载药上行之说；认为黄芪并非通治痈疽疮家必用之药；根据《本草经》及《名医别录》的相关记载，阐明大黄无毒；指出土茯苓为专治杨梅疮毒之圣药等，都颇有见地。此外，张氏也对古今多种药物的炮制方法提出了自己的看法，认为并不是"每药必须通过炮制，然后可用"。书中尚列举了一些滥用炮制法的谬误。

张山雷一生致力于振兴中医，临证、治学、著述不间寒暑，主张参考现代医学以取长补短，为中医学事业及近代中医教育事业做出了贡献。

目　录

卷一

嘉定　张寿颐　山雷　甫稿

受业　郑赞纶　丝阁

蔡元楫　济川　参校

何廷翊　益赞

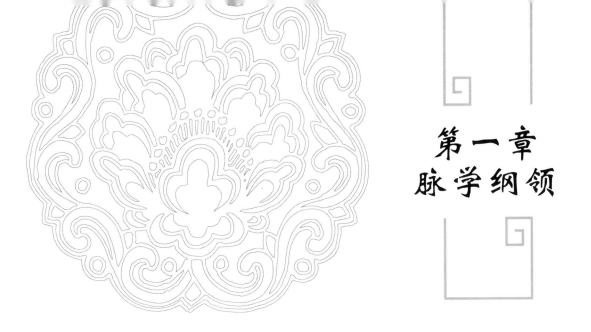

第一章
脉学纲领

第一节　绪　言

四诊之序，望问为先，切脉居后。非脉法之不足凭也，盖察脉以审病，只是参考病理之一端，万不能不论声色形证，仅据脉理以审定其为寒为热[1]、属实属虚。何则？脉之条理，约言之则有浮沉迟数、长短滑涩、大小虚实之提纲，析言之复有二十八种名称之辨别。究之，无论何病，凡此种种脉象，无不可以偶见，而亦无不可以兼见。苟非合之声色辨证，虽有高贤，不能下一断语。如谓精于脉法，但一下指，不问其他，而竟能洞见隔垣，则从古名家未闻有此高论。且即以切脉而言，亦必阅历日深，功夫纯熟，而后大彻大悟，指下神明，方为深造有得，仅仅以形迹求之，必非上乘。惟在学者入手之初，则不能离迹象而遽言神化。盖神化之境，必在学识俱到之后，可以意会，不可以言语形容，又安能手握秃管而毕宣其底蕴？此则古来脉学诸书，不得不求之于迹象者，非浅也，亦情也。近人皖南建德周学海澄之氏[2]，著有《脉义简摩》，议论固多精奥，独是好谈神理，往往晦涩而莫名其妙，则与其失之高远，过求

---

〔1〕　热：原书刻为"熟"，今据文义改。

〔2〕　周学海澄之氏：周学海（1856—1906），字澄（瀓）之。《周氏医学丛书》中有脉学著作四种。

精深，反令初学兴望洋之叹，毋宁以浅近言之，而可由迹象以渐启灵明之为愈乎。用是博采先贤成说，撷其精义，录为一编，而疏通证明之。先之纲领以挈其要，继之诊法以立其成，而诸脉之形象次之，诸脉之主病又次之。虽不敢谓脉学渊微包涵已尽，要亦此道之精金美玉矣。若夫各病所宜所忌，诸脉形态，昔人成作，每多条列胪陈，以决成败。寿颐窃谓失之繁碎，且必挂一漏万，何能详尽，苟明其理，奚必琐琐，故置费录。至于妇女小儿之脉，固亦有时而独辟蹊径者，然其理亦已赅括于各篇之中，无庸多生枝节。惟疡病脉理，则颇有与内科殊途者，寿颐稿拙别有《疡科纲要》一编在，亦不复复赘于是集云。

第二节　脉　源

《素问·经脉别论》：食气入胃，浊气归心，淫精于脉。脉气流经，经气归于肺，肺朝百脉，输精于皮毛。

【正义】此《素问》言经脉之源始也。经脉惟何？质言之，即周身之血管而已。其大者谓之经，小者谓之络，最细者则曰孙络。固皆发源于心房而分布于肢体百骸者。血不自生，赖有胃中水谷之精液而生，故曰脾胃为后天之本。《素问》言"食气入胃，浊气归心，淫精于脉"，是即血脉资生之大源。胃中精液，由后天水谷而生，本非天一之真水，故谓之浊气。精液入心，变化而赤，乃由发血管布及全体，故谓之"淫精于脉"。淫者，淫溢浸淫之义。西国学者谓食物入胃，消化融洽之后，递入小肠，小肠之内，有吸收食物精液之管，百脉千支，运入肠后夹膜之间（译书亦谓之淋巴腺），至附近脊骨之处，合会为一，是为精液总管（译书亦谓之淋巴管，合信氏[1]《全体新论》谓在腰骨之第二节处）。附脊骨而上，至颈骨第七节，即屈转而下，向左以入于颈与手之

---

〔1〕　合信氏：Hobson B（1816—1873），英国人，近代来华的教会医师。他的著作《全体新论》，对西洋医学知识在我国的传播颇有影响。

回血会合管，直达于心。又谓食物自胃下口，递到小肠，即与胆汁、甜肉[1]汁相合，渐渐运行，而渐渐化出食中精液，色白如乳，众管吸之，初甚稀淡，渐入渐浓，运至回血会管，即混为血。此西国人几经剖解，有极精之器具，以窥见生血之源，如是其确。然《素问》以"食气入胃，浊气归心，淫精于脉"一十二个字包括言之，岂非与彼学说同符合撰。此三千年前之国粹，孰谓吾国人不识生理之真相乎？其夫血脉回环，则自心而出，即回旋入肺，故曰脉气流经，经气归于肺。今西学家剖验所见，知血管由心发出，其近者则由心入肺，由肺而回旋以归于心，谓之小循环；其远者则遍及四肢百骸，复回归入肺，而更由肺归心，谓之大循环。可见肺之与心，相去最近，脉管相通，本是一气呵成，所以脉由心出，而即以肺之手太阴经脉为诊察脉法之总汇，此"肺朝百脉"之原理也。

《素问·玉机真脏论》：五脏者，皆禀气于胃。胃者，五脏之本也。脏气者，不能自致于手太阴，必因于胃气，乃至于手太阴也。

【正义】此申言经脉之本于胃气也。后天食物精液，是为滋养五脏之源，故胃为五脏之本。手之太阴，脉之大会，可察五脏之气，然不得胃气之充溢，则脏气不能自致于手太阴，犹言胃之生血不及，则五脏之气皆不逮耳。《灵枢·经脉篇》所谓"谷入于胃，脉道以通，血气乃行"，成聊摄注《平脉篇》所谓"谷入于胃，脉道乃行；水入于经，其血乃成"。皆所以申言胃气为经脉大源之理。水入于经之"水"字，当以食物所化之精液而言，乃合生理真相，不可误认作即是所饮之水。盖水本清淡之质，不能化为血液。西学家已实验得饮水入胃，别有去路，不入小肠。但吾国古人，则确乎不知此理，往往以"水谷"二字比附而言，实是误会。今之学者，不可不为古人纠正。凡古人论脉，恒言有胃气则生，无胃气则死，皆当作如是观。

---

[1] 甜肉：指胰腺。

卢子由〔1〕曰：脉者，水谷之精气，分流经络，灌溉脏腑，横行四肢，贯注百体。资始于肾间动气，资生于胃中水谷者也。《难经》曰脐下肾间动气者，生命之基也，十二经之根本也，故名曰原。三焦者，原气之别使也，主通行三气，经历于五脏之腑。

【正义】此言经脉之源，虽由胃家谷气而生，尤以肾气为生命之本。盖肾气是先天太极之真源，胃气是后天养育之基础。《难经》之所谓原，固以肾气为人身之原气也。三焦通行三气。滑氏《本义》〔2〕引纪氏说，谓下焦禀真元之气，上达于中焦，中焦水谷精悍之气，化为荣卫，荣卫之气，与真元之气，通行达于上焦。盖吾人呼吸之气，虽曰由肺出入，肺无下窍，似与中下二焦不相贯注，究之全体运用，内外上下，胥由一气之鼓荡，元气窟宅确在下焦，吾国旧说所谓纳气于丹田，而西国学说，亦有所谓深呼吸者，无非此肾间动气，为之主宰矣。

张石顽《诊宗三昧》：脉本营气所生，为气血之源，出入脏腑，交通经络，彻内彻外，上下鼓动。其应于指下者，或清或浊，或大或小，或曰禀赋不同，实由性灵所发，非可迹象而求。纵古人曲为摹绘形状，以推究阴阳寒热之异同，然亦不过立之标准，粗示模型。苟有明眼之士，必须悟彻玄机，活泼泼地乃能比类推寻，洞垣而见真相。盖脉之关系最巨，受气于太极未分之先，发源于怀胎初结之始，试观天地万物，靡不本乎气机，与为鼓荡。彼夫星辰斡旋，江海潮汐，亦天地脉络之常也。日月晦冥，山谷崩陷，亦天地脉络之病也。寒冬闪电，盛夏雹霜，亦天地气交之乱也。天愁雨血，地震生毛，亦天地气化之乖也。故夏暑冬寒，南暄北冽，造化气候本有偏时，人在气交之中，能无感而有变？抑且赋畀本自不一，诊察安能同途。试观草木无情，而皮干茎

---

〔1〕 卢子由：明代医家卢之颐，字子繇（繇，音 yóu，同"由"）。撰有《学古诊则》。原书残缺，后经王琦辑为《医林指月》，刊行于清康熙末年（约 1722 年）。该书遵照卢氏的学术经验，重点发挥脉诊与经络原理，对经络学说阐发尤详。

〔2〕 《本义》：指《难经本义》，滑伯仁著，下同。

叶，无不具有脉络，贯彻全体，以行津液。顽石不灵，亦腹孕怀脉理，以通山泽之气，而祁寒暑雨，亢旱阴霾，则木石亦为变色，况人为造物之骄子，钟灵毓秀，受气以生，宜乎气机感触，变化莫可端倪。即以脉之常度言之，始从中焦，循肺之手太阴经，出于腕后寸关尺三部，为全体动脉之总纲。古人虽以浮沉滑涩等法辨别形象，究之此有形之象，乃水谷之精所布，禀乎后天。其鼓动之源，乃无形之气所激，禀乎先天，而能循环无端，运行不息，即天地气交、生生无已之理。故变动不居，周流六虚，原不能拘泥形骸、推敲迹象，亦如人之面目，虽五官部位，大都不异，而神情气色，则百千万亿，无一雷同。是以《经脉别论》谓诊脉之道，观人勇怯骨肉皮肤，能知其情，而僦贷季〔1〕必合色脉，乃能通于神明。诚以色乃神气之所发，而脉为血气之所凭，苟非融会贯通，奚能悉臻神化。《阴阳应象大论》亦言："善诊者，察色按脉，先别阴阳。审清浊而知部分，视喘息，听音声，而知所苦，观权衡规矩，而知病所主。"按尺寸，观浮沉滑涩，所谓能合色脉而后万全者也。

【正义】石顽此论，亦以经脉源始，本于先天肾气，故其周流鼓荡，无一非气化为之斡旋，则察脉者，必须以神气求之，不得仅仅拘泥于迹象之末，持论最是上乘。惜其原文推波助澜，反觉不甚轩豁，爰为润色而录之。所引《阴阳应象大论》"以治无过，以诊则不失矣"二句，本是对文，言能合色脉声音以为诊治，则无过失。"以治无过"四字，读为一逗一句，语极明白，若合为一句读之，即觉费解。王启玄〔2〕不识句逗，误作"所生以治"四字为一句，且断为一节，又以"无过以诊"四字，连作一句，于是《经》文之本极晓畅者，乃致不可索解。而所作注语，直同呓语，不独以治以诊二句对偶，变作断鹤续凫之局，且将上文知部分，知所苦，知病所主，知病所生，排比之句，皆不可读。启玄谫陋，大是可嗤。考《甲乙经》此节，作"以治则无过"，补一

---

〔1〕 僦贷季：传说中上古医学家。相传为上古时代人，岐伯之师，善察色。

〔2〕 王启玄：王冰（约710—805），号启玄子，唐代著名医学家，注《黄帝内经·素问》。

"则"字，更为清楚。然古人文辞似此省字之法甚多，未必王本《素问》脱一"则"字，奈何马元台、张隐庵辈，犹依王氏作注，讲得费事，皆不可通，一盲群盲，殊可怪也。

第三节 寸 口

《素问·五脏别论》：气口何以独为五脏主？岐伯曰：胃者，水谷之海，六腑之大源也。五味入口，藏于胃以养五脏气。气口亦太阴也，是以五脏六腑之气味，皆出于胃，变见于气口。

《素问·经脉别论》：肺朝百脉，气口成寸，以决死生。

【正义】此《经》言寸口所以为百脉之总汇也。气口即寸口，以肺主气之出纳，故亦谓之气口。脉之大源，本于胃中谷气，而肺为主气之脏，故手太阴虽是肺之经脉，而五脏六腑之气，皆可见焉。此寸口所以为百脉之大会，诚非其他诸动脉之所可并论者矣。

《难经·一难》：十二经皆有动脉，独取寸口以决五脏六腑死生吉凶之候者，何谓也？然寸口者，脉之大会，手太阴之动脉也。人一呼，脉行三寸；一吸，脉行三寸；呼吸定息，脉行六寸；人一日一夜，凡一万三千五百息。脉行五十度，周于身，漏水下百刻。荣卫行阳二十五度，行阴亦二十五度，为一周也，故五十度而复会于手太阴。太阴者，寸口也，五脏六腑之所终始，故取法于寸口也。

【考异】"候者"二字，今本《难经》作"法"。"故取法"三字，今本《难经》作"法取"。兹皆从《脉经》，取其文义较为明晓也。《甲乙经》一卷第九篇（《灵枢·五十营》篇同），与此相似，而文义更为涩滞，不甚可解，不录。

周澄之《脉义》[1]：《内经》诊法，有专取寸口者，有兼取人迎者，有偏取身之上中下者。至仲景则趺阳寸口并重，而又间称少阴。少阴者，太溪也。人迎、趺阳以候胃气，太溪以候肾气，不似寸口能决五脏六腑之吉凶。故《难经》发明诊脉之正法，则独取寸口。此寸口，统寸关尺三部言之，亦曰气口，亦曰脉口，亦有径称寸脉者，均与关前同名。

【正义】十二经中，各有动脉俞穴，如手太阴经云门、天府等处，按之亦动应手。手足三阴三阳，无一经不有数穴循之可得，是以《素问》诊法，有上中下、天地人三部之说。至张仲景《伤寒论》，犹以少阴趺阳与寸口并重，且以握手不及足，三部不参，讥诮当世医家，可见自汉以前，察脉之法，皆不仅诊之于寸口六部。其独取寸口，以决五脏六腑死生吉凶之候者，是为《难经》一书专家之学，而亦《难经》独有之发明。盖寸关尺三部，方寸之间，虽曰肺手太阴一经所过，然确是表里腑脏、内外上下、前后左右、虚实逆从、真假寒热，无不悉见于三指之下。吾侪阅历经验，得于心而应于手者，凿凿有据，绝非随声附和、人云亦云可比。宜乎举国宗之，遂为百世不祧[2]之大经大法。此最是开宗明义、特树一帜者，后人尊之为经，固亦义所当尔，以与《素》、《灵》[3]古籍，鼎足并峙，允无愧色。奈何徐洄溪氏，意欲偏重《素》、《灵》，等《难经》于《内经》之义疏，遂谓首发一难，即与《灵》、《素》不合，且谓独取寸口，是越人之学，自是而后，诊法精而不备云云，亦可谓妄肆雌黄，无理取闹者已。盖此老意中，似谓越人之书，终不当与《黄帝内经》并辔而驰。抑知《隋志》所载，亦称《黄帝八十一难》，何尝有越人之名，而徐氏自作《难经经释》序言，亦曰秦越人著，始见于《新唐书·艺文志》，盖不可定，所见尚为明白。乃其书中注语，则又以越人之故而轩轾之，何其出尔反尔，自盾自矛，竟至于此？

---

[1]《脉义》：系《脉义简摩》的简称。

[2] 祧：原指祭远祖的庙，后指继承上代。

[3]《素》、《灵》：指《素问》、《灵枢》，下同。

　　寿颐又按：诊法之独取寸口，汉魏以来，久已笃信奉行，永无异议。而近世欧化东渐，治西学者，乃以彼中习惯，精于器械，不讲脉理，遂为祖国脉书，多属理想，竟欲一概抹煞，借以伸张异国之旗帜。其所持之理，最为振振有词者，则曰寸关尺三部之脉，只是一条血管，仅仅寸许之长，血行脉搏，全体一律，何能有此寸许地位，分得寸部如何、关部如何、尺部如何，节节不同之理，岂非全是妄说？况又谓某部主心肺，某部主肾肝，一似胸腹中之脏腑，全露于两手掌后者，无一非欺人之语。是说也，在局外人听之，未有不信为确当者。亦知三部之脉，诚不过寸许地位，且确是一条血管所搏动，貌视之，自必三部若一，左右不殊。岂知人身血管，原非平行于皮肤之间，其中有浅有深，则搏动形势在脉管中，固无大小刚柔之异，然他人以指按之，即固以其脉管之深浅不同，而指下所得之形势，已是节节有别。且掌后诊脉之处有骨垫之，则寸尺与关，惟关上独有高骨显然，而关前之寸部已在高骨之旁，殊非关上可比，其关后之尺部则更属空虚，不在骨上。三指所按之处，形势既如是其不等，纵使此中脉管，平置于皮肉之里，亦必因其皮下所势骨骼之不同，而指下所得脉形之气势随之异相，况乎三指而下，脉管浅深亦复有异。盖尺部脉管，比之寸关，较为深隐，是以吾侪指下，恒觉其形小力弱，必与寸关两部显有不同之态度，苟非其人下元相火猖狂，万无尺脉洪大之事。《十九难》谓女子尺脉恒盛，实非事理之当然。而后人因古有是说，竟更加附会，创为"女人之脉，尺大于寸"两句，且以编入四字脉诀，几于无人不读，最为谬戾。何不于临证之时，少少留意，几曾见有女子之脉，两尺恒大者耶？仲景所谓太阳病，脉阳浮而阴弱者，原是自然之脉状，而尺主下焦，肝肾之气，深藏于密，必不暴露于外，正合天然之情势。此寸许之地，脉搏应指，所以三部不同之实在理由，亦即其三部不同之实在形态。凡在治医之士，若于临证时细心体验，当皆能悟彻源委[1]，彼局外人未尝有丝毫阅历，何从识得此中三昧？而乃山

---

　　[1] 源委：原书为"源"，按现代汉语应为"原"委。此类古今用字的差别，点校时均保留原貌，不做更动。

膏如豚，妄逞簧鼓，适以自彰其陋，于吾道迹复何损。若夫左右两手，六部脉位，分主五脏六腑，原以气化桴应而言，虽不可过于拘执，然亦必不可以废弃。且某病当有某种脉象，显见某部，固自有时而确乎可据者，但亦非心粗气浮、率尔操瓢之流，所能明辨及此。彼俗子手到腕上，而即闭目凝眸，辄谓心肺如何，肝肾如何者，诚不免痴人说梦，未必可信。究竟铜山西崩，洛钟东应，无情金石，尚可彼此感乎，何况万类之中，惟人钟灵，有诸内必形诸外，则有是病而有是脉，本属事之所固有，而亦理之所必然。特非埋头十年，深造有得，亦正不易到此境地，启此灵明。所谓此中人语不足为外人道者，门外汉其乌乎知之。英医合信氏《全体新论》，亦尝为中国医学分寸关尺以属脏腑部位，三指齐下，竟作数样脉理之不确，则彼是外国学者，初未尝以中医脉学细心寻译，而作此皮傅之批评，亦何足怪。独是近日寻瘢索垢[1]之流，则巍然人面，犹是中华种子，眼未尝碧，鼻未尝高，但穿得一身窄袖短衣，履声阁阁，即已自命为西方骄子，开口便说他国之物无一不良，祖国之事无一不坏。岂知人之所以为良者，渠亦未尝梦见，而己之所以不良者，渠又不识真情，借重他族之门楣，居然倚势作威福，斯为可诧者已！

【正讹】一呼脉行三寸，一吸脉行三寸，呼吸定息，脉行六寸，一日一夜，凡一万三千五百息，脉行五十度周于身之说，出于《甲乙经》及今本《灵枢》，而《太素》亦有之，其源甚古，久已定为不刊之典，似不当于二三千载之后，忽生异议。然试平心思之，据《经脉篇》十二经之循行，某处径直，某处迂曲，各有定位，抑且俞穴各有分野，则某经较长，某经较短，虽执三尺童孩而指示之，当亦能知其各各不同。而《脉度篇》竟谓手之六阳，从手至头，皆长五尺；手之六阴，从手至胸中，皆长三尺五寸；足之六阳，从足上头，皆长八尺；足之六阴，从足至胸中，皆长六尺五寸，比而同之，已觉怪不可识。又督任二脉，一自会阴上腹，而终于下唇之承浆；一自会阴上脊，环过顶颠，而终

---

〔1〕 寻瘢索垢：此处的"索"字，原书误刻为"素"，今根据文义予以改正。

于上齿缝之龈交。则任短督长，尤其显著，而乃可谓督脉任脉，皆长四尺五寸。更不知作此说者，果从何处着想？且十二经者，经脉也，彼奇经八脉，独非经脉乎？何以脉度之数于督任之外，止数跻脉之所谓合一丈五尺，而二维冲带偏又置之不问？彼此计算，遂谓都合一十六丈二尺。乃以一呼一吸合为一息，脉行六寸计之，于是一十六丈二尺之脉，当为二百七十息。而脉行一周于身，复以所谓行于阳二十五度，行于阴亦二十五度，五十度而复大会于手太阴者，作为一日一夜，荣卫周身之度数计之，则一日一夜，共为漏水百刻。而二百七十息之脉行一周，当为漏水二刻之时，于是定为一日一夜，凡一万三千五百息。而脉行周身，乃合五十之数，究之人之呼吸，一日一夜，奚止一万三千五百息？南海何西池[1]只有此疑，桐乡陆定圃《冷庐医话》亦谓尝静坐数息，以时辰表验之，每刻约二百四十息，则一日一夜百刻，当有二万四千息。虽人之息长短不同，而相去必不甚远，必不止一万三千五百息。近之西学家言，则谓每分钟当得十八息。平人脉动，以七十至与七十五至为中数。英医合信氏《全体新论》亦言一分钟心跳七十五次（即脉动七十五至）。又谓一分钟，常人之脉七十至或七十五至，孩提之年有一百三十五至者，老人每有六十至五十至者，妇女比男人约多十至。彼以时表分秒，屡经实验，所说尤其可信。寿颐亦尝静以数之，每分钟得十八呼吸，良确。西学谓脉动七十次及七十五次，正与古说一息四至或五至之数彼此符合，则每漏水一刻，正当二百七十息，是《甲乙经》所谓一日一夜一万三千五百息者，仅得其半，必非事实无疑。今人吴涵有《脉学刍言》一篇，谓古书一日一夜凡一万三千五百息，当以"凡"字改作"各"字，则古今可无歧异。是说也，不可谓非读书之得间者。唯脉度篇之本意，决非一字之讹，算博士既认定周身脉度，共为一十六丈二尺，而以呼吸脉行六寸，及一日一夜营卫周身五十度合计，固正有一万三千五百息，不得勉强为古人护法也（吴氏此说，见十年前《上海神州医学报》第三十期）。若夫血

---

〔1〕 何西池：即何梦瑶（1692—?），号西池，广东南海人，清代医学家，著有《医碥》（1751年刊行）。

行于身，循环周转，一日一夜且更不止五十次，合信氏《全体新论》谓血之出纳，心房常有血一两六钱，血入上房，则下房缩闭，血落下房，则上房缩闭，互相舒缩，以轮递流行。每心跳一次，心房中出入过血一两六钱，每分钟心跳七十五次，其血经心者，约计一百二十两。人身之血重，比全体五分之一（自注：如人重百斤则血重二十斤）。以此计算，则三分钟之时，即全身之血运行一周。以中国时辰计之，凡运行四十周为一时（此一日十二时之一时），则如合信氏所言，一日一夜，血液回环者，凡四百八十周。乃知古人五十度周于身之说相去太远，全不足征。向来各家经注，曲曲为古书涂附，乃愈说而愈不可通。惟《难经》止言漏水下百刻，荣卫行阳二十五度，行阴亦二十五度，浑融言之，不以阴阳分隶昼夜，犹为通论。而《甲乙经》及《灵枢》所言卫气之行出入之会，则又曰卫气之行，一日一夜五十周于身，昼日行于阳二十五度，夜行于阴亦二十五度，更以阴阳分属昼夜，乃竟以吾身中阴阳二气判为两事，昼则气行于阳，而阴中无是气；夜则气行于阴，而阳中无是气，尤其理之不可通者。奈何各注家，更有说为日则气行于身，夜则气行于脏者，于是变为日中则身有气而脏无气，夜中则脏有气而身无气，何其可笑一至于此。总之，经文此说，实属謷言[1]，种种凿空，无一是处。此必周秦之世，已不能知气血循行之实在情况，遂以凭空臆造之言，搀入古人旧籍，乃令二千余年学子，长受古人之愚，认作圣哲经言，莫敢更申一议。今者既已廉得真情，则似此臆说，业已不攻自破，非寿颐好炫新奇，而强与古书作无端之争辩也。

张石顽《诊宗三昧》：两手三部之脉，非脏腑定位，不过假道以行诸经之气耳。十二经脉，虽各有起止，各有支别，而实一气相通。故特借手太阴一经之动脉，以候五脏六腑十二经之有余不足。其注虽属于肺，实为胃气所生，以脏腑诸气皆本于胃也。《五脏别论》云：五味入口，藏于胃以养五脏气，是以五脏六腑之气皆出于胃，变见于气口。《经脉别论》云：食气入胃，以传于肺，

---

〔1〕謷言：謷，音 wèi（卫），虚妄之言。

肺朝百脉，气口成寸，以决死生。《营卫生会》云：人受气于谷，谷入于胃，以传于肺，五脏六腑皆以受气，其清者为营，浊者为卫，营在脉中，卫在脉外。即此三段注文，可以默识其微。吴草庐曰：医者于寸关尺三部，辄名之曰此心脉、此肺脉、此肝、脾、肾脉者，非也。两手寸关尺，皆手太阴之一脉，分其部位，以候他脏之气耳。脉行始于肺，终于肝，而复会于肺。肺为出气之门户，故名气口，而为六脉之大会，以占一身焉。

【正义】晚近俗医，死认左右两手分诊脏腑定位，则呆说某部某脏某腑，病形病态，无不信口开河，借以自命高明，惊世骇俗。识者闻之，安得不嗤之以鼻。其尤为鄙陋者，甚至令人闻而欲呕，遂未免致疑于古说之不可为训。不知气化相应，理固宜然，但当观其会通，胡可死于句下。试令细读石顽此节，当亦知某脏某腑，初非隐隐然附属于医生三指之下矣。

第四节　寸关尺三部定位

《难经·二难》：脉有尺寸，何谓也？然：尺寸者，脉之大要会也。从关至尺，是尺内，阴之所治也；从关至鱼际，是寸口内，阳之所治也。故分寸为尺，分尺为寸；故阴得尺内一寸，阳得寸内九分。尺寸终始，一寸九分，故曰尺寸也。

【考异】"要会"，《脉经》作"会要"。"寸口内"，佚存丛书本无"口"字，《千金翼》亦作"寸内"，坊本或作"寸口"，无"内"字。"阳得寸内九分"，《脉经》"寸"作"尺"，道光癸卯嘉定黄氏刻本有校语曰"尺"，居敬本作"寸"，据明赵府居敬堂刻本也。"尺寸终始"，《正统道藏》本尺上有"故"字，羡[1]文。

---

〔1〕 羡：通"衍"，多余。

【正义】《素问·脉要精微论》：尺内两旁一节，隐隐然有寸关尺三部之分。然经文止有尺内一句明指尺部，而"寸关"二字未有明文，至《难经》而始明示以寸关尺之三部定位。寸居于上，故谓之阳；尺位于下，故谓之阴。仲景《伤寒论》所谓太阳病之脉，阳浮则阴弱者，即以寸尺言之也。徐洄溪《难经经释》曰：关者尺寸分界之地，《脉诀》所谓高骨为关是也。关下为尺，主肾肝而沉，故属阴。鱼际，大指本节后内廉大白肉，名曰鱼，其间穴俞，名曰鱼际。关上为寸口，主心肺而浮，故属阴[1]。治，理也。《内经》有寸口、脉口、尺寸，而无"关"字。盖寸口以下，通谓之尺内。若对人迎而言，又通谓之寸口、脉口也。关以上至鱼际为寸，则至尺之尺，当指尺泽言。尺泽穴，在肘中约纹上动脉。分寸为尺二句，释尺寸二字极明晓，言关上分去一寸，则余者为尺；关下分去一尺，则余者为寸，言尺寸之所以得名也。阴得尺中一寸二句，又于寸尺之中分其长短之位，以合阴阳之数，一寸为偶数，九分为奇数也。盖关以下至尺泽，皆谓之尺，而诊脉则止候关下一寸；关以上至鱼际，皆谓之寸，而诊脉止候关上九分，故曰尺中一寸，寸内九分也。尺寸终始二句，又合尺寸之数而言。然得一寸，不名曰寸；得九分，不名曰分者，以其在尺之中、寸之中也。此分别精细，自是越人所独得，足以辅翼经文。

寿颐按：《八十一难》，不可呆认作越人手笔，此节详辨寸关尺三部名义及分寸，自是《难经》特别发明之脉法。

《脉经》：从鱼际至高骨，却行一寸，其中名曰寸口；从寸至尺，名曰尺泽，故曰尺寸。寸后尺前，名曰关，阳出阴入，以关为界。寸主射上焦，头及皮毛，竟手；关主射中焦，腹及腰；尺主射下焦，少腹及足。

【正义】高骨在鱼际后一寸，固名曰寸口。却行，谓自鱼际退向后也。又自高骨至尺泽，约得一尺，固名曰尺。而高骨部位介于寸尺之间，即定名曰关。阳出阴入，当作阳入阴出。则阴阳乃有交会之义，关在其间，即以为阴阳

---

〔1〕 属阴：原文如此，按前后文文义，当为属"阳"。

交互之枢纽，否则阳之出者自出，阴之入者自入，彼此相背，阴阳离绝关。王子亨《指迷方》[1]谓阳降阴升，由关以出入，正可为《脉经》此句作确诂。今本《脉经》，当为传写之误无疑。射，读入声，犹言中也。《列子·说符》："博者射"，注："凡能取中皆曰射"。竟，止也。竟手，言寸脉所主，至手而止也。

《千金翼》：寸口位八分，关上位三分，尺中位八分，合三部一寸九分。寸口关上为阳，阳脉常浮而迷；尺中为阴，阴脉常沉而迟。

【正义】寸关为阳，阳主动主升，故当浮而迷；尺为阴，阴主静主降，故当沉而迟。以此推之，则《十九难》所谓女子尺脉常盛者，必无是理也。

王子亨《全生指迷方》：寸关尺三部诊脉之法，腕内廉上侧有骨稍高，曰高骨。先以中指按定高骨，是谓之关，前指为寸部，后指为尺部。寸尺以分阴阳，阳降阴升，由关以出入，故谓之关。

第五节　寸关尺三部分诊脏腑

《素问·脉要精微论》：尺内两旁，则季胁也。尺外以候肾，尺里以候腹中。附上，左外以候肝，内以候膈；右外以候胃，内以候脾。上附上，右外以候肺，内以候胸中；左外以候心，内以候膻中。前以候前，后以候后。上竟上者，胸喉中事也；下竟下者，少腹腰股膝胫足中事也。

周澄之《脉义》：此《内经》以气分三部浮沉而诊脏腑及前后上下之全法也。尺内两旁，即主腰膝以下之病，故以季胁统之。经文反以为先提者，盖古

---

[1] 王子亨《指迷方》：宋医家王贶，字子亨，撰《济世全生指迷方》（简称《全生指迷方》），成书于1125年。该书卷一，首列脉论，次述脉法。"其脉论及辨脉法诸条，皆明白晓畅，凡三部九候之形、病证变化之象，及脉与病相应相不应之故，无不辨其疑似，辨析微茫，亦可为诊家之枢要"。（《四库全书提要》）。

人诊脉，先定尺部，而再取关及寸，故曰"中附上"、"上附上"，不若后人有高骨为关之法，先定关部也。内外之义，有以浮沉为解者，有以前后半部解者，有以内外两侧解者，当以浮沉之说为适用。究之浮也、前也、外侧也，皆属阳，当以候腑；沉也、后也、内侧也，皆属阴，当以候脏。乃经文相反者，盖外者，候经络之行于外者也，候气化之行于内者也。如尺外以候肾，是候肾之经气；尺里以候腹，则指腹内矣。左外以候肝，是候肝之经气；内以候膈，则指膈内矣。右外以候肺，是候肺之经气；内以候胸中，则无与躯壳矣。左外以候心，是以候心之经气；内以候膻中，则直指心脏矣。即右外以候胃，内以候脾，亦非以脏腑分也。候胃以候其经气之外行，候脾以候其气化之在内。前后，以身前之胸腹、身后之脊背言之；上下，以上之顶巅[1]头项、下之股膝胫肘言之，是正侧前后、上下内外、气口诊法、备于是矣。膻中者，心脏之附近，在肺叶所护之内；胸中，则膈上廓大之位也。盖即以膻中指心，胸中指肺，而膈属于肝，腹属于肾，三焦之气化，亦赅于其中，可见经文之密。

【正义】此经文以寸口三部分诊脏腑内外前后上下之定法也。虽未明言寸关尺三字，而自尺以上，判然三部，已极明显。《难经》寸关尺之定位，当然即本于此。其以尺部为先者，盖以肾为先天之本，是乃一身之主宰，故诊法必先详审尺脉。后人谓尺脉为根，最不可忽，盖亦发源于此。所谓附上，即是关部。上附上，即是寸部。两手分诊，包涵一切，言简意赅，可见古人文字之精密。后人纵屡有申明，然其实皆不能超出此节之模范。"尺里以候腹中"，王注本以中字断句，与胸中膻中二句一律，其义甚浅。周澄之乃以"中附上"、"上附上"作为排比，未免好奇，殊不可训。此节四言外内，一言外里，各注家言人人殊，大都晦滞。周氏主浮沉二候而言，义颇明了。欲以脏气、经气分主浮沉两候，说理似无不妥。然候肾候肝候心，经文明是肾肝心三脏，而反以为此候在经之气；候膻中，明指胸中空旷部位，而反以为直指心脏，终是呼牛呼

---

〔1〕 巅：即颠，下文不再加注。

17

马，唯吾所欲，但求己说之得申，而不顾本经字义之安否，终非确切之训诂。寿颐谓外字指轻按而言，内字指重按而言，分主浮沉两候，确可无疑。但轻候所主，必当在较浅之部；重候所主，必当在较深之部。即以右外候胃，内以候脾二句例之，胃为腑，故候之以轻按；脾为脏，故候之以重按。此理至显，所当共晓。窃谓经文尺外以候肾、尺里以候腹中二句之里外二字，当互易之，则沉按以候肾脏真气，浮按以候腹中，浅显明白，尽人能知。而附上左外以候肝，内以候膈，上附上右外以候肺，内以候胸中，左外以候心，内以候膻中六句，内外二字，亦当互易，则腹中膈中膻中，皆属腑脏之外空旷地位，自当候之于浮按；肾肝肺心，俱是内脏，自当候之于沉按，一转移间，而二字皆有确实理论，明白晓畅，一望可知，此必传写之时无心讹误，亦何苦必依讹本勉强索解，彼此皆如梦中说梦也耶！所谓上竟上、下竟下者，则指寸部以上、尺部以下而言，即上溢入鱼之际，必主喉咽头面之病；下垂入尺之脉，必主二阴足部之病，皆显而可指、历验不爽者。其前以候前、后以候后二句，则指胸前背后之病耳。

《脉经·脉法赞》云：肝心出左，脾肺出右，肾与命门，俱出尺部。魂魄谷神，皆见寸口。

【正义】此王叔和左右六部分诊脏腑之大略也。《脉法赞》，盖是书名而王氏引之。左右分诊，大旨与《脉要精微论》不异。惟增益"命门"二字，乃《内经》所未有者（《灵枢·根经[1]篇：命门者目也。非此义）。一似五脏之外，别有所谓命门者，是本于《难经》左者为肾、右者为命门之说。盖以肾为水脏，而又含相火于其中，固有此左右分别之说。要之肾之体，属于天一真水，而以相火用事，水火二气，浑融于一脏之中，必不能以左右作鸿沟之界限。《难经》始创右为命门之说，真是凭空臆造。叔和《脉经》附和之，亦以肾与命门，相为对待。后人遂有左尺诊肾水、右尺诊相火之谬，皆是胶柱刻舟之故智，非通人之所敢信也。周澄之《脉义》曰：《脉经》谓肾与命门俱出尺

---

〔1〕 根经：《灵枢》作"根结"。

部，是两尺俱候肾，俱候命门。盖肾为元阳与真精所聚，水火同居，浑一太极，周氏此说，最为圆相。肾是先天之本，具有水火阴阳，泂是太极包涵之至理。所以水为其体，火为其用，一陶同冶，以遂其生长发育之机，奚能畛域显分、此疆彼界？而古今名贤，皆以左右两尺分诊水火，一若冰炭之必不可相容者，亦只见其凿矣。李濒湖已谓命门即肾，乃越人之误。肝藏魂，肺藏魄，脉法赞之所谓魂魄，即是肝肺。谷神，指脾胃，故意以新奇字面眩人耳目，所谓瘦辞隐语耳，非荡平正直之道也。

《脉经》两手六脉所主五脏六腑：心部，在左手关前，寸口是也，即手少阴经也，与手太阳为表里，以小肠合为腑，合于上焦。肝部，在左手关上是也，足厥阴经也，与足少阳为表里，以胆合为腑，合于中焦。肾部，在左手关后，尺中是也，足少阴经也，与足太阳为表里，以膀胱合为腑，合于下焦。肺部，在右手关前，寸口是也，手太阴经也，与手阳明为表里，以大肠合为腑，合于上焦。脾部，在右手关上是也，足太阴经也，与足阳明为表里，以胃合为腑，合于中焦。肾部，在右手关后，尺中是也，足少阴经也，与足太阳为表里，以膀胱合为腑，合于下焦。

【正义】此叔和以左右六部分诊五脏之定位。后人每谓王氏以大小二肠诊于两寸，从之者，则曰二肠皆属手经，故宜隶于寸；驳之者，则曰二肠皆居腹中，宜隶于尺。然试读《脉经》本文，止曰某阴经与某阳经为表里，以某合为腑，是叔和仅以五脏分配于二手之寸关尺三部，并未及于六腑，则后人之聚讼纷纭者，殊为多事。且即以手阳明太阳二经言之，苟是在经之病，诊之于寸，原无不可。若是在腑之病，则明在下焦，叔和当不至有此颠倒阴阳之谬。其以肾脏分隶于两手尺部，则肾本有二，分而诊之，亦无不可。叔和此节，于右尺仍称曰肾，并未尝用《难经》之命门字样，则其意亦不以肾水相火，分诊两尺。近贤周氏澄之，谓两尺脉以形之虚实候肾水，以势之盛衰候命火，自谓至精至确，诚笃论也。又按今本《脉经》，于此节肾部在右手关后尺中一条之末，缀以左属肾右属子户名曰三焦十一字，似乎有右肾为命门主相火之意。又欲以三焦之经，同是少阳相火，因而配之右尺。然所谓三焦者，本说胸腹全部言之，既已分属于寸关尺三部，又何以复出于右尺一部？既曰此是相火，通于肾之元阳，故宜诊之于尺，然又安得经以右尺谓之三焦？且右属子户名曰三焦二句，尤其不伦不类，更不可通，叔和何致有此奇语，当是后世妄人搀入。考高阳生《脉诀》[1]，以命门配于右尺，戴同父《刊误》[2]，辨之极详。然戴氏谓《脉经》两尺并属肾与膀胱，今《脉诀》以命门列于右尺，通真子注又以三焦为命门合，并属右尺，是不可以不辨云云，则同父所见之《脉经》，尚无三焦列于右尺之明证。盖妄者即以《脉诀》中通真子之注语，窜入《脉经》，而又以命门二字，讹为子户，遂演成今本之怪状。读者不察，竟谓叔和《脉经》亦以命门三焦诊于右尺，是亦可谓厚诬叔和者矣。

滑伯仁《诊家枢要》左右手配脏腑部位：左手寸口，心小肠脉所出；左关，肝肺脉所出；左尺，肾膀胱脉所出；右手寸口，肺大肠脉所出；右关，脾胃脉所出；右尺，命门三焦脉所出。

【正义】滑氏以大小二肠候于两寸，则误会王叔和《脉经》之意而承其弊。又以右尺候命门三焦之脉，则又承《难经》右肾为命门之说，而兼用通真子[3]《脉诀》注之谬说者也。滑氏之书，原出《脉经》。盖滑氏所见之《脉经》，其右尺一条，已掺入命门三焦二句，与今本相近，而与戴同父所见之本不同。因误信命门三焦诊在右尺之说，亦出叔和真本，乃附和之而以左右两尺，一诊肾与膀胱，一诊命门三焦，遂开后人左尺肾水、右尺相火、强分阴阳之谬，且以上诬叔和。而不知《脉经》本文，原不若是，此沿讹袭伪之痕迹，固是凿凿有凭，所谓一犬吠影，百犬吠声，辗转[4]相承，几成铁案，真医学

---

〔1〕 高阳生《脉诀》：六朝人高阳生，曾将王叔和《脉经》编成歌诀，名曰《王叔和脉诀》，简称《脉诀》。

〔2〕 戴同父《刊误》：指《脉诀刊误》，元代医家戴同父撰。该书依据脉学经典著家的论述，对高阳生《脉诀》原文逐一考核辨妄，既纠正《脉诀》一书之误，又阐述脉学理论，在脉学专著中颇有影响。

〔3〕 通真子：宋代医家刘元宾，号通真子。精于脉诊，择取前贤脉诀常用者，撰成《脉诀机要》，一名《通真子补注王叔和脉诀》（1076 年），全书 3 卷，文词通俗，诠释《脉诀》亦多创见，对后世影响很大。

〔4〕 辗转：原书刊作展转，以下均同此，不再加注。

中之黑暗地狱矣。

李濒湖左右六部分配脏腑部位：左寸，心、膻中；左关，肝、胆；左尺，肾、膀胱。右寸，肺、胸中；右关，脾、胃；右尺，肾、大肠。

张景岳左右六部分配脏腑部位：左寸，心、膻中；左关，肝、胆；左尺，肾、膀胱、大肠。右寸，肺、胸中；右关，脾、胃；右尺，肾、小肠。

【正义】自滑伯仁误读《脉经》，而以大小二肠诊于两寸，世皆宗之。至濒湖、景岳，以其位在腹中，属于下焦，遂移之两尺。虽曰正《脉经》之误，实是正伯仁之误，固为至当。惟濒湖以大肠诊于右尺，而独无小肠，其意盖以小肠与膀胱同归前阴，膀胱之诊在左尺，则小肠亦必诊在左尺。要知小肠与膀胱不相联贯，西学实有确据，至今日盖已尽人能知，万不可更以此等谬说贻笑大方。唯[1]心与小肠、肺与大肠相为表里，则濒湖之左尺小肠、右尺大肠，自然允当。景岳必以小肠为火腑，而以附丽于右尺之相火，则大肠岂水腑，而可以附丽于左尺之肾水，乃更以阳明燥金、金水相生说之，穿凿之谈，最为陋习。近之治新学者，每诮古人五行生克之可鄙，皆是此类谬妄之见，贻人口实，确是医学之魔。须知肾中水火本是一家，《难经》右肾命门已属蛇足，至高阳生《脉诀》，创为左尺肾右尺命之奇谈。而后人见有《难经》在前，遂相率盲从，皆以左水右火，譬分两橛，久已痴人说梦，妄不可听。不谓至是而又欲以二肠判分水火，从而附盖之。是则一传再传，愈演愈幻，岂非邪说淫辞，支离至极！寿颐初非好为谩骂，智等山高，止以举世滔滔，入于幽谷，邪说不灭，正义不昌，不得不大声疾呼，冀以发聋振聩。究竟察脉论病，务必观其会通，不当过于拘泥，显分畛域，虽上中下三部，不可紊乱，而左右两手，则气本相通，何分泾渭！陈修园论二肠之病，尚能通权达变、悟彻玄机。而景岳旧说，则胶执太甚，殊不可信。兹附录于下，合而观之，可见活泼与拘泥之优劣矣。

---

〔1〕 唯：当为惟，下文径改，不再加注。

陈修园曰：经言尺里以候腹中，则二肠膀胱，俱在其内，濒湖以小肠配左尺，大肠配右尺，上下分属之义也；景岳以大肠配左尺，取金水相从之义，小肠配右尺，取火归火位，俱为近理，当以病证相参。如大肠秘结，右尺宜实，如右尺反虚，左尺反实，便知金水同病也。小便热淋，左尺宜数，如左尺如常，右尺反数，便知相火炽甚也。或两尺如常，而脉应两寸者，则心移热于小肠，肺移热于大肠也。一家之说，俱不可泥如此。

寿颐按：移热二句确有至理，诊脉之时，能知错综变化，自有权衡，庶几遇方成圭，遇圆成璧，无往而不活泼泼地矣。

张景岳曰：察脉之法，上者候上，下者候下，自然之理也。大小肠皆下部之腑，自当应于两尺，而脉之两尺，左为水位，乃真阴之舍，右为火位，乃元阳之本，小肠属火，当配于右，大肠属金，金水相从，当配于左。

寿颐按：景岳两肠分配左右两尺，太嫌拘泥于左水右火之说，非通论也。

张石顽《诊宗三昧》：《内经》脏腑部位，即因于五行之气。火旺于南，故心居左寸；木旺于东，故肝居左关；金旺于西，故肺居右寸；土旺于中，而寄位西南，故脾胃居于右关；水旺于北，故肾居两尺。《洄溪脉学》：脉合五行，粲若指掌，人试南面而立，以观两手之部位，则心属火，而脉居于寸，位在南也；肾属水，而脉居于尺，位在北也；肝属木，而脉居于左，位在东也；肺属金，而脉居于右，位在西也；脾属土，而脉居于关，位在中也。

【正义】近时坊本有《洄溪脉学》一卷，多剿袭石顽《三昧》[1]全文，无甚独得之处。徐氏性情高逸，必不肯为郭窃向注[2]之事。且旧刻徐氏十三种中，亦无此书，其为坊肆假托无疑。此节亦即《三昧》之旧，但补出南面而立一句，则五方之位较为明白，故两存之。此以两尺合论，而不分左水右火者，与叔和、濒湖之意合，非高阳生、滑伯仁、张景岳比也。

---

〔1〕《三昧》：指《诊宗三昧》，下同。

〔2〕郭窃向注：郭，郭璞，东晋文学家，训诂学家。向，刘向，西汉经学家，目录学家，文学家。郭窃向注，指训诂传写过程当中的相沿抄袭，以讹传讹。

[附] 分诊脏腑别说

赵继宗《儒医精要》：《脉诀》言左心小肠肝胆肾，右肺大肠脾胃命者，非也。心肺居上，为阳为浮；肝肾居下，为阴为沉；脾居中州，界于阴阳浮沉之间，当以左寸为心，右寸为肺，左尺为肝，右尺为肾，两关为脾。关者，阴阳之界限，前取阳三分，后取阴三分，所谓土居金木水火之中，寄旺于四时，不当专取之右关也。肝既为阴为沉，岂宜在关。命门即是肾，不宜于右尺独称为命门。

【正义】赵氏此论，于两寸右关三部仍用旧说，独以两关皆属之脾，而以肝肾分隶两尺，一变《脉经》以来相沿之习惯，持论独异，世亦未有宗之者。以脾为中土，而候之两关，肝肾在下，而候之两尺，亦自说得去，实即《难经》心肺俱浮，肾肝俱沉之旧说。赵氏止以脏腑部位，心肺居上，脾胃居中，肝肾居下之眼光观之，乃如此分配，未始非一条正直荡平之路，自可存之，以备参考。但以脏腑实在之部位而言，则肝脏居于右胁膈肉之下，确与胁左脾脏，高下齐等，尚在中焦，并非极下之处，以其德性左升，适与脾之德性下降者，赋禀不同。故诊脉之法，候脾于右关，而候肝于左关，实是《内经·脉要精微论》之古法万不可易。且肝气左升，以动为用，尤不当于尺脉取得肝脏真气，此赵说所以不可行之真理由也。赵又谓命门即肾，不当专属右尺，则洵有卓见，不为二千年之习俗所惑，非人云亦云之流可以同日语矣。

[附] 分诊脏腑活法

周澄之《脉义》：左诊心肝肾，右诊肺脾命，而各系以相为表里之腑，凡脉之独见于一手者以之；两寸主上焦，两关主中焦，两尺主下焦，凡脉之同见于两手者以之，此相沿之定法也。然其中有活法焉，吾谓五脏惟心无候，何则？脉以候邪，有邪始有候，心不受邪，故无脉可候；心受邪则死矣。故心脉至有可候，已无所用其候法。则吾以左寸候包络，关候肝胆，右寸候肺，关候脾胃，两尺以形体候肾水，以动势候命火，不分左右，此定位也。大小肠候于两寸，亦候于两尺；膀胱候于两尺，亦候于两寸，此则参之以证者也。盖两肠之无定候，陈修园之说已详。何西池亦谓诊于两寸者从其络，诊于两尺者从其位，位居于下，而经脉上行，故候经于寸，候腑于尺，二说相兼而不可废。其膀胱亦候两寸者，肾水凌心，膀胱之寒气凌之也；小溲赤涩，心火之盛而下郁也。故左寸沉迟，膀胱必寒；右寸细数，膀胱必热。水之行也，肺气运之也，故右寸上涌，小便不调也，右寸弱陷，小便不禁也。且肺气充者，小便少而长，气足以摄之也。肺气虚者，频而短，气不足以摄之也。右寸沉实，而二便不通者，疏通肺气为先；右寸沉弦，而二便不通者，清降肺气即应。《脉经》以膀胱候于寸，以脾候于尺，初未之识也，更事既久，乃悟之矣。脾候于尺，即经所谓中气不足，溲溺为之变也。如脾家燥热太甚，则伐肾水，而两尺必滑而缓矣。肾受脾热，阴精耗烁，水液渐涸，二便不调，则遗精浊淫强中，诸危证蜂起矣。《脉诀》以尺滑主食注，为脾咎，戴氏斥之，不亦浅乎？又女子经水不利，专候心肺之脉，义见《评热论篇》。而《脉经》以膀胱肝肾之病，候于两寸者甚多。至于三焦之气，伤于升降者，则脉来逐位间隔，圆疾如豆；伤于出入者，则脉弦细而数，趯趯[1]于中沉之分而不扬。此又以脉之形势言，而不以部位言矣。吾于诊法，得力于滑氏之六字者深，而部位其浅焉者也。讲脉学者，能先明部位之有定，而渐渐悟入无定，则庶几矣。自古名贤，未尝全泥定位，而亦未尝全弃定位也。

澄之自注：食入而即注下，《内经》谓之洞，仓公谓之洞风。

寿颐按：《史记·仓公传》作迵风。仓公谓迵风之状，饮食下嗌，辄后之，病得之饱食而疾走。盖饱食疾走，脾胃之气受伤，故每得食，辄欲大便，确是

---

[1] 趯趯：音 tì（替）。跳跃之意。

脾土清阳之气陷下，所以尺脉为之独滑，高阳生《脉诀》之说，固亦有时未可全非者，此亦其一，戴同父一概斥之，亦未之思耳。

【正义】周氏此论，虽曰活法，而推阐源委，发明其所以然，仍是不离乎定法，所以可取，洵能洞垣一方，大开后人觉悟之门。惟谓左寸候包络而不候心，则欲以尊重心君而适成虚伪。岂不知心为血之总汇，凡是百脉流行，无非心血为之鼓荡。今西国医家且谓候脉者，本以候心房震动之势力，与其他诸脏腑无关，虽此说必不可与中医理法相提并论，然亦决不能谓心之无脉可候。古人心伤神去，神去则死之说，亦是重视心君之意。究竟心主血脉，则凡血脉之病，无不可谓之心病，乃欲以心之包络代之，岂不轻重倒置。要知心君泰然不动，包络相火，代君行事之说，在专制时代，视心为君，以为神圣不可侵犯，本非生理之真。且果如所言，是直以冥顽不灵，无用之废物视心君。吾知非特心脏所不肯承认，即为人君者，亦必有所不甘。盖君必无为，而权相用事，非秦二世明熹宗之为君，乃赵高魏阉之为相，决不至此，空谈理想，不近人情，何其一至于此。尚望今之学者，切勿堕此迷途，贻人口实。惟周谓以两尺之形体候肾水，动势候命火，不分左右三句，则确能悟到真理，不为三十六难左肾右命之说所束缚。夫惟大雅，卓尔不群，可与谈生理之真矣。

第六节　分诊胸腹背膂

《脉要精微论》：前以候前，后以候后。

【正义】此《内经》分诊胸腹背膂之脉法。周澄之谓关前以候身前胸腹、关后以候身后脊背也。

周澄之《脉义》：身前身后之诊，古亦有以左右分者。《内经》谓左主阳，右主阴，又谓背为阳，腹为阴。盖人身之气，背升而腹降，太阳升而阳明降，故前人有左寸洪弦，肩背胀痛；右寸洪弦，背胁胀痛。而滑伯仁又谓左尺主小肠膀胱前阴之病，右尺主大肠后阴之病。如是其不同者，何也？盖左右者，阴阳之道路也，左寸洪弦，为升气之太过；右寸洪弦，为降气之不及。前阴之秘与泄，亦清升之为病；后阴之秘与泄，亦浊阴之为病。其两尺分主之法，视两寸分主尤验，以前阴之病多涉于肝，后阴之病多涉于肺耳。

【正义】背之升，以督脉而言，固由会阴以上达于巅顶也；腹之降，则指胃肠而言，腑气主降，亦固其所。若以经脉言之，则冲任以及足少阴皆在腹部，其气皆自下而上，不得仅据足阳明一经而概谓腹部之皆主降也。周又谓太阳升，阳明降，则六字亦大有语病。阳明以大肠胃而言，腑气主降，诚是不错；而足太阳膀胱之脉，亦自上而下，胡得误谓为升？总之阴阳太少，取义各有不同，时令之阴阳与十二经脉之阴阳，名词虽同，所主之气化，大有区别，万不可空空然以为代字诀也。滑氏伯仁三部脉候分主脏腑，并未尝以小肠膀胱前阴与大肠后阴相提并论。而周澄之偏能作此附会之谈。盖周氏意中，竟谓小肠则通小便，大肠则通大便，此金元间人理想之谬。在今日生理真相早已尽情揭出，无人不知，而更欲以小肠膀胱联与一气，宁不虑妇人小儿胥皆窃笑于其后耶？

第七节　分诊上下左右表里

《脉要精微论》：上竟上者，胸喉中事也；下竟下者，少腹腰股膝胫足中事也（已见上文）。

《难经·十八难》：脉有三部九候，各何主之？然三部者，寸关尺也；九候者，浮中沉也。上部法天，主胸以上至头之有疾也；中部法人，主膈以下至脐之有疾也；下部法地，主脐以下至足之有疾也。

【正义】滑氏《诊家枢要》曰：寸为阳，为上部，主头顶以下至心胸之分也；关为阴阳之界，为中部，主脐腹肢胁之分也；尺为阴，为下部，主腰足胫股三分也。凡此三部之中，每部各有浮中沉三候，三而三之，为九候也。浮主皮肤，候表及腑；中主肌肉，以候胃气；沉主筋骨，候里及脏也。徐春甫《医统》曰：寸部候上，自胸中心肺咽喉头目之有疾，皆在上也；关部候中，自胸腹膈以下至小腹之有疾，脾胃肝胆，皆在中也；尺部候下，自少腹腰肾膝胻足之有疾，大肠小肠膀胱，皆在下也。皆《内经》所谓上以候上，下以候下，理势之必然也。周澄之《脉义》曰：此越人发明诊脉之正法也。《内经》三部九候论，以人身分上中下三部，每部分天地人三候，以明针刺察病取穴之法，本非为诊脉言之。故人迎、跌阳、太溪，皆要脉之必诊者，而不列于其间，此则以寸关尺三部，每部有浮中沉三候，三而三之，故曰九候。戴同父《脉诀刊误》，浮以候腑，沉以候脏，中以候胃气。又有谓浮候经、中候腑、沉候脏者，皆不必拘，大概寸关尺候身之上中下，浮中沉候经络脏腑之表里，而上下去来候阴阳上下、血气之升降嘘吸者也。

《脉经》：上部主候从胸以上至头；中部主候从膈以下至气街；下部主候从气街以下至足。

又诸浮诸沉，诸滑诸涩，诸弦诸紧，若在寸口，膈以上病；若在关上，胃以下病；若在尺中，肾以下病。

仲景：浮为在表，沉为在里。

《脉经》：浮在皮肤，沉细在里。

【正义】此浮沉两候分主表里之说也，其义至显，夫人而能知之矣。

《脉经》：在上为表，在下为里。

【正义】此以尺寸分候表里，又是别有一理。表病发扬，故以寸部候之；里病沉着，故以尺部候之。其理确有可凭，合之病情，亦是实有可据。惟在临证时会而通之，自有得心应手之妙，固不可胶执成见，蹈刻舟求剑之故智者也。

滑伯仁《诊家枢要》：病脉之见，在上曰上病，在下曰下病，左曰左病，右曰右病。

第八节　脉合五脏

《素问·平人气象论》：平心脉来，累累如连珠，如循琅玕[1]，曰心平。夏以胃气为本，病心脉来，喘喘连属，其中微曲，曰心病；死心脉来，前曲后居，如操带钩，曰心死。平肺脉来，厌厌聂聂，如落榆荚，曰肺平。秋以胃气为本，病肺脉来，不上不下，如循鸡羽，曰肺病；死肺脉来，如物之浮，如风吹毛，曰肺死。平肝脉来，软弱招招，如揭长竿末梢，曰肝平。春以胃气为本。病肝脉来，盈实而滑，如循长竿，曰肝病；死肝脉来，急益劲，如新张弓弦，曰肝死。平脾脉来，和柔相离，如鸡足践地，曰脾平。长夏以胃气为本；病脾脉来，实而盈数，如鸡举足，曰脾病；死脾脉来，锐坚如乌之喙，如鸟之距，如屋之漏，如水之流，曰脾死。平肾脉来，喘喘累累如钩，按之而坚，曰肾平。冬以胃气为本，病肾脉来，如引葛，按之益坚，曰肾病；死肾脉来，发如夺索，辟辟如弹石，曰肾死。

【考异】"喘喘连属"，《甲乙》[2]作"累累"，皆言其亟遽太过之象。"前曲"，《甲乙》作"前钩"。"落榆荚"，《甲乙》作"循榆叶"。"不上不下"，《病源候论》无二"不"字。"如揭长竿"，《脉经》无"长"字。"急益劲"，《甲乙》、《脉经》俱作"急而益劲"。"鸡足践地"，今本《素问》无"足"字，兹从《甲乙》及《脉经》，文义较为畅遂。"锐坚"，《甲乙》及《脉经》俱作"坚兑"；兑、锐古今字。"如水之流"，《脉经》流作"溜"，同；又一本作"滔"，误。

【考证】前曲后居之居，今字当作"踞"。《说文》：居，蹲也。即踞之古文，有据守不动之意，是无柔和之胃气，故为死脉。软弱招招，《脉经》作"濡弱"，此即一字之变，汉人隶书，从"软"者多作"需"，而从"需"之字，亦

---

[1] 琅玕：美石。
[2] 《甲乙》：指皇甫谧的《针灸甲乙经》，下同。

复无别，故《说文》"蠕"字训"动"。《史记·匈奴传》：跂行喙蠕动之类，《索隐》竟作"蠕蠕动貌"。《说文》既有"偄"字，训"弱"也，而又有懦字，训"驽弱"者也。段氏茂堂谓"懦"即"偄"字；朱氏"骏"声亦谓"软"。"需"，偏旁，古多相乱，莫能定也。此软之为"濡"，实即一字，由作隶者变化为之，非濡湿、濡滞之濡也。招招读为迢迢，言其长也。和柔相离之离，当读为附丽之丽，去声，言其和柔而按之附着有神，故为平和无病之脉。若是分离之离，则与和柔之义不贯，且非平和脉象矣。夺，《说文》训手持隹失之，即今脱失之失字，此义古书中绝不复有，惟《素问》中犹数数见之，此节则言其如绳索之解脱涣散状也。

【正义】此经言五脏之脉象也。平脉者，无病之脉，皆不亢不卑，柔和而有神，是得胃气中和之正。若其坚强太过，即为病脉，而应指不挠，刚劲太过，或柔靡不振，指下无神，则皆为死脉。形容摹绘，具有神情，是当以意逆之，悟其大旨，而不可拘拘于字句间索解者也。

又《宣明五气篇》：五脉应象，肝脉弦，心脉钩，脾脉代，肺脉毛，肾脉石，是谓五脏之脉。

【正义】此言五脏之平脉。弦者端直以长，如按琴瑟之弦；钩者，累累如珠，连绵应指，似有曲象如钩；毛者，体轻在上，如毛之浮；石者，厚重凝固，如石之沉；惟脾之平脉曰代，则必非歇止之代脉，诸家说解，多不可解，惟景岳谓胃气随四时而变更，有相代之义。颐谓脾胃居中而灌溉四旁，景岳之说，自有至理。此即胃气之平脉，如春脉微弦、夏脉微洪之例，随时令而禅代者也。

《难经·四难》：心肺俱浮，何以别之？然，浮而大散者，心也；浮而短涩者，肺也。肾肝俱沉，何以别之？然，牢而长者肝；按之濡，举指来实者，肾也。脾者中州，故其脉在中，是阴阳之法也。

【考异】《脉经》"濡"作"软"，是古书之正字。"法"作"脉"，《千金翼》作"浮而大者心，浮而短者肺"，无"散"字、"涩"字。又曰迟缓而长者，脾也。

【正义】此《难经》言五脏之脉象，与《素问》辞句大异，而义则可通。心肺在上，故其脉俱浮。惟心气发皇，如夏令畅茂之象，合德于火，故脉大而散，言其飞扬腾达，如火焰之飚举，非涣散不收之散脉。肺气肃降，如秋令收敛之状，合德于金，故脉短而涩，言其抑降静穆，如金体之凝重，非涩滞不流之涩脉。肾肝在下，故其脉俱沉。惟肝禀春升之性，合德于木，故脉坚，而刚健扶疏，木之象也，且其势牢固，其形长直，牢以状其坚固不摇之本，非三部沉实之牢脉；长以状其挺秀端直之姿，亦非上鱼入尺之长脉。肾禀冬藏之性，合德于水，故脉软而外柔内刚，水之象也。且按之则软而举指实，软者言其态度之冲和，非软弱委靡之软脉；实者言其体质之沉着，亦非实大坚强之实脉。凡古书形容脉象，皆有言外之味，全在性灵觉悟，契合玄机，既不可拘泥文辞，随题敷衍，更不容妄为附会，穿凿支离，此古书之所以不易读，而注家之言，所以时有不可尽信者也。

《伤寒论·平脉法》：肝者，木也，名厥阴，其脉微弦，濡弱而长，是肝脉也。肝病自得濡弱者，愈也，假令得纯弦脉者死。何以知之？以其脉弦直，是肝脏伤，故知死也。心者，火也，名少阴，其脉洪大而长，是心脉也，心病自得洪大者，愈也。肺者，金也，名太阴，其脉毛浮也，肺病自得此脉，若得缓迟者，皆愈。

【存疑】《伤寒论》之《辨脉》、《平脉》、《伤寒例》三篇，尊之者必曰此仲景真本，不可忽视；轻之者则曰此叔和采集，不值一哂。久已纷如聚讼，各逞辞锋。颐谓此三篇之中，瑕瑜互见，良窳不齐，有明白精当，万无可疑者；亦有晦涩怪僻，必不可训者，必非出自一人之笔。且时有证以仲景本书而自相矛盾者，其非仲景原文，亦已有据（如紧脉促脉两条，皆与仲景本书不符，而同与《脉经》，似出于叔和所集，犹为近是。详见第三卷紧脉促脉形象本条）。即曰叔和所集，而篇中怪不可识，及上下文义不相贯串之处，所在多有，恐叔和尚不至若是之陋。盖自晋及宋，几经传写，讹舛脱佚及后人窜入之句，必已不少，而注家恒曲曲附会，或龂龂以争，得毋妄费精神，徒多闲话，如此即言五脏平脉，虽与《素问》辞句不同，而义亦可通，尚无不是，惟曰肝名厥阴，心名少阴，肺名太阴，则古人断无此直捷爽快之语。盖手足十二经之三阴三阳，本以经脉言之，不能移之于某脏某腑。仲景本论以六经分篇，在经之病多，而在脏在腑之病少，所谓太阳病阳明病者，初非言膀胱胃腑之病，何得迳[1]以肝名厥阴、心名少阴，况《脏象论》明言肝为少阳、心为太阳乎？据此可证平脉法此节，必非古人旧本。且五脏之中，举其三而遗其二，尤为残缺不完之确证。《医宗金鉴》乃为之补肾脏一条，亦可不必。

《脉经》：肝脉来濯濯如倚竿，如琴瑟之弦，再至曰平；心脉来累累如贯珠，滑利，再至曰平；脾脉萇萇而弱，来疏去数，再至曰平；肺脉来汎汎而轻，如微风吹鸟背上毛，再至曰平；肾脉沉细而紧，再至曰平。

【考异】"萇萇"，《千金》作"长长"，盖是。《脉经》从草下长字，当是讹误。

又：脉来浮大者，此为肺脉也；脉来沉滑、坚如石，肾脉也；脉来如弓弦音，肝脉也；脉来疾去迟，心脉也；脉来当见而不见为病。

【正义】此两节皆《脉经》所言五脏之平脉，义与《素问》合。惟肺脉浮大，似与《素问》不侔，然肺主气之出纳，其平脉本不当小，彼称涩短，以其体态言之；此称浮大，以其气势言之，其理亦自并行而不悖。善读古书者，必识得活法，方能悟到言外之意，如果执字句而读之，鲜不谓彼此大相刺谬矣。

又：肺脉之来也，如循榆叶曰平，如风吹毛曰病，状如连珠者死，期丙丁日，禺中日中。心脉之来也，如反筭笁[2]曰平，如新张弓弦曰病，如鸡践地者死，期庚辛日，晡时日入。脾脉之来也，阿阿如缓曰平，来如鸡举足曰病，如鸟之喙、如水之漏者死，期甲乙日，平旦日出。肾脉之来也，微细以长曰平，来如弹石曰病，去如解索者死，期戊己日，食时日昳，黄昏鸡鸣。

---

[1] 迳：当为径，下文径改，不再加注。

[2] 笁：同"管"。

【正义】此亦五脏之脉象，虽形容之辞不一，而大旨亦无甚出入，死之日时，皆以来克者言之。如肺为金脏，而丙丁火日，禺中日中为巳午二时，火旺则肺绝矣。古无以十二地支纪一日之十二时者。夜半鸡鸣等名，即古之十二时也。

滑伯仁《诊家枢要》：心脉浮大而散，肺脉浮涩而短，肝脉弦而长，脾脉缓而大，肾脉沉而软滑。

周澄之注：《素问》平心脉累累如连珠，如循琅玕，此长滑之象也。心为肝子，脉不离乎弦象，故仲景谓心脉弦大而长，肺脉短涩，是动力不盛，而形体宽也。

颐按：周氏之释肺脉如此，可为涩短浮大四字传神于阿堵之中。

又：心合血脉。心脉循血脉而行，持脉指法，如六菽之重，按至血脉而得者为浮；稍稍加力，脉道粗者为大；又稍加力，脉道阔软者为散。肺合皮毛，肺脉循皮毛而行，持脉指法，如三菽之重，按至皮毛而得者为浮；稍稍加力，脉道不利为涩；又稍加大，不及本位为短。

周澄之注：涩是来势不勇，短是宽软不挺。

颐按：伯仁以不及本位为短，于平脉一层，终觉不甚妥惬。

周氏以宽软不挺释之，则虽短而不害其为平脉矣。

肝合筋，肝脉循经而行，持脉指法，如十二菽之重，按至筋而脉道如筝弦相似为弦，次稍加力，脉道迢迢者为长。

脾合肌肉，脾脉循肌肉而行，持脉指法，如九菽之重，按至肌肉，如微风轻飐柳梢之状为缓，次稍加力，脉大敦实者为大。

肾合骨，肾脉循骨而行，持脉指法，按之至骨上而得者为沉，次重而按之，脉道无力为濡，举指而来疾流利者为滑。

【正义】此释五脏平脉之形态，盖本《难经》而申言之，简约明晰，尚多中肯。惟肾脉之软，言其指下柔和，非谓其软弱委靡。伯仁"脉道无力"四字，殊嫌未妥。

石顽《三昧》：肝得春生之令，其脉若草木初生，指下软弱迢迢，故谓之弦，然必和滑而缓，是谓胃气，为肝之平脉。若弦实而滑，如循长竿，弦多胃少之脉也；若弦而急强，按之益劲，但弦无胃气也，加以发热，指下洪盛，则槁木炎而自焚矣。若脉弦见于人迎，肝气自旺也，设反见于气口，又为土败木贼之兆（颐按：此人迎气口，以左右两手言之）。或左关虽弦，而指下小弱不振，是土败木萎之象，法当培土荣木，若投伐肝，则脾土愈困矣。若弦见于一二部，或一手偏弦，犹为可治；若六脉皆弦，而少神气，为邪气混一不分之兆。凡脉得纯脏之气，左右六部皆然者，俱不治也。或肝病证剧，六部绝无弦脉，是脉不应病，亦不可治。举此以为诸脉之例，不独肝脏脉弦为然也。

又：心属丙丁而应乎夏，其脉若火之燃薪，指下累累，微曲而濡，故谓之钩。然必虚滑流利，是为胃气，为心之平脉。若喘喘连属，其中微曲，钩多胃少之脉也；若瞥瞥虚大，前曲后居，但钩而无胃气也。故钩脉见于左寸，心脏之火自旺也。或并见于右寸，则火乘金位矣。设关上脉见钩曲，则为中宫有物阻碍之兆矣。

【正义】关脉钩曲，为脾胃积滞、郁窒不通之象。此与心脉微钩不相涉者也。

又：脾为己土，而应于四季，虽属中央湿土，常兼四气之化，而生长万物，故其脉最和缓。指下悠扬，而不疾不迟，故谓之缓。然和缓之中，又当求其软滑，是为胃气，为脾之平脉。若缓弱无力，指下如烂棉，缓多胃少之脉也；若缓而不能自还，则无胃气矣；若脉虽徐缓，而按之盈实，是胃中宿滞蕴积；若缓而涩滞，指下模糊，是胃中寒食固结、气道阻塞矣；设或诸部皆缓，而关部独盛，是中宫湿热也；诸部皆缓，寸口独滑，膈上有痰气也；诸部皆缓，两尺独弦，则脾阳不振，而乙癸之水邪，弥漫上侮矣。

【正义】脾胃之脉和缓，乃合坤土柔顺之德，且寄旺于四时，恒随四季气化而迁移，故协和于刚柔大小浮沉、迟数滑涩之间，而成其一种和缓之态度也。

又：肺本辛金，而应秋气，虽主收敛，而合于皮毛，是以不能沉实；但得浮弱之象于皮毛间，指下轻虚而重按不散，故谓之毛。然必浮弱而滑，是为胃气，为肺之平脉。若但浮不滑，指下涩涩然，如循鸡羽，毛多胃少之脉也。昔人以浮涩而短谓为肺脏平脉，意谓多气少血，脉不能滑，不知肺受荣气之先，乃营行脉中之第一关隘。若肺不伤燥，必无短涩之理，即感秋燥而脉涩，是为肺之病脉，亦非肺气之本燥也。若浮而无力，按之如风吹毛，是但毛而无胃气也；加以关尺细数，喘嗽失血，阴虚阳扰，虽有神丹，不能图矣。

【正义】古人谓肺脏平脉，浮涩而短，盖以肺气合德于秋，承长夏之令，虽应乎收而犹未及敛藏之候，故脉仍见为浮。然禀气于金，其德凝重静肃，则脉象自有异于夏三月之滂沛舒泰。此"短涩"二字，止可活看，非真是侷促短缩之短、涩滞不前之涩，寿颐已言之矣。若呆读此"短涩"二字，则既短则涩，岂不太嫌枯瘠，何以为平人无病之本色，不几疑古人立言，大有语病乎？奈何石顽于此竟拘泥此"短涩"二字，认作伤燥之脉，夫岂古人所谓平脉之本旨？于以知善读古书者，必须观其会通，庶乎能悟言外之意，若必死于句下，望文生义，亦焉往而不差以毫厘、谬以千里也耶！

又：肾主癸水，而应乎冬，脉得收藏之令，而见于筋骨之间，按之沉实，而举指无力，故谓之石。然必沉濡而滑，是为胃气，乃肾之平脉。若指下形如引葛，按之益坚，石多胃少之脉也；若弦细而劲，如循刀刃，按之搏指，但石而无胃气也；若诸脉不石，左寸独石者，水气凌心之象；右关独石者，沉寒伤于脾胃之象也。

又：五脏之中，必得缓滑之象，乃为胃气，方为平脉。则胃气之征验，亦不独取之于右关也。《内经》所言四时之脉，亦不出乎弦钩毛石，是五脏之气，不离乎五行，即四时之气，亦不离乎五行。故脉象总不能出此五者之外，但当明辨于此五者之中，何者为偏少冲和之气，即是病脉。或反见他脏之脉者，则本脏气衰，而他脏之气来乘之也。若拘守六部之绳墨，以求脏腑之虚实，是犹欲访其人，而未识其声音笑貌，但知于其居处之地以求之，则其人必不易得，若识其声音笑貌，虽遇之于殊方逆旅〔1〕，暗室隔垣，未尝错认以为非若人也。亦犹此经之脉见于他部，未尝错认以为他经之病耳。

周澄之《脉义》：脏腑脉象之性情，腑阳多含母精，脏阴多见子气。故胆虽阳也，以含水气，故其脉力弱而微；肝虽阴也，以有火气，故其脉力强而大；小肠之脉，洪而兼长，有木气也；心包之脉，洪大兼缓，有土气也。胃脉缓而浮，脾脉缓而静，一含火热，一具金寒。大肠浮而长，有脾土之气也；肺脉浮而短，有肾水之气也；膀胱沉而宽薄，有肺金之气也；肾脉沉而坚实，有肝木之气也。杜光庭所谓严冬尺脉要沉弦者是也，此五脏六腑之本脉也。至于病变，亦以母子相乘者为多，以其气之相亲也。而直克反侮者，心重病、死病乃有之，以其气相逆也。故肾病有见肝脉，有见肺脉；肝病有见心脉，有见肾脉；心病有见脾脉，有见肝脉；脾病有见肺脉，有见心脉；肺病有见肾脉，有见脾脉；非必病气自彼脏传来也，亦非必彼之脏气来干也。本脏之中，自具此气，病则气有所偏而发见耳。仲景有五行相乘、纵横逆顺之说，又有治未病之法。而吾为此说，欲以明治未病之法，必审察得实而后可用。若五脏互见其气，而非病邪之相传，设如心病见肝脉，而病非肝邪来犯，则妄为泻肝，岂不诛伐无过！然何以决其相传与非相传耶！则两脏之脉，有相应不相应之辨也。相应者，其脉同见也，互见也，是相传之病也；不相应者，二脏自见其本气，然皆静而不旺，则非相传之病矣。同见者，如脾气干肺，而肺部脾部同见脾脉，是为脾气太盛，治宜泻脾；互见者，则肺部见脾脉，而脾部转见肺脉，或见他脏之脉，而不自见其本脉，是为舍己宫室，适彼他邦，治宜泻其太过，扶其不及，此为相应之脉，相传之病。若肺部虽微见脾脉，而脾部自静，无所太盛，则为自见本气，是彼此两脏不相应之脉，乃本脏中自有此气，而非相传之病矣，他脏皆然，此其大法也。

【正义】周氏此说，发明一脏中自有他脏之气，故病则兼见他脏之脉。有

---

〔1〕 殊方逆旅：意为去异地他乡，居无定处。

非他脏之气来干者，盖以五行相生言之，其气通则其形著也，是又五脏脉象之一活法。末段辨析相传及不相传之脉象，心苦为分明，具有至理。惟原文辞旨不甚轩豁，乃少为润色之，以求其易解。

第九节　脉合四时

《素问·玉机真脏》：春脉如弦。何如而弦？曰春脉者肝也，东方木也，万物之所以始生也，故其气来软弱轻虚而滑，端直以长，故曰弦。反此者病。其气来实而强，此为太过，病在外；其气来不实而微，此为不及，病在中。太过则令人善忘，忽忽眩冒而巅疾；其不及，则令人胸痛引背，下则两胁胠满。

【考证】"善忘"，宋校《素问》谓当作"善怒"，是也。"巅"，《脉经》、《甲乙》作"癫"，则后出字矣。

【正义】人禀天地之气，故脉象恒随四时阴阳而变迁。自《四言脉诀》春弦、夏洪、秋毛、冬石八字，熟在人口，初学易诵易记，遂为弦、洪、毛、石，已得时令之正。抑知但曰弦，则偏于刚劲；但曰洪，则偏于滑大；但曰毛，则偏于轻虚；但曰石，则偏于沉实，皆非中正和平之态。不如《素问》此篇，有一如字，说得圆到。在外在中，张景岳谓指邪正而言，邪气来于外，皆有余，故太过则病在外；元气伤于中，皆不足，故不及则病在中。

寿颐谓：此节以五脏本体立论，皆本脏之自病，与外感六淫之病，毫不相涉。则太过者，脏气之太盛，故病见于外；不及者，脏气之不足，故病发于中。观本节五脏病情，甚是明了，景岳之说未允。善怒者，肝火之暴戾。眩冒者，肝阳之上浮。巅疾则顶巅之疾，轻者为头痛，为顶痛；其重者，则昏瞀暴仆之内风病，《素问》谓之血菀于上，气血并走于上。今西医谓之血冲脑经。固皆病之发见于外者，而胸痛引背，两胁胠满，则肝气凝滞，郁而不宣，病情不露，外不可见，故曰在中。下四脏准此。

又：夏脉如钩。何如而钩？曰夏脉者心也，南方火也，万物之所以盛长也，故其气来盛去衰，故曰钩。反此者病。其气来盛去亦盛，此谓太过，病在外；其气来不盛去反盛，此谓不及，病在中。太过则令人身热而肤痛，为浸淫；其不及则令人烦心，上为咳唾，下为气泄。

【正义】肤痛浸淫，盖即疮疡。《至真要大论》所谓"诸痛痒疮，皆属于心"是也。

又：秋脉如浮。何如而浮？曰秋脉者肺也，西方金也，万物之所以收成也，故其气来轻虚以浮，来急去散，故曰浮。反此者病。其气来毛而中央坚，两旁虚，此谓太过，病在外；其气来毛而微，此谓不及，病在中。太过则令人逆气而背痛愠愠然；其不及则令人喘，呼吸少气而咳，上气见血，下闻病音。

【考异】"愠愠"，《脉经》作"温温"。

【正义】秋令有阳盛之极，渐入阴分，脉象应之，当由浮而渐敛，方合秋收之象。而此节乃以为浮者，正以初秋之时，阳气尚盛故耳。南海何西池《医碥》曰：四时之升降动静，发敛伸缩，相为对待者也，极于二至，平于二分，故脉子月[1]极沉，午月极浮，至卯酉而平。经文谓秋应中衡。又谓夏脉在肤，秋脉下肤，冬脉在骨。则秋之不当以浮脉言可知也。特以肺位至高，其脉浮，秋令配肺，故亦言浮耳。夫秋初之脉，仍带夏象，言浮犹可，若于酉戌之月，仍求浮脉，不亦惑乎？夫于春言长滑，则秋之短涩可知；于冬言沉实，则夏之浮虚可知。书不尽言，言不尽意，是在读者之领会耳。

寿颐谓：何氏此说，论四时之脉，能得古人言外之味，凡读古书，皆须具此神悟，必不可死于句下，而此节"轻虚以浮，来急去散"八字，尤当看得活泼，不然者，既浮且散，坏象毕呈，而反以为无病之脉可乎？

中央坚，则太觉有力，故为太过；毛而微，太觉无力，故为不及。

经言秋病在肩背，故肺病有背痛。

---

〔1〕 子月：以地支纪月，子月指十一月。下文午月、卯、酉、戌之月同义。

下闻病音，不可解，疑有误。

又：冬脉如营。如何而营？曰冬脉者肾也，北方水也，万物之所以合藏也，故其气沉以滑，故曰营。反此者病。其气来如弹石者，此为太过，病在外；其去如数者，此谓不及，病在中。太过则令人解㑊，脊脉痛，而少气不欲言；其不及，是令人心悬如病饥，胁中清，脊中痛，少腹满，小便变。

【考异】"小便变"，《脉经》作"小便赤黄。"

【正义】营以周密为义。《说文》：营，市居也。《羽猎赋》：禁篽所营。《汉书》注：围守也。冬日阳气敛藏，脉宜应之，故曰如营，言其退藏如密，沉而不露。即《脉要精微论》所谓冬日在骨，蛰虫周密，君子居室之意。沉以搏之"搏"字，当作"抟"。《甲乙经》则作"濡"。宋林亿等《素问》校语谓：濡，古软字（濡即软字之变体，不可误以为古字。然据此可知林等尚知软与濡之同为一字，而金元以后之书，则多认为两字矣）。脉沉而濡，乃冬令之平调脉，若搏击于手经则太过矣。是宋人已知搏字之可疑。颐谓搏击失之刚劲，诚非平脉之真相，然使竟如《甲乙经》作"濡"，则又失之柔弱。盖冬脉如营，宜凝聚沉着，方合营守之义。若果濡弱，则为不及，又非平脉。然则其字当作抟结、抟聚之抟，乃有凝厚之意。《平人气象篇》亦云平肾脉来，按之而坚，是亦抟结之意。所以曰如营，曰冬脉石。今本《素问》作"搏"，盖以形近而误。《甲乙经》作"濡"，则必晋时已误从耎。而皇甫士安不以为然，乃改作"濡"。考《甲乙》之于《素问》，改字甚多，未必古本《素问》尽如《甲乙》。其去如数之数，当读作促，即促急之促。形容其去时之无力，故曰如促，非迟数之数，亦非促上寸口之促也（促脉，无歇止之义，详第三卷）。解㑊，病名。心悬，言心如悬而不宁，故曰如饥。

胁是夹脊两旁腰间空软处，正当两肾之部。清读为清，瀞。《说文》，清，寒也，从仌青声；又：瀞，冷寒也，从水静声。《吕览·有度》：清，有余也。注：寒也（《素问》清字作寒冷解者甚多）。胁中冷，脊中痛，少腹满，小便变，皆肾阳之衰，故脉不及。《脉经》加"赤黄"二字，非是。

又：脾脉独何主？曰脾脉者，土也，孤藏以灌四旁者也，善者不可得见，恶者可见。其来如水之流者，此谓太过，病在外；如鸟之喙者，此谓不及，病在中。太过则令人四肢不举，其不及则令人九窍不通，名曰重强。

【考异】"鸟"，《甲乙》作"乌"，是也，前后诸节多作乌之喙。四肢下，《脉经》多"沉重"二字。九窍下，《脉经》多"壅塞"二字。

【正义】脾主消化，居中以滋养五脏，故曰以灌四旁，四脏受脾之输化而各得其所，则四脏之善，皆脾之力，故脾之善反不可见。如水之流，则运输迅疾，故曰太过；如鸟之喙，则止而不行，故曰不及。脾为湿土，湿行太盛，则四肢重着而不举，九窍为水注之气，脾不为胃行其津液，则九窍闭塞而不通。重强，与上文不及不相承接，疑有讹误。旧注皆牵强作解，吾未敢信。

张景岳谓脾家有病，必有脉象可征，故恶者可见；若其无病，则阴为灌输，五脏攸赖而莫知其然，故其善者不可得见，是即所谓胃气也。

《素问·脉要精微论》：持脉有道，虚静为保。春日浮，如鱼之游在波；夏日在肤，泛泛乎万物有余；秋日下肤，蛰虫将去；冬日在骨，蛰虫周密，君子居室。

【正义】保，读为宝，此古之假借字。言持脉之道，以虚心凝神、静而察之为最要耳。王注保守，殊是迂远。此言四时脉象之浮沉，本乎气化之升降，而脉乃随之变迁。春日万物发生，故脉恒浮，然方在萌芽之初，犹未暴露于外，故如鱼之在波中，虽已浮而可见，然尚非升浮在上也；至夏日则万物滋长，乃泛泛乎其有余矣；秋日则渐次收敛，故脉亦下于皮肤，而如蛰虫之将去者然，不复浮露于上也；至冬日则深藏固密，故脉亦沉而在骨，如蛰虫之密伏者然，此固四时之平脉，而反此者，病可知矣。

又：春应中规，夏应中矩，秋应中衡，冬应中权。

【正义】此又言四时之脉象，注家皆以春弦夏洪秋毛冬石为释，然衡如秋之平，权如冬之沉，固可说也，而春规夏矩，实难附会，此古书之必不可泥者。张隐庵注，终是牵强穿凿。

《素问·平人气象》：平人之常气禀于胃，胃者平人之常气也。人无胃气曰逆，逆者死。春胃微弦曰平，弦多胃少曰肝病，但弦无胃曰死；胃而有毛曰秋病，毛甚曰今病，脏真散于肝，肝藏筋膜之气也。夏胃微钩曰平，钩多胃少曰心病，但钩无胃曰死；胃而有石曰冬病，石甚曰今病，脏真通于心，心藏血脉之气也。长夏胃微软弱曰平，弱多胃少曰脾病，但代无胃曰死；软弱有石曰冬病，弱甚曰今病，脏真濡于脾，脾藏肌肉之气也。秋胃微毛曰平，毛多胃少曰肺病，但毛无胃曰死；毛而有弦曰春病，弦甚曰今病，脏真高于肺，以行营卫阴阳也。冬胃微石曰平，石多胃少曰肾病，但石无胃曰死；石而有钩曰夏病，钩甚曰今病，脏真下于肾，肾藏骨髓之气也。

【考异】"胃而有毛，胃而有石"，《脉经》作"有胃而毛，有胃而石"是也。今本《素问》误。但代无胃曰死，《脉经》作"但弱无胃"是。今本《素问》，当是浅人妄改。软弱有石，《脉经》作"濡弱有石"，软、濡同。"弱甚"，《甲乙》作"软甚"，义通；《脉经》作"石甚"，非是。以行营卫阴阳之"以"字，《甲乙》作"肺"，以上下文肝心脾肾四句之例推之，《甲乙》是也。

【正义】四时之脉，虽曰春弦夏洪秋毛冬石，然必须有和缓之象，方是胃气有权，为应时之平脉。此节之所谓微弦微钩，即《玉机真脏论》所谓如弦如钩之意。微非微弱之微，微弦者，言春时之脉，当微含弦象，是为胃气之正，非谓既微而又弦也。若弦多胃少，即肝气太甚，其病可知。若但见弦象，而毫无和缓之胃气，即真肝脉至之死脉矣。如有胃气而含有秋令脉象，则肺气太过，故知其当秋令肺旺之时而必病。若又毛之已甚，则肺气更强，必来伐肝，而今时即受其病矣。四时五脏，皆准此推之。惟所言四过之死脉，春曰但弦，夏曰但钩，秋曰但毛，冬曰但石，而独于长夏则曰但代无胃曰死，岂长夏之脉，苟有胃气，当得代脉耶？然上文不曰长夏胃微代曰平也。考《宣明五气篇》虽有脾脉代之明文，而歇止有定之代脉，断不能称之为脾脏平脉。景岳曾谓脾寄旺于四季，故其脉随四季为禅代〔1〕，如春微弦夏微钩之理。然于彼可通，而于此不可通。盖彼不言时令，则可因四时为转移，此则明言长夏，又安得复以禅代妄解？《脉经》作"但弱无胃"，于理为长，岂浅者即以《宣明五气篇》之脾脉代一句而妄改《素问》耶？是固未可知者也。

《素问·平人气象论》：脉得四时之顺，曰病无他；脉反四时，曰难已。

【考异】《甲乙经》"难已"作"死"，义亦可通。

又：脉有逆从，四时未有脏形，春夏而脉瘦，秋冬而脉浮大，命曰逆四时也。

【正义】四时未有脏形，六字为句，言四时之中，其脉虽尚未有五脏之真脉，然春夏脉小，秋冬浮大，即为逆四时矣。郭元峰《脉如》谓脉与时违，无病得此，诚为可虑，若因病至，则如秋月病热，脉得浮洪，正属脉证相宜，岂可断为必死？颐谓经文本意，止言平常脉理，盖本脏气虚，而他脏来胜，宁非可危之候？郭氏以病言之，则外因之邪，但须与证相合，即是无害，却与平常脉理，两不相蒙，是不妨各明一理，正不必执彼以诋此，亦不容执一而不通。读书必须识得活法，不可泥定一边，致有胶柱鼓瑟之弊，此又其一端矣。命，读为名，古通假之字。

《素问·玉机真脏》：脉从四时，谓之可治；脉逆四时，为不可治。所谓逆四时者，春得肺脉，夏得肾脉，秋得心脉，冬得脾脉。其至皆悬绝沉涩者，命曰逆。四时未有脏形，于春夏而脉沉涩，秋冬而脉浮大，名曰逆四时也。

【正义】悬绝沉涩，既乏胃气和缓之态度，而复无神，其逆可知。四时未有脏形，六字为句，说见上节。《甲乙经》此节命曰逆之下，空一格，则四时未有脏形，另为一节，显而易知。乃王启玄以"四时"二字连上为句，遂令"未有脏形"四字，不能成句，而后之注家，皆能盲从王氏，模糊说去，最不可解。

---

〔1〕 禅代：意谓四时更相替代，脉象随时而变化。

《素问·宣明五气》：五邪所见，春得秋脉，夏得冬脉，长夏得春脉，秋得夏脉，冬得长夏脉，是谓五邪，皆同命死不治。

【正义】命，读为名，非性命之命，此当其时而得胜我之脉，则本脏之气已竭，故同归于死。

《素问·六节脏象》：未至而至，此为太过，则薄所不胜而乘所胜也，命曰气淫；至而不至，此为不及，则所胜妄行，而所生受病，所不胜薄之也，命曰气迫。

【正义】此言四时之气，有不当至而先至者，有当至而不至者，虽有太过不及之辨，而五行之斡旋，必从此而皆不得其平矣。《素问》虽以气候言之，然时令应有之脉象，亦有时而宜以活法审之者焉。如春脉当弦，然时未至于春而脉已先弦，谓非肝气之太过乎，则必逼其所不胜之肺金，而乘其所胜之脾土矣，是亦肝木之气淫溢也。若时已至于春，而脉仍不弦，谓非肝气之不及乎，则所胜之脾土，以无所制而妄行，而生肝木之肾水，必受土克之病；且木所不胜之肺金，又将乘衰而来逼矣，是亦肝木之气受迫也。"薄"，读为"逼迫"之"迫"，《小雅》、《广雅》皆云："薄，迫也。"《经》、《传》借用甚多。

又《至真要大论》：春不沉，夏不弦，秋不数，冬不涩，是为四塞。沉甚弦甚数甚涩甚，曰病，参见曰病，复见曰病，未去而去曰病，去而不去曰病，反者死。

【正义】此又四时脉象之活法：夏弦夏洪秋毛冬石，但以四时当王之脉象言之。然方在春初，木气未旺，犹宜有肾水之沉脉；夏初火气未旺，犹宜有肝木之弦脉；秋初金气未旺，犹宜有心火之数脉；冬初水气未旺，犹宜有肺金之涩脉，则四时五脏之气，方为周流而和协。若春初即不沉，夏初即不弦，秋初即不数，冬初即不涩，是亦本脏独见，则五脏之气闭塞不通矣。周澄之谓入春即弦而不沉，入夏即洪而不弦，是前者气弱，后者气强，母为子夺矣。《六节脏象论》谓气之不袭，是谓非常，非常则变，此之谓也。

《甲乙经·四卷·经脉篇》：寸口主内，人迎主外，两者相应，俱往俱来，若引绳大小齐等。春夏人迎微大，秋冬寸口微大，如是者，名曰平人。

【备考】《灵枢·禁服篇》本此。

【正义】左为人迎，右为气口，此寸口人迎，以左右两手言之。天地之气，左升而右降，左司阳之升，故主外；右司阴之降，故主内。春夏为阳，其气升发，其主在左，故春夏左手之脉宜微大；秋冬为阴，其气肃降，其主在右，故秋冬右手之脉宜微大。

寿颐按：今之言《内经》者，每谓《素问》九卷，《灵枢》九卷，即班史《艺文志》之《黄帝内经》十八卷。然今本《素问》已经王启玄重为编次，有宋校正可证，而《灵枢》之出尤晚。宋人已谓好事者于皇甫谧所集《内经》仓公论中抄出之，名为古书。而杭世骏《道古堂集·灵枢跋语》直谓其文义浅短，为王冰所讹托。颐按：是书自南宋绍兴乙亥史崧始传于世，并未经宋仁宗时林亿诸人之校，故讹舛错落，所在而是。考皇甫士安《甲乙经·自序》，谓撰集《针经》、《素问》、《明堂孔穴针灸治要》等三部，除其重复为十二卷云云，则《甲乙经》中，固不仅《素问》、《针经》二书，而细按今之《灵枢》，则凡《甲乙经》之全文，除十二经之俞穴外，苟非《素问》所已见者，皆在今本《灵枢》之内。且皇甫氏亦采《素问》，而今本《素问》固未尝全在《甲乙》之中，知士安之书，本是删节三部而为之，初非全部录入，而今本《灵枢》则无一篇不见于《甲乙》之中，且未尝于《甲乙》之外，更有异文，是明明全从《甲乙经》中抄录成帙，讹作古书，但颠倒其次序、增损其字句而已，抄胥[1]伎俩，尤其谫陋可鄙。然其字句与《甲乙》偶有小异者，按其文义，多以《甲乙》为长，是以颐有所引，宁引《甲乙》而不引《灵枢》，诚以晋人旧本固远在唐人讹本之先耳。

《甲乙经·五卷·针道终始》：所谓平人者，不病也。不病者，脉口人迎应四时也，上下相应而俱往来也。

---

〔1〕 抄胥：指专司誊录的低级官吏。

【备考】《灵枢·终始篇》本此。

【正义】此虽泛辞，而可见古人甚重应时之脉。

《难经·十五难》：《经》言春脉弦，夏脉钩，秋脉毛，冬脉石，是五脉耶，将病脉也？然，弦钩毛石者，四时之脉也。春脉弦者，肝东方木也，万物始生，未有枝叶，故其脉之来，濡弱而长，故曰弦；夏脉钩者，心南方火也，万物之所盛，垂枝布叶，皆下曲如钩，故其脉之来，来疾去迟，故曰钩；秋脉毛者，肺西方金也，万物之所终，草木华叶，皆秋而落，其枝独在，若毫毛也，故其脉之来，轻虚以浮，故曰毛；冬脉石者，肾北方水也，万物之所藏也，盛冬之时，水凝如石，故其脉之来，沉濡而滑，故曰石。此四时之脉也。如有变奈何？然，春脉弦，反者为病。何谓反？然，其气来实强，是谓太过，病在外；气来虚微，是谓不及，病在内；气来厌厌聂聂，如循榆叶，曰平；益实而滑，如循长竿，曰病；急而劲，益强，如新张弓弦，曰死；春脉微弦曰平，弦多胃气少曰病，但弦无胃气曰死，春以胃气为本。夏脉钩，反者为病。何谓反？然，其气来实强，是谓太过，病在外；气来虚微，是谓不及，病在内；其脉来累累如环，如循琅玕，曰平；来而益数，如鸡举足者，曰病；前曲后居，如操带钩，曰死；夏脉微钩曰平，钩多胃气少曰病，但钩无胃气曰死，夏以胃气为本。秋脉毛，反者为病。何谓反？然，其气来实强，是谓太过，病在外；气来虚微，是谓不及，病在内；其脉来蔼蔼如车盖，按之益大，曰平；不上不下，如循鸡羽，曰病；按之萧索，如风吹毛，曰死；秋脉微毛曰平，毛多胃气少曰病，但毛无胃气曰死，秋以胃气为本。冬脉石，反者为病。何谓反？然，其气来实强，是谓太过，病在外；气来虚微，是谓不及，病在内；脉来上大下兑，濡滑如雀之喙，曰平；啄啄连属，其中微曲，曰病；来如解索，去如弹石曰死；冬脉微石曰平，石多胃气少为病，但石无胃气曰死，冬以胃气为本。胃者水谷之海也，主禀，四时皆以胃气为本，是谓四时之变病、死生之要会也。脾者，中州也，其平和不可得见，衰乃见耳，来如雀之啄，如水之下漏，是脾衰之见也。

【考异】"万物之所盛",正统《道藏》李子野本及《佚存丛书》王九思集注本皆同。滑氏《本义》本"盛"作"茂",徐洄溪注本同滑氏,岂即伯仁所谓纪齐卿本凡盛字多改作者耶?兹以子野宋人,在伯仁之先,姑从李氏。

"来疾去迟",《道藏》[1]本、《佚存丛书》本、徐洄溪本皆无"来"字,则似连上为一句读。然文义极为不顺,且上下文春秋冬其脉之来下,皆四字句,不应此句独异,盖传写者误以为复上来字而妄删之,滑伯仁《本义》作"来疾去迟"是也,兹从伯仁本。

"萧索",《道藏》本、《佚存丛书》本皆作"消索",兹从滑氏《本义》。雀之喙,《佚存丛书》本、滑氏《本义》本、徐洄溪本,喙皆用"啄",惟《正统道藏》李子野注本作"喙"。

寿颐按:濡滑如雀之啄,义不可通,即作雀之喙,亦非濡滑之义。此上大下兑,濡滑如雀云云,文义皆不明白,当从阙疑,不可强解。

"胃者水谷之海也",滑伯仁本、徐洄溪本皆无"也"字,兹从《正统道藏》本及《佚存丛书》本。"四时下",《道藏》本、《佚存丛书》本皆有"故"字,兹从滑氏《本义》。"是脾衰之见也",《道藏》本、《佚存丛书》本皆作"是脾之衰见也",兹从滑氏《本义》。

【正义】《难经》此节即《素问·平人气象》《玉机真藏论》两篇之文,而微有异。按其文义,自可两通,且皆是汉魏间相传之古书,或别有所受之,是当并存,以见古人之各明一义,且可彼此参观,得融会贯通之妙,必非自《素问》以外,断不容他人更申一说,徐洄溪必斥《难经》为谬误,似未免所见者小也。

"兑",读为锐,《释名·释首饰》:帻,或曰兑,上小下大,兑兑然也,是古之通假字。但《难经》此节作上大下兑,则义不可通耳。解索,即平人气象论之夺索,解即脱也。

----

〔1〕《道藏》:指《正统道藏》,下同。

"禀"，滑伯仁《难经本义》谓供也、给也，是读为饩廪[1]之廪，故读主禀四时为句。然下文皆字之上，割去四时二字，则皆字即无着落，此必以主禀二字为句，四时皆以胃气为本八字为句，则禀读为仓廪之廪，胃固人身之太仓也。

《伤寒论·平脉法》问曰：二月得毛浮脉，何以言至秋当死？师曰：二月之时肝用事，肝属木，脉应濡弱，反得毛浮者，是肺脉也。肺属金，金来克木，故知至秋死，他皆仿此。

【正义】非时之脉，不见当时应有之本气，而反得相克之脉象，则本脏当旺之时，而胜吾者已据而代之，本脏之衰甚矣，更至胜吾者当旺之时，则彼脏之气愈盛，而此脏久衰，其何能支，故至其时而死，所谓一岁之脉，不得再见者是也。

《素问·平人气象论》：太阳脉至，洪大以长；少阳脉至，乍数乍疏、乍短乍长；阳明脉至，浮大而短。

【正义】少阳当春初之令，阳气萌动，犹未畅茂，脉象应之，故乍数乍疏、乍短乍长，所以状某欲伸未伸之貌，非真疏数长短、错杂参差也。阳明当春季夏初，阳气渐舒，故其脉浮大，然究属尚未畅茂，则浮大之中，犹觉短而不长。至于太阳当旺，则五月六月之交，阳气极盛，故脉必洪大而长，此上半年应有之脉象，随天气为生长者也。

【正误】三阳次序，当先少阳而阳明太阳，《至真要大论》及《难经·七难》可证。《平人气象论》此节，反以太阳居先，必是传写之误。

《七难》引《经》言少阳之至一节，三阳脉象，与《素问》此节大同小异，是《难经》所引即本于此。但彼则三阳三阴皆备，而今本《素问》有三阳无三阴，其有脱误可知。《脉经》引扁鹊阴阳脉法，虽字句亦有讹误，次序亦有错

---

[1] 饩廪：饩，音 xì（戏），赠送，《左传·僖公十五年》："是岁晋又饥，秦伯又饩之粟。"廪，米粟。古代月给的薪资。《资治通鉴·梁武帝天监四年》："馆有数百生，给其饩廪。"

乱，而三阴三阳亦备。宋人校《素问》，已谓此无三阴，应是古文之阙，此当据七难及《脉经》以补之。

【考正】以一年四时分配太少阴阳，即易学家两仪生四象之义。春气由阴而出于阳，阳犹未盛，故曰少阳，亦曰阴中之少阳；至夏则阳气大盛，故曰太阳，亦曰阳中之太阳；秋气由阳而入于阴，阴犹未盛，故曰少阴，亦曰阳中之少阴；至冬则阴气大盛，故曰太阴，亦曰阴中之太阴。《素问·四气调神大论》及《六节脏象论》所言是也。

寿颐按：今本《四气调神大论篇》作逆秋气则太阴不收，逆冬气则少阴不藏，太少二字互讹。而《六节脏象篇》中，惟心为阳中之太阳一句不误，其肺肾肝三句皆有讹字。宋林亿等校语，据全元起本及《甲乙经》，言之甚详，盖浅者止知肺为太阴经，肾为少阴经，而不知此之阴阳太少，别有一义，与十二经络之阴阳，毫不相涉，否则何以云肝为少阳，通于春气，心为太阳，通于夏气乎？当正之曰：肺为阳中之少阴，肾为阴中之太阴，肝为阴中之少阳。又有一年十二月分配三阴三阳者，其次序则先少阳，次阳明太阳，又次少阴太阴厥阴。以上半年为阳，阳气由渐而充，故由少阳而阳明以至太阳；下半年为阴，阴气亦由渐而盛，故由少阴至太阴而厥阴；以厥阴为阴之尽，而又为阳之初也。《素问·平人气象》此节，及下条所引《至真要大论》，《难经·七难》、《脉经》所引扁鹊脉法，皆是也。此三阳三阴，亦与十二经脉之三阳三阴，各有一义，两不相涉。抑且与四时之太少阴阳，各不相蒙。而今本《至真要大论》三阴之脉，以肝心脾言之，已非此义。其《七难》及《脉经》，次序亦有讹误，盖皆为后人妄改，遂觉丛杂无纪，不堪卒读，然古书俱在，苟能融会而贯通之，自有条理可寻，则浅人改窜痕迹，亦复凿凿可据。兹为逐条正误如下，古人复作，当亦不易吾言。

《金匮要略》曰：冬至之后，甲子夜半少阳起，少阳之时，阳始生，天得温和。亦是此义。《脉经》三卷心小肠条中，双行小字，亦曰阳得春始生，名曰少阳；到夏洪盛，名曰太阳。此虽是后人校语，必非叔和本文，然读是书者加此注校之语，极为明白，更可见今本《素问》、《脉经》等书之皆有讹误矣。

《素问·至真要大论》：厥阴之至，其脉弦；少阴之至，其脉钩；太阴之至，其脉沉；少阳之至，大而浮；阳明之至，短而涩；太阳之至，大而长。至而和则平，至而甚则病；至而不至者病，未至而至者病，阴阳易者危。

【正义】此亦以一年十二月分为三阳三阴，而言其各有当然之脉象，必当其时而适如其分，方为和平，而太过不及，先至后至，皆失其时，无非病脉，若竟阴阳互易，别危殆可知矣。

【正误】一年之三阳三阴，当先三阳而后三阴。《素问》此节，三阳次序井然，但以三阴居先，已失本意，且三阴次序，以厥少居先，亦非古人真本[1]，而三阴之脉，复以肝之弦，心之钩为言，尤非此节应有之义。盖浅者止知有十二经络之三阳三阴，而不知有时令之三阳三阴，遂疑古书之误，妄以臆见改之，反致似是实非，不复可解，亦当据《难经·七难》一节以正之。此节惟太阴脉沉及太阳大而长二句，差为可信，其三阳之次序，与七难同，尚是真本。而少阳当春之初，亦不当言其脉大而浮，阳明当春季夏初，亦不当脉大而涩，皆属浅人妄改，无可疑者，又当据上条所引之《平人气象论》及下条所引之《难经·七难》以正之。

《难经·七难》：《经》言少阳之至，乍大乍小，乍短乍长；阳明之至，浮大而短；太阳之至，洪大而长；太阴之至，紧大而长；少阴之至，紧细而微；厥阴之至，沉短而敦。此六者，是平脉耶？将病脉耶？然，皆王脉也。冬至之后得甲子，少阳五；复得甲子，阳明王；复得甲子，太阳王；复得甲子，太阴王；复得甲子，少阴王；复得甲子，厥阴王。王各六十日，六六三百六十日，以成一岁，此三阴三阳之王时日大要也。

【正义】此亦以十二月分配三阳三阴，而建始于冬至后之甲子，盖葭管灰

---

〔1〕　本：原书错刊为"太"。

飞[1]，一阳始生之初，固古人之所谓历元也。

敦，厚也。厥阴为阴之尽，故其脉既沉且短，而复敦厚，言其深藏固密，不复流露于外也。

【正误】天地之气，上半年由阴而出之阳，下半年由阳而入之阴，则第四甲子一阴始生，是少阴而非太阴。其时当盛夏之后，阳气尚盛，故其脉仍是大而长。但一阴已生，则渐有静肃之意，故紧而不泛，此紧大而长，正合第四甲子少阴之象也。至第五甲子阴气渐盛，是为太阴，故其脉乃紧细，不复如少阴时令之大而长矣。《难经》此节，太阴少阴互讹，亦浅者误认秋之肺金司令，属于手太阴经而妄改者也，当据下条《脉经》之三阴次序以正之。太阴之令，虽曰阴盛，然脉细而微，亦是可疑。下条《脉经》少阴之脉紧细，无微字，是也。当作太阴三脉紧细，则合于冬令深藏固密之义矣。

《脉经·五卷》引《扁鹊阴阳脉法》：少阳之脉乍小乍大、乍长乍短，正月二月甲子王；太阳之脉洪大以长，其来浮于筋上，三月四月甲子王；阳明之脉浮大以短，大前小后，状蝌蚪，其至跳，五月六月甲子王；少阴之脉紧细，七月八月甲子王；太阴之脉，紧细以长，乘于筋上，九月十月甲子王；厥阴之乘，沉短以紧，十一月十二月甲子王。

【正义】此王叔和所行之扁鹊脉法，按其大旨，颇与《难经·七难》相合，盖所本即是《七难》一节。而今之两本，字句互异不少，则皆为传写者错落点窜所误。寻绎今之两本，各有所得，各有所失，爰以拙见所及，别为正误如下。

【正误】三阳次序，《至真要大论》与《七难》相合，《脉经》此节，太阳与阳明互讹，当据彼以正此。三阴次序，惟《脉经》此节最合。但七月八月，阴气未盛，脉不当紧细，《七难》第四甲子紧大而长是也；九月十月，阴气盛矣，脉之紧细宜也，而长字又当属之于七月八月，此皆传写之误，亡订正之而后可

---

[1] 葭管灰飞：古人烧苇膜成灰，置于十二律管中，放密室内，以占气候。某一节候至，某律管中的葭灰即飞出，示该节候已到。

读。厥阴之脉，沉短以紧，则与《七难》之沉短而敦同意。

太阳之脉，阳气最旺之时，言浮可也，而曰浮于筋上，反不可解。若大前小后，状如科斗〔1〕，及乘于筋上等句，皆不可解，且亦无谓，存而不论可也。

又：少阳之脉，乍短乍长，乍大乍小；阳明之脉，洪大以浮。

【正义】此两节《脉经》原文，即系于上节各条之后，盖同出于所谓《扁鹊之阴阳脉法》，当是叔和所见两本，小有异同，因而并录之耳。少阳为阴之初生，乍短乍长、乍大乍小是也，阳明之令，阳气犹未甚盛，其脉不得洪〔2〕大以浮，盖传写者亦有讹字矣。

又：脉平旦曰太阳，日中曰阳明，日晡曰少阳，黄昏曰少阴，半夜曰太阳，鸡鸣曰厥阴。

【正义】此以昼夜分阴阳太少，义与一年四季之分阴阳太少同，则黄昏洵是少阴，而平旦当作少阳也。此亦浅人不知阴阳太少之取义，而传写致误者耳。

程观泉〔3〕《医述》：弦脉与长脉，皆主春令，但弦为初春之象，阳中之阴，天气犹寒，故如琴弦之端直，而挺然稍带一分之紧急也；长为暮春之象，纯属于阳，绝无寒意，故如木干之迢直以长，纯乎发生之气象也。

又曰：长脉与弦脉略同，但弦之木，为万物之始生，长为春生之正令，天地之气，至此发舒，故脉象应之为长也（周澄之曰：弦以脉形之挺直言，长以脉气之充足言）。

【正讹】"阳中之阴"，亦当改作"阴中之阳"，程氏盖未知今本《素问·六节脏象论》之有讹字也。

周澄之《脉义》：四时之脉，惟弦之义最显，石与毛次之，钩最难解。石

〔1〕 科斗：当改为蝌蚪。
〔2〕 洪：原书刻作"浮"，今据上文改正。
〔3〕 程观泉：清代医家程文囿，字观泉，号杏轩。安徽歙县人，生活于乾隆嘉庆年间，精于医学。

者，实也，沉而有力，往来不远，而有平静坚固之体也。人当盛暑，逐日泄汗，及秋而津液内虚矣，故脉体见薄，且新凉乍见，阳气乍衰，来势不能洪盛，故浮候其形，应指轻如毛也。秋日下肤，稍按方能见大，非秋脉仅见浮毛也，岂有秋脉反更浮于夏耶？夏脉洪者也，而言钩者，所以形容来盛去衰之象也。盖冬脉之静固者，至此尽发，故其来之根深而长，如钩之柄也。其去不甚有力，不及来之深而长，如钩之曲也。阳盛而阴之吸力少也。《脉经》曰：万物洪盛，垂枝布叶，皆下垂如曲，故名曰钩。正以上盛极而下折也，是以钩之形，状脉之来去之势也，非以状脉之形也。故洪钩虽俱为夏脉之名，而实不同，洪但言其来盛，钩并绘其去衰也。杜光庭曰："洪钩夏脉居寸口，堪笑世人多不晓，脉若俱洪不带钩，钩不应时血常走。"可识洪钩之为义矣。后人多以为握带钩释之。夫操带钩，死脉也，自尺而上聚寸口，头大尾空，按之顽梗，而无起伏之势也。以脉喻带，以钩喻寸口之死硬也，岂夏钩之义耶？四脉惟夏钩纯以势见，余脉皆形势并见。形，血也；势，气也。轻虚以滑，弦之势也；端直以长，弦之形也；来急去散，毛之势也；轻虚以浮，毛之形也。石沉而搏，沉形搏势也，钩则但云来盛去衰，以势为形也。后人概泥形而遗势，故言弦者，疑轻虚以滑之不真也；言毛者，恶来急去散之不切也；言石者，议搏之太甚也。至于钩亦以形概之，窒而难通，不得不以握钩含糊释之，无怪口中笔下，嗫嚅不清矣。

【正义】夏脉如钩，本难形容尽致，说透个中真理，周氏此条，虽欲曲为摹绘，亦未见其明白晓畅，此实不可拘执字义、食古不化者。

冬脉之搏，终嫌太甚，自当作抟结之抟。寿颐创为是说，确有至理，澄之固未能悟到耳。

第十节　和平不病之脉

《脉经·五卷》引《扁鹊脉法》：平和之气，不缓不急，不滑不涩，不存不亡，不长不短，不俯不仰，不刚不柔，不纵不横，此为平脉。

【正义】此言平和之脉，必无偏倚之象。"不存不亡"四字，殊不可解，似当作不浮不沉。俯仰亦费解。纵横，盖即《伤寒论》平脉法之所谓脉有相乘，有纵有横之义。乘其所胜，其势尚顺，故谓之纵；若乘其所不胜，其势横逆，故谓之横。

《脉经》：寸口脉滑而迟，不沉不浮，不长不短，为无病。左右同法。

【正义】滑脉本非迟缓，乃此云滑而迟，则流利而初非躁疾，盖即以形容其和缓有神之意，所谓胃气中和之象，故知其无病。

滑伯仁《诊家枢要》：三部之内，大小浮沉迟数同等，尺寸阴阳，高下相符，男女左右，强弱相应，四时之脉不相戾，命曰平人。其或一部之内，独大独小，偏迟偏疾，左右强弱之相反，四时男女之相背，皆病脉也。

【正义】男女之脉本皆同等，十九难谓男子尺脉恒弱，女子尺脉恒盛，实无是事。滑氏有《难经本义》之作，视为古圣经文，不敢冒言《难经》之不是〔1〕，故其意中，以为男女脉异。要之尺主下焦，宜藏而不宜露，无论男女，断无尺大于寸之理；如或有之，则相火之扰也，此征诸阅历而凿凿可据者。何尝见女人之脉，尺部常盛，与男子异耶？孟子有言："尽信书，则不如无书。"其斯之谓乎？

丹波元简《脉学辑要》：平脉不一，所谓不缓不急，不涩不滑，不长不短，不低不昂，不纵不横，此形象之平也。一息五至，息数之平也。弦洪毛

---

〔1〕　不敢冒言《难经》之不是：此句中"冒言"的"冒"字，原书刊为"昌"，今据文义改为"冒"。

石，四时之平也。而人之禀赋不同，脉亦不一其形，此乃禀受之平也。

【正义】丹波氏，字廉夫，日本东都人，著《脉学辑要》一卷于彼国宽政七年[1]乙卯，自序行世，即清高宗之乾隆六十年也。其书采集颇精，持论平正，且有能纠正古今沿误者。如谓促脉非歇止，紧脉非转索，皆独具见解，洵非人云亦云者可比。此节论平脉，补出禀赋不同，脉象当随人而异，亦是适得其平，尤能观其会通，正不必拘泥迹象，但知以不大不小、不疾不迟为平脉也。

第十一节　脉象主病生死

《素问·三部九候》：形盛脉细，少气不足以息者危（宋校正引全元起本及《甲乙经》，危皆作"死"）。形瘦脉大，胸中多气者死。形气相得者生，参伍不调者病。三部九候皆相失者死。上下左右之脉，相应如参舂[2]者病甚。上下左右，相失不可数者死。中部之候虽独调，与众脏相失者死，中部之候相减者死。察九候，独大者病，独小者病，独疾者病，独迟者病，独热者病，独寒者病，独陷下者病。脱肉身不去者死，中部乍疏乍数者死。九候之脉，皆沉细悬绝者为阴，主冬，故以夜半死；盛躁喘数者，为阳，主夏，故以日中死。是故寒热病者，平旦死；热中及热病者，以日中死；病风者，以日夕死；病水者，以夜半死；其脉乍疏乍数乍迟乍疾者，日乘四季死；形肉已脱，九候虽调犹死。七诊虽见，九候皆从者，不死；若有七诊之病，其脉候亦败者，死矣。

【正义】此《经》言病脉生死之大要也。形盛脉细，形瘦脉大，即形气不相得也，故死。参伍不调，谓六部之脉不同等，是病形已著矣。若三部九候皆相失，则邪气大乱，不死何俟？上下左右相应如春，亦即参伍不调之意，但尤

---

[1]　宽政七年：日本国年号，即公元 1795 年。

[2]　参舂：如以春杵捣谷物上下不齐的样子。

为强硬，故主病甚；中部独调，本为佳象，然与众脏皆相失，则亦犹是三部九候之相失耳。独大独小独疾独迟等脉，谓九候之中，有一候独异，则其病可知。若形肉已消，而身不能动，及中部乍疏乍数，皆奄奄一息之候矣。数读如促，密也。忽疏忽促，来去无定，非游魂之丕变[1]乎。九候沉细悬绝，谓三部之九候，皆沉细而殊绝悬异于平人，是阴脉之极也。死于冬之夜半者，阴气愈盛，则微阳灭矣。盛躁喘数者，阳脉之极也，死于夏之日中者，阳气大亢，则孤阴竭矣。大率病之死候，或死于病气之旺时，以助其病气而正不能支也，或死于五行来克之时，以脏气愈伤而速其绝也。此节所谓平旦日中等时，皆不外乎此之二义。喘非脉状，而《素问》言脉喘则数见不鲜，疑即搏击之"搏"字，盖"搏"旁"尃"字，写作行草，形与"喘"之行草绝似，乃有此讹。所谓书经三写，"鲁"为"鱼"而"帝"为"虎"者是矣。

寿颐按：诸脉主病生死，自《素问》以及《难经》、《脉经》、《甲乙经》、《千金方》、《千金翼》[2]等书，言之最多，断不能一例录入，徒滋繁见，其大旨皆不外乎脉证相合者可生，脉证相背者多死。诸家条文虽多，意义无甚出入，究竟病情万变，偶举一端，亦觉无谓，颐以其挂一漏万，概置勿道。兹姑录三部九候此节，以见一斑，余俱从略。

第十二节 真脏脉

《素问·玉机真[3]脏》：真肝脉至，中外急，如循刀刃，责责然，如按琴瑟弦，色青白不泽，毛折乃死。真心脉至，坚而搏，如循薏苡子，累累然，色赤黑不泽，毛折乃死。真肺脉至，大而虚，如以毛羽中人肤，色白赤不泽，毛

---

〔1〕 丕变：丕，《说文》："大也，从一不声。"丕变，大变。

〔2〕 《千金翼》：指《千金翼方》，下同。

〔3〕 真：原书刊作"食"。显系刻误，径改之。

折乃死。真肾脉至，搏而绝，如指弹石，辟辟然，色黑黄不泽，毛折乃死。真脾脉至，弱而乍数乍疏，色黄青不泽，毛折乃死。诸真脏脉见者，皆死不治也。

【正义】此五脏真脉之状态也。盖一脏必有本脏自然之脉象，如肝弦肺毛之类是也。然平人必有胃气平和之脉，与之俱见于手太阴，则肝不但弦，肺不但毛。若胃气已绝，不能俱至，则五脏真脉独见，皆无和缓之象，即所谓但弦但钩但毛但石者，是矣。毛折乃死，亦言其阴液消亡，故毛发不能润泽，而至于枯槁自折也。

【备考】坚而搏，《甲乙经》作"紧而搏"。此虽字形字义皆近，似即一字之讹，后世医书，只有紧脉而无坚脉，惟《素问》中则作脉坚者甚多，而脉紧反不数见。考《伤寒论》有紧脉多条，《千金翼方》之伤寒二卷，则凡紧字皆作"坚"，说者谓隋文帝名坚，《伤寒论》即以避隋讳改坚为紧，而后人仍之，《千金翼》则在初唐之世，不避隋讳，其说甚是。以此知紧脉即坚脉，不过言其形之坚实，而王叔和所谓如转索无常者，总属言之过甚，殊不可训。独不见伤寒例中，有"脉至如转索者，其日死"之一说乎？

《素问·平人气象》：肝见庚辛死，心见壬癸死，脾见甲乙死，肺见丙丁死，肾见戊己死，是谓真脏见，皆死。

【正义】此言真脏脉见，皆死于其所不胜之日也。盖其脏之脉独见，则其脏之气已竭，而至其所不胜之日，则胜吾者其气益旺，而此脏必不能支。要之皆言其理之当然耳，亦不可太泥。

《素问·三部九候》：真脏脉见者，胜死。

【考异】《素问》此节，言至其胜我之日时而死也，义与上条同。惟《甲乙经·四卷·病形脉诊篇》，胜字上有邪字，则其义乃与《素问》大异，言其邪独胜，而正气不能堪耳，理亦可通，姑附于此，以广异闻。

《素问·阴阳别论》：凡持真脉之脏脉者，肝至悬绝急，十八日死；心至悬绝，九日死；肺至悬绝，十二日死；肾至悬绝，七日死；脾至悬绝，四日死。

【正义】此言真脏脉见，可决其当死之日期也。悬绝，盖言其部独见，与其他各部悬异殊绝，非六部同见此真脏之脉，故尚能苟延数日而死。若六部俱见，则已全无和缓之胃气，恐并此数日之生存而亦不可得矣。其日数则各注家虽皆以五行生克为解，未免穿凿，存而不论可也。

仲景：肝死脏，浮之弱，按之如索不来，或曲如蛇行者，死；心死脏，浮之脉实如麻豆，按之益躁疾者，死；脾死脏，浮之大坚，按之如覆杯，洁洁状如摇者死；肺死脏，浮之虚，按之弱如葱叶，下无根者死；肾死脏，浮之坚，按之乱如转丸，益下入尺中者死。

【正义】仲景此条，见《金匮要略·五脏风寒积聚篇》。所谓死脉，皆坚劲不和及柔靡无神之候，实即无胃气之真脏脉也。《脉经》三卷亦录之，字句小有不同。惟脾死脏，浮之大坚，《脉经》作"大缓"，是脾气之败，故缓大而无神，似《脉经》为长。

《伤寒论·平脉法》：假令得纯弦脉者死，以其脉如弦直，此是肝脏伤，故知死也。

《脉经·五卷》引《扁鹊诊诸反逆死脉要诀》：脉来如屋漏、雀啄者死（旧注屋漏者，其来既绝而止，时时复起，而不相连属也。雀啄者，脉来甚数而疾，绝止复顿来也）。脉来如弹石，去如解索者死（旧注弹石者，辟辟急也。解索者，动数而随散乱，无次序也）。脉如虾之游、如鱼之翔者死（旧注虾游者，冉冉而起，寻[1]复退没，不知所在，久乃复起，起辄迟而没去速者是也。鱼翔者，似鱼不行，而但掉尾动头，身摇而久住者是也）。脉如悬薄卷索者死。脉如转豆者死，脉如偃刀者死。脉涌涌不去者死。脉忽去忽来，暂止复来者死。脉中侈者死。脉分绝者死（旧注：上下分散也）。

【备考】《脉经》无注本，间有校语，则自宋之林亿等以后，屡有重校，已不能定为何人手笔，独此节有注语，亦不知出于谁氏所注。《千金方》亦并录此注，《千金翼方》则并以此注文为正文，盖亦旧矣，固以"旧注"二字别之。

---

〔1〕 寻：随即。

薄，帘也。《礼记·曲礼》：帷薄之外不趋。《庄子·达生篇》：门悬薄。注：帘也。

【正义】此叔和引扁鹊之所谓死脉也。唐宋以后，相承谓之怪脉，实即《内经》之所谓真脏脉，无胃气和缓之态者耳。屋漏有二义：一则急溜直奔，倾泻不绝；一则一滴直落，移时复然。脉来似此，其悟可知。吴吕氏广曰：一息之间，或来一至，若屋漏之水，滴于地上，而四畔溅起之貌。主胃经已绝，谷气空虚，立死之候，汪石山所谓屋漏半日一点落者是也。雀啄者，有力急疾，三五不调。《诊脉要诀》谓脾元谷气已绝，胃气无所荣养，其脉来指下连连，数急殊甚，有进无退，顿绝自去，良久又来，汪石山所谓雀啄连来三五啄者是也。弹石者，坚实而沉滞不动；解索者，疏散而涣漫不收，盖来则坚强，去则散乱也。虾游者，吴吕广谓沉沉不动，倏然而逝。盖来则隐隐无形，去则跃然直逝，所谓静中一跃者是也。鱼翔者，谓身不动而但掉其尾，则神气涣散尽矣。悬薄者，如帘薄之高悬，而触之即动。卷索者，如绳索之卷转，紧而坚实不挠。如转豆者，即经之所谓薏苡子也。此数条，俱与《内经》所言真脉之状，文异而义通，余亦不过形容其脉象之坚劲，或则虚大无神耳。中侈之侈，亦大之意也。

《难经·三难》：脉有太过，有不及，有阴阳相乘，有覆有溢，有关有格，何谓也？然：关之前者，阳之动也，脉当见九分而浮，过者法曰太过，减者法曰不及；遂上鱼为溢，为外关内格，此阴乘之脉也。关之后者，阴之动也，脉当见一寸而沉，过者法曰太过，减者法曰不及；遂入尺为覆，为内关外格，此阳乘之脉也，故曰覆溢，是其真脏之脉，人不病而死也。

【正义】此以阴阳相乘、上鱼入尺之脉，谓之真脏脉，与《内经》所言之真脏脉大异。然既或覆或溢，则上下不交、内外格拒，孤阳独阴，偏胜已极，彼此离异隔绝，其无胃气和缓之态明矣，故亦谓之真脏之脉而必死也。

【备考】关格之名，见于《素问》、《难经》、《甲乙经》及《伤寒论·平脉篇》者，不一其说。《素问·六节脏象论》谓人迎与寸口俱盛，四倍以上为关格（详见人迎气口条）。《甲乙经·四卷·经脉篇》谓：人迎大一倍于寸口，病在少阳，再倍病在太阳，三倍病在阳明，人迎四倍，名曰外格。外格者，且大且数，则死不治（今本《灵枢·禁服篇》此十九字，作"人迎四倍者，且大且数，名曰溢阳，溢阳为外格，死不治。"凡二十一字，似《灵枢》为长，今本《甲乙》，盖有讹误。然下文寸口四倍者以下二十字，则《甲乙》与《灵枢》同，盖两本俱讹矣）。寸口大一倍于人迎，病在厥阴，再倍病在少阴，三倍病在太阴，寸口四倍者，名曰内关，内关者且大且数，则死不治（《灵枢·禁服篇》本此，而字句微有不同）。《甲乙·五卷·针道终始篇》谓人迎四盛，且大且数，名曰溢阳，溢阳为外格；脉口四盛，且大且数，名曰溢阴，溢阴为内关，不通者，死不治。人迎与太阴脉口俱盛四倍以上，名曰关格，关格者，与之短期（《灵枢·终始篇》本此）。《甲乙·一卷·五脏六腑篇》谓五脏不和，则九窍不通；六腑不通，则留结为痈。故邪在腑，则阳脉不和，阳脉不和，则气留之，气留之，则阳气盛矣；邪在脏，则阴脉不和，阴脉不和，则血留之，血留之，则阴气盛矣。阴气太盛，则阳气不得相营也，故曰关；阳气太盛，则阴气不得[1]相营也，故曰格。阴阳俱盛，不得自相营也，故曰关格。关格者，不得尽期而死矣（《灵枢·脉度篇》本此，而有讹误）。《难经·三十七难》则与《甲乙》此节，大同小异，但以阴气太盛曰格，阳气太盛曰关为异。又《伤寒论·平脉篇》曰：寸口脉浮而大，浮为虚，大为实，在尺为关，在寸为格，关则不得小便，格则吐逆。又有关格不通，不得尿，头无汗者可治，有汗者死之一条（《平脉法》此节脉来微去大云云，不甚可解，盖传写有误字，故不录）。考《内》、《难》[2]及《平脉法》数条，其义虽微有出入，然以脉之盛大为关格，皆无异辞。盖关者，闭也；格者，拒也。偏盛者必偏竭，故阴阳闭塞而格拒不通，多属死候。"关格"二字，止以言其阴阳离异之意，本无彼此偏属之理，所以《内》、《难》、《平脉篇》或分或合，倒之颠之，原无深义，而徐灵胎

---

〔1〕 得：原作"气"，据文理改。

〔2〕 《难》：指《黄帝八十一难经》，下同。

《难经经释》必谓关属于阴，格属于阳，一若以三十七难之文，不与《灵枢·脉度篇》文相合为可骇者。要知阴盛之脉，何故而必名为关；阳盛之脉，何故而必名为格？恐灵胎亦无以说明其真义。盖"关格"二字之义，本以联属成文，所以形容其相格不入之态，古人分而言之，亦只交互错综，以申其意，并非关为一种之病名，而格又别为一种之病名。徐氏必龈龈以争，得毋不揣其本而齐其末？又按：关格之义，本属于脉象《平脉篇》所谓汗出及不得尿吐逆等证，不过偶举一端，要之其脉既偏于至极，其见证亦变迁不一，必不能指定一种病症，而曰此节古人所称之关格病也。虽《平脉篇》又有趺阳脉伏而涩，伏则吐逆，水谷不入；涩则食不得入，名曰关格一条，固明明以关格为吐逆不食之病名。然脉之伏涩，正与《素问》、《甲乙》所谓四盛以上及寸口脉浮而大诸条相反。要知一人之身上下动脉，贯注一气，大则俱大，小则俱小，必无人迎寸口及足趺之脉大小悬绝之理，则《平脉篇》所谓趺阳脉伏涩之关格，即胃津枯涸、食不下咽之病，今谓之膈气病。脾胃津液，耗竭已尽，其人迎寸口之脉，又安能大至三倍四倍以上？则趺阳脉伏而涩之关格，与浮大四盛之关格，又是各成一种证候，正以中州隔塞，故亦谓之关格。二者之脉象，明明大小殊绝，各趋其极，又何能并作一义而混合言之？乃后之医者，则不问脉之孰盛孰涩，以二条之论，并作一谈，议论尤多，而尤令人莫名其妙。云歧子创制九方，燥烈攻逐，意亦欲通其拒格，而不顾津液之已亡，阴阳之偏竭，所谓知有己不知有人，最是无理取闹。景岳亦左归右归，随心所欲，仍是黑雾弥漫，莫辨天日。即高明如喻嘉言，亦徒觉议论风生，不切实用，虽定为法律[1]，制为进退黄连资液救焚二方，并引用崔氏八味，自谓三方可治是证，其亦思阴盛格阳，阳盛格阴，本是各有一种脉象，必不能合而为一。则古之所谓吐逆及不得小便亦各自一症，又何能以二脉并作一时之脉、二症并为一时之症？宜其说之甚详而终无以令人索解也。

---

[1] 律：诸本作"待"，据喻嘉言《医门法律》改。

又按：人迎四倍及寸口四倍者，《甲乙经》谓人迎大一倍于寸口及寸口大于人迎一倍云云，盖即以左手人迎与右手寸口之脉，彼此比较而得之也。若曰人迎与太阴脉口俱盛四倍，则将从何处比较而知其若干倍？然则人迎与寸口，必无同时俱盛者矣。颐谓关格二者之脉，必不能并合于一时而得之，于此可知所谓关格者，只以理想而言其脉象之偏盛者耳，恐未必果有四倍以上绝大之脉。特脉之偏盛造乎其极，则阳偏盛而阴偏竭，故以为必死之证。《难经》以为即是真脏，固亦以其全无和缓之态度故耳。

颐又按：上鱼入尺，或覆或溢，皆阳气偏盛，所以或则上凌，或则下迫，《难经》以上鱼之溢谓为阴乘，必非病理之真，此是古人之误会处。颐于拙编之《难经汇注笺正》已备言之，兹不赘。

第十三节　胃神根

颐按：辨脉之形，古人言之详矣。挈其要者，有四字六字十字之纲领；析之详者，有二十四种、二十八种之辨别。要之形形色色，皆以迹象求之，不足以言神化也。欲于诊察之学，神而明之，其惟求之于胃、神、根乎。胃气者，固血液脉络之渊源；而脉神者，即胃气之所鼓舞者也。以言夫根，则木之有本、水之有源，又斯人生命之基础矣，世固未有拔其本而木茂、塞其源而流长者。然则持脉之道，能不于此三者加之意乎。明乎此，而凡百脉象，皆其绪余。爰刺取古今之言胃神根者，具列于篇。

《素问·玉机真脏论》：见真脏曰死，何也？曰：五脏者，皆禀气于胃。胃者，五脏之本也。脏气者，不能自致于手太阴，必因于胃气，乃至于手太阴也，故五脏各以其时自为而至于手太阴也。故邪气胜者，精气衰也，故病甚者，胃气不能与之俱至于手太阴，故真脏之气独见。独见者，病胜脏也，故曰死。

【正义】所谓病胜脏者，言病气独胜，而正气不能堪耳。

又《平人气象》：平人之常气禀于胃，胃者，平人之常气也。人无胃气曰逆，逆者死。

【考异】《甲乙·四卷》："人常禀气于胃，脉以胃气为本，无胃气曰逆，逆者死。"

寿颐按：《甲乙》之文，较为轩爽。

又：人以水谷为本，故人绝水谷则死。脉无胃气亦死，所谓无胃气者，但得真脏脉，不得胃气也。所谓脉不得胃气者，肝不弦，肾不石也。

【正义】但得真脏脉而无胃气，是胃气已绝，不能与之俱至于手太阴，所以本脏之脉象独见。然使五脏本部竟无本脏脉之正象，则其脏气亦绝，不能与胃气俱至于手太阴，故皆是败象，于此可知胃气与五脏之正气，固不可偏胜而偏败也。景岳谓肝脉但弦，肾脉但石，名为真脏，以无胃气也。若肝当弦而不弦，肾当石而不石，则谷气不至，亦无胃气也。周澄之《脉义》曰：但得真脏脉者，是但弦但钩但毛但石也，统三部而言之；肝不弦肾不石者，就本脏之部而言之，以本脏之气见夺于他脏，他脏之气胜，而本脏之气败也。然肝但弦、心但钩、肺但毛、肾但石，亦为逆，又未尝不分三部也。春不弦，夏不钩，秋不毛，冬不石，亦为凶，又未尝不统三部也。所谓至而甚则病，至而反则死是也。颐按：周氏所谓见夺于他脏之"夺"字，是后人训作强取之夺，惟《素问》中"夺"字，皆不作强取解。

又《阴阳别论》：脉有阴阳，所谓阴者，真脏也，见则为败，败必死也；所谓阳者，胃脘之阳也。别于阳者，知病处也；别于阴者，知生死之期。

【考异】知病处也，《素问》本篇一作"知病忌时"。《玉机真脏论》又作"知病从来"。

【正义】此章以胃气为阳，真脏为阴，见得胃家阳气，最为人身生命之本。别于阳，别于阴，犹言精细辨别于此阴阳之脉耳，《大戴礼·小辨》：大夫学德别义。注：别，犹辨也。

又《玉机真脏论》：凡治病，脉弱以滑，是有胃气，命曰易治；脉实以坚，谓之益甚。

【正义】此言脉弱以滑为有胃气，是以有病之脉言之。弱为邪气不盛，滑为胃气未败，故曰易治。若脉实以坚则为病气盛矣，非谓平人胃气之脉皆弱以滑也。

《甲乙经·四卷·经脉》：病甚有胃气而和者，曰病无他。

【正义】此所谓胃气，亦以脉之和缓言之，非谓能食之有胃气也。其病虽甚，而脉有胃气之柔和，则可决其病之必无他变矣。《甲乙》此节，其文约有十行，自寸口脉中手短者曰头痛以下，至按寸口得四时之顺曰病无他，反四时及不间脏〔1〕曰死，皆《素问·平人气象篇》文，字句虽有小异，而大旨无甚出入。独此句十二字，为今本《素问》所无，盖王注本之逸文，必非皇甫士安之窜入也。

《甲乙经·五卷·针道终始》：邪气之来也紧而疾，谷气之来也徐而和。

【考异】《灵枢·终始篇》本此。"徐"作"缓"。

滑伯仁《诊家枢要》：胃脉于中候得之，其脉和缓，而腑脏之脉皆平。胃脉和，又应时令，乃为无病。

郭元峰《脉如》〔2〕：浮候腑，中候胃气，沉候脏。或疑中候胃气，设六脉俱沉，亦可断其无胃气耶！不知中固中也，然浮之中亦有中，沉之中亦有中，不当泥其形以求其神也。盖弦洪毛石，各得一偏，而胃气中和合德，有以化乎四者之偏，故四脏虽各乘时令以呈其象，而胃气即与之偕行，是胃之气多，而四脏之气少也，是为平脉。故无论脉之浮沉大小，皆足以征中气。

【正义】周澄之曰胃之气多，四脏气少，有语病。拟易之曰：是胃气之阳和，充周于四脏，而四脏之气，因以各得其正也。又五脏言四脏，终嫌其偏，

---

〔1〕　不间脏：指相克而传。

〔2〕　郭元峰《脉如》：清代医家郭治，字元峰，撰《脉如》二卷，书约成于1753年，后经重编刊行，曾易名为《辨脉指南》。

脾亦借胃气以得其平者也。

［附］ 胃之大络

《素问·平人气象》：胃之大络，名曰虚里，贯膈络肺，出于左乳下，其动应衣，脉宗气也。盛喘数绝者，则病在中；结而横，有积矣；绝不至曰死。乳之下其动应衣，宗气泄也。

【存疑】据《素问》此节，似言胃脉虚实之主病。然十二经之动脉，皆左右相偶，从未有一部无偶者，独此胃之大络虚里，则止动于左乳下，而右乳下无此动脉，是十二经络中绝无仅有之事，最是疑窦。考西医解剖生理，血液循环，出于心之左房，为发血总汇之大动脉，其部位正在此处，而右部则为回血管，故静而不动，则《素问》所谓虚里者，实即心脏发血入于大动脉之部位也（血液自心而出，行于血管，即脉络也，其脉皆动。今之译西学者，谓之发血管，其右部大血管之回归入肺者，则不动，译谓之回血管，东瀛人则译之为动脉静脉）。《素问》明指之曰脉之宗气，可证古人已知此处动脉即为脉之大宗。但此是心之血管，不当系之于胃。《素问》"胃"字，似以传写之讹。所谓络肺，亦与西医生理学血液循环之说符合。其动应衣、脉宗气也二句，今本《甲乙经》作其动应手，脉之宗气也，于义为允。盖左乳下之动脉，虽是最大之脉管，然其动也，亦必从手按之而始可见，何尝至于跃动应衣之甚。盛喘数绝，喘当作"搏"，说详第四卷脉坚主病条中。绝字，疑当作"疾"，王氏乃以暂断绝为解，然亦知此处是最大之机械，安有可以暂时断绝之理？启玄作注，往往随文敷衍，而不顾其理之难通，极多可鄙可嗤之处。况本节下文明明有"绝不至曰死"一句，更可证古本此句必非断绝之绝，若读作迅疾之疾字，则脉盛而搏，且数且疾，正是中虚脉数之本色。节末"乳之下其动应衣宗气泄也"十一字，宋校正据全元起本及《甲乙经》无此，定为衍文，甚是。盖此处之动脉，本是无时不动，何得以为宗气之泄？惟今本《甲乙经》则无此三句，而有"诊得胃脉则能食虚则泄也"十一字，字数与王本《素问》同，而文辞文义皆大异，然且两不可通，当从宋校删此十一字。若《甲乙经》之节末十一字，亦甚无谓，当是后人窜入，不足为据。

程观泉《医述》：中气调和，则百病不生。一切脉中，皆须挟缓，谓之胃气，非病脉也。

《素问·方盛衰论》：形气有余，脉气不足，死；脉气有余，形气不足，生。

【正义】此《素问》论脉之贵乎有神也。有余即有神，不足即无神，经以气言，可知不仅以脉形论。此当活着，非以搏大弦劲为有余，其意可知。

滑伯仁《诊家枢要》引东垣：不病之脉，不求其神，而神无不在也。有病之脉，则当求其神之有无。如六数七极，热也，脉中有力，即有神矣，为泄其热；三迟二败，寒也，脉中有力，即有神矣，为去其寒。若数极迟败，而中候不复有力，即为无神，将复何恃？苟不知此，而但治其热治其寒，亦将何所依以为命耶！故《经》曰：脉者，气血之先，气血者，人之神也。

【正义】此脉贵有神之说也。所谓神者，以应指冲和、往来清晰言之，本不可以言语形容。脉中之中，当以中候而言，然语尚未妥。而以有力为有神，则又大有语病。周澄之谓微弱之脉，以有力应指为神；弦实之脉，以指下柔和为神。《移精变气篇》曰：得神者昌，失神者亡。盖所谓神者，本于肾间动气，而发于胃气也。《内经》则注重谷气，《难经》则兼论原气，皆即脉之神也。郭元峰《脉如》亦曰弦搏之极，全无和气；微渺之极，全无神气，皆为真脏之脉也。

孙光裕《太初脉辨》[1]：脉之有力，不足以状其神。夫所谓神者，滋生胃气之神也，于浮沉迟数之中，有一段冲和神气，不疾不徐，虽病无虞。

---

[1] 孙光裕《太初脉辨》：孙光裕，明代医家。所著《太初脉辨》两卷，刊于1635年。

　　陈远公[1]**《辨证录》**：看脉须看有神无神，实是秘诀。而有神无神，何以别之？无论浮、沉、迟、数、涩、滑、大、小之各脉，按指之下，若有条理，先后秩然不乱者，此有神也。

　　【正义】陈远公《石室秘录》一书，伪托神悟，学识最陋，其所论几于一无可取，惟此节数句，尚属近情，姑节录之，亦君子不以人废言之意。若此节下文又谓按之而散乱者，或有或无者，或来有力而去无力者，或轻按有而重按绝无者，或时而续时而断者，或欲续而不能，或欲接而不得，或沉细之中倏有依稀之状，或洪大之内忽有飘渺之形，皆是无神之脉。脉至无神，即为可畏，当用大补之剂急救之。倘因循等待，必变为死脉，而后救之晚矣云云，则又似通非通，不伦不类，以言无神，诚无神也。然似此脉象，已多在不可救药之例，而曰脉至无神，即为可畏，当用大补急救之，岂非庸陋已极！可见其脑筋中全无理法，只记得大补二字，谬谓可作不死之药，而亦厚颜著书，欲以欺世，是医界中之怪物。且不知其所谓死脉者，其形状又将如何也？

　　李士材《诊家正眼》：脉之理精微，凡可以笔墨言语传者，皆迹象也。至于神理，非心领神会，不能悟其玄微。如古人形容胃气之脉，曰不浮不沉，此迹象也，可以中候求之；曰不疾不徐，此迹象也，可以至数求之。独所谓意思忻忻，悠悠扬扬，难以名状，则非古人秘而不言，欲名状之而不可得，乃引而不发，示其意于言语之外，以待能者之自从耳。东垣亦穷于词说，而但云脉贵有神。惟其神也，乃真不可以言语形容者矣。不如言滑脉而曰替替然如珠之转，言涩脉而曰如雨沾沙，言紧脉而曰如切绳，言散脉而曰杨花散漫，皆于迹象之外，别有神理，合其所言之状，正惟穷于言语，乃借形似以悬拟之耳。然悟理极微，而迹象未明，亦复从何处悟入？精神未通，亦复从何处悟出？则必于古人四言之诀，二十八字之法，诵之极熟，思之极精，然后灵明自启，神化能通。王启玄谓欲登泰岱，非径奚从；欲诣扶桑，非舟莫适。是之谓乎！

---

　　〔1〕　陈远公：即清代医家陈士铎，号远公。

周澄之《脉义》：脉贵有神，其说旧矣，所以形容之者，或曰应指有力也，或曰来去从容也，或曰来去如一也（周氏自注亦曰阴阳俱停、阴阳同等。颐按：阴阳俱停，盖谓停匀，言其阴阳呼吸来去之势相等也），或曰形体柔和也，摹拟形容，殆难名状。然所谓有力者，谓其应指之际，充然有余，而无怯然不足之态也。若谓搏击坚实，失其旨矣。所谓从容者，谓其来去舒泰，而无一跃直上、一掣即逝、躁疾不安之象。若怠缓之脉，其来也涩滞如不欲前，其去也模糊如不可辨，非从容也。所谓如一者，呼吸出入，匀静安和，而无来盛去衰，与夫来不盛去反盛之嫌也。形体柔和者，真气既充，而又行徐不迫，不亢不卑，无暴烈刚躁之气也。独是四者之义，皆言平脉之神，不可以概病脉也。病者正气既虚，应指岂皆有力？若其邪势方盛，弦劲搏指，则有力岂足以言神。况乎阴阳盛衰、气血虚实，又岂能来去如一，而复从容柔和耶！然则将何以见其神也？经言微妙在脉，平脉之神，尚难摹绘，病脉之神，又孰能逐条而拟议之。神不可言，请言其意可乎？其来也，浩然而见，无怠缓模糊，亦无迫急不安之态；其去也，坦然而隐，非涣漫不收，亦无应指即散，不见其去之形，则指下即令无力，来去即不能从容如一，形体即不能柔和，而其神固跃然自在也。

【正义】脉神之说，本来易以言语形容，周氏此论，尚能说出难言之隐，但原文甚长，苦心刻划，而有时失之捕风捉影，亦未易示人以无形之色相，乃为删节而录之。间有与原本不同者，皆颐以意增损，求其浅显易解耳，原书具在，可覆按也。

以上论脉神。

《难经·八难》：寸口脉平而死者，何谓也？然，诸十二经脉者，皆系于生气之原。所谓生气之原者，谓十二经之根本也，谓肾间动气也。此五脏六腑之本，十二经脉之根，呼吸之门，三焦之原。故气者，人之根本也。根绝，则茎叶枯矣。寸口脉平而死者，生气独绝于内也。

【正义】此言肾气为经脉之根本也。胃气是人生后天之本，而肾气尤为先天之本，其重要何如，所以肾气独绝，虽寸口脉平，亦不免于死，此察脉者所以必于有根无根三致意焉。特是生气之原既绝于内，何以寸口犹得平脉，古人立言，不无语病，徐洄溪讥之，确有所见。但作者本旨，欲以表明肾气之可贵，读者不以辞害意为佳，拙编《难经汇注笺正》言之亦详，可互观也。

《难经·六十六难》：齐下肾间动气者，人之生命也，十二经之根本也，故名曰原。三焦者，原气之别使也，主通行三气，经历于五脏六腑。

【考异】"齐"，今本作"脐"。《说文》则从上齐下肉。兹从日本人佚存丛书《难经集注》本。

【正义】此申言肾间动气为生命之根本，即八难之意。三焦输转气化，本乎肾间之原气，而通行于上中下三部，经历于五脏六腑，可知肾气之最堪宝贵矣。

《难经·十四难》上部有脉，下部无脉，其人当吐，不吐者死。上部无脉，下部有脉，虽困无能为害。所以然者，譬如人之有尺，树之有根，枝叶虽枯槁，根本将自生。脉有根本，人有元气，故知不死。

【考异】"虽困无能为害"，《脉经》作"虽困无所苦"。滑伯仁谓"譬如"二字，当在"人之有尺"下。颐按：伯仁之说是。此不可谓古人之倒句法，必是传写之误。

【正义】上部有脉，下部无脉，谓寸盛而尺衰，阳并于上，故其人当有呕吐之病，纪氏所谓邪实于上是也。若本不吐，则上无阳盛见证，而根本已蹶，何以自存？李东垣氏妄谓饮食填塞，春阳之令不得上行，木郁达之云云，意谓当用吐法，则真是枝叶未害，本实先拔，而反以速其蹶矣。古人著书，有徒骋其臆说，而不顾理之难通，甚且矛盾至于此极者，抑何可笑乃尔！若上无脉而下有脉，则寸虽虚而尺犹实，枝叶虽不荣，然本根甚固，所以病虽困而不为害，此古人以尺脉为根之说也。

石顽《三昧》：王氏谓神门决断，两在关后者，是指尺中肾脉而言，以两尺为六脉之根也。在五行则天一生水，而人在胎息之中，则两肾先生，故谓水为先天之根本。若肾脉独败，是无根矣。此与以六脉之重按有力为有根者，脉象迥异，而为肾气之所司则一。如虚浮无根，是有表无里，孤阳岂能独存？若尺内重按无根，不独先天肾水之竭，亦为后天不足之征，仲景所谓营气不足、血少故也。

李士材《诊家正眼》：脉之无根有两说，一以尺中为根，越人谓人之有尺，犹树之有根。叔和曰：寸关虽无，尺犹不绝，如此之流，何忧殒灭，若尺脉独败，是无根矣，安能发生乎？一以沉候为根，《脉经》曰：诸浮脉无根者，皆死，是谓有表无里，孤阳不生。盖造化之所以不息者，一阴一阳，互为其根也。若阴既绝矣，阳复何恋而能久存？二说虽是不同，而其理则一。且肾为尺部，而沉候之六脉，皆肾也，故两尺无根，及沉候无根，皆为肾水枯涸、绝其资始之源，宜乎不治。又王宗正曰：诊脉之法，当从心肺俱浮、肝肾俱沉、脾在中州之法，则与叔和之守寸关尺部位，以候五脏六腑之脉大异，然宗正亦从《经》文诸浮无根皆死一句悟入，遂谓本乎天者亲上，本乎地者亲下，心肺居至高之分，故应乎寸，肾肝处至阴之位，故应乎尺，脾胃在中，故应乎关，然以叔和之法参之，亦自有相反而适相成之理也。

【正义】此无根两说折衷之论也。盖沉候为根，尺部为根，立说虽似不同，部位亦且绝异，然其理则无二致。总之沉部为至阴之分，两尺亦至阴之位，造化阴阳之理，阳生而阴长，天生而地成，阳以阴为家，故万物莫不以至阴为窟宅。人之有生，所恃者此真阴耳。真阴已竭，复何依倚，所以两尺脉绝，及沉候不应者，断无可治之病。有之，则暴病猝至，阴阳之气，偶尔隔绝耳，然不久即恢复其常，方有希望。若果真阴绝灭，而见无根之脉，虽有孤阳，无不飞越，亦犹烟必有火，始能升腾，火必依薪，乃有著焰也。且此尺部之至阴、沉候之至阴，皆系于肾者，犹有说焉。水为天一始生之源，肾为先天生身之本，其在五行，则属之至阴，而位居北方；其在身体，则附丽于脊，而藏之至密，脉象之两尺，及六部之沉候，固深藏之地，北方之位也，以候肾水之至阴，均有至确之理。王宗正心肺俱浮、肝肾俱沉之说，虽不为医师所信用，然义本

《难经》，亦非创论，其理甚正，不可没也。又按：李氏此论，申明王宗正沉候属肾一说，煞有至理，由是而两尺为根、沉分为根之二说，可以融会贯通之，岂非医林快事？惟寸关尺六部分候脏腑，义本《内经》，且《难经》亦有之，而王氏则竟谓为叔和之法，是知有叔和，而不知有《内经》、《难经》，殊可异耳。

王汉皋《医存》〔1〕：劳病吐血，脉浮，若重按无脉，乃无根将脱也。一切虚病、老病、久病、新产，均以重按有根为吉，惟浮沉皆得脉力和缓，尤为佳兆。

【正义】周澄之曰：此补出"脉力平缓"四字最佳。盖禀赋素弱，乃大病新瘥，其脉皆芤而濡，所谓芤而有胃气也。若浮按牢强，与沉按悬绝者，乃为无根欲脱之候，不仅老病、久病、虚病为然，而猝厥、霍乱等急证，尤以有根为贵也。

寿颐按：猝厥霍乱，徒然病作，一时阴阳二气，不能承接，颇有脉绝不至、重按无根者，不能遽以脉状，断为必不可治，澄之必皆责其有根，殊属不确。但猝然危证，必须治之合度，或其人本元未漓，而脉能渐渐回复者，始为佳朕。设竟久伏不起，厥逆不回，则亦必无可生之理矣。

周澄之《脉义》：脉之无根有两说，《三昧》曰：于沉脉之中辨别阴阳，为第一关捩，此沉为根之说也。《难经·十四难》谓人之有尺，犹树之有根一节，此尺为根之义也。《脉经》曰：诸浮脉无根者皆死。又曰：寸口脉潎潎如羹上肥，阳气微；连连如蜘蛛丝，阴气衰。又曰：肺死脉，浮之虚，按之弱，如葱叶，下无根者死。此浮无根之说也。又曰：神门决断，两在关后，人无二脉，病死不愈。又曰：寸脉下不至关为阳绝，尺脉上不至关为阴绝，死不治。《灵枢·小针解》曰：所谓五脏之气，已绝于内者，脉口气内绝不至；五脏之

---

〔1〕 王汉皋《医存》：清代医家王燕昌，字汉皋，家世业医。同治末年，将其先辈及己所经验方诀笔录，编为《王氏医存》十七卷（1875 年）。该书记录医论、医话、医案等，其中有关脉诊论述尤详。

气，已绝于外者，脉口气外绝不至。内绝不至，与下不至关，皆尺无根之说也。

【考异】"连连"，《伤寒论·辨脉篇》作"萦萦"，形容其柔细之状，于义为长。"阴气衰"，《辨脉篇》作"阳气衰"，则两者各有一义，而可两通矣。

第十四节　人迎气口

《难经·二十三难》：经脉者，行血气，通阴阳，以荣于身者也。其始从中焦注手太阴阳明，阳明注足阳明太阴，太阴注手少阴太阳，太阳注足太阳少阴，少阴注手厥阴少阳，少阳注足少阳厥阴，厥阴复还注手太阴，别络十五，皆因其原，如环无端，转相灌溉，朝于寸口人迎，以处百病而决死生也。

【正义】人迎寸口之说，自《素问》以下各书，往往两两对举，所谓寸口主中，人迎主外；人迎主表，气口主里；人迎以辨外因，气口以辨内因；人迎脉大于气口为外伤，气口脉大于人迎为内伤；人迎紧盛伤于风，气口紧盛伤于食等说，皆是也。考足阳明胃经有人迎穴在结喉两旁，其处本有动脉应手，所以有谓人迎之脉，古人即以诊之于结喉两旁者。然古书每以人迎与气口相对成文，而气口非穴名，则所谓人迎者，亦未必果是胃经之穴。惟以左手为人迎，右手为气口，则《素问》亦无明文，《难经》此节，即本于《素问》，而亦无可证其部位果在何处。谢氏[1]注谓寸口、人迎，古法以夹喉两旁动脉为人迎。至晋王叔和直以左手关前一分为人迎，右手关前一分为气口，后世宗之。愚谓昔人所以取人迎、气口者，盖人迎为足阳明胃经，受谷气而养五脏者也。气口为手太阴肺经，朝百脉而平权衡者也。寿颐按：谢氏之意，直以人迎之脉必须诊之于结喉两旁。今按西人解剖之学，结喉两旁之动脉，实为发血管上行之总路，其脉道最大，故按其脉状，无不洪大有力，断不能辨五脏六腑之寒热虚

---

〔1〕　谢氏：即谢复古，宋代医家，翰林学士。撰有《难经注》。

实。中古以人迎为胃经穴之一说，犹疑是理想之辞，若欲据此以定病态吉凶，必不可辨。所以叔和《脉经》所据《脉法赞》，直谓关前一分，人命之主，左为人迎，右为气口，乃以人迎气口分系之于左右两手，虽似出于独断，未之前闻。窃意周、秦、汉、魏之间，古籍尚多，王氏敢为此语，当必有所受之，而后世因之，凡以人迎与气口相提并论者，皆主左右两手而言，则皆宗《脉经》之说也。惟《素》、《灵》、《难经》之所谓人迎气口，似皆合寸关尺三部而言，所以气口亦曰寸口，亦曰脉口。惟《脉法赞》独指定关前一分，则未必果是中古真旨，且"关前一分"四字，部位亦难明了，将以为专主两寸耶，亦是未之前闻。至李士材又创为关部三分，人迎气口，即以关上之前一分为定位一说，又是自吾作古，独出己见，好为新奇，无所取证，毋宁仍以寸关尺三部统之，较为稳惬。《难经》此节，浑浑然谓朝于寸口人迎，以处百病而决死生，盖亦合两手六部而言之也。

《甲乙·四卷·经脉》：寸口主内，人迎主外，两者相应，俱往俱来，若引绳大小齐等，春夏人迎微大，秋冬寸口微大，如是者名曰平人。

【备考】今本《灵枢·禁服篇》本此。

【正义】此节之所谓寸口人迎，虽未尝明言属于左右两手，然可决其必非以人迎候于颈间，寸口候于两手。盖结喉两旁人迎之脉，无不滑大异常，必不能与手太阴之脉大小相等，既曰两者相应，俱往俱来，若引绳大小齐等，则必以左右两手比类得之，可无疑义。且以寸口主内，人迎主外两言绎之，而左为人迎，右为寸口之义，亦有确切不移者，以人身之气，左司升而右司降，升则其气布于外，故人迎主外；降则其气藏于内，故寸口主内。且惟左能升，合乎春夏生长之气，是以春夏之时，人迎之脉，当微形其大；惟右能降，合乎秋冬收藏之气，是以秋冬之时，寸口之脉当微形其大。此按之天地自然之气化，参之吾身固有之性情，而凿凿可据者，从可知《脉经》左为人迎，右为气口之说，固非出于臆见也。

又：切其脉口，滑小紧以沉者，病益甚，在中；人迎气大紧以浮者，病益甚，在外。其脉口浮而滑者，病日进；人迎沉而滑者，病日损。其脉口滑而沉者，病日进，在内；其人迎脉滑盛以浮者，病日进，在外。脉之浮沉及人迎与气口气大小齐等者，其病难已；病在脏，沉而大者，其病易已，以小为逆；病在腑，浮而大者，其病易已；人迎盛紧者伤于寒，脉口盛紧者伤于食。

【备考】今本《灵枢·五色篇》本此。字句小有不同，而大旨则亦不异。盛紧之二"紧"字，《灵》皆作"坚"。

寿颐按：《素问》言脉坚者屡见，而脉紧反不多有，盖即一字而转写有不同耳。

【正义】此亦寸口主内、人迎主外之说也。脉口即寸口，主内者，主内伤之病，其脉小紧以沉，及滑而且沉，则在里之病日以深痼，故为病进；人迎主外感之病，其脉气大紧以浮，或滑盛以浮，则在表之邪其势方张，故为病甚。若脉沉以滑，则表解之证也，故为病减。所谓病日损者，言病势之日以退舍也；若脉之浮沉，及人迎与寸口大小齐等，似乎脉象平和，无甚病态，而古人乃以为其病难已，则为久病虚病言之。盖凡有一病，必有一部独显之病脉，方可着手以施治疗。设人病而脉反六部匀调，不觉何者为病，则气血表里几无一不病，而不易治矣。此其义惟慎柔和尚曾言之，见第三卷《六病脉象》条中。病在脏，脉沉而大，正气未惫；病在腑，脉浮而大，病未深入，故皆易已。人迎盛紧主伤寒，即人迎主外之义。气口盛紧主伤食，即气口主内之义，尤其明白了解矣。

《脉经》：《脉法赞》云：关前一分，人命之主，左为人迎，右为气口。

【正义】"脉法赞"，当是古之书名，叔和引之，此以人迎气口分系两手之明文，虽不见于《内经》、《难经》两经，而寻绎《内经》之意，确乎彼此合符，此必中古相传之旧法，决非一人之私言。惟"关前一分"四字，则部位既不明了，又与《内》、《难》经文，不能印合，止当存而不论，或传写有讹，是亦未可知也。

《景岳·脉神》[1]：人迎本足阳明之经脉，在结喉两旁；气口乃手太阴之经脉，在两手寸口。人迎为腑脉，所以候表；气口为脏脉，所以候里，故曰气口独为五脏主，此《内经》之旨也。后世但诊气口，不诊人迎，盖以脉气流经，经气归于肺，而肺朝百脉，故寸口为脉之大会，可决死生，而凡在表在里之病，皆可于寸口诸部察之焉。自王叔和误以左手为人迎，右手为气口，且云左以候表，右以候里，岂左无里而右无表乎？讹传至今，其误甚矣。

【正义】景岳此说，竟以古书所谓人迎之脉必指结喉两旁而言，附会到人迎为阳明经脉属腑、气口为太阴经脉属脏上去，而又谓腑脉候表、脏脉候里，认作《内经》真旨，究竟经文止谓人迎主外、寸口主内，何尝有腑脉候表、脏脉候里之意？果如所说，则《经》言气口独为五脏主，将两手寸关尺六部，只可以候五脏，而不候六腑，有是理乎？错解《经》旨，巧于穿凿而犹自谓说《经》硁硁[2]，那不令人喷饭。嗟乎！通一字通其一而不能通其二，何以师心自用竟至于此！须知《经》言人迎主外、寸口主内，两者相应，俱往俱来，若引绳大小齐等，是为平人。明谓人迎寸口两脉，必宜大小若一。惟结喉旁之脉道，其大逾恒，此乃发血上行之大管，与两手六部之血管形态绝异，必不能大小齐等，则凡《经》文之人迎气口，必指左右两手而言，断无疑义。且《素问》、《甲乙》，常以人迎寸口互较大小，而结喉两旁之脉，万无比之寸口为小者，可知古之所谓人迎，必非介宾氏之所谓人迎。要之，人迎气口之人迎，偶尔与胃经之人迎穴同名，遂以引起后人无数葛藤，当亦古人之所不及料。介宾此说，即本于谢氏注二十三难而引申之，皆是食古不化，且敢斥叔和分隶左右两手为误，尤其顽绅劣衿，武断乡曲之故智矣。

寿颐又按：李士材《诊家正眼》解左为人迎，右为气口，别有左肝右脾一说，谓关前一分，仍在关上，不得误认为关前为寸部。以左关属肝，肝为风木之脏，故外伤于风者，内应风脏，而脉紧盛；右关属脾，脾为仓廪之官，故内

---

[1] 《景岳·脉神》：即《脉神章》，为《景岳全书》4～6卷，下同。

[2] 硁硁：音 kēng（坑），形容浅薄固执。

伤于食者，内应食脏，而脉紧盛。观其但曰伤于风，则勿泥外因，而概以六气所伤者俱取人迎；但曰伤于食，则勿泥内因，而概以七情所伤者俱取气口云云，其说颇辩。然以《脉经》之关前一分，谓仍是关部，已是武断，而又拘泥肝脾两脏，执定风食二字，忘却古人人迎以辨外因、气口以辨内因之说，尤其执一不通。又士材又有左手之寸为人迎、右手之关为气口一说，更为亘古所未闻。竟是随意谈谈，呼马呼牛，唯吾所欲，又与自己所说，彼此不符，好为新奇，欲以惊世骇俗，其实于医理病理，毫无实用。吾国医书，因最多创为奇僻，而无理无义者，皆孔氏所谓索隐行怪之类耳，学者胡可轻信。

王子亨《全生指迷方》：说脉之法，其要有三：一曰人迎，在结喉两旁取之，应指而动，此部法天地；二曰三部，谓寸关尺，此部法人；三曰趺阳，在足面系鞋之所，按之应指而动者，此部法地。三者皆气之出入要会，所以能决死生吉凶，故曰人迎趺阳，三部不参，动数发息，不满五十，未知生死。

【正义】三部之脉法天地人，其源出于《素问》，此以人迎及寸关尺趺阳为三部之诊法，则本于仲景《伤寒论》序文，所谓按寸不及尺，握手不及足，人迎趺阳，三部不参，动数发息，不满五十，短期未知决诊，九候曾无仿佛云云。则所谓人迎趺阳者，一候之于颈部，一候之于足部，盖参之上下，以验病者上行下行之气血是否周流。今人诊病，于可危者，亦有时一握其足，因亦可资参考也。但古书之以人迎与气口相对为文，而比较其大小者，则必非颈间之人迎。南海何西池亦谓人迎脉恒大于两手寸口脉，从无寸口反大于人迎者。日本人丹波廉夫《脉学辑要》亦曰尝验人迎脉恒大于两手寸口脉数倍，未见相应齐等者。颐谓此二人所见，皆高出于景岳上也。

周澄之《脉义》：人迎气口之说，聚讼纷纭，窃谓结喉两旁，穴名人迎，无人迎脉也，两手高骨，脉名气口，无气口穴也，不得相提并论。惟左主外、右主中者，盖即左升右降之义。《经》曰：左右者，阴阳之道路也。阳自左升，而外感遏其阳之出路，故左手之人迎紧盛矣；阴自右降，而内伤遏其阴之归路，故右手之气口紧盛矣。

【正义】澄之亦主左手为人迎、右手为气口者，所见甚是，辨亦足以达之。阳自左而升，外感在表则闭遏其阳气左升之路，故左手之脉紧盛，说理自确；而又谓阴自右降，内伤遏其阴之归路，则辞旨尚嫌晦涩，殊未了了。寿颐按：内伤多阴虚证，阴虚于下，阳必上浮，降少升多，则右之收令不及，肃降无权，脉乃紧盛，澄之意中，盖亦如是，但言之未尽透澈耳。

又：《灵枢·寒热篇》曰：颈侧之动脉人迎，人迎足阳明也，阳迎头痛，胸满不得息，取之人迎。又《本腧篇》曰：缺盆之中，任脉也，名曰天突。任脉侧之动脉，足阳明也，名曰人迎。此皆谓颈侧动脉，其穴名人迎，非即人迎气口对举之人迎脉也。盖颈侧人迎穴之动脉，常大于气口数倍，而《灵枢·终始》、《禁服》，《素问·六节脏象》，俱有气〔1〕口大于人迎〔2〕一倍二倍三倍之文，则气口人迎互相比较之人迎，必非颈侧之动脉矣。且此颈侧之动脉，亦止以候足阳明胃气而已，又何以云一倍少阳、二倍太阳，三倍阳明乎？然则以左右两手分为人迎气口者，盖亦本于轩岐之旧，必非创自叔和也。至仲景所讥人迎趺阳，三部不参，则以颈侧之脉与趺阳，以候胃气之盛衰，非与寸口互较其大小也。又《素问·病能篇》曰：有病胃脘痛者，当候胃脉，其脉当沉细。沉细者，气逆。气逆者，人迎甚盛，甚盛则热。人迎者，胃脉也。试绎辞意，其所谓人迎甚盛者，乃指颈侧之动脉，惟恐人误认与左手之人迎相混，故以人迎胃脉申言之，且亦所以别于沉细之胃脉。盖其所谓沉细之胃脉，即右外以候胃者也。乃又有人迎甚盛之胃脉，其非一处之脉可知，而申明之曰：人迎者胃脉，即所以别于左手之人迎，则脉有两人迎，已可得之于言词之外。是以张石顽谓结喉两旁，岂能候诸经之盛衰。然则凡《素》、《灵》之以人迎与气口两两并举者，非即左为人迎、右为气口之说耶。

【考异】澄之自注，谓"阳迎头痛"，当作阳逆头痛。寿颐按："阳逆头痛，胸满不得息，取人迎"十二字，见《甲乙经·九卷·阳逆发头痛第一篇》。今

---

〔1〕 气：诸本佚，据文义补。

〔2〕 迎：原书佚，据前后文文义改。

本《灵枢》则阳逆讹作"阳迎",澄之乃谓迎当作"逆",岂止见《灵枢》,未见《甲乙》耶?

【正义】周氏此说,畅言人迎气口两相比较之人迎,在《素》、《灵》中,皆指两手寸口而言,非结喉旁之人迎大脉,其说甚是。又引《病能篇》有两胃脉,人迎则甚盛,而胃脉则沉细,以证脉之有两人迎,尤为明白晓畅。

又:人迎气口,聚讼纷纭。李东垣以夹喉两旁,左为人迎,右为气口。彭用光以鱼际背后,骨缝中动脉,左为人迎,右为气口,其说虽新,而皆无据,且手背后脉,仍与寸口相通,有何分别。

【正义】此又古人之倡为新奇、独树一帜者,然于古则无征,于今则不信,且于事实病情皆无关系,最是吾国医学中之邪魔,周氏辟之是也。

第十五节　趺阳太溪

《甲乙经·二卷·十二经脉络脉支别》:问曰:经脉十二,而手太阴之脉独动不休何也?曰:足阳明,胃脉也。胃者,五脏六腑之海,其清气上注于肺,肺气从太阴而行之,其行也,以息往来。故人脉一呼再动,一吸脉亦再动,呼吸不已,故动而不止。曰:足阳明因何而动?曰:胃气上注于肺,其悍气上冲头者,循喉,上走空窍,循眼系,入络脑,出额,下客主人,循牙车,合阳明,并下人迎,此胃气走于阳明者也。曰:足少阴因何而动?曰:冲脉者,十二经脉之海也,与少阴之络,起于肾,下出于气街,循阴股内廉,斜入腘中,循胫骨内廉,并少阴之经,下入内踝之后足下,其别者斜入踝内,出属跗上,入大趾之间,以注诸络,以温足跗,此脉之常动者也。

【备考】今本《灵枢·动腧篇》本此而有小异。

【正义】诊脉之法,古人有以趺阳太溪并重者,以趺阳属胃,太溪属肾,可诊二经之盛衰也。《甲乙》此篇,以手太阴与足阳明少阴独动不休立论,即以发明胃脉肾脉之流注，以肾为先天之本，胃为后天之本，其脉常动不休，亦犹手之太阴，脉之大会，可以诊察其人之强弱盛衰也。其第一节言手太阴之脉，已归重于胃气之上注。其第二节则言胃经之循行，但仅及头项而未及足部。考中医学说之论胃经动脉者，以趺阳候胃之根本，以人迎候胃之经气，二穴并重（今按颈间人迎之脉，乃心脏发血管上行之大脉管，吾国医学，以为胃脉，殊非生理之真。然此是新发明之学理，不可与古书相提并论，兹姑以旧说言之）。乃此节止言人迎而未及趺阳，似是阙文。其第三节言冲脉之循行，则肾经之太溪与胃经之趺阳，皆在其中矣。《素问》、《甲乙经》二书之以足少阴阳明两经与手太阴并列者，止于此篇见之，是即后世注重趺阳太溪之所本。今《灵枢·动腧篇》与《甲乙》小有不同，似《灵枢》多误字。但《甲乙》本文亦未能明白贯串，盖古书几经传写，讹误已多，止须观其大意，见得古人于趺阳太溪亦尝有注重之时，几与手太阴鼎足而三，固不必逐字逐句而强求其真解也。

石顽《三昧》：冲阳太溪，皆足之动脉，时师求之于垂毙之时，即仲景之所谓趺阳少阴也。盖气口成寸，以决死生，经不言求之于别处。仲景以此本属胃与肾脉，虽变其名，仍当于气口尺中求之。脉法以寸口趺阳少阴三者并列，盖即寸关尺三部之别名，但未明言之耳。喻嘉言已有仲景之趺阳少阴，俱指关尺之论，谓两寸主上焦，不能偏有轻重，故言寸口；两关主中焦，脾胃之所司，宜重在右，故言趺阳；两尺主下焦，肾之所司，宜重在左，故言少阴。盖冲阳太溪之动脉，仅可求其绝与不绝，断不能推源某脉主某病也。

【正义】石顽此论，从喻氏之说，谓仲景书中之趺阳少阴即为关部尺部之别名，而非诊察于冲阳太溪之位，持论颇似奇僻。然冲阳太溪之动脉，本属胃经肾经一部之分野，止可以诊察本经之盛衰，必不能推究百病之夷险。《素问》言五运太过，只有冲阳绝者死不治、太溪绝者死不治之说，此外并无诊及二部之明文。即古今医籍，亦从未有论此二部之脉，浮沉滑涩，当主何病者。石顽所谓仅可求其绝与不绝，断不能推原某脉主某病者，其论极是。仲景则屡言趺阳少阴，又不专属于二经之病，似与其所称寸口脉状，同是一例，盖仲景之所称趺阳少阴诸脉，本无诊察足部之证据，所以嘉言老人创为此说，颇似从体验而来，不为无见。惟仲景固尝以时师握手不及足为诮者，则病情危殆之时，自应察此足部脉道之有无，以决其根本之存否，但不可误读仲圣书而恒以握足为能事，则庶不为通人齿冷耳。

坊本《洄溪脉学》：《经》曰治病必求其本。本之为言，根也，源也。世未有无源之流，无根之木，澄其源则流自清，灌其根而木自茂，自然之理也，故善为医者，必责之根本，而本有先天后天之辨。先天之本者，足少阴肾也。肾应北方之水，水为天一之源，故婴儿未成，胚胎先结，其象中空，而一茎透起，形如莲蕊。一茎即脐带，莲蕊即两肾也，而人之生命寓焉。水生木而后肝成，木生火而后心成，火生土而后脾成，土生金而后肺成，五脏既俱，六腑随之，四肢渐形，百骸乃备。道书曰：借问如何是玄牝，婴儿初生先两肾。故肾为脏腑之本、十二经脉之源，而人资之以为始者也，故曰先天之本在肾。其肾经之太溪一穴，在足内踝后五分，跟骨上，动脉陷中，此足少阴经所注，为俞之位也。后天之本者，是阳明胃也。胃应中宫之土，土为万物之母，故人之有生，一日不再食则饥，七日不得食，则肠胃涸竭而死。《经》曰：得谷则昌，绝谷则死。谷入于胃，而脾为之行其津液，洒陈于六腑而气充，和调于五脏而血行，此人资之以为生者也，故曰后天之本在脾。其胃经之冲阳一穴，在足趺上解溪穴前寸五分高骨间动脉，去陷谷穴二寸，此足阳明所过为原之位也。惟肾为先天之本，故于脉曰：人之有尺如树之有根，枝叶虽枯槁，根本将自生；惟脾胃为后天之本，故于脉曰：有胃气则生，无胃气则死。所以伤寒大病，必诊太溪，以察肾气之盛衰；必诊冲阳，以察胃气之有无。两脉尚在，则病犹可图也。而妇人又独重太冲者，以其为肝经之应，肝为血海，而妇女以血为主，此脉不败，生生之机未绝，其位在足大趾本节后一寸陷中。

【正义】此节论先后天根本之说，颇为明畅，惟胚胎一段，比附五行，凿空议论，非胎元结构真相，流于左道旁门一派，乃医家之魔，不可为训，余皆削切详明，而词句又整齐可诵，非通人不办。考《洄溪脉学》一卷，出于近时坊本，是旧刻《徐灵胎医书》中所无者。读其全文，多是张石顽《诊宗三昧》原文，又杂以李士材之说二三节，明是坊贾伪托，藉以欺世，孰谓洄溪之力争上乘者，而肯剿袭雷同，卑鄙至于此极。惟此节全文，尚不知出于何处。按：此老晚年，旁涉道流，著有《老子注》及《参同契注》，而本节中杂以道家旁门之说，又颇似真出洄溪之手，疑莫能明，姑记所见，以俟考核。

　　周澄之《脉义》：足少阴之动脉，太溪也；足阳明之动脉，人迎趺阳也。《灵枢·动腧篇》止言人迎，则趺阳似属之于足少阴矣。仲景《伤寒》、《金匮》，则以趺阳与寸口并称者，胃气为三阳宗主，趺阳在下，较之人迎，尤为根本也。其穴名冲阳，在胫骨下端，陷中前四寸，足背上，太溪穴在内踝后，所以候肾气，察真阴之根本也。昔人谓伤寒必诊太溪，盖以少阴一经，原气所系，为生死关头，故凡卒厥等症，两手无脉，但得趺阳太溪脉在，尚可有救，但二脉仅可察其绝与不绝，不能推测某脉主某病，石顽老人之说是矣[1]。

第十六节　阴阳虚实

　　《素问·阴阳别论》：所谓阴阳者，去者为阴，至者为阳；静者为阴，动者为阳；迟者为阴，数者为阳。

　　【正义】此《素问》言脉分阴阳之大略也。

　　《难经·三难》：脉有太过，有不及，有阴阳相乘，有覆有溢，有关有格，何谓也？然，关之前者，阳之动也，脉当见九分而浮，过者法曰太过，减者法曰不及，遂上鱼为溢，为外关内格，此阴乘之脉也；关之后者，阴之动也，脉当见一寸而沉，过者法曰太过，减者法曰不及，遂入尺为覆，为内关外格，此

---

〔1〕　矣：原书作已，据文义改之。

阳乘之脉也。故曰覆溢，是其真脏之脉，人不病而死也。

【正义】此以关之前后分脉之阴阳，而并及于阴阳偏盛各造其极者也。关前之寸部为阳，于法当浮，其可见之位，当得九分，则为阳脉之正；关后之尺部为阴，于法当沉，其可见之位，当得一寸，则为阴脉之正。而太过不及，皆病脉也。若阳部之脉不止九分而遂上鱼，则关后阴部之脉并加之于阳部矣，故曰阴乘，而谓之溢。若阴部之脉不止一寸而遂入尺，则关前阳部之脉并加之于阴部矣，故曰阳乘，而谓之覆。乘者，加也，累也。盖并阴部之脉加于阳部，则阳脉独盛，而阴脉已亡。并阳部之脉加于阴部，则阴脉独盛，而阳脉已亡。是阴阳二气，偏胜已极，故为阴阳关闭，上下格拒，两不交通，必死之证。然此关格之二种脉象，彼此悬殊，各造其极，必不能合为一时之证，一时之脉，而后人每以关格二字，合而言之，认作一种病名，最不可解。辨已见前真脏脉条，又互详拙著之《难经笺正》。

又《四难》：脉有阴阳之法，何谓也？然，呼出心与肺，吸入肾与肝，呼吸之间，脾受谷味也，其脉在中。浮者，阳也；沉者，阴也，故曰阴阳也。

【正义】此以脉之浮沉分阴阳也，其意以心肺在上，则脉当浮；肾肝在下，则脉当沉。已详五脏平脉条，亦互详拙著《难经笺正》。

又：脉有一阴一阳，一阴二阳，一阴三阳，有一阳一阴，一阳二阴，一阳三阴，如此之言，寸口有六脉俱动邪？然，此言者，非有六脉俱动也，谓浮沉长短滑涩也。浮者阳也，滑者阳也，长者阳也；沉者阴也，短者阴也，涩者阴也。所谓一阴一阳者，谓脉来沉而滑也；一阴二阳者，谓脉来沉滑而长也；一阴三阳者，谓脉来浮滑而长，时一沉也；所谓一阳一阴者，谓脉来浮而涩也；一阳二阴者，谓脉来长而沉涩也；一阳三阴者，谓脉来沉涩而短，时一浮也；各以其经所在名病逆顺也。

【考异】《脉经》此节，首有"经言"二字。"如此之言"，作"如此言之"。"此言者"，作"经言如此者"。"名病逆顺也"，作"名病之逆顺也"。按其文义，皆《脉经》为长，今本《难经》，当是传写有脱误。

【正义】此又以脉之浮沉长短滑涩分属阴阳。后人以二十八种脉象，分为某脉属阳、某脉属阴者，盖本于此。

又《六难》：脉有阴盛阳虚、阳盛阴虚，何谓也？然浮之损小，沉之实大，故曰阴盛阳虚；沉之损小，浮之实大，故曰阳盛阴虚，是阴阳虚实之意也。

【正义】此又以浮沉不同而辨别其阴阳之气孰虚孰盛也。

又《十难》：经言脉有伏匿，伏匿于何脏而言状匿耶？然谓阴阳更相乘、更相伏也。脉居阴部，而反阳脉见者，为阳乘阴也；脉虽时沉涩而短，此谓阳中伏阴也；脉居阳部，而反阴脉见者，为阴乘阳也；脉虽时浮滑而长，此谓阴中伏阳也。

【正义】此言阴阳伏匿之脉，乃阴阳互易其位者也。阳乘阴、阴乘阳之义，与前三难条不同，彼则一部之脉独倍于常，而本部无脉，以部位言之，且但以尺寸定阴阳，是阴阳之偏盛而偏竭，故为必死之征。此则他部应有之脉见于此部，而阴阳互易，以形势言之，以尺寸定阴阳，亦可以浮沉定阴阳，是阴阳错杂而淆乱，则亦病脉之常，虽同是加乘之意，而形态气势迥乎不同，不得以同谓之乘，而误以为一例也。惟脉虽时沉、脉虽时浮之二"虽"字，甚属无谓，遂致二句皆不可解，推详其意，盖谓本见阳脉而有时或沉涩以短，则为阳中伏阴；若本见阴脉而有时或浮滑以长，则为阴中伏阳，"虽"字之下，似有脱误。纵曰古人文字间或有脱接之处，然不当若是之晦涩不成文。《千金翼》则作"虽阳脉时沉涩而短，虽阴脉时浮滑而长"，何等清楚，可证今本《难经》之讹。

《难经·四十八难》：人有三虚三实，何谓也？然，有脉之虚实，有病之虚实，有诊之虚实也。脉之虚实者，濡者为虚，紧牢者为实；病之虚实者，出者为虚，入者为实，言者为虚，不言者为实，缓者为虚，急者为实。诊之虚实者，痒者为虚，痛者为实；外痛内快，为外实内虚；内痛外快，为内实外虚，故曰虚实也。

【考证】"濡"，《脉经》作"软"，可证"濡"字即"软"字之误，古人止作"软"也。又《脉经》牢者为实，无紧字。又今本《难经》，诊之虚实下，复

"濡者为虚，牢者为实"二句，盖即以上文而误衍。考诊字之义，《说文》曰：视也。《广雅·释诂一》同，《后汉书·王乔传》注：诊，亦视也。引申之，则为审察之义。唐释玄应《一切经音义二》引三苍：诊，候也。慧琳《一切经音义二十五》引三苍同。又玄应《一切经音义二》引通俗文：诊，验也。慧琳《一切经音义二十五及四十六》两引声类同（《一切经音义》，玄应撰者为二十五卷，乾隆时，孙渊如于江宁瓦官阁藏经中抄录付梓，近年无锡丁仲祜福保于东瀛得慧琳《一切经音义》一百卷，缩印于上海。二书名同而实不同，唯体例不异耳）。是以医学家望问闻切，谓之四诊，固皆以审慎考验为义，不仅专以辨脉谓之诊。《难经》此诊字，本是审察病情之通称，不得单以诊脉作解，古书文义，理当如是。然而后人之浅陋者读之，则止知诊字属于诊脉，遂疑痒者痛者等句，不以脉言，乃妄增此二句，而不自知其迭[1]床架屋，必不可通，抑且画蛇添足，支指骈拇，医家古籍时时有此点金成铁之谬，若无他书佐证，谁不为其所愚，此节犹幸《脉经》所引无此八字，始知叔和所见之时，犹是古人真本，兹从《脉经》删二句，庶几可复魏晋时之旧观云。

【正义】此略言辨别病情虚实之大要也。脉软二句但以脉状言。出入六句，则以病理言。而诊之虚实，则审察病情之要义矣。出者为虚，盖谓自内而出之病，内因诸病，是为内伤，固由于正气之不足；入者为实，则谓自外而入之病，六淫之感，饮食之伤，无一非邪气之有余。言者为虚，则正虚之候，未有不神志清明、言谈亹亹[2]者；不言者为实，则邪盛之病，固多有神识瞀乱、昏愦无知者矣。缓者为虚，则内伤之病，其来以渐也；急者为实，则外感之病，其发以暴也。痒者为虚，则痒是血衰，因属于虚；痛者为实，则气血壅塞，是为实证矣。

《素问·通评虚实论》：问曰：何谓虚实？曰：邪气盛则实，精气夺则虚。曰：何谓重实？曰：所谓重实者，言大热病，气热脉满，是为重实。

---

〔1〕 迭：即叠，下文同此，不再加注。

〔2〕 亹亹：音 wěi（伟），进行的样子。

【音义】夺，即今所谓脱失之脱字。《说文》：夺，手持隹失之也。重，平声。

【正义】《素问》此节，虽不专以脉言，然邪盛为实，精脱为虚，未始不可通之于脉理，大热病气热脉满，则证与脉俱实，故谓之重。

《伤寒论·辨脉法》：问曰：脉有阴阳，何谓也？答曰：凡脉大浮动数滑，此名阳也；脉沉涩弱弦微，此名阴也。凡阴病见阳脉者生，阳病见阴脉者死。

【正义】此辨脉阴阳之大法也。诸阳脉皆属热属实，主阳气之有余；诸阴脉皆属寒属虚，主阴血之不足。阴病，谓诸凡阴寒不足之病，苟得阳脉，则一阳复而葭管灰飞、黍谷春回、生机洋溢矣；阳病，谓诸凡阳热有余之病，反得阴脉，则邪方盛而正已衰，外强中干，生意索然矣。近贤陆九芝有《伤寒论脉法》一篇，谓脉无定而医则能转移之，阳病不可使见阴脉，阴病必当使见阳脉，岂于阳病一见阴脉，即曰无可治，阴病一见阳脉，即曰不必治乎？勘进一步，具有回天手段，菩萨心肠，更觉饮吾上池，所见尤大。惟阴寒不足之病，亦时有真元已竭而脉反搏击刚劲者，则为无胃气和缓之真脏脉，不可误认作阴病转阳而妄许其可生。阳热有余之病，且多有窒塞结实，而脉乃涩小沉伏者，是为热深厥深之大实证，岂可谬以为阳病阴脉而不为之开泄？是又别有一种病情脉理，所谓言岂一端，各有所当，读者亦不容执一不通，呆死于古人成言之下。寿颐又按：弦脉为厥阴肝脏之现象，故古人系之于阴脉一类，然厥阴为阴之尽而即为阳之初，相火用事，龙雷之性，易发难驯，肝阳最为肆扰，而脉象亦复刚劲不挠，似厕[1]于沉涩小之列者，尚是知其一不知其二。《千金翼》则作“凡脉浮滑长皆为阳，沉涩短皆为阴”，与《难经·四难》同。《千金方》阴阳各列六脉，与辨脉法同，而阳则多一长脉，阴则多一短脉。

又《平脉篇》：师曰：呼吸者，脉之头也。初持脉，来疾去迟，此出疾入迟，名曰内虚外实也；初持脉，来迟去疾，此出迟入疾，名曰内实外虚也。

---

[1] 厕：夹杂。

【正义】此以脉之出入辨阴阳之虚实也。盖脉之来，为由阴而出于阳；脉之去，为由阳而入于阴。其来也，阳以引之；其去也，阴以吸之。若来疾而去迟，则阳之力能引之使出，而阴之力不能吸之使入，故曰外实而内虚；若来迟去疾，则阴之力足以吸之，而阳之力不能引之，故曰内实而外虚。若阴阳和同，则呼吸调匀，其出入亦无出入疾迟之不一致矣。

又《辨脉法》：问曰：病有洒渐恶寒而复发热者何？答曰：阴脉不足，阳往从之；阳脉不足，阴往乘之。曰：何谓阳不足？答曰：假令寸口脉微，名曰阳不足，阴气上入阳中，则洒渐恶寒也。曰：何谓阴不足？曰：尺脉弱，名曰阴不足，阳气下陷于阴中，则发热也。

【正义】此叔和言阴乘阳、阳乘阴之脉症，即后世所谓内伤之病畏寒发热者也，与《难经》三难、二十难之所谓阳乘阴乘皆不同。彼所谓乘者，皆以脉言，必阳部有阴脉、阴部有阳脉者也。此则但以病证言之，其阴阳两部之脉，固但见其不足，而非阳位得阴脉、阴位得阳脉者也。惟其阳脉不足，则阳气既虚，而阴气得以上乘于阳分，是阳不能胜其阴，故为病洒渐而恶寒。惟其阴脉不足，则阴血亦虚，而阳气且已下陷于阴分，是阴不能胜其阳，故为病蒸蒸而发热。此则其人气血俱已耗伤，故阴阳二气互为消长，阴胜则寒，阳胜则热，阴阳相乘，迭为休止，故恶寒发热，亦休作有时，或有定，或无定，与外感之大寒大热者不同，此则虚人之疟及虚劳病之寒热起伏者，其脉皆然，即其阴阳两虚之明证也。东垣李氏《内伤外感辨惑论》，言之详矣。

《伤寒论·平脉法》：寸脉下不至关为阳绝，尺脉上不至关为阴绝，此皆不治决死也。若计其余命死生之期，以月节克之也。

【正义】成聊摄注：《脉经》曰：阳生于寸，动于尺；阴生于尺，动于寸。寸脉下不至关者，为阳绝不能下应于尺也；尺脉上不至关者，为阴绝不能上应于寸也。《内经》曰：阴阳离决，精气乃绝。此阴阳偏绝，故皆决死。期以月节克之者，谓如阳绝死于春夏、阴绝死于秋冬也。

《脉经·一卷·辨脉阴阳大法》：凡脉大为阳，浮为阳，动为阳，长为阳，滑为阳；沉为阴，涩为阴，弱为阴，弦为阴，短为阴，微为阴，是为三阴三阳也。阳病见阴脉者，反也，主死；阴病见阳脉者，顺也，主生。

【正义】《脉经》此条，即本于辨脉法而加以长微二条，亦无甚深意。说已见上辨脉法本条。

又：关前为阳，关后为阴。阳数则吐血，阴微则下利；阳弦则头痛，阴〔1〕弦则腹痛；阳微则发汗，阴微则自下；阳数口生疮，阴数加微，必恶寒而烦扰不得眠也。阴附阳则狂，阳附阴则癫；得阳属腑，得阴属脏；无阳则厥，无阴则呕；阳微则不能呼，阴微则不能吸，呼吸不足，胸中短气，依此阴阳以察病也。

【正义】此以寸尺之部位定阴阳，而言其各种脉象主病之大略也。阳数是阳壅于上，故主吐血。阴微是阴夺于下，故主下利。弦主肝气横逆，又主寒积，故弦在关前之阳位，则头为之痛；弦在关后之阴位，则腹为之疼。阳位脉微，则上焦之卫阳不固，故知其自汗；阴部脉微，则下焦之真阴不摄，故知其自下。阳数是邪热在上，故主口疮；阴数是邪热入中，而兼微细，则卫外之气已衰，所以外恶寒，而内则烦不得眠。无阳则阴盛，故主厥逆；无阴则阳亢，故主呕逆。阳脉微则阳衰于上，故为无力以呼；阴脉微则阴弱于下，故为无气以吸。若呼吸俱不足，则中气大虚，故主短气。此皆凭其脉而可以直决其病者。惟阴附阳、阳附阴二句，以文义言之，已晦涩不可索解，实则误信《难经》重阳者狂、重阴者癫而附会为之，乃杜撰"阴附阳，阳附阴"六字，以求依傍于古人，而不自知其立说之不可通，其亦知《内经》之论狂癫，本是一种病名，只有阳盛，万无阴盛，此可决之以病情病理，而毫无疑窦者。寿颐敢直以为《难经》之妄作，宁自蹈于荒经蔑古之讥，而不敢勉强涂附，寄托于古人篱下。已有专论详言之，见拙著《续研经言》第一卷，并撮其大旨，录入《难经汇注笺正》本条，阅者如欲细究其旨，请参观之，当亦以鄙言为不谬。

---

〔1〕 阴：原书刊作"阳"，据后文改。

又：寸口脉浮大而疾者，名曰阳中之阳，病苦烦满，身热，头痛，腹中热；寸口脉沉细者，名曰阳中之阴，病苦悲伤不乐，恶闻人声，少气，时汗出，阴气不通，臂不能举；尺脉沉细者，名曰阴中之阴，病苦两胫酸疼，不能久立，阴气衰，小便余沥，阴下湿痒；尺脉滑而浮大者，名曰阴中之阳，病苦小腹痛满，不能溺，溺即阴中痛，大便亦然。

【正义】此又以寸尺二部之偏阳偏阴者，决其见症之大略也。盖寸口而见浮大滑疾之阳脉，皆阳热之有余，故应有烦满、身热、头痛等证；寸口而见沉细之阴脉，皆阳气之不及，故应有悲伤不乐、恶闻人声、少气自汗等症。若尺中而见沉细之阴脉，则阴霾之气太盛，故应有胫酸足软、小便余沥等症；若尺中而见浮大滑数之阳脉，则阳邪固结于下焦，故应有小腹痛满等证。惟阴下湿痒一候，皆湿热在下、相火不藏为病，脉当尺部滑数，不应沉细，此殆传写有误，且阴中之阳一条诸证，病理亦不甚清楚，存而不论可也。

又：尺脉牢而长，关上无有，此为阴干阳，其人苦两胫重，少腹引腰痛；寸口脉壮大，尺中无有，此为阳干阴，其人苦腰背痛，阴中伤，足胫寒。

【正义】此节阴干阳、阳干阴之脉，与《难经·三难》所谓阴阳相乘，为覆为溢，关格之脉相近。盖尺脉牢长，而关以上无有，即《难经》所谓入尺之覆也。上焦之阳气衰微，而下焦之阴气坚凝甚矣，故其人当病两胫苦重、少腹引腰皆痛也。寸脉壮大，而尺中无有，即《难经》所谓上鱼之溢也。阳浮于上、阴盛于下矣，故其人当苦腰背痛、而足胫寒也。但尺脉牢长，亦有下焦相火炽盛之疴；寸口壮大，亦有上焦实热郁结为病，似不可一概而论。唯阴寒在下，亦当有尺脉坚牢，或尺中沉伏不见者，证情脉理，固自有此一种。《脉经》此节，病状若是，固以阴寒凝结于下而言无疑。"阴中伤"三字不成句，盖谓其下元阴分部位，有内伤耳，或传写有讹，未可知也。周澄之《脉义》谓尺脉牢长，关上无有者，无有此牢长之形耳。尺中无有，其义亦同。盖恐以"无有"二字，作为无脉解之，即是上不至关、下不至关、阴阳竭绝之候，固不仅如《脉经》所言之病状矣。要之俱为阴阳偏盛偏衰之候，无可疑者，其说亦尚可通。

《中藏经》：诊其脉，举指而滑，按之而微，及按之沉小弱微短涩软濡，俱脏病。诊其脉，举按俱盛者，实也；又长浮数疾洪紧弦大，俱曰实也。诊其脉浮而实大者，腑实也；诊其脉，轻手按之得滑，重手按之平，腑虚也；诊其脉，左右寸脉沉结实大者，上实也；其左右寸脉弱而微者，上虚〔1〕也。其左右手尺中脉伏而涩者，下实也；左右尺中脉滑而涩者，下虚也。

【正义】《中藏经》一书，旧题为华元化所撰。考其目始见于《郑氏通志》，今有明吴勉学之《医统》刻本及孙星衍之平津馆刻本，二本颇有不同。孙本有刘处中序，文极简陋，而又伪为怪诞，其为浅人假托无疑。惟所谈医理病理，尚时有中肯语，昔人有谓出于六朝人手笔者，今录数行，姑以置之于皇甫士安《脉经》之后，非真信以为汉魏旧本也。此节所指腑病脏病，竟以脏阴腑阳立说，必非通人之论，而又以软与濡二者并列，是不知软之与濡，即是一字之变体，则伪作者，犹在隋唐以后，岂不知六朝隋唐间诸医书，从未有以濡与软之二脉，并列为二条者乎。若是节末句，更以"滑而涩"三字，联贯成文，则作伪者虽极鄙陋，当亦不致于如是之不堪，此或传写者误之，似未可信为旧本。果皆如是，寿颐寻绎其上句伏而涩为下实之意，盖以伏拟其结实，然则此句当作浮而涩，言其中空，故谓之虚，良由浮滑两字，偏旁既同，易于传误耳。

又：诊其脉候，数在上，则阳中之阳也；数在下，则阴中之阳也；迟在上，则阳中之阴也；迟在下，则阴中之阴也；数在中，则中热；迟在中，则中寒。

【正义】上下以寸尺言，亦可以浮沉言。数为阳，迟为阴，但据脉道之常而论，固无不是，若欲尽其变化，则有非可以一概观者矣。

滑氏《诊家枢要》：凡脉之至，在肌肉之上，出于皮肤之间者，阳也，腑也；行于肌肉之下者，阴也，脏也。若短小而见于皮肤之间者，阴乘阳也；洪

---

〔1〕 虚：原书刊作"实"。

大而见于肌肉之下者，阳乘阴也，尺寸皆然。

【正义】此又以浮分为阳，沉分为阴。所谓阴乘阳乘，虽似与《难经》旧说寸阳尺阴，显相歧异，然按之脉理，浮主阳分，沉主阴分，亦自可说，因不妨并行而不悖。唯腑阳脏阴一说，终未免为《难经》所愚，盖亦静坐凝思，一研究其所以然之故乎。

又：察脉须识上下来去至止六字，不明此六字，则阴阳虚实不别，上者为阳，来者为阳，至者为阳；下者为阴，去者为阴，止者为阴也。上者，自尺部上于寸口，阳生于阴也；下者，自寸口下于尺部，阴生于阳也。来者，自骨肉之分，而出于皮肤之际，气之升也；去者，自皮肤之际，而还于骨肉之分，气之降也。应曰至，息曰止也。

周澄之《脉义》：此以脉之动势分阴阳也。辨脉曰：寸脉下不至关为阳绝，尺脉上不至关为阴绝，此上下之义也。《阴阳别论》曰：去者为阴，至者为阳，静者为阴，动则为阳；迟者为阴，数者为阳。《脉要精微论》曰：来疾去徐，上实下虚；来徐去疾，上虚下实。《平脉》曰：初持脉来疾去迟，此出疾入迟，为内虚外实也；初持脉来迟去疾，此出迟入疾，为内实外虚也。《难经》曰：呼出心与肺，吸入肾与肝。凡脉来盛去衰者，心肺有余，肝肾不足也；来不盛，去反盛者，心肺不足，肝肾有余也，此去来之义也。成无己曰：正理论谓阳气先至，阴气后出，则脉前为阳气，脉后为阴气。脉来前大后细，为阳气有余，阴气不足。郭元峰《脉如》曰：动前脉盛，气有余；动前脉衰，气不足。应后脉盛，血有余；应后脉衰，血不足。此至止之义也。此数说者，皆阳呼阴吸之大义，脉学之上乘，诊家之慧业也。

李士材《诊家正眼》：阳动阴静，阳刚阴柔，阳升阴降，阳前阴后，阳上阴[1]下，阳左阴右。数者为阳，迟者为阴；表者为阳，里者为阴；至者为阳，去者为阴；进者为阳，退者为阴。其恒经也，或阴盛之极，反得阳象，或阳亢

---

〔1〕 阴：原书刊作"阳"。

之极，反得阴征，或阳穷而阴乘之，或阴穷而阳乘之，随症变迁，与时更易，此阴阳之不可不分别也。

【正义】此士材论脉阴阳之大法，而并及其变化不测之真理。凡察脉者，知其常，必不可不穷其变，须知证从脉反，亦自有其所以然之故，初学者皆不可不明此中真相。凡病本阴盛而反得阳脉者，即真寒在里，而浮阳格拒于外也；凡病本阳盛而反得阴脉者，即实热窒塞，而脉道涩小沉伏也。其所谓阳穷而阴乘者，当作阳微阴盛解，惟其真阳式微，而阴气斯著，是宜辛温扶阳，则阴霾自退；所谓阴穷而阳乘者，当作阴虚阳旺解，惟其真阴不足，而孤阳愈亢，是宜甘寒毓阴，则阳焰潜藏，不可误认作阳盛极而忽变阴症，或阴盛极而忽变阳症。古人虽有寒极生热、热极生寒之明文，则以阴阳消长、循环往复而言，如春秋冬夏递嬗〔1〕，非病理中竟有此大寒而忽然化热，大热而忽然化寒之证情也。

第十七节　表里左右

周澄之《脉义简摩》：《脉要精微论》以脉强太过为病在外，脉弱不及为病在中（寿颐按：《玉机真脏论》四时脉象，有太过在外，不及在中之说，非《脉要精微篇》中语，周氏误记）。此"在"字，当作生字解。谓病生于外邪，病生于内虚也。故曰病在中，脉实坚；病在外，脉不实坚者难治。表言外感，里言内伤，此表里之一说也。《脉经》曰：沉而弦急者病在中，浮而洪大者病在外，脉实者病在中，脉虚者病在外。此病字统指外邪，谓外邪内侵，则脉沉实，邪浅未深，则按之犹虚也，故又曰病在中脉虚，病在外脉涩坚者难治，前以脉形之强弱言，此以脉位之浮沉言也。此表里之又一说也。《灵枢·经脉篇》

---

〔1〕　递嬗：顺次循环之意。

阴经盛，则气口大于人迎；阳经盛，则人迎大于气口。所谓寸口主中，人迎主外也。汪石山曰：左脉不和，为病在表，为阳，主四肢；右脉不和，为病在里，为阴，主腹脏，此表里之一说也（寿颐按：此说出滑伯仁《诊家枢要》，石山即引滑氏之言）。王好古曰：伤寒以左为表，右为里；杂病以右为表，左为里。《慎柔五书》曰：尝观脾胃不足及久病之人，未有不左脉大过于右者，正东垣左脉克右脉之说，理势使然，况脾土一虚，肺金益衰，水涸木枯，枯木生火，焉得左脉不大于右，此表里之又一说也。其如是不同者何也？盖病有外感，有内伤，有气分，有血分；病机有内向，有外向，有上行，有下行。如表病侵里，邪内陷，则脉沉实；里病达表，邪涌盛，则脉浮洪。气口主中者，内之邪气盛，则气口大；阴气衰，则气口小。人迎主外者，外之邪气盛，则人迎大；阳气衰，则人迎小。又如阳盛者，有阴虚，有阴不虚；阴盛者，有阳虚，有阳不虚，变化万端，未可概论。惟《灵枢》曰：阳病而阳脉小者为逆，阴病而阴脉大者为逆，二语最为周密，以脉测病，更以病证脉，斯推之而无不合矣。

【正义】左主表，右主里，是即左升右降之至理，本乎天地气化之自然。唯升在左，升则气达于外，故外感有余之病在表者，可以左脉征之；唯降在右，降则气聚于中，故内伤不足之病在里者，可以右脉征之，《内经》及叔和《脉经》数条，皆即此旨。惟《经脉篇》谓六阳经盛，则人迎大于气口，虚则人迎反小于气口；六阴经盛，则气口大于人迎，虚则气口反小于人迎，虽亦以阳升阴降，阳左阴右立论，然泛言经络虚盛，则诸般病态，无不有温凉寒热之不同，变迁万端，安得仅据其经之为阴为阳，而可决其左右偏小偏大之事。此按之病情实在，而必不可通者，虽是上古经文，所当存而不论，断不可拘泥古书，执一不化。《素问·玉机真脏论》四时脉状，所谓太过者病在外，不及者病在中，诚主外感内伤而言，唯外感为实邪，故脉强太过，内伤为虚症，故脉弱不及，若其病是内伤，而脉反实坚，病是外感，而脉反虚馁，则脉病相背，非细故矣，澄之之说甚是。若《脉经》所谓浮而洪大者病在外，又谓脉虚者病在外，则虽同是外感，而病情轻重，大有不侔，洪大以邪盛言，脉虚以邪浅言，澄之所解亦确。唯沉而弦急者病在中，脉实者病在中，则当以杂病之里证为断，不必认作外邪传里看，庶为圆相。至于病在中脉虚，病在外脉涩坚者难治一条，则确指外邪，无可疑者。唯其邪已传里而脉反虚，则证实脉虚；唯其邪尚在表而脉涩坚，则病虽外感而里脉亦不和，斯败证矣。汪引滑说，亦主外邪而言，左主表而右主里，外主阳而内主阴，可说也；而又谓左表为阳主四肢，右里为阴主腹脏，则殊为穿凿，大有语病。海藏谓伤寒左为表、右为里，虽曰伤寒，其实则四时外感，无不如是。邪尚在表，左脉实大，邪已传里，右脉搏实，皆以有余之脉势征感邪之微盛，仍是人迎主表、气口主里之确征。若杂病之右为表，左为里，则右以肺胃言，左以肝肾言，肺胃在上，为病犹轻，故曰右为表；肝肾在下，为病多剧，故曰左为里。大凡内伤虚病，右脉微弱，尚犹可生，至左脉微细无神，而病乃必不可为，非以右脉诊皮肤之表，左脉诊脏腑之里也。慎柔和尚所谓脾胃不足，左大于右，即指阴虚阳旺，肝木侮土之虚证而言，阴虚于下，阳越于上，肝肾之气，不自摄纳，为内热，为骨蒸，其脉无不如是，非仅土虚木扰，肝来戕脾，又何必说到土虚金衰，水涸木枯，枯木生火，辗转曲折，偻指而数五行，陈腐满纸，令人欲呕耶？且更有左反微弱无神，而右大于左者，其病又深一层，非独木乘土位，肝脾相贼，直是肝肾真阴垂绝之征，而浮游无根之阳见于右手，虽似数大，实则空虚无神不任重按，是微阳且欲飞越而去，此即王海藏所谓杂病右表左里之一说也。

又：王海藏曰：伤寒以左脉为表，右为里，杂病以右脉为表，左脉为里，予初诊不尽验，心以为此特一法耳，固不可拘也。近二年来，深察病情脉象，有可得而言者，凡外感风寒湿之邪，深者皆系左脉沉细于右，浅者但两手浮弦，或右关前浮弦而已；外感暑热之邪，深者皆系左脉弱散于右，浅者但两手浮滑，或右关前浮大而已；温病之由于伏气内发者，前人皆以右大于左为词，谓邪从中道，胃气郁浊之故，以吾历诊春温冬温，喉痧，疫疹诸证，凡右大于左，而左脉不甚细弱者，真阴未损，治之易愈，若左脉沉细而数，断续而匀，真阴已竭，十难救一，是当以左小于右，定正气之成败，不当专以右大于左，定邪气之微盛也。又诊夏行秋令时疫，有所谓瘪螺痧者，其证先见头痛心嘈，四肢麻冷，螺纹陷下，或吐或泻，旋即昏厥，重者死，轻者醒后越一二日死，醒后心中烦闷，其苦难言，而神识清明，额汗不止，其脉两手沉细，短伏关后，而左手尤甚，此天行肃杀之气，伤其心肝生阳之气，亦由其人生阳之本虚也。又诊水肿之人，阴邪极盛，亦莫不左脉沉小于右，此外一切大病久病、邪气深入者，莫非左陷于右；元气亏甚者，亦莫非左弱于右；其将愈也，则又右脉先盛，左脉后复，必待复盛，乃为元根充固，其病可无虑反复矣。病气轻浅，左脉决不受伤，惟癥瘕积聚，其病虽深，必随其经络之部位而见于脉，不能拘于此例也。由此观之，左里右表者，百病之通诊，伤寒岂能独异耶？故吾以右脉察邪气之浅深，即以左脉察元气之虚实，其脉象须各因病而定，不得专以大小二字赅之。寒邪以细而急为甚，热邪以薄而散为甚，阴虚以浮散而短为甚，阳虚以沉细而短为甚。其败也，总归于躁疾散断，全无神力而已矣。海藏之劈分伤寒杂病者，彼盖以杂病为劳倦内伤也，由气分渐伤入血分，血伤而左脉败矣，故左为里也。寒为阴邪，先伤于阳，内得胃实，而右脉大矣，故右为里也。殊不知阳明证，乃阳气之内郁而盛，有撑邪外出之机，不得谓之寒邪内陷。寒邪陷者，少阴厥阴之寒证是也，是仍当在左手矣，况左右又有未可板分者。大凡病之始生也，属阳虚与寒盛者，左脉常沉小于右；属阴虚与热盛者，右脉常浮大于左。若沉小之极，而右脉亦陷，则胃阳绝矣；浮大之极，而左脉亦散，则肾阴绝矣。故喉痧之死脉，皆右关与左脉同其短数，瘪螺痧之治脉，皆右关缓滑有力，左脉虽伏，而不见散断者也。左脉重尺右脉重关，盛启东以新病之死生，主乎右手之关脉；久病之死生，主乎左手之关尺，义正如此，此皆取其偏重者言之也。若夫邪气之猝至，虽两手脉伏，尚不为凶，病久邪杂，阴阳脏腑俱困者，但一部脉坏，即为不吉，是又在于圆机应变者。

【正义】澄之此节，申言海藏左脉主里之旨，从经验上历历写出，多未经人道之语，而归重于左小于右，定正气之成败二句，谓不当仅以右大于左，定邪气之微甚，颇能深入显出，一一表明其实在之情势，亦即寿颐上节所谓左属肝肾，洵是人身之根柢，至不可忽者也。唯谓瘰螺疬为伤其心肝生阳之气，亦由其人生阳之本虚一节，尚是拘泥左寸心左关肝之两部。颐谓真寒霍乱，上吐下泄，肝肾真阴竭尽无存，是以左手之脉，尤坏而不可救，其稍轻者，左脉尚未大败，则即其人肝肾，犹有一线生机者已。

第十八节　奇恒诸脉

奇恒者，脉象奇异而殊绝于恒常者也，各随其人之禀赋而不同。有六部偏大者，偏小者，且更有反关而见于臂后者。寿颐在沪时，尝诊得一老妪，六部竟无一丝之脉，询得一生如此，而其人年登大耋，亦禀赋之最奇者矣。兹集诸家所论，录之古方，以备博闻。

《素问·至真要大论》：诸不应者，反其诊，则见矣。

【正义】此节言凡脉正取之而不应者，则反其手诊之而脉可见，颇似即指反关脉言之（此说是断章取义而言，若《至真要大论》本条主旨，以南政北政而言其应与不应，本与反关之义无涉，然岁气之应与不应，殊不足征，不若节取此十字，以论反关，颇觉明白浅显）。盖反关之脉，正取之而寸口三部，脉不可见，则反其手而于手阳明循行之偏历以下诊之，其脉必见，其意亦极明白。而王启玄注，乃谓不应者皆为脉沉，脉沉下者，仰手而沉，覆其手，则沉为浮、细为大也云云，误会经义，真堪喷饭。盖仰手寸口之脉，属手太阴，复手臂外之脉，属手阳明，各是一路，安有正取沉细而复手即为浮大之理？启玄此注，岂独不识反关，直是臆说欺人，虽其意亦或指手阳明经言，然并不说明，教人何处索解。

《医学纲目》：开宝寺僧，常与孙兆往还。一日谓孙曰：某有一事，与翁约赏罚为戏，可否？孙曰：如何？僧曰：君诊吾脉，能知某病，赏三十千为一筵；若不中，罚十千归小僧。孙曰：诺。诊其左手无脉，右手有脉，遂寻左手之脉，乃转左臂上动摇如常。孙曰：此异脉也，医书不载，脉行常道，岂有移易之理。往昔少年，为惊扑震动心神，脉脱旧道，乍移臂外，复遇惊扑，不能再归，年岁长大，气血已定，不能复移，目下无病尔。僧曰：某襁褓而扑背几死，固宜脉失其所，某亦平生无病，亦不曾诊脉，闻公神医，试验之耳。

【正义】此言反关之脉。因于少时气血震动，而脉行失其常道。然太阴阳明二经，互为联络，自太阴列缺之次，别走阳明，譬犹经渠沟渎，偶失常道，自可寻径路以资流通，此亦事所恒有。且反关之脉，多有本于有生之初者，固不必皆由跌仆惊恐而改变，孙谓此为异脉，医书不载，可知反关之脉，自宋以前，尚未发明，孙氏虽知其异，亦未明言此名反关，则反关之名，实出于赵宋以后，此亦中国脉理学之新发明者。而局外人犹谓吾人医药，止能循依二千年之旧，别无阐发，斯真门外汉之论调，全未知医药脉理之沿革者矣。

王子亨《全生指迷方》：人生所禀，气血有变，故脉亦异常，有偏大偏小者，或一部之位无脉者，或转移在他处者，其形或如蛇行雀啄乱丝，如旋转于指下者，或有受气自然者，或有因惊恐大病忧患，精神离散，逐致转移而不守也。此阴阳变化不测，不可以常理推，若不因是而得此脉者，非寿脉也。

【正义】此言反常之脉，乃因于一时感触，其人之气血乖牾[1]，而脉象为之陡变，非其人一生之脉常如此者，以事理而言，固当有此一时之变动，但似此脉证，必不可多遘[2]。

寿颐按：此条脉理，虽未尝专指反关之脉，然所谓反关之理，实已赅于此中。而王氏犹未说明反关二字，则反关之名，尽始于金元间矣。

石顽《三昧》：凡脉之反关者，皆由脉道阻碍，故易位而见，自不能条畅，如平常之脉，其反关之因，各有不同，而反关之状，亦自不一：有胎息中惊恐颠仆而反关者；有襁褓中束缚致损而反关者；有幼时跌扑动经而反关者；

---

〔1〕 乖牾：牾，同"忤"，逆，不顺也。相抵触的意思。

〔2〕 遘：音 gòu（构），相遇。

有龆龀[1]疳积，伐肝太过，目连札而左手偏小，有似反关者，有大惊失志，死绝复苏，而反关者。有一手独反关者；亦有两手皆反关者；有从关斜走至寸者；有反于内侧近大陵而上者；有六部原有如丝，而阳溪列缺，别有一脉大于正位者；有平时正取侧取俱无脉，而覆手取之乃得者；有因病而正取无脉，覆手诊之而得者，总之皆阴阳伏匿之象。有伤寒欲作战汗，脉伏而误以为反关者。大抵反关之脉，沉细不及，十常八九，坚强太过，十无二三，欲求适中之道，不易得也。亦有诸部皆细小不振，中有一粒如珠者，此经脉阻结于其处之状，故其脉较平人细小，亦为反关之常，较平人反大者绝少，不可以指下变异谓之怪脉。凡遇反关异常之脉，须细问其较之平时稍大，即为邪盛，比之平时愈小，即为气衰，而更以所见诸证参之为是。更有正取反取俱无脉，而细寻之，其脉却在手臂鼠肉之上者，亦反关之类也（颐按：手臂鼠肉，盖尺脉后一二寸许，臂内近上侧大肉隆起，如伏鼠者然。今吾乡俗谚，仍名之为肉老鼠）。但此皆无常之脉，其形象大小涩骨浮沉，皆不可凭，必须察其病证如何，元气如何，以审吉凶，而别轻重。

【正义】石顽此条，备言反关及奇异诸脉之形态，颇极详细，皆从阅历体验得来，多可征信。盖太阴阳明，相为表里，其气交通，故正经偶有阻滞，其行气即从间道以行，迨行之日久，而本经尚未宣通，则歧径辟为康庄，习惯而忘其故道，此亦自然之理，无足异者。然究系交通之间道，其径狭窄，不如康衢之荡平，所以其脉必不能滑利正大，如寸口本部，此则凡反关之脉，多如此者，惟禀赋不同，间亦有寸口无脉而臂外阳明之经搏击滑大者，则十中二三，此其人必阳盛有余，不可以常理测。石顽又谓反常之脉，大小浮沉滑涩，皆不可凭，必以病证元气如何为断，则至理名言，非确有三十年临证工夫，必不能说出此中真谛，凡在学医之士，不可不三复此言，常书诸绅而铭诸座右也。

周澄之《脉义》：世谓正取无脉，覆手取之而得者，名曰反关脉。近时武

---

[1] 龆龀：音 tiáo chèn（迢趁），毁齿也，谓小儿换齿之年纪也。

进费伯雄，又有斜飞脉之说。张石顽之所谓从关斜走至寸而反关者，即外斜脉也；所谓反于内侧近大陵而上者，即内斜脉也；所谓阳溪、列缺，别有一脉，大于正位者，似反关而非反关脉也，谓之臂外脉。盖诸处本有细络与手太阴脉通，而手大阴之正脉，实由寸部透于腕外，出于阳溪，趋于合谷，正脉苟有阻塞，则其气不能直达，乃散溢诸络，迁道而行，非正脉之移于他处也。《灵枢·邪客》曰：手太阴之脉，出于大指之端，内屈，循白肉际，至本节之后太渊，留以澹。外屈，上于本节下，内屈，与阴诸络，会于鱼际，数脉并注，其气滑利，伏行雍骨之下。外屈，出于寸口而行，上至于肘内廉，入于大筋之下，内屈，上行臑阴，入腋下，内走肺，此顺行逆数之屈折也。此言手太阴脉，自大指外侧内屈，下鱼，抵太渊。太渊者，寸口，去本节甚远，但正直本节之后耳。复自太渊外屈，上于本节下，此即所谓外斜脉；大指本节下，合谷穴处也，自合谷内屈，会阴诸络于鱼际，伏行雍骨之下，雍骨，大陵穴处也，外屈出于寸口者，自伏而出，斜行与前抵太渊者会，此即所谓内斜脉也。此脉与外斜之脉，出于合谷者，双歧如父。《脉经》曰：从寸口斜入上者，名曰解。王冰谓不合而歧出，如绳之解股是矣。外斜脉，常与三关平等，而内斜[1]脉常细，曾见有人时而内斜脉盛，时而外斜脉盛，其外斜脉盛无苦，而内斜脉盛，即苦气逆胸满。盖尝思之，其外斜脉盛无苦者，气行之正经也，内斜脉盛即有所苦者，此与手心主相会之络也，络不当盛，必木火横逆，壅遏肺气，不得畅也。又有三部别有一细脉，自尺至寸，与正脉并行者，此细脉，或与正脉平排并行，指下如引二线也，或行于正脉之上，浮之只见细脉，沉之始见正脉也，或行于正脉之下，按之隐隐有一细脉，自动于正脉之内也，此等最宜留心。若正脉中自见细线，挺然指下者，为寒、为痰、为瘀、为癥瘕。若别具一脉，动而流连，则是禀赋矣。世谓双弦脉，指下如引二线者死，未足为据。盖虽引二线，而指下来往流连者，乃是本象，其挺然指下无来去者，即不二线，

---

〔1〕 斜：原书误刊作"斛"。

庸有济乎?

【正义】澄之此节,申明斜飞诸脉之状态,虽部位各别,总之皆正道已塞,趋于别径,无一非反关之类。又引邪客篇文,以证太阴阳明相通之理,则不仅列缺一穴,可以旁通,又足征反关诸脉,所以形形色色,各有不同之理,然其源则皆为两经之交通,亦别无异解也。

又:伏脉谓之六阴,有极沉细者,有并沉细而无之者,皆其人之常脉也。有但一手隐伏者,亦有两手隐伏者,有六部正位如此,而尺泽之下仍见脉者,更有关尺见脉,而寸部独伏者,此当退一步诊之,以关为寸,以尺为关,以尺后为尺也。又尝诊皮急肉坚者,两尺深藏不见,则须审其关之后半部是否深入肉里,然后于尺部单指重按以意测之。

【正义】六阴之脉,有极细如丝,且极无力者,亦有六部杳然,重按轻按皆不应者,此亦其人之禀赋使然,此则临证时不能凭证论脉,但据见证以治之可耳。此又与反关不同。盖反关者,本位虽不可见,而于他部见之,此则并阳溪、合谷尺后诸部,皆不可见者也。

汪石山曰:世有以《太素》脉言人之贵贱穷通者,本是妄说,巢氏已谓其人必善于相法,特借《太素》以神其术。惟人禀天地之气以生,不能无清浊纯驳之殊。血气清香,则脉形圆净,至数分明,其主富贵宜也。若曰何年登科,何年升授,何年招财,何年得子,则非理矣。血气浊者,脉形混乱,至数模糊,其主贫贱宜也。若曰某时招晦,某时破财,某时损妻,某时克子,则非理矣。又有形浊而脉清者,此谓浊中之清;质清而脉浊者,此谓清中之浊;亦有形不甚清,脉不甚浊,而浮沉各得其位,大小不失其常,则亦必无大得失也。

吴鹤皋曰:《太素》之说,固为不经,然其间亦可采者,如曰脉形圆净,至数分明,谓之清;脉形散涩,至数模糊,谓之浊。质清脉清,富贵而多喜;质浊脉浊,贫贱而多忧。质清脉浊,则为清中之浊,外富贵而内贫贱,失意处多,得意处少;质浊脉清,则为浊中之清,外贫贱而内富贵,得意处多,失意处少。若清不甚清,浊不甚浊,则得失相半,而无大得失。富贵而寿,脉清而长；贫贱而夭，脉浊而促。清而促者，富贵而夭；浊而长者，贫贱而寿。至其言之过甚者，则索隐行怪，无所不至，是又巫家之流矣。

彭用光[1]曰：《太素》以脉之清浊论贵贱，以滑涩论穷通，以浮沉论寿夭，以衰旺论时运，以缓急论吉凶，亦自有至理。又谓两手清微如无脉者，为纯阴脉，主贵；两手俱洪大者，为纯阳脉，主富。

【正义】《太素》脉法，以清浊长短滑涩辨富贵贫贱、穷通寿夭，固不可谓其无理。盖人之生也，其气通于造化之自然，而脉乃气血之枢机，有诸内者，必形诸外，亦犹相人之术，以气色论休咎耳。然皆以其人平日之素禀言之，与病脉无涉，此不可与诊病之时脉状之清浊长短一概而论，则凡医家治病，必不能参用《太素》之说，盖亦无待烦言，此非昌黎所谓道其所道，非吾之所谓道者也耶！至以纯阴为主贵，纯阳为主富，则穿凿之尤，无理取闹，不足征矣。

---

[1] 彭用光：明代医家。喜言《太素》脉，著有《体仁汇编》（1549 年）一书。

卷二

教务主任　嘉定　张寿颐　稿

受业　郑赞纶　丝阁

蔡元楫　济川　参校

何廷翊　益赞

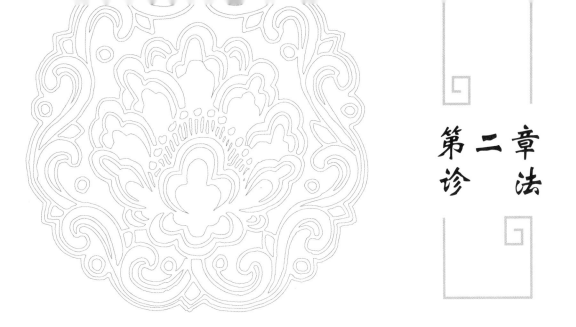

第二章 诊法

第一节　平旦诊法

《素问·脉要精微》：诊法常以平旦，阴气未动，阳气未散，饮食未进，经脉未盛，络脉调匀，气血未乱，故乃可诊有过之脉。切脉动静，而视精明，察五色，观五脏有余不足、六腑强弱、形之盛衰，以此参伍，决死生之分。

【考异】盛，《脉经》作"动"。有过之脉，《脉经》作"过"，此非也。

【正义】此医经示人以诊脉之恒法也。平旦之时，天气清宁，人事未扰，万虑俱静，最得气化之正，故以此时诊察，不独可得脉象之真，即望色辨证，皆无遁情矣。或谓经言如此，本是论其常理，医家万不能食古不化，拘守此说。汪石山《脉诀刊误》已谓平旦诊法，主无病者言之，若遇有病，则不拘昼夜，皆可以诊。然无宁诊察于日中以前，庶乎天地气化，阴阳停匀，必较诸日暮宵深、群阴用事之时，尚为可得脉状真相。彼夫近世之号为名医，远道宵征，察脉多在午夜，不独精力时虞不审，抑且灯火光中，望色辨舌，易于误会，此又医家之不可不慎重从事者也。精明，王启玄注谓即目内眦之精明穴，然仅察其一部，必不足以观其大，据《素问》本篇下文云：精明五色者，气之华也。又曰：精明者，所以视万物，另白黑，审短长，则明明以瞳神言之。盖人之两目，以精华明朗为贵，故有精明之称。且瞳神之明晦，本可以测真液之盛衰，病情之深浅，亦犹子舆氏所谓存乎人者，莫良于眸子之义，是亦医者望色之一要矣。周澄之谓此节寥寥数语，而切脉望色，审形辨证，诊法已无不备。

第二节　诊脉宜在安静之时

《甲乙经·五卷》：乘车来者，卧而休之，如食顷乃刺之；出行来者，坐而休之，如行十里顷乃刺之；大惊大怒，必定其气乃刺之。

【备考】《灵枢·终始篇》本此。

【正义】此节本言针刺之法，凡遇其人劳动之时，血气扰攘，不可遽刺。必令其休息，以俟精神安静，气血调和，而后可刺。然则凡诊人之脉者，皆当准此例以推之。盖无论其病之轻重若何，苟其乍经震动，则气血循行必失常度，脉搏气势必有变迁，不足为据。即曰病，当轻浅之时，脉不应有陡变之事。然凡远行者其脉必躁，饱食者其脉必大，饮酒者其脉必洪，皆非其本然之正色，为医者何可不知此理。

第三节　诊脉宜平其臂

王汉皋《医存》：病者侧卧，则在下之臂受压而脉不能行。若其手下覆，则腕扭而脉行不利。若其手垂，则血下注而脉滞。若其手举，则气上行而脉驰。若身覆，则气压而脉困。若身动，则气扰而脉奔。是以凡病轻者，宜正坐伸腕仰掌；病重者，宜正卧伸腕仰掌，乃可诊脉。

【正义】此言病人之臂，不正不平，则脉形必因而有变，不可得其真象也。虽手垂脉滞，手举脉驰等句，未免言之过甚。然气血运行，不得其平，则脉道必有失常之虑，此则理之有可信者。凡诊重病，尤不可不留心细察。

第四节　下指按脉之法

朱肱《伤寒类证活人书》：凡初下指，先以中指端按得关位，掌后高骨为关，乃齐下前后二指为三部脉。前指，寸口也；后指，尺部也。若人臂长，乃疏下指；臂短，则密下指。

汪石山《脉诀刊误·附录》：两手掌后，各有高骨，诊脉之法，先以中指揣得高骨，以定关上，乃于高骨之前取寸口，于高骨之后取尺中。

【正义】高骨之位，定为关部，其说始于《脉经·分别三关境界脉候篇》。而《千金》以后之言脉位者，无不宗之。盖寸口之脉，其动而应指者，本不仅此三指所按之地位，即在高骨之上二三寸，犹皆有动脉可按，但其脉象，已不如寸口之活泼。故诊脉者，必以中指按定高骨，而以前后二指，分按尺寸二部。虽臂长指疏，臂短指密，自宜随机因应，不可呆守不变，然总之不能脱离此三指之位。若其下指参差，或前后无定者，即为缅规越矩矣。

卢子由《学古诊则》：人之三指，参差不齐，必使指头齐平，节节相对，方可按脉。但三指端之皮肉，食指最灵，中指最厚，无名指更厚木，故必用指端棱起如线者，名曰指目，以按脉之脊。盖脉必有脊，不独洪大劲强之脉有脊，即细小微弱亦有脊焉。不啻目之视物，大小咸能察焉。若惜其爪甲之长，留而不去，只以指面厚肉诊脉，则不灵矣。

王汉皋《医存》：医者三指之端亦有动脉，宜知所分别，不可误以己之动脉，作为病者之脉。

【正义】周澄之《脉义》谓卢氏所称之指目，正是人指内动脉所出之处。若此脉正与病者之脉相值，将疑病者之脉，大而有力矣。不如以螺纹之略前者，正压脉上，乃为常法。但指在脉上，须有进退辗转，巧为探索之法，心灵手敏，而不涉成见，乃为可贵。

寿颐按：卢子由之意，似将以指端之尖处按脉，则正是自己指端脉动之地，彼此相触，最易混淆，将何以审别病脉真相。且指目二字，出于杜撰，亦觉无谓，周氏辨之甚是。而改用螺纹略前之指面，以求他人脉状，则确乎知觉极灵。即平日所用以扪物者，习惯自然，往往于深夜幽室之中，扪得物象，识其形态，其感觉之力极富。今西国人言生理学者，恒谓人之指端，脑神经最多，即是此处。用以诊脉，所谓心手相应，自有不期然而然者。惟卢氏又谓医者以爪甲为美观，留而不去，以诊脉象，必致不灵，则切中俗医通病。试问长爪阻之，则欲重按而不能，且必抬起指头，或以螺纹贴脉，或并以螺纹之后，当指节处之木厚者贴脉，则自己之指，已无感觉之灵，尚欲以辨他人之脉，殆无以异于盲人之扪烛矣。

第五节　下指当分轻重

《难经·五难》：脉有轻重，何谓也？然，初持脉，如三菽之重，与皮毛相得者，肺部也；如六菽之重，与血脉相得者，心部也；如九菽之重，与肌肉相得者，脾部也；如十二菽之重，与筋平者，肝部也；按之至骨，举之来疾者，肾部也。故曰轻重也。

【正义】此言按脉宜有轻重之别也。其法以心肺为浮，肾肝为沉，不与浮表沉里之义相同。然心肺在上，其脉当浮，肾肝在下，其脉当沉，亦自有至理，其说虽不为古今医家所通用，然亦必不可偏废。三菽六菽九菽十二菽，言医者下指轻重之分量，即以审察浮中沉三候之脉。盖指下用力，必有重轻，而浮沉部位，始有区别，但此中分量，本是以意逆之，必不能持权衡而较其确否，则所谓三菽六菽九菽十二菽者，只以分别其标准，而示之次序。乃说者必执而泥之曰如大豆，如小豆，亦只见其凿矣。若《脉经》旧注，误以医者下指之轻重，认作脉来应指力之大小，则按之至骨为肾部一句，不可通矣。《伤寒论·平脉法》曰：经说脉有三菽六菽之重者何谓？曰：脉者，人以指按之，如三菽之重者，肺气也；如六菽之重者，心气也；如九菽之重者，脾气也；如十二菽之重者，肝气也；按之至骨者，肾气也，即本于《难经》。而曰肺气、心气、脾气、肝气、肾气，措辞较为圆到，可知以神气言之，不可拘拘于迹象之末。若《难经》直曰肺部心部，一似此即肺脏心脏者，未免失之呆板不灵。且申明之曰：人以指按之，如三菽六菽九菽十二菽之重云云，则更可知此是以指按脉用力轻重之分，即所谓浮为心肺，沉为肝肾之旨，而《难经》注家之误，亦无庸辨矣。

第六节　调　　息

《素问·平人气象》：人一呼脉再动，一吸脉亦再动，呼吸定息，脉五动，闰以太息，命曰平人。平人者，不病也。常以不病调病人，医不病，故为病人平息以调之为法。人一呼脉一动，一吸脉一动，曰少气；人一呼脉三动，一吸脉三动而躁，尺热曰病温；尺不热、脉滑曰病风。人一呼脉四动以上曰死；脉绝不至曰死；乍疏乍数曰死。

【考证】《甲乙经·四卷》引《素问》此节，常以不病调病人以下二十一字，作"常以不病之人调平人，故为病人平息以调之"。盖言为医者，是不病之人，其呼吸之息调匀，故辨脉可以为法，文义较顺。今本《素问》脉滑曰病风一句之下，衍"脉涩曰痹"四字。盖浅人误依《素问》本篇下文脉滑曰风，脉涩曰痹，而妄增者也。宋校正本，已有校语，则其妄增已久，盖痹为气血不利之病，脉涩宜也。惟本条明言一呼一吸，脉得六动，且申言之曰躁，则流利可知，虽数脉以往来而言，涩脉以形状而言，似乎两不相碍，究之脉涩必滞，安得六至而躁？苟以数与涩连属成文，岂非绝大语病！而注家犹多曲为之说，甚属费解。今之俗医，遂有数涩连属之脉，宁不令人捧腹？皆为此种曲说所误，不可不正。《甲乙经》无此一句，则皇甫士安所见之本，尚未经浅人妄增，是其明证，兹从《甲乙》。盖《素问》本篇下文之脉滑曰风，脉涩曰痹，本是对待成文，而此节则从呼吸六动而来，以病温病风，相为对待，语气不同，文法异，何得断鹤续凫，交受其病，盖浅者目光甚短，只见下文脉滑脉涩，对偶连属，遂谓此节脱落一句而妄补之，不知各有所主，必不能强彼以就此者也。

【正义】人之气息，以一呼一吸合为一息。平人之脉，法当一呼再动，一吸再动，则一息之间，其脉当为四动。唯常人之息，固有时而较为舒长者，则当呼吸舒长之间，按脉或得五动，是因呼吸之定息偶长，亦犹历之有闰，故曰闰以太息，此乃在我之息长，非在彼之脉急，斯为平人无病之脉，不疾不迟者。若一呼一吸之间而仅得二动，则其人之气少可知。若一呼一吸之间而竟得六动，则为躁疾之脉，其为病又可知。惟脉数主病厥有二端：一则热邪之在表，故其人必当发热，而尺肤亦热；一则风邪之入络，则其人不发热，而尺肤不热，此则同一息六动之数脉而主病不同，乃以尺肤合参之要诀也。若仅于一呼之间而其人之脉得四动以上，及呼吸定息而脉绝不至，或疏数不调，则气血乖舛，故谓之死，此《经》言调息诊脉之大要也。《玉机真脏论》言人一息脉来五六至，其形虽不脱，真脏虽不见，犹死也。宋校正谓一息当作一呼或一吸，义与此同。

又《脉要精微论》：持脉有道，虚静为保。

【正义】此《经》言持脉之道，必以安神定息，虚心静气为最要也。保读为宝贵之宝。古书本多通用。《史记·周纪》：展九鼎保玉。《李氏镜铭》：明如日月世之保。皆读为宝。而王注《素问》则曰保定盈虚，望文生义，本直捷者，而反迂曲说之，盖未知古文假借之义者。要之，六经诸子，同音之借字甚多，而班孟坚《汉书》，尤其渊薮，不知六书通假，必不可以读周秦两汉之书。《素问》本是先秦古籍，是以假借之字不少，旧注每为之随文敷衍，不能引证申明，至令极明白之文字，反为注家向壁杜撰，说得屈曲难通，或且晦涩而不可索解，殊为可哂。考《甲乙经》四卷，引此正作"虚静为宝"。宋校《素问》亦引之。

滑伯仁《诊家枢要》：诊脉之道，先须调平自己气息，先以中指定得关位，乃齐下前后二指。初轻按以消息之，然后自寸关至尺逐部寻究。一呼一吸之间要以脉行四至为率，闰以太息，脉五至为平脉也。其有太过不及，则为病脉，看在何部，各以其脉断之。

汪石山《脉诀刊误·附录》：诊脉之时，以气息平定，方可下指，调和鼻息，专一念虑，然后徐徐诊候，若乖张失次，即非正法。又诊候之时，不宜正对病人，必随左右偏于两旁。

【正义】诊脉不可正对病人，所以避病者之秽气也。鼻息口气，皆宜慎之，勿令直冲，致有感触。热病疫病，尤宜加谨。而诊视咽喉疫毒，则必暂闭己之呼吸，更不可忽。世固有医生传染时疫，猝至危殆者，石山此条，非婆子气可比。

第七节 候脉五十至

《甲乙经·四卷·经脉篇》：持其脉口，数其至也。五十动而不一代者，五脏皆受气矣；四十动而一代者，一脏无气；三十动而一代者，二脏无气；二十动而一代者，三脏无气；十动而一代者，四脏无气；不满十动而一代者，五脏无气。与之短期，要在终始，所谓五十动而不一代者，以为常也。

【备考】《灵枢·根结篇》本此而字句小异。

【正义】此古人言候脉必以五十至为定法也，于五十至之间而脉无断续不匀，则可知其血气之未败。第必以五十为衡者，取其盈数而已，亦犹《易》言大衍之数五十，无他深义。盖其人而正气尚充，必无歇止之脉。若不及五十至而已断续不调，则血气已是不相联属，其凶可知。而古人所谓四十动一代，一脏无气，三十动一代，二脏无气云云，亦只是理想之说。必不能据此歇止而断为某脏某腑之气不至，盖亦可想而知。惟《难经·十一难》则本此条而衍为吸者随阴入，呼者因阳出，今吸不能至肾、至肝而还，故知一脏无气者，肾气先尽也云云，则竟断为一脏无气，即是肾脏。依此推之，则二脏无气，必是肝肾；三脏无气，必是脾肝肾；四脏无气，必是心脾肝肾。果如所言，其人脏气已绝，则凡得代脉，必无可生之望，又安有可以苟延岁月之理！而《脉经》则又以《难经》既有一脏无气，肾气先尽之说，再衍为四十动一代，后四岁死，肾气先绝；三十动一代，二脏无气，后三岁死，肝气不至云云，尤其随意谈谈，必不可泥者矣。要知既得歇止之脉，本是元气败坏，无可疑者，然暴病得之，不过血络流行，一时不能周转，纵是虚极欲脱，治之得宜，脉亦可复，则必非脏气之不至可知。如谓肾气已绝，而其人尚能延至四岁而后死，且二脏三脏之气已绝，而亦能延及三岁二岁而后死，宁非痴人说梦，妄不可听。但候脉之时，必候之五十动为准者，固古人之常例，仲景《伤寒论》序亦尝以人迎跌阳，三部不参，动数发息，不满五十，为俗医针砭，又其明证也。

第八节　举按推寻

滑伯仁《诊家枢要》：持脉之要有三，曰举、曰按、曰寻。轻手循之曰举，重手取之曰按，不轻不重，委曲求之曰寻。初持脉轻手候之，脉见于皮肤之间者，阳也腑也，亦心肺之应也；重手得之，脉附于肉下者，阴也脏也，亦肝肾之应也；不轻不重，中而取之，其脉应于血肉之间者，阴阳相适，中和之应，脾胃之候也。若浮中沉之不见，则委曲而求之，若隐若见，则阴阳伏匿之脉也，三部皆然。

【正义】举按推寻四字，自宋金元以来，言诊法者，相承以为审察脉理之惟一要诀，一似此四字之中，包含无限妙奥者。然质直言之，不过轻候曰举，以诊浮部；重候曰按，以诊沉部；而脉义之不易辨别者，则推寻其理而已，本亦无甚深意，乃或者又引《素问·脉要精微论》推而外之推而内之等语郑重言之，则有意过求其深，未免穿凿附会矣。滑伯仁此节所谓轻手候之，脉见于皮肤之间者，即浮部之脉轻取得之者是也。凡在表之证及皮肤之病，上部诸病皆主之；所谓重手得之，脉附于肉下者，即沉部之脉，重按得之者是也。凡在里之证及筋骨诸病、下部诸病皆主之；所谓不轻不重，中而取之，病应于血肉之间者，即中候之脉是也，凡中焦诸证及肌肉间病皆主之。五脏在内，谓当以重按诊之，可说也。而六腑则岂可以轻按取之，此古人之误会，不可不为正之。

陈修园《医学实在易》： 轻下手于皮肤之上，曰举，以诊心肺之气也；略重按于肌肉之间，曰按，以诊脾胃之气也；重手推于筋骨之下，曰寻，以诊肝肾之气也。

【正义】陈氏解按字及推寻二字，颇与伯仁之意不合，然谓略重曰按，以诊脾胃之气，义因可通。至谓推寻于筋骨之下，以诊肝肾之气，则殊觉太过。盖寻脉于筋骨之下，其脉已伏，岂肝肾之本色，不如滑氏立言之平允。此有意作新奇议论，而不自知其不可通者也。

第九节　审察尺肤

《素问·平人气象论》： 尺涩脉滑，谓之多汗；尺寒脉细，谓之后泄；脉尺粗常热者，谓之热中[1]。

【正义】此言诊脉之际，并宜审察其尺部之皮肤也。尺部肤涩，而其脉反滑，应主多汗，盖汗为阳盛，故脉必滑，然汗泄已多，则肌肉间之津液伤矣，故尺部之肌肤必糙而涩也。如尺部肤寒，而其脉又细，则中下之阳气必耗，故

---

〔1〕　中：原书刊作"之"，据其下正文释文改。

知其当为后泄。若脉既粗大，而尺肤又常热，则皆阳盛之征，故知其当为热中也。又汪石山谓既诊三部，而再探试其尺肤，可以得其身之冷暖、形之腴瘠、肤之疏密，则可知其浅深内外久近之病情。寿颐谓察脉所以审其内容之盛衰，望色所以视其外形之虚实，而肌理之疏密，热度之冷暖，医家有未便按视抚摩而得其详者，是以古人又立此审察尺肤一法，则于诊脉之际稍稍留意，即得其真，更不必别求考验之法，最为便捷。况此尺部一隅，本为十二经脉大会之部位，周身态度，无不流露于此间，故据此偏隅已可概见其周身之情状，尤为简捷而确实，不独表寒、表热之证，三指甫下，其象毕呈，而华色之晦明，肌肉之坚脆，腠理之疏密，津液之荣枯，无一不可与脉理病情互相参证，是又于望闻问切之外，附益一种诊法，尤其切近著明而浅显易见者。凡在学者，均宜究心，庶不负古人立言之意。

《素问·方盛衰论》：按脉动静，循尺滑涩。

【正义】此又《素问》诊察尺肤之明文，言既按其脉象之动静，而更循视其尺肤之滑涩也。虽今本《素问》此篇文义断续，几于不相联属，颇似残缺之余，错落庞杂，不甚可读。而此两句之义，因自明白晓畅。其所谓尺之滑涩者，必非以尺脉言，明眼者必当自不致误解。张隐庵注能知此意。而马元台竟谓按病人之脉动静滑涩云云，则大失古人立言之旨矣。

《脉经·四卷》：问曰：余欲毋视色持脉，独调其尺，以言其病，从外知内，为之奈何？对曰：审其尺之缓急小大滑涩，肉之坚脆，而病形变定矣。曰：调之如何？对曰：脉急者，尺之皮肤减而小；脉大者，尺之皮肤亦大；脉滑者，尺之皮肤亦滑；脉涩者，尺之皮肤亦涩；凡此六变，有微有甚，故善调尺者，不待于寸，善调脉者，不待于色，能参合行之，可为上工。尺肤滑以淖泽者，风也；尺内弱，解㑊，安卧脱肉者，寒热也；尺肤涩者，风痹也；尺肤粗如枯鱼之鳞者，水淡饮也；尺肤热甚，脉盛躁者，病温也；其脉盛而滑者，汗且出也；尺肤寒甚，脉小者，泄少气；尺肤炬然，先热后寒者，寒热也；尺肤先寒，久持之而热者，亦寒热也，尺炬然热，人迎大者，尝夺血；尺紧；人迎脉小甚，则少气。

【考异】此节之文，出于《甲乙经·四卷·病形脉诊论》。今本《灵枢·邪气脏腑病形篇》及《论疾诊尺篇》即本于《甲乙》者也。《脉经》此条，盖亦本于《甲乙》，而以今本《甲乙》、《灵枢》校之，文字又互有不同，多以《脉经》此节为长，故从《脉经》录入，而考订其异文如下：

"审其尺之缓急小大滑涩"，今本《灵枢·论疾诊尺篇》同，是也。《甲乙》及《灵枢·邪气脏腑病形篇》，"审其尺"作"调其脉"。寿颐按：此节专论尺肤，则作脉者必误。

"而病形变定矣"，《甲乙》无"变"字；《灵枢·邪气脏腑病形篇》作"病变定矣"；论疾诊尺篇作"病形定矣"，其义两通。今本《脉经》"形变"二字并存，几不成句。

寿颐按：此盖后人即以《灵枢》两篇之异文记之于旁，而传写者遂并入正文，乃不可解，当从《甲乙》删变字。

"脉小者尺之皮肤减而少"，今本《甲乙》、《灵枢》皆作"脉小者尺之皮肤亦减而少气"。

寿颐按：此彼衍一"气"字，只论皮肤，无所谓少气也。

"脉大者尺之皮肤亦大"，《甲乙经》同，今本《灵枢》则作"尺之皮肤亦贲而起"，按其文义，颇以《灵枢》为长。又此句之下，今本《甲乙经》衍"脉沉者尺之皮肤亦沉"九字，而《灵枢》无之，则今本《甲乙》之衍文，尚在宋金以后，盖脉有浮沉，而皮肤必不能以浮沉说也。

"凡此六变"，今本《甲乙》、《灵枢》俱作"凡此变者"，而《脉经》独异其文。

寿颐按：此当是叔和所改，但据此"六变"一句，益可知今本《甲乙》脉沉一句之误衍，盖上文审其尺之缓急小大滑涩，固只此六者，则今本《甲乙》添出脉沉一句，必不可通。

"可为上工之下"，《甲乙》、《灵枢》更有中工下工云云，本是泛辞，《脉经》

节之是也。

"尺内弱"，今本《甲乙经》、《灵枢》皆作"尺肉弱者"。

寿颐按：尺肤而弱，诚不可解，然《甲乙经》、《灵枢》作"尺肉"，仍不可解，此"尺内弱者解㑊，安卧脱肉者寒热也"二句，义俱难通，恐传写有误，是当厥疑，不可强解。

"安卧脱肉者寒热也"下，今本《灵枢》衍"尺肤滑而泽脂者风也"九字，此盖传写者因上文"尺肤滑以淖泽者风也"一句而误复于后耳，《甲乙》亦不复此句，可与《脉经》互证，则今本《灵枢》讹矣。

"水淡饮也"，今本《甲乙》、《灵枢》皆作"水泆饮也"。

寿颐按：淡饮，即今之所谓痰饮，以病者有水及淡饮，积而不化，则饮食之精，不生津液，所以尺肤枯槁如枯鱼之鳞，而浅者读之，不知淡即痰之古字，遂妄改为泆，而不知反不可通矣。

"其脉盛而滑者，汗且出也"，《甲乙经》同，惟《灵枢》则作"病且出也"，义不可通，明是讹字，而近人之论温病，每喜附会于伏气一层，见《灵枢》有"病且出"三字，遂据此以为古人温病由内达外之确证，一似未见《脉经》、《甲乙》尝有此汗且出一句者，抑何简陋至于此极！或亦明知之而故作不知，藉以自欺欺人，寿颐窃谓其终是掩耳盗铃伎俩（《千金翼方》引此句亦作"汗且出"）。

尺肤烜然，尺烜然热，二"烜"字，今本《甲乙》、《灵枢》皆作"炬"，盖亦传写之误。烜字虽不见于《说文》，然《易》曰：日以烜之，其出处因甚古也。

"尝夺血"，今本《甲乙》、《灵枢》皆作"当夺血"，其义两通。

"尺紧人迎脉小甚"，今本《甲乙》、《灵枢》皆作"尺坚大脉小甚"，误。盖尺肤而可谓之坚大，其义已不可通，况此句与上句人仰大者相为对待，尤可证《甲乙》、《灵枢》作"大"之讹。

【正义】此又古人详论审察尺肤之要诀也。脉急肤急，言其肤之坚实而紧密；脉缓肤缓，言其肤之宽懈而纵弛。丁氏《难经注》谓急者经络满实，缓者肌肉消是也。脉小者气血必衰，宜其肤之减而少；脉大者形气必旺，宜其肤之大而胖。脉滑属有余，其肤未有不滑润者；脉涩属不足，其肤安有不枯涩者。此六者是泛而言之，固不必专主何等病状。而尺肤滑以淖泽者以下，则专以主病言矣。风为阳邪，尚是有余之候，故尺肤亦滑而淖泽。《说文》："淖，泥也"。《左·成十六年传》[1] 有"淖于前"。《汉书·韦元成传》："天雨淖。"《管子·内业》："淖乎如在于海。"注：润也。《广雅·释诂一》："淖，湿也。"若风邪而痹其络脉，则气血不能流通，而尺肤亦涩矣。尺肤热盛而脉复盛躁，则其人之发热恶热可知，谓非温病而何？若脉盛而复滑利流动，则阳邪有泄化之机，故知其且将汗出而解。尺肤寒而脉小，则主虚寒为病，故曰泄而少气，二者皆虚寒也。此句正与上句尺肤热甚对待成文。惟寒热两句，其义不甚轩爽，姑付阙疑。若尺热而人迎脉大，病属气火之有余，脱血宜也。尺紧而人迎脉小，病在正气之不定[2]，故曰少气。此节所言，虽某证当主某病，亦不可拘泥太甚，死于句下。然以大旨观之，义固了然，非无征也。

《甲乙·四卷·病形脉诊篇》：色脉与尺之皮肤相应，如桴鼓影响之相应，不得相失也，此亦本末根叶之出候也，故根死则叶枯矣。

【备考】《灵枢·邪气脏腑病形篇》本此而有小异。

《甲乙·五卷》：持其尺，察其肉之坚脆大小滑涩，寒热燥湿。

【备考】《灵枢·邪客》本此。"热"作"温"。

第十节　七　　诊

《素问·三部九候》：何以知病之所在？曰：察九候，独小者病，独大者

病，独疾者病，独迟者病，独热者病，独寒者病，独陷下者病。形肉已脱，九候虽调犹死。七诊虽见，九候皆从者不死。若有七诊之病，其脉候亦败者，死矣。

【正义】此《素问》之所谓七诊，盖言脉象之偏而不合常法者，故为病脉。张石顽谓独大独小独疾独迟者，诸部皆然，非一部两部独见之病脉。独热者，尺肤烜然热；独寒者，尺肤寒冷；独陷下者，诸部皆陷伏不应也。盖真脏脉见，悉为死脉；七诊脉见，犹为病脉。其所重全在胃气，胃主肌肉，故言形肉已脱，九候虽调犹死。七诊虽见，九候皆从者不死，以胃为脏腑根本也。郭元峰《脉如》亦谓若以一部之独大独小者为病，则设以寸关尺三部，有二部皆受热邪，脉皆洪盛。独有一部得其中和，较之二部独小，而徒知以小配大，不为清二部之热，反温此一部之寒，得无贻抱薪救火之害。寿颐谓合此二说参之，其理甚长，则经文"独"字，洵不可谓为一部之独异也。

寿颐又按：七诊之说，昔人又有以浮中沉及上下左右七字为解者，然于古无征，且上下左右四者未免牵合杂凑，不如宗《素问》此条"七诊"二字，较为有据。

第十一节　诸家诊法大要

滑伯仁《诊家枢要》：凡脉之来，必不单至，必曰浮而弦，浮而数，沉而紧，沉而细之类，形状不一，将何以别之？然，提纲之要，不外浮沉迟数滑涩六脉而已。浮沉者，轻手重手得之也；迟数者，以己之呼吸而定之也；滑涩者，则察夫往来之形也。浮为阳，以轻手而得之，则芤洪散大长濡弦，皆轻按得之之类也。沉为阴，以重手而得之，则伏石短细牢实，皆重按得之之类也。迟者一息三至，而缓微弱，皆迟之类也。数者一息六至，而疾促，皆数之类也。或曰：滑类乎数，涩类乎迟，然脉象虽类似，而其理不同也。迟数，以呼吸察其至数之徐疾；滑涩，以往来察其形势之利钝也。数为热，迟为寒，滑为血多气少，涩为气多血少。此六者之脉，足以统夫表里阴阳，寒热虚实，风寒燥湿，脏腑血气也。浮为阳，为表，于病为风，为虚。沉为阴，为里，于病为湿，为实。迟为在脏，于病为寒，为冷。数为在腑，于病为热，为燥。滑为血有余，涩为气独滞也。人之病情，大要不外乎此，能于是六脉之中以求之，则疾病之在人者，莫能逃焉。

【正义】脉状之有定名，而为医学中习用者，共二十八种，使初学入手之始基，必种种以辨之，字字而泥之，则亦猝难融会。甚且疑非疑是，势必眩于目而盲于心，是不可不挈领提纲，以清眉目，庶乎约而不漏，简而能赅，示人以简捷易守之楷模，方能登高自卑，行远自迩，渐以迎机启牗，触类旁通。尝考古来撮举诸脉之纲要者，厥有数家，虽各有所见，旨趣未必尽同，而大旨皆约略相近，爰为汇集一编，以备参考。在初学之时，固必以是为入手之始基，然学成致用，神而明之，亦终莫能外是也。

滑氏以浮沉迟数滑涩为诸脉之纲，最易辨别，惟其所分隶于六类之中者，尚有可议之处。如洪也大也，长也弦也，皆以形为义，不能概谓其必浮。即短也细也弱也，也不能概谓其必沉。而微弱皆言其无力，又岂必皆迟乎？又《内经》明谓脉滑为血少气多，脉涩为血多气少，而滑氏之说，则本之《千金方》，正与《内经》相反。盖经意谓气盛而流动疾驰，则脉滑；血壅而循环迟钝，则脉涩，于理尚合。若《千金方》之与伯仁，反以滑为气少，涩为气多，颇难索解。且本节又有涩为气独滞之句，正与上文涩为气多，自相矛盾。要之滑为气道流通，涩为血液枯耗，则无可疑者。且滑脉既能爽利往来，经言血少，已是可疑，而涩脉则断不滂沛有力，乃谓气多，其胡可信，此则两家之说，皆不可通，皆不可泥。总之气为血帅，血随气行，脉滑必气血皆多，脉涩必气血皆少，此理之常，无可疑者。而古人必以一少一多，互为比较，都是一偏之见，无惑乎各持一说，而至于绝端相反也。迟之主脏，数之主腑，亦是误会，岂可为训。凡百学问，欲穷其理皆须自具灼见，勘透渊微，方能独有权衡，不受他人蒙蔽。若徒钻索于故纸堆中，掇拾唾余，作婴儿之人云亦云，咿哑学语，则终有面墙而立，一步不可行之日矣。

又：察脉须识“表里虚实”四字。表者，阳也，外也，凡六淫之邪，袭于经络之间，而未入胃腑及脏者，皆属于表；里者，阴也，内也，凡七情之气，郁于胸腹之中，不能疏泄，及饮食五味之伤，留于肠胃，不能消化者，皆属于里；虚者，元气之伤，精神耗散，气血亏损也；实者，邪气之实亦由正气不充，而外邪乃得乘之，非元气自实也。故正虚则补之，邪实则泻之。经所谓邪气盛则实，精气夺则虚，此大法也。

【音注】“夺”即今脱失之“脱”字，说已见前。

戴同父《脉诀刊误》：分、合、偶、比、类五法：

分：有以脉之形为分者，谓脉各有形状，当先明辨而了然不疑。大小浮沉滑涩，可以指别，迥然各异，辨之于毫厘之间，使其形不相混，如举有按无为浮，按有举无为沉之类是也。又有以脉之证为分者，谓脉之一字独见为证，如寸浮中风头痛之类，不类他脉，则独为一证，今《脉诀歌》中，列于各脉之后者是也。或独见于一部，或通见于三部，或两手俱见一脉者皆是。又有一脉独见，而为证亦不一，如浮为风，又为虚，又为气，其所主之证，亦各不同，此又一脉中之见证当分者也。

合：有合众脉之形为一脉者，谓似沉似伏，实大弦长之合为牢脉，极软浮细之合为濡脉之类。

寿颐按：濡脉之濡，即古耎字之变体，宋本《素问》作“耎”，而后人之书多作“濡”，是其明证。戴氏谓极软浮细合为濡脉，是不知软与濡之为一字也，若然则软脉濡脉，又当分为二种矣，然古今之论脉象者，尚多合而为一，则以此二脉之形象，万不能区而别之，分其界限耳。惟竟无一人明言其即为一字者，盖耎转为輭，俗体又变为软，而从耎之字，汉人作隶，往往与从需之字，混合无别，因而又误作濡。其实濡脉之濡，与濡滞濡湿之濡，各为一字，两不相涉，此其辗转变迁，在小学中，已多曲折，不易知其原委，宜乎宋元以下，不复识其即为一字之递变矣。

有合众脉之形为一证者，如浮缓为不仁，浮滑为痰饮，浮洪大而长，为风眩颠疾之类。有二脉合者，有三四脉合者，大抵独见一脉之证甚鲜，参合众脉之证甚多。

偶：脉合阴阳，必有偶对。《经》曰：善为脉者，必以比类奇恒从容知之。

浮沉者，脉之升降也，浮升在上，沉降在下，为诸脉之定体，为阴阳之定位，为表里之定象。浮者法天，轻清者必上腾；沉者法地，重浊者必下著。浮为风为虚，性轻而高骞也；沉为中坚为内实，质重而不移也。

迟数者，脉之疾徐也，脉以一息四五至为平，减一即迟，增一即数。《难经》曰：迟则为寒，数则为热。《中藏经》曰：数在上阳中之阳，在下阴中之阳；迟在上阳中之阴，在下阴中之阴；数在中则中热；迟在中则中寒。此亦阴阳之大别也。

虚实者，脉之刚柔也，浮中沉皆有力，为实；皆无力，或迟大而软，按之豁然空，为虚；虚实之应，皆以有余不足占之。《经》曰：其气来实强，为太过，病在外；气来虚微，为不及，病在中。

长短者，脉之赢缩也，脉赢过于本位曰长，脉缩不及本位曰短。长有见于尺寸，有通见于三部；短只见于尺寸。《经》曰：长则气治，短则气病。又曰：人长脉长，人短脉短，则因人体而别矣。

滑涩者，脉之通滞也，流利无碍曰滑，蹇滞不爽曰涩。《经》曰：滑者阴气有余，涩者阳气有余。《难经》三阴三阳，滑涩对举，固偶言之也。

寿颐按：阴气以血言之，盖谓血之多故脉滑；阳气有余盖谓气有余，而血不足故脉涩。《千金方》直曰：滑者多血少气，涩者多气少血，要之涩属少血，至理不易，若谓气多，则何至涩滞不灵。且以滑为少气，亦殊不然，其气果不足以运行，则脉道又安能流动不滞，况脉之滑者，不必尽见其大，谓为多血，亦岂允协。而涩脉总是不足，乃谓阳气有余，尤其费解，毋宁以滑脉为气血之流利，涩脉为气血之两衰，庶几较为切实。必以气血多少，两两相比，皆是穿凿附会，窒碍而两不可通耳。

洪微者，脉之盛衰也，血热而盛，气随以溢，满指洪大，冲涌有余，所谓来盛者也；气虚而寒，血随之涩，应指微弱，委靡无神，所谓来不盛也。

紧缓者，脉之急慢也，寒为阴凝，其性收束，故脉形拘急；风为阳和，其性宽舒，故脉形驰[1]缓，所以风伤卫者脉浮缓，寒伤营者脉浮紧也。

寿颐按：紧脉之紧，《素问》亦谓之坚，《伤寒论》中诸"紧"字，《千金翼》多作"坚"，是紧之与坚，古本即是一字，说者谓隋文帝名坚，避隋讳者，因改为紧，凡今本作紧者，皆仍隋本之旧，而《千金》成于唐初，则不避隋讳，所以仍用坚字，其说确有可信。然则紧脉以指下坚凝而言，缓脉以指下懈怠而言，戴同父以之相偶，极其确切，其以急慢二字作解者，明谓一则拘急，而一则宽弛，非以至数之迟速论也。叔和编《伤寒论·辨脉法》，于紧脉形象，添出"转索无常"四字，终是形容太过。

动伏者，脉之出处也，出见于外，故厥厥动摇，处藏于内，故蛰伏不露，亦一阴一阳之分驰也。

寿颐按：伏为深藏，其义尚确，而以动脉为出见，殊是不妥，凡浮弦滑数洪大等脉，何一非脉之出见于外者，愚谓动之与伏，本非对偶之象，戴氏此条，未免蛇足。

促结者，因歇止以别阴阳也，仲景谓数中一止，阳盛则促；缓中一止，阴盛则结；皆有时一止，而尚非一定之歇止，故非必死之脉。代则死矣，故促结可为偶而代则无对。

寿颐按：《素问》中未言歇止之脉，《宣明五气篇》有"脾脉代"；《平人气象论》有"但代无胃曰死"之句，虽有代脉之名，然非后人所谓歇止之代脉，说已见前。至《甲乙经》而始有四十动一代，三十动一代之说，《难经·十一难》因之，此代脉为歇止有常之确证。又《难经·十八难》：结者，脉来去时

---

[1] 驰：当改为弛，下文径改，不再加注。

一止无常数，名曰结也。则结脉为歇止无常之确证，若促脉则《素问》有之，殊无歇止之义，即《甲乙》、《难经》，亦无此歇止之促脉，所以仲景《伤寒论》明言脉按之来缓，而时至复来者名曰结，脉来动而中止，不能自还，因而复动，名曰代，其意亦以有定之止为代，无定之止为结，两相比附。又谓伤寒脉结代心动悸者，炙甘草汤主之。以结代对举，而不及促，则仲景意中，不以促为歇止之脉，又是一证，故本论中言促脉者凡四见，皆与歇止之义不甚相近。惟王叔和所编《伤寒论》之辨脉法，乃曰脉来缓时一止复来者，名曰结；脉来数时一止复来者，名曰促；脉阳盛则促，阴盛则结云云，始以促脉结脉，分为数中一止，缓中一止，两两对举，而《脉经》承之，然证明《素问》、《甲乙》、《难经》，皆不符合。后人因见《辨脉篇》中有此说，误认是仲景手笔，遂谓仲景《脉经》二说既同，因而相沿成习，凡言脉歇止者，大半宗之，其实此是叔和一家之言，未可遽为定论。在乾隆时日本人丹波廉夫撰《脉学辑要》，辨之颇详，引证颇确（详见第三卷促脉条）。戴氏此条，以促结为偶，亦本于叔和，而乃曰仲景谓数中一止，阳盛则促；缓中一止，阴盛则结，则亦以叔和所编之《伤寒论·辨脉法》，误认作仲景语矣。岂知以仲景《伤寒论》言之，惟有结脉代脉，曾以歇止之有定无定，两相对偶，而促之与结，各具条理，不可为偶乎。此则即以仲景正叔和，而叔和之说不足征，固已彰明皎著矣。

此外之脉，不可以偶言者，不敢凿也。《三因方》悉以各种之脉尽为之偶，如弦弱芤微濡革散代之类，则非一阴一阳矣，因而知脉象之不可悉称为偶也，必一阴一阳乃可谓之偶耳。

周澄之曰：惟其不可尽偶，故益以比类二法。

比：比者，因其形之相似而拟议之也。先比其类而合之，所以著其疑也；次比其类而晰之，所以决其疑也。《内经》曰：脾脉虚浮似肺，肾脉小浮似脾，肝脉急沉似肾，此三者之相似也。然于相似之中，而晰其似是实非，则亦于比类中得之。《难经》所谓心肺俱浮，肾肝俱沉，何以别之？则浮大而散者，心也；浮短而涩者，肺也；沉而牢者，肝也；按之软，举之来疾者，肾也，凡此皆于比类之中。析之之法，今立比字为纲，使从容比例，先明于未诊之前，免得致疑于持脉之际。《脉经》曰：浮与芤相类，一曰与洪相类，弦与紧相类，滑与数，沉与伏，微与涩，软与弱，缓与迟，革与实，皆相类。《千金》[1]云：牢与实相类，今更详之。洪、散俱大也，而散则无力。濡弱同软细也，有浮沉之异；微、细俱小也，而微为无力。芤类浮也，而按之则边有中无。濡类芤也，而按之如无。沉伏牢，同在下也。按之有余曰沉，按之实大长弦曰牢，按之不见，脉行筋下曰伏。弦与细，同为直长之形，同以收敛为义，而亦有大小之别，弦则如弦之直，细则如线之细。迟、缓同慢也，有三至四至之分。洪、实同有力而大也，洪则沉浮之间有异，实则浮沉皆有力也。他如濡弱与迟，如芤与虚，如微细濡弱涩等，已辨见于各条之下。

类：《易》曰：方以类聚。又曰：本乎天者亲上，本乎地者亲下，则各从其类。蔡西山之言曰：凡平脉不大不小，不长不短，不浮不沉，不滑不涩，应手中和，意思欣欣，难以名状者，为胃气。其太过为大为长，为实为坚，为弦为浮，为滑为洪，为急为促，皆阳之类也；其不及为细为短，为虚为软，为沉为结，为涩为微，皆阴之类也。若阳搏阴为弦，阴搏阳为紧，阴阳相搏为动，寒虚相搏为革，阴阳分离为散，阴阳不续为代，又以阴阳之相杂相离自为一类者矣。

【正义】分、合、偶、比、类五法，原出戴氏《脉诀刊误》，精当处诚是不少，但偶沿古书之误，未能厘正者，亦颇有之，且时有晦涩费解语句，未为尽善。光绪中，皖南建德周学海澄之《脉义简摩》，尝为删润录入，兹参用周本，而间亦以拙见所及，稍为点窜，欲其一望易知，便于初学而已，所以字句间不与原本符合者不少，附识涯略，以昭核实。

汪石山《脉诀刊误·附录》：脉象虽多，而浮沉迟数四者可以统之，但识四者，而其余可以类推。《难经·六难》专言浮沉，《九难》专言迟数，即此旨

---

[1]《千金》：指《千金要方》，下同。

也。如以浮为纲，则有力为洪为长为革，无力为芤为虚，为微为软为散，皆其目也，皆浮脉之所统也。以沉为纲，则有力为弦为实为牢，无力为短为细为弱，沉极为伏，皆其目也，皆沉脉之所统也。以迟为纲，则有力为缓为结，无力为涩为代，皆条目之统于迟脉者也。以数为纲，则有力为滑为动为紧，无力为促，皆条目之统于数脉者也。

【正义】汪石山以浮沉迟数为纲，可以举其大，而不能括其全，虽大旨亦无甚谬戾，然长不能统于浮；弦与短细，不能统于沉；缓之与结，涩之与代，不系乎有力无力；且代脉万不能统之于迟；动脉紧脉，又何能统之于数，皆其立言之不可无议者。盖所举之脉，凡得二十七种，而仅以四者括之，终嫌简略，欲求熨贴而无语病，尚可得乎！

卢子由辨脉部位至数形体浮沉往来十法：辨脉之法；不外乎以部位至数形体浮沉往来十则为纲。部位以度长短，至数以纪疾徐，形体以别大小，浮沉以定内外，往来以验滑涩，而阴阳虚实，俱在其中矣。盖脉象之浮大滑数长者，阳也；沉小涩迟短者，阴也。而临诊之际，则一阳一阴，独见之脉少，而诸阳诸阴，互见之脉多，必条条而辨之，恐茫然奠测其端倪，故必以十者为之纲，而脉状多端，皆可各以类从，而条分之为目矣。如以形体之大者为纲，则曰洪、曰散、曰横、曰弦、曰革，皆大中之目也；以形体之小者为纲，则曰弱、曰瘦、曰细、曰微，曰萦萦如蛛丝，皆小中之目也。以至数之数者为纲，则曰急曰疾，曰击曰搏，曰躁曰喘，曰动曰促，曰奔越无伦，皆数中之目也；以至数之迟者为纲，则曰缓曰脱，曰少气，曰不前，曰止曰歇，曰停曰代，曰结，曰如泻漆之绝，皆迟中之目也。以往来之滑者为纲，则曰利曰营，曰啄曰翕，曰章，曰连珠，曰替替然，皆滑中之目也。以往来之涩者为纲，则曰紧曰滞，曰行迟，曰不应指，曰参伍不调，曰往来难且散，曰如雨沾沙，曰如轻刀刮竹，皆涩中之目也。以部位之长者为纲，则曰慄曰高，曰涌，曰端直，曰条达，曰上鱼，曰溢，皆长中之目也。以部位之短者为纲，则曰抑曰卑曰退，曰不及指，曰入尺，曰覆，皆短中之目也。以举之浮者为纲，则曰盛曰毛，曰泛曰芤，曰如循榆荚，曰肉上行，曰时一浮，曰如水漂木，曰瞥瞥如羹上肥，皆浮中之目也。以按之沉者为纲，则曰潜曰坚，曰伏曰匿，曰过曰减曰按，曰独沉，曰时一沉，曰如棉裹砂，曰如石投水，皆沉中之目也。凡此种种，可以单见，可以并见，亦可相兼而来，亦可错综而至，苟能明此大纲，则其细目，亦无不隐约于指端矣。

【正义】卢氏此条，不仅为二十四脉二十八脉区分条目，并将《内》、《难》、仲景诸书，所言之形形色色，胪举于十大纲之中，虽未必一一确当，而大旨亦罗罗清疏，自足为学者辨析门径之一助。但所谓迟数滑涩，在大纲可分，而在细目，则颇难分别熨贴，盖数之与滑，迟之与涩，本相近似，则其彼此界限之不甚清楚，亦势之必不能免者；又散之与微，皆以势言，不得径谓其一大一小；横言其气之强，弦言其体之劲，均不能必其为大；击搏言其有力，不必皆数；脱言其无根，不必果迟；紧言其坚，岂得为涩；不应指，言其细少无神，又岂必涩；高章与涌盛，言其气势之旺，岂可类之于滑长及浮；卑退不及指，言其气势之衰，岂得武断为短；坚也如棉裹砂也，皆言其中之实，又岂必果沉，此皆似是实非，不可不辨。又若停字，仲景本作停匀，代字古今皆为歇止，而皆误与迟为类，慄则本与卑字并称，而反与长为类，营则本以营守为义，而强与滑为类，《难经》之入尺为覆，明是尺部之垂长，乃反与短为类，则又误会之最大而显然者，更不可以不正也。

洄溪《脉学》： 经曰：调其脉之缓急小大滑涩，而病变定矣。盖谓此六者，足以定诸脉之纲领也。《经》又有小大滑涩浮沉六者之说，《难经》则曰浮沉长短滑涩，仲景则以浮沉迟数滑涩六者为提纲，此诸说者，词虽微异，义实相通。愚谓诸象之定名虽多，不出表里寒热虚实六者之辨。如浮为在表，则散大而芤可类也；沉为在里，则细小而伏可类也；迟者为寒，则滞缓结涩之属可类也；数则为热，则洪滑疾促之属可类也；虚者为不足，则短软微弱之属可类也；实者为有余，则紧弦动革之属可类也，此其大要，人所易知。然即此六者之中，复有悬绝之处，则或不能猝辨，似是实非，其误非浅。如浮为表矣，而凡阴虚者，脉必浮而无力，因真阴衰于下，而孤阳浮于上，是浮不可概言表也，而可升散乎？沉为里矣，而凡表邪乍感之甚者，阴寒束于皮毛，阳气不能发达，则脉必先沉紧，是沉不可以概言里，而可攻下乎？迟为寒矣，而温病初退，余热未清，其脉多迟而滑，是迟不可以概言寒，而可温补脾肾乎？数为热矣，而虚劳之候，阴阳俱伤，气血耗散者，脉必急数，愈数则愈虚，愈虚亦愈数，是数不可以概言热，而可寒凉直折乎？微细类乎虚，而痛极壅闭者，脉多伏匿，是伏不可以概言虚，而可峻补乎？洪弦类实矣，而真阴失守者，必关格非常，是弦不可概言实，而可克伐乎？乃知诊法于纲领之中，又别有扼要之处，设不以四诊相参，而孟浪从事，未有不杀人于反掌之间者矣。

【正义】《洄溪脉学》出于坊肆，多袭石顽《三昧》旧文，必非徐老手笔。此节以浮沉迟数虚实六者为纲，而即以其余之二十二种，分系于六纲之中，简而能赅，颇得要领，却非通人不办，且又以浮沉迟数虚实六脉之貌似神非者，一一勘透其病情源委，尤其言明且清，精凿确当，启迪后人智慧，真是不浅，笔锋爽利，辞旨轩豁，允推此道之老斲轮手，然细绎之，则源出于景岳，特稍为申言之耳，郭窃向注，终是坊贾伪托，灵胎傲骨，决[1]不为此。惟脉大者不必浮，细小之脉不必沉，不无语病。

周澄之《脉义》：《灵枢·邪气脏腑病形篇》以缓急大小滑涩为提纲，而以微甚纬之，实开千古诊脉之奥。后世有仅以浮沉迟数分纲者，终嫌漏而不备。余拟合此二者之十字为一，而仍以微甚为纬，则但于十字之中，错综离合，而于二十八脉之形状了然矣。然此特详析[2]其形状，而犹不足以尽脉理之玄妙。滑伯仁所谓必须识得上下去来止[3]至六字，则脉理之妙蕴也。辨脉之理，先讲位、数、形、势四字，则于百脉无所不赅，即无二十八脉之名，亦无不可。位者，浮沉长短也；数者，迟数也；形者，虚实滑涩也；势者，即滑氏所谓上

---

〔1〕决：原书作"洪"，显系刻误，据文义改。
〔2〕析：原书作"折"，据文义改。
〔3〕止：原书作"只"，据文义改。

下去来止至也。以此位、数、形、势四者为经，更纬之以微、甚、兼、独四字，则百病之寒热虚实，全从此八字中，分合贯串，而无能遁形矣。指到脉上，即默识其孰沉孰浮，在寸在尺；继调其息，即辨别其或速或迟；继察其体，即了然于虚实长短滑涩，审此三者，而指下已有定象，乃复就此定象之中，再审其微耶甚耶，独见一脉耶，兼见何脉耶，更细玩其上下起伏之盛衰，动止之躁静，而真象无不显然矣，而尤必细察来去之势为最要，此阴阳嘘噏之机也。

【正义】位数之数，如字读，即《内经》数其至也之数。以位、数、形、势四字，定脉之体，更纬之以微、甚、兼、独四字，尽脉之用，确已动静不居，周流六虚，合迹象神化，而尽融会贯通之妙矣。但所谓势者，已有微妙难言之蕴，所谓可以意会，而不可以语言形容者。伯仁氏上下去来至止六字，仍欲以迹象求之，犹嫌呆相，而澄之偏教人细察来去之势，道则高矣，美矣，其如学者之不能几及何。

又：脉之行也，以息往采，其动者气也，其脉道则血之质也，气主煦之，血主濡之，二者固不能相离，惟气为无形，血为有形，气本动而血本静，然脉之流动，则血中有气，而无形者形矣，且静者之形，亦因动而见矣。惟其本体，则气必动而始见，血必有形可稽。故候气分之病，察其脉动之势；候血分之病，察其脉动之形，且血病必累及于气，故候形者不可不兼审其势。气病必久而累血，则察势者初不必遽泥其形。气虚血实，脉势虽弱；而按之必有形；气盛血衰，脉形虽空，而其来必有势。凡血气盛衰，其分量各有轻重，苟以形势微甚辨之，可以按之即见，故气之升降不利，无论脉形虚实大小，其动也，必疏密不匀，强弱无定，或寸弱于尺，或尺弱于寸，或应指少力，或中道而还。若血之衰弱不足，无论脉来迟数浮沉，其应指必绵软不坚，或豁然虚大，中空无物。又如凝痰瘀血，则脉虽濡散，而按之必有劲线一痕，挺然不出，或有如珠粒，重按不散。且血盛者，脉形必厚；血虚者，脉形必薄，牢实与芤革可推也。气盛者来势必盛，气衰者来势必衰，软弱与洪滑可例也。气周于外，血贯于中，故气寒而血为所束，脉即细紧，血虚而气无所归，脉即微散也。又气郁之脉，与血结不同；血虚之脉，与气弱不类，则可以分而见。血热亦见气旺之脉，气寒则见血滞之脉，又可以互相为征。若病在气分，虽曰未尝不累血分，究竟与血分之病不同，如气热者血亦热，脉即为之奔逸，然清理气分，而血即平；若热果在血，则肿腐矣，但清其气无益也。气寒者血亦寒，脉必为之凝涩，然温通其气，而血即利；若寒果在血，则顽块矣，但温其气无功也。譬如物近火炉，非不传热，究与入火之焚如者不同，物近水滨，非不浸润，究与入水之淹没者有间，此则察脉者于气血两途，辨之可无审乎？

周澄之《诊家直诀》：脉有四科，前条所谓位、数、形、势是矣[1]。位者，浮沉尺寸也；数者，迟数促结也；形者，长短广狭，厚薄粗细刚柔，犹算学家之有线面体也；势者，敛舒伸缩，进退起伏之有盛衰也。势因形而显，敛舒成形于广狭，伸缩成形于长短，进退成形于先后，起伏成形于高下。而盛衰则贯于其中，以为之纲者也。至于指法，则见于经义者，曰举，曰按，曰寻，曰推，曰上下，曰初持，曰久按，曰单持，曰总按。举按以诊高深也，上下以诊长短也，寻推以诊广狭厚薄，舒敛伸缩，进退起伏也，初持久按，以诊迟数止代也，单按总按，以诊去来断续也。

又：浮沉，以诊气之升降也。阳不能降，则脉见于浮；阴不能升，则脉见于沉。

迟数，以诊气之静躁也。迟，有因寒，有因虚，有因郁；数[2]，有因热，有因燥。

强弱，以诊势之盛衰也。应指有力为强，应指无力为弱，前人每以脉体之软硬，与脉势之盛衰相混。又《内经》凡言脉之大小，多以动势之盛衰为义。

刚柔，以诊形之软硬也。脉之柔软，有因血虚，有因湿热；脉之刚硬，有因血实，有因风寒，此即《内经》之所谓缓急也。

滑涩，以诊形之枯润也。血有余则脉滑，气不足则脉涩。然血由气而行，

---

〔1〕 矣：原书作"已"，据文义改。

〔2〕 数：原书作"躁"，据文义改。

故滑涩亦可以征气之盛衰。

断续，以诊气血之通塞盛衰也。有脉体之断续，长短是也；有脉动之断续，促结涩代是也。此则专以动之断续言之。应指有力有神，属于通塞；应指无力无神，关于盛衰；亦有无力而有神者，气血衰少而兼有窒滞也。来去停匀，五十动不一代，谓之续；参伍不调，有来有去谓之断。其败也，鱼翔虾游，屋漏雀啄，谓之绝。塞者，血塞而气亦滞；衰者，气衰而血亦亏；败者，乃气血之两败也。

长短，以诊气之舒郁也。气舒则虽弱而亦长，气郁则虽强而亦短。又凡风寒外束，气行不利，则脉来弦紧而长；痰饮中结，气行不利，则脉来厥厥如豆而短，则长短皆有因于气郁者矣。经谓长则气治，短则气病，亦言其大概而已。

高深，以诊气之嘘噏也。此指来去之远近言之，所谓息之深深，达之亹亹者，气之操纵也。浮沉是阴阳嘘吸之已然，高深是阴阳嘘噏之将然，一言气之所在，一言气之所至。

厚薄，以诊血之盈亏也。以形体言，非浮沉之谓也。有浮而厚者，亦有沉而薄者。浮中沉三候有神，按之不馁谓之厚；若仅见于一候，而按之豁然，即脉之薄者矣。

宽窄，以诊气血之寒热虚实也；气热则血液滂沛，气寒则血络敛束；血实者气必充，血虚者气必怯。

敛散，以诊气之寒热也。以两旁之边际言，非宽窄之谓也。宽窄指脉体之大小，敛散指脉边之清浊。故气寒而血有余，脉道虽大，而亦指下清楚；气热则血不足，脉道虽窄，而亦畔岸模糊，亦非刚柔之谓也。刚柔，指脉体之软硬；敛散，指脉边之紧松。故血虚气寒，则脉虽软而边亦紧；血实气热，则脉虽硬，而边亦松。盖脉中有脊，而两边浑浑不清也。

粗细，以诊气血之寒热盈虚也。宽厚相搏谓之粗，窄薄相合谓之细。

【正义】周氏论脉，每喜高谈玄妙，脱尽前人辨别形状之旧说，而悉以气势神化为主，以审气血之盈虚消长。识见固属高超，论理亦最精细，不可不谓是脉学中之上乘禅，但凌空着想，终是列子御风，飘飘乎太虚，未易脚踏实地，欲其切合病情，断难句句熨贴。盖神游于寥廓[1]之外，譬如神龙探首云中，虽有时一麟一爪，似有迹象可寻，究之变幻离奇，可望而不可即，殊非与人共喻之道，所著《脉学四种》，凡十有四卷，非不斐然巨帙，然时有过求其深，反致辞不达意，令人无从索解者，则蹑空而行，本不能切近著明，所谓道则高无美矣，宜若登天，而不可几及者也。寿颐谓脉法中之二十八字，已有猝难融会之处，乃更为之增益许多名词，岂不目眩神迷，无从学步。而本节之高深厚薄宽窄敛散等条，以远近深浅边脊立说，其理极精，其心极细，然极难证验于迹象之间，是谓言之匪艰，行之维艰，何能为中人以下指示说法，但不可谓其必无是理，姑存之为好学深思者，示以艰深之一境。若谓句句切实，字字金针，则难言之矣。且于浮沉之外，添出高深二字，终属玄之又玄，太嫌索隐；至宽窄二者，虽确有此种脉象，然质直言之，究与大小二者，何所轩轾；若敛散二字，无非视气血之盛衰为转移，气充血充，脉象必敛，气耗血耗，脉形乃散，而周氏偏以气之寒热为言，就敛字一边收束之义着想，谓为属寒，犹觉近是。然试就散字一边思之，究竟属热与否，亦当恍然，是盖一时兴之所至，纵笔直书，而不暇于实际上细心体验之过耳。

第十二节　脉之禀赋不同

《难经·九难》：男子尺脉恒弱，女子尺脉恒强盛。

【正义】男尺恒弱，女尺恒盛之说，自《难经》创之，而后之论脉者，无不采此一说。为之解者，则曰男子属阳，所以尺脉宜弱，女子属阴，所以尺脉

---

[1]　寥廓：原书刊作"寥廓"。

恒盛，以理言之，似乎未可厚非，其实则尺主下焦，于位属阴，下焦肝肾，宜藏而不宜露，如果尺盛于寸，即为龙相不潜，阴火沸腾之候，岂得曰此因女子应有之脉？即以临诊时经历言之，平时无病之脉，男尺因无有不小者，即女尺又何独不然。盖以下元藏真之部，而应之于手太阴经，相去既远，势不能盛，亦因其所，且女子赋禀柔顺，退藏于密，又安有尺脉独盛之理？此是古人逞其一时之理想，而未尝求之于实在者，直是门外人侈腾口说，全未有诊察功夫之所为，是乃子书创作新奇之恒例，非可与语脉理之渊微者矣。

《脉经》：左大顺男，右大顺女。

【正义】此又古人理想之一蔽也。须知无病之脉，以左右六部，平和齐等为则，岂有左右偏大之事，果其有偏，则病为之，非平脉矣。

《脉经》：凡诊脉，当视其人大小长短及性气缓急。脉之迟速大小长短，皆如其人形性者，则吉；反之者，则为逆也。脉三部大都欲等，如小人妇人，脉小软；小儿四五岁，脉呼吸八至，细数者吉。

【正义】此言常人之脉，各随其体质性情而有异，相得者吉，相反者凶，最是体会入微之论。然则察脉之时，因不可即以指下之或大或小，或急或迟，而遽武断其当得何病矣。此医者之于病者，所以利于相知有素，而素昧平生之人，更宜慎重求之，不可拘泥一端，忽略从事者也。

小儿之脉，较成年为急，大约四五岁时，以呼吸六至为准，自《脉经》言八至，而《千金》以后各家多承之，亦与事实不符。近陈修园《医学实在易》，改为六至是也。但二三岁时，则吾人一呼一吸之间，确有八至。

《脉经》此节，亦谓小人妇人脉小软，正以小儿血气未充，妇女禀性柔和脉必无刚劲粗大之理。然则十九难之所谓女尺恒盛，及后人女脉右大于左之说，尤可知其必无是事矣。

《千金方》：凡人禀形气，有中适，有躁静，各各不同，气脉流动，亦各随其性情。

《千金翼》：人大而脉细，人小而脉大，人乐而脉实，人苦而脉虚，性急而脉缓，性缓而脉躁，人壮而脉细，人羸而脉大，此皆为逆，逆则难治。反此为顺，顺则易治。凡妇人脉常欲软弱于丈夫，小儿四五岁者，脉自驶疾，呼吸八至也。

【正义】人之处境安乐者，性旷神怡，故脉宜流利而不宜坚实；人之处境困苦者，情志郁结，故脉宜结实而不宜浮虚。此亦体贴人情，确有至理。至谓妇人脉常欲软弱于丈夫，是为阴道静顺，宛宛柔和之至德，更可知《难经》女尺恒盛之非矣。

《伤寒论·平脉法》：师曰：脉肥人责浮，瘦人责沉。肥人当沉，今反浮，瘦人当浮，今反沉，故责之。

【正义】肥人肌肉丰厚，故脉藏于里，其曰沉者，非真沉也；瘦人肌肉癯瘠，故脉显于表，其曰浮者，非真浮也。如肥人而浮，瘦人而沉，则反常矣。《千金翼》亦言肥人脉沉，瘦人脉浮，可知古人本无异议，独坊间伪本之李士材《医宗必读》则反是，当是误记此二语而曲为之说，必不可训，详见下文本条。

《中藏经》：脉者，气血之先也。气血盛则脉盛；气血衰则脉衰；气血热则脉数；气血寒则脉迟；气血微则脉弱；气血平则脉缓（滑氏《枢要》[1]改作"脉治"）。

又：长人脉长，短人脉短，性急则脉急，性缓则脉缓。反此者逆，顺此者从也。

【考证】此条滑伯仁《诊家枢要》亦载之。考《中藏经》一书，虽非汉魏真本，然《郑氏通志》、《陈氏书录解题》皆有之，则出于南宋以前。滑氏《枢要》之文，即以《中藏经》为蓝本也。

伪李士材《医宗必读》：逐脉审察者，一定之矩也；随机变通者，圆机之士也。肥盛之人，气居于表，六脉常带浮洪；瘦小之人，气敛于中，六脉常带

_____

〔1〕《枢要》：指《诊家枢要》，元代医家滑伯仁著，下同。

沉数；性急之人，五至方为平脉；性缓之人，四至便作热医；身长之人，下指宜疏；身短之人，下指宜密；北方之人，每见实强；南方之人，恒多软弱；少壮之脉多大，老人之脉多虚；酒后之脉必数，饭饱之脉多洪，远行之脉必疾，饥馁之脉必空，室女尼姑多濡弱，小儿之脉恒七至。《经》曰：形气相得者生，三五不调者病。可不察乎？

《洄溪脉学》：士材之说是矣，而更有说焉。肥盛之人，虽曰气居于表，浮洪其常，然肌肉过于坚厚，其势必不能直达于皮肤之上，必重按乃见，若以轻手取之，则模糊细小，必不能测其本然之脉象；瘦小之人，虽曰气敛于中，沉数其常，然肌肉本是浅薄，其势必流露于肌肤之表，必浮取而已得；性急者脉数其常，适当从容无事，亦必舒而徐；性缓者脉迟其常，偶值倥偬冗忙，亦必急而疾；北人脉强者其常，然累世膏粱，体质柔脆，未尝无柔弱之形；南人脉弱者其常，然先天禀厚，或习苦耐劳，亦必有坚强之象；少壮脉强者其常，而禀赋不充者，亦必虚弱；老弱脉虚者其常，然克享期颐之人〔1〕，亦必沉实；师尼寡妇多郁，脉来涩滞者其常，然苟境遇优游，襟怀恬淡，脉来亦必冲和；婴儿体质纯阳，脉来急数者其常，然或骨小肉脆，禀赋虚寒，脉来亦必迟缓。以此类推，则一人有一人之形气，而形气又必随时随地而迁移，必能见机识窍，敏捷聪明，方能神而明之，有以洞彻此言外之妙也。

【正义】伪李之论，已是洞达权变，妙合机宜，示人以泛应曲当之模范。然自《洄溪脉学》引而申之，各就反面，更详一义，而后知伪李所说，尚是一定不移之矩矱，非能活泼泼地，无往不宜也，则伪李仅如大匠之诲〔2〕人以规矩，而洄溪更是能与人巧之手段，其心灵笔妙，尤为高出一筹。要知此等活法，本不能恃言语形容，胪举而陈之纸上，其所能言者，亦只其大略而已，化而裁之，神而明之，是在于善学者。

———————————

〔1〕 期颐之人：百岁之人。"期"者，百年为人生年数之极，"颐"者，起居生活待人养护。

〔2〕 诲：原书作"海"。

寿颐按：肥人责浮，瘦人责沉，仲景、《千金》，皆无异说，盖肥人丰肥，脉隐于内，故以浮为反常；瘦人癯瘠，脉露于外，故以沉为反常，此事理之极浅而易见者，必不能别创一说，矜奇眩异。乃伪李偏谓肥人气居于表，瘦人气敛于中，殊不知何所见而云然。且体腴者气多弱，岂独不能浮，亦必不能洪；又肥人多湿，脉常软弱，若瘦人则肌肉甚薄，试问脉将沉于何处？又瘦人多火，更不能沉者，伪书此论，大是骇人。不可不辨。《洄溪脉学》从而和之，亦必非灵胎本色。又室女尼姑，亦何故而脉多软弱，则虽起作者于九原，亦必无以自解，此皆理之大不可信者。唯谓师尼寡居多郁，脉之涩滞其常，则确论耳。

石顽《三昧》：临病察脉，全在治法推求，富贵之脉，与贫贱者迥异。贵显之脉，常清虚流利；富厚之脉，常和滑有神；贱者之脉，常浊壅多滞；贫者之脉，常寒涩少神，加以劳动之后，则粗硬倍常矣。至若尝富贵而后贫贱者，则营卫枯槁，血气不调，脉不能流利和滑，而久按索然矣。

何西池《医碥》：浮沉有得之禀赋者，趾高气扬者脉多浮，镇静沉潜者脉多沉。又肥人脉沉，瘦人脉浮也。有变于时令者，春夏气升则脉浮，秋冬气降则脉沉也。有因病而致者，病在上在表，则脉浮，在下在里，则脉沉也。推之迟数滑涩，大小长短，虚实紧缓，莫不皆然。性急躁者脉多数，性宽缓者脉多迟，此得之禀赋也。晴燠〔1〕则脉躁，阴寒则脉静，此变于时令也。至于应病，亦如是矣。富贵则脉流畅，贫贱则脉涩滞，此禀赋也。肝脉属春，则微滑；肺脉属秋，则微涩，此时令也。至于应病，则主乎血气之通塞也。筋现者脉长，筋隐者脉短，此禀赋也。春长秋短，此时令也。长则气治，短则气病，此病变也。六阴六阳，大小得之禀赋也。时当生长，则脉大，时当收敛，则脉小，此时令也；邪有余则脉大，正不足则脉小，此应病也。虚实亦有得于生成者，肉理坚实者脉多实，肌肉宽弛者脉多虚，此禀赋也。春夏发泄，虽大而有虚象；

---

〔1〕 燠：音 yù（预），温暖。

秋冬收敛，虽小而有实形，此时令也。若因病而异，则大而实，小而虚者可验正邪之主病，大而虚，小而实者，可验阴阳之偏枯。至于紧缓得禀赋者，皮肤绷急者脉多紧，宽纵者脉多缓也。变于时令者，天寒气凝，则筋脉收引，天气暴暖，则筋脉纵驰也。因病而见者，或外感风寒，或内伤生冷。寒胜，故收引而紧急有力，或热或温，筋脉纵驰，则软弱无力矣。

王汉皋《医存》：素未识面，猝为诊病，脉证相合，而药不应，甚者又增剧焉。以其平日之脉，本不与他人同等，偶然按脉，据脉证用药，而不知其脉象之不可据也。如肥人六阴，当其无病，脉俱不见，若何部脉见，即为何经有病，若六脉皆见细数，即为热甚之证，医者不知其本是六阴，必致误治，彼乌知其无病之时，常常无脉，则今之六脉细数，已足当他人之洪数也。

【正义】周澄之《脉义》谓禀赋之脉，虽各不同，至有病时，则异于常人者，不过浮沉大小耳。至于迟数虚实，不能有异也。何也？其所感之邪气，固同也。颐谓平日之脉，既异寻常，则有病之脉，迟数虚实，亦不可以常法论。譬如平日六阴，则迟且不见，虚且不见，及至病作，而得虚小之迟脉，岂非比之常人，已足当实大之洪数，而犹曰诊得虚小迟脉，非其病邪之胜，可乎？然则凡遇此等病家，只可论证治病，断不能再合脉象，反多窒碍。盖其脉本不可凭，不如以证为凭，犹为可据，况更有舌苔气色，可以参考，亦不患其竟无门径可寻也。颐在沪曾治一张氏媪，年逾周甲，体质甚健，左右六部，全无一丝脉象，据云自幼如此，凡遇小有不适，即招颐诊，前后六七年，未尝诊得偶有迟细之脉，皆据其所患之证，为之调治，亦无不效。此六阴脉之尤甚者，可知世间奇恒之脉，固自有之，但不可多遇耳。

董西园《医级》[1]：瘦者肌肉薄，其脉轻手可得，应如浮状；肥者肉丰，其脉重按乃见，当如沉类，反者必病。浮大动数滑，阳也，人无疾病，六部见此，谓之六阳脉，非病脉也，其人禀气必厚，多阳少阴，病则多火；沉弱涩弦

---

〔1〕 董西园《医级》：清代医家董西园，字魏如，撰《医级》，一名《医级宝鉴》，刊于1777年。

微，阴也，人无所苦，六部皆然，谓之六阴脉，其人禀气清平，多阴少阳，病则多寒。但六阴六阳之脉不多见，偏见而不全者多有之。

【正义】六阳六阴，六部皆然，其人禀赋之偏也。若曰偏见于一部或数部而不全，则非平和无病之脉所宜有。董氏此说，殊未可信。

又：老者气血已衰，脉宜衰弱，过旺则病。若脉盛而不躁，健饭如常，此禀之厚，寿之征也。若强而躁疾，则为孤阳矣。少壮者，脉宜充实，弱则多病，谓其气血日盈之年，而得此不足故也。若脉体小而和缓，三部相等，此性之静，养之定也。惟细而劲急者，则为不吉。故执脉审证者，一成之矩也，随人变通者，圆机之义也。肥盛之人，气盛于外，而肌肉丰厚，其脉多洪而沉；瘦小之人，气敛于中，肌肉浅薄，其脉多数而浮。酒后之脉必数，食后之脉常洪，远行者之脉必疾，久饥之脉必空，孩提襁褓，脉数为常也。

【正义】肥人肉厚，脉沉宜也。但其气不必皆旺，必谓多洪，不确。唯骨干坚壮者，脉乃大而实。气盛于外，气敛于中两句大有语病，此伪李《医宗必读》之谬说，不可为训。

叶文龄《医学统旨》[1]：《脉经》云：性急人脉躁，性缓人脉静。脉乃气血之运，而行于呼吸者也。血禀偏胜，必多缓，阴之静也；气禀偏胜，必多急，阳之躁也。只可论人之气血，孰为不足，不可以性情而分躁静。

【正义】此以气血之偏盛，论脉之躁静，而驳古人性急性缓之说，其说理似较有征，彼但以情性言者，颇觉凿空而不切实。然颐谓人之情性有静躁之殊，实即随其人之气血偏胜而来，则其说正可两通，亦何必偏执一见。

---

〔1〕 叶文龄《医学统旨》：明代医家叶文龄，字德征，辑有《医学统旨》八卷，书成于1534年。该书卷一讲述脉之部位、定息、平脉、持脉、脉体、相类脉、兼见脉、怪脉及妇儿脉。

第十三节　脉有真假

《素问·至真要大论》：脉从而病反者，其诊何如？曰：脉至而从，按之不鼓，诸阳皆然。曰：诸阴之反，其脉何如？曰：脉至而从，按之鼓甚而盛也。

【正义】此《经》言脉之真假也。脉从者，谓脉已与证相从也。盖以阳证而得阳脉，则脉证既已相符，其为阳邪，可无疑义。然试为重按其脉，则浮候涌盛，而沉候不能鼓指有力，是浮候之阳脉为假象，而不鼓者，乃真象也，是即非真阳之证矣。又如阴证而得阴脉，其脉证亦已相从，然重按其脉，而浮候[1]细软，沉候鼓指盛大，则浮候之阴脉为假象，而鼓甚者，乃真象也，是又非真阴寒之证矣。于此可见脉之假者，必在浮候，若重按沉部，则其真必见；假于外者，必不能假于中，此察脉者所以必须注意于重按而至不可忽也。

《素问·调经论》：其脉盛大以涩，故中寒。

【正义】此《经》言假脉之一端也。脉来盛大，应主阳热有余之证，然形虽盛大，而其势则涩滞不前，是盛大非其真象，而涩滞为中寒之明证矣。

张景岳《脉神》章：据脉法所言，凡浮为在表，沉为在里，数为多热，迟为多寒，弦强为实，微细为虚，是固然矣。然疑似中尤有真辨，此其关系非小，不可不察也。如浮虽属表，而凡阴虚少血，中气亏损者，必浮而无力，是浮不可以概言表；沉虽属里，而凡表邪初感之深者，寒束皮毛，脉不能达，亦必沉紧，是沉不可以概言里；数为热，而真热者未必数，凡虚损之证，阴阳俱困，气血张皇，虚其者数必甚，是数不可以概言热；迟虽为寒，凡伤寒初退，余热未清，脉多迟滑，是迟不可以概言寒；弦强类实，而真阴胃气大亏，及阴阳关格等证，脉必豁大而弦健，是强不可以概言实；微细类虚，而凡痛极气

---

〔1〕　候：原书刊作"按"，据文义改。

闭，营卫壅滞不通者，脉必伏匿，是伏不可以概言虚。由此推之，则不止是也。凡诸脉中皆有疑似，皆有真辨，诊能及此，其必得鸢鱼之学者乎，不易言也。

又曰：治病之法，有当舍证从脉者，有当舍脉从证者，何也？盖证有真假，凡见脉证有不相合者，则必有一真一假，隐乎其中矣。故有以阳证见阴脉者，有以阴证见阳脉者，有以虚证见实脉者，有以实证见虚脉者，此阴彼阳，此虚彼实，将何从乎，病而遇此，最难下手，最易差错。不有真见，必致杀人。矧[1]今人只知见在，不识隐微。凡遇证之实而脉之虚者，必直攻其证，而忘其脉之真虚也；或遇脉之弦大而证之虚者，亦必直攻其脉，而忘其证之无实也。此其故，正以似虚似实，疑本难明，当舍当从，孰知其要，医有迷途，莫此为甚，余尝熟察之矣。大都证实脉虚者，必其证为假实也；脉实证虚者，必其脉为假实也，何以见之？如外虽烦热，而脉见微弱者必火虚也；腹虽胀满而脉见微弱者，必胃虚也。虚火虚胀，其堪攻乎？此宜从脉之虚，不从证之实也。其有本无烦热，而脉见洪数者，非火邪也；本无胀滞，而脉见弦强者，非内实也。无热与胀，其堪泻乎？此宜从证之虚，不从脉之实也。凡此之类，但言假实，不言假虚，果何意也？盖实有假实，虚无假虚。假实者，病多变幻，此其所以有假也；假虚者亏损既露，所以无假也。大凡脉证不合者，中必有奸，必先察其虚以求根本，庶乎无误，此诚不易之要法也。

又曰：真实假虚之候，非曰必无，如寒邪内伤，或食停气滞，而心腹急痛，以致脉道沉伏，或促或结一证，此以邪闭经络而然，脉虽若虚，而必有痛胀等证可据者，是诚假虚之脉，本非虚也。又四肢厥逆，或恶风怯寒，而脉见滑数一证，此由热极生寒，外虽若虚，而内有烦热便结等证可据者，此诚假虚之病，本非虚也。大抵假虚之证，只此二条，若有是实脉，而无是实证，即假实脉也；有是实证，而无是实脉，即假实证也。知假知真，即知所从舍矣。

---

〔1〕 矧：音 chéng（沉），况且。

又曰：又有从脉从证之法，乃以病有轻重为言也。如病本轻浅，别无危候者，因见在以治其标，自无不可，此从证也。若病关脏气，稍见疑难，则必须详辨虚实，凭脉下药，方为切当。所以轻者从证，十惟一二；重者从脉，十常八九，此脉之关系非浅也。虽曰脉有真假，而实由人见之不真耳。脉亦何从假哉！

【正义】景岳夙以温补为主，故立论偏重于假实二字，然外感内伤各证，有实无虚者，亦甚多，是当随症细辨，未可执一虚字以概其余也。

郭元峰《脉如》：医不明脉理，固无以治病，而不明真假疑似之脉，亦不能审脉之真，其何以能别病情之虚实吉凶。东垣言脉，已谓大实有羸状，至虚有盛候，此处一差，死生反掌。治医之难，此其一也。

第十四节　脉有变迁

《素问·八正神明论》：天温日明，则人血淖液，而卫气浮，血易泻，气易行；天寒日阴，则人血凝泣，而卫气沉。月始生，则血气始精，卫气始行；月郭满，则血气实，肌肉坚；月郭空，则肌肉减，经络虚，卫气去，形独居，是以因天时而调血气也。是以天寒无刺，天温无疑，月生无泻，月满无补，月郭空无治，是谓得时而调之。

【音注】凝泣读为凝涩。泣之为涩，似以音近通假。唯周秦两汉诸书，通假最多，而以泣为涩，未有此例，独《素问》则不只一见。《六节脏象论》凝于脉者为泣，《调经论》寒则泣不能流，及《八正神明》此节，泣字皆当读为涩滞不利之涩，毫无可疑，似乎别开通假之一例。寿颐窃疑此即涩字断烂残缺之文。盖涩字汉隶亦书作澁（见《石门颂》），若涩字模糊残缺，则传抄者，遂书写泣，是亦帝虎鲁鱼之恒例矣。

无刺无写无补无治，四无字皆读为毋，禁止之也。天温无疑一句，殊不可解，此盖有讹，当从阙疑。（写今字作"泻"）

【正义】此《经》言血液之流利凝涩，恒随天气之寒温为转移，而肌肉血气，且随月轮为消长也。虽人之体质，虚实寒热，万有不齐，断不必拘泥二气五行，以相束缚。然人之有生，本与天地之气化，相为鼓荡，则月魄盈虚，而气血与为消长，亦理之所必然，而血液之周流，更不能不随气候之温凉而递嬗矣。《素问》此节，本是专论血气，初不为脉象而设，要之气血既有变迁，则脉象应指，亦必随之。《经》所谓四时六气，各有当旺之脉，本即此理，而于暴暖暴寒之时，尤必识得此旨，匆以今昨之不同，而误认作病情之陡变也。

寿颐按：月廓有时而盈虚，凡病人之脉，似不随月轮而与为变动，此非脉形之不依月魄为盈虚也。盖月之晦朔，其来以渐，不比暴热骤寒之变于俄顷，而脉象纵有变迁，亦必无猝然盛衰之态。而病情之消长，则多有视月影为推移者。常见虚损之候，必加重于晦朔，而较轻于中旬。又凡轻浅之病，至上旬而多自愈，若至月生而病加，月满而不减，月虚而益甚者，类多不起。盖二气流行，人自应之，因事理之大有可信者。此非痴人说梦，迷信阴阳者，所可同日而语也。

《素问·经脉别论》：人之居处动静勇怯，脉亦为之变乎？曰：凡人之惊恐恚劳动静，皆为变也。是以夜行，喘出于肾，淫气病肺；有所堕恐，喘出于肝，淫气害脾；有所惊恐，喘出于肺，淫气伤心；度水跌仆，喘出于肾与骨。当是之时，勇者气行则已，怯者则著而为病也。故曰诊病之道，观人勇怯骨肉皮肤，能知其情，以为诊法也。故饮食饱甚，汗出于胃；惊而夺精，汗出于心；持重远行，汗出于肾；疾走恐惧，汗出于肝；摇体劳苦，汗出于脾。故春秋冬夏，四时阴阳，生病起于过用，此为常也。（夺即后世脱失之"脱"字）

【正义】此言人有劳动，而脉必为之变也。虽只言喘与汗，而不及脉，然脉象之必有变动可知。喘之于汗，出于脏腑，盖震动其脏腑之气，因而为喘为汗，非必汗之自脏腑溢出也。病皆起于过用一语，道破百病之隐，善养生者，起居有常，不妄有劳，意在斯乎。

《景岳·脉神》：脉有常变，如其素大素小，素阴素阳，此则禀赋得之于先天，自成其一局者，常也。若病变之脉，有倏缓倏疾，乍进乍退者，此其病气之骤至，脉随病气而变化也。凡诊脉者，必先识平脉，而后可以察病脉。亦必先识其人之常脉，而后可以察其人之变脉。于常脉之中，可识其人之器局寿夭；于变脉之中，可识其人之疾病凶吉。此诊家之大要也。

王汉皋《医存》：有是病必有是脉，言病证之常也。乃有昨日脉浮，今日脉沉，上午脉缓，下午脉数，早则脉细，晚则脉洪，或小病而见危脉，或大病而见平脉，或本无病，而今脉竟大异于昔脉，变态不常，颇难尽述，然既有变态，必有变故，惟在用心推究其源流，详询其事实，而核对前后所得之脉证，则其变化之由来，及新近之病证，皆可晓然。苟不详辨其源委，而但据一时之脉证，鲜不误矣。

又：气血之行，等于天度，数为实热，迟为虚寒，病固然也。若饮食之五味五臭，伤于偏嗜，则脏腑阴阳之气，为其所扰，而脉度流行，亦为之变。故多食甘香，则扰脾胃之土气；多食膻酸，则扰肝胆之木气；多食焦苦，则扰心小肠之火气；多食咸腐，则扰肾膀胱之水气；多食辛辣，则扰肺大肠之金气。味入脏腑，其气薰溢，脉道流行，必失常度，皆饮食不节之咎也。然此特一时之震动，非病脉本色，比其过时，则不复然矣。若诊者适逢其时，不知其故，认为病象，其误不小。

沈朗仲《病机汇编》[1]：久病调理之后，六脉俱和，偶尔一日诊得或数或细，或虚或弱，或变动异常，当询问起居之故，或因于劳力恼怒，或因于久坐失眠，或因风寒新感，各随其所感而治之。

【正义】病后元虚，虽已调治得宜，渐就康复，但正气未充，阴阳二气俱弱，全赖病人自知保摄。若偶然举动不慎，变幻最多，而房室饮食酒肉，尤足为患，正不仅沈氏所举三端。有诸内必形诸外，脉象未有不陡变者，医者非细

---

[1] 沈朗仲《病机汇编》：清代医家沈廷颉，字朗仲，撰有《病机汇论》十八卷，刊于1708年。原本将书刻为"病机汇编"，今保留原貌，未做改动。

问而得其情，何所措乎。

董西园曰：脉因动静而变，此其常也，故安卧远行，脉形必异，无足怪者。若其顷刻之动静，不必远行劳力，即转身起坐，或行动数步，其脉必变数疾，安坐片时，随即平静，甚至一言一笑，无不变更，此则非五尸〔1〕祟气之相干，即真元内脱之明证。惟其真气无主，脏气不治，而后经脉之气，失其根本，无所依倚，而一动一静，瞬息变迁也。

【正义】此言脉象之最善变者，则因于真元欲脱，大气无主，所以小小举动，脉象已为改变，此乃无根之脉证，已属不可救药。若根蒂未漓者，亦必无是候也。至谓五尸祟气相干，则立说似有未妥。盖阴阳二气，本属对峙，神鬼一说，原不可谓为必无，然果其有之，亦此疆彼界，杳不相接，鬼之与人不能交际，亦犹人之不能与鬼接谈也，则病自病耳，何至竟有鬼祟之能为人害。而古今医书，非独有尸疰祟祸之病，且以忽大忽小，乍数乍疏之脉，定为祟脉，久已悬之国门，谁敢以为不是，要之亦是真元脱离，中无所主，以致脉形倏忽，竟无一定真象，是固必死之候，不能挽回元气于无何有之乡者。而前贤知此种脉象之必不可救，然不能推究其所以然之故，无以名之，遂恍兮惚兮，以毫无证据之鬼祟为名，继而互相传述，一若圣经贤传之久经定论者，斯亦吾国医界中一则无稽之谈也，敢以质之明眼通人，其以鄙言为然耶否耶。

周澄之曰：脉之忽变，若因于元气之存亡，则形神亦必与之俱变。亦有中气虚乏之人，一遇小有劳逸，及饥饱寒暖，脉形亦即变动，然不过脉象之迟数强弱有异，而其精神气色，举动作为，因亦无以异也。

陆定圃《冷庐医话》：鬼祟之脉，忽大忽小，忽数忽迟，虫病之脉，乍大乍小，盖皆无一定之形也。至若气郁痰壅之症，每因脉道不利，迟数不调，最宜审察，虚人之脉，亦有至数不齐者。汪石山医案，一人患泄精，脉或浮濡而驶，或沉弱而缓，汪曰：脉之不常，虚之故也，用人参为君，加至五钱而病愈。

---

〔1〕 五尸：即蜚尸、遁尸、寒尸、丧尸、尸疰。

【正义】虫病忽动忽静，当其动也，其脉乃大而数，及其安静则脉亦静，然见症必与虚症不同。

周澄之《脉义》：有是病即有是脉，脉在已病之后而见也。亦有病证未形，血气先动，则脉在病先，诊脉而可以预知将来必患某[1]病，此则亦以已往之脉证，互相参合，而据理以定之也。然犹一脉主一病，病虽未形，而脉象已定，故可据脉以决病之将至。更有脉象未定，诊得今日之脉，而可以预决其明日之必变何脉，因而今日亦可预决明日之必变何证。此中机括，虽曰渊微，然其理有可得而言者。如今日脉沉，而来势盛，去势衰，可知其脉之将由沉而出于浮矣，浮者即其病机之外出也。如今日脉浮，而来势衰，去势盛，可知其脉之将由浮而入于沉矣，沉者即病机之内入也。如迟而有力，知将变数，数而少神，知将变迟。明乎此者，则脉之与病，有顺有逆，而可以预为防维，预知趋避矣。然仍不离乎阴阳五行升降生克之大旨。

又《诊家直诀》：虚损久病，脉象早晚不一，时数时迟，时大时小，甚至一起一坐，亦有改变，此由元气不能自主。易思兰曰：久病气虚，早晚脉同，虽危可疗。韩飞霞曰：重大之病，一日三脉，多变难治。《脉经》曰：左手寸口，乍大乍小，朝来浮大，暮夜沉伏，往来无常，榆叶枯落而死。慎柔曰：劳瘵脉，酉戌时洪盛，寅卯时细弱者，阳气虚陷也。忌用苦寒，当助其清阳，此皆虚劳鬼注之类。此外则更见有两种，一则妇人初孕，一二月内，脉来忽大忽小，忽如病危，忽如无病，其证亦时而逼急欲死，时而舒泰如常也；一则血虚内燥[2]之体，火灼于内，湿闭于外，阴阳升降，失其常度，腠理不司疏泄，心常懊憹，身常瘾疹，上下往来，游移无定，其脉或寸大尺小，或尺大寸小，或左右强弱，长短浮沉，逐日变易，连日诊之，无一定状。凡遇此脉，即宜细心审神察证，或是燥火内燔，或是尸气内伏。一当养阴宣阳，一当理气杀虫也。大抵脉象无定，在重病，为阴阳之气不相接续；在轻病，为血气之不和。

---

[1] 某：原书作"其"。

[2] 内燥：原作"燥内"，据后文正义释文改。

【正义】周氏所称二种忽大忽小之脉，在妊妇必其人阴血素弱，胎元初结，则气血归重于下元，而全体营卫之气，流行俱滞，故脉亦为之改常。此但当轻药调和，以复其流动之常度，则其脉即复，亦非重大病证。若其所谓血虚内燥一种，则所述见证，纯属湿气弥漫，壅于经络，塞于腠理，以致脉道运行，濡滞不振，抑扬往复，进退靡常之候，谓为挟热，尚多有之，谓为内燥，似非真理，是当宣泄肌表之湿邪，疏通脉络之隧道，则气血自调，脉形自正，亦是夏秋间湿温病中恒有之象，夫岂危殆之候？"血虚内燥"四字，实非此证应有之义，甚至谓其尸气内伏，则亦承董西园五尸祟气之误矣。要之习医谈医，侃侃然畅论病机医理可耳，乃不征于人而征于鬼，终是道高一丈，魔高十丈，不悟己之识力未到，不能勘透此中癥结，徒以杳渺无凭之事，欺人而借以掩己之陋，苟有明眼之人闻之，能不嗤之以鼻。

第十五节　诊脉宜久候

石顽《三昧》：客邪暴病，其脉必浮。若虚羸久病，当以沉分有根为本，如下指浮大，按久索然者，正气大虚之象，无问暴病久病，虽有灼热烦扰见证，皆正衰不能自主，虚阳发露于外也；下指柔软、久按搏指者，里病表和之象，非脏气受伤，必坚积内伏，不可以为脉沉而误作虚寒也；下指微弦、按久和缓者，久病向安之象，气血虽虚，而脏气未败也。然亦有证变多端，而脉渐小弱，指下微而和，似有可愈之机者，此元气与病气俱脱，反无病象可征，乃脉不应病之候，非小则病退可比。大率病者之脉，初下指虽见乏力，或弦细不和，按至十余至渐和者，必能收功；若下指似和，按久则微而涩，不能应指，或渐觉弦硬者，必难取效。设病虽缠绵，而饮食渐进，便溺自调，又为胃气渐复之兆，《经》曰：安谷者昌。浆粥入胃，则虚者活。此其候也。

周澄之《脉义》：又有按久而医者指力渐倦，或下指无神，或指端渐失其觉力，反以为其脉之应指无力者，凡遇此象，即须振作精神，鼓动兴会，以审度之，乃得真象。如真不若初诊之有神，即为阳衰气竭之候，尤须久候以参考之，恐是《伤寒论》所谓渐渐小，更来渐渐大之厥脉，则误下而阳邪将内陷，内不受邪而交争之象也。

第十六节　久病脉象

《素问·脉要精微论》：有故病，五脏发动，因伤脉色，各何以知其久暴至之病乎？曰：征其脉小，色不夺者，新病也；征其脉不夺，其色夺者，久病也；征其脉与五色俱夺者，久病也；征其脉与五色俱不夺者，新病也。（夺今字作"脱"）

《甲乙·四卷·经脉篇》：脉之浮沉，及人迎与气口气，大小齐等者，其病难已。

【备考】《灵枢·四十九·五色篇》及《七十四论疾诊尺篇》皆本此。

【正义】脉之浮沉，与人迎气口大小齐等，似是平和之象，而乃谓其病难已者，盖以久病言之，其人之气血脏腑，无一不病，故脉象反无偏盛偏衰之处，病非一端，难治可知。《脉经》亦言人病其寸口之脉，与人迎之脉，大小及浮沉等者，病难已，盖即本之于《甲乙》者也。

郭元峰《脉如》：《素问·平人气象》曰：脉小弱以涩，谓之久病，滑浮而疾，谓之新病。故凡暴病，脉洪浮数实者顺，久病脉微缓软弱者顺，反此为逆，久病忌数脉。外感之脉多有余，忌见阴脉；内伤之脉多不足，忌见阳脉。

【正义】久病不已气血皆伤，故经谓脉当小弱以涩。元峰谓暴病以脉之洪浮数实为顺，以其气体坚实也；久病以脉之微缓软弱为顺，以其气血亏也。若病久脉数，正以元气内虚使然。所谓脉数为虚，此与外感暴病发热之脉数，其理绝不相同，是以坚实弦数，恐为刚劲无胃之真脏脉，细数无神，又为真阴垂竭之败证矣。

周澄之《脉义》：慎柔和尚曰：凡久病人，脉大小洪细，浮沉弦滑，或寸浮尺沉，或寸沉尺浮，但有病脉，反属可治。如久病浮中沉俱和缓体倦者，必死。又谓久病脉反有神，法在不治，如残灯之焰，乍明即灭矣。按《慎柔五书》于虚劳脉证，言之最详，惟治法偏于温平补腻，而未明先后施治之次序，为可惜耳。又久病之脉，滑疾如电掣不直手，按之即空而无根，此元气将脱之兆也，新病见此，亦不可轻于用药，《中藏经》以滑为虚，即此意也。

【正义】 此所谓但有病脉，反属可治，和缓体倦，断其必死，即以无神无根故耳。唯慎柔竟用"和缓"二字，不无语病。盖必怠缓不前，毫无精彩，决非胃气平脉，欣欣向荣之意。质而言之，即是元气脱离，涣散不收之态，定为不治之候，此条可与《甲乙》大小齐等一节互参。

第十七节　老人脉象

《脉经》：老人脉微，阳羸阴强者生，脉焱[1]大加息者死。阴弱阳强，脉至而代，奇月而死。

【考证】 "加息"，《脉经》有校语云一作"如急"。寿颐按：以文义言之，当作"加急"。

【正义】 此言老人气血既衰，其脉微弱者，宜也。然必阳分弱而阴分较强，则真液未耗，根本犹荣，若反大且急，是为孤阳外浮，其中已竭，亦犹枯木自焚，顷刻烬矣。又谓阳强脉代，即是焱大加急之理。《千金翼方》亦言老人脉欲微，阳羸于阴者，平也。所以老人阴津，尤为可宝，而世偏有喜用温补一流，专以刚燥之剂，助此残灯之焰，岂杀之惟恐其不速耶？惟李士材尝谓老人

─────────────

〔1〕焱：音 biāo（标），同"飙"，迅速。

代脉不死，则又是一理，以其气血本是不充，则脉管中血液流行，必有怠缓不前之势，故脉搏容有偶歇者。寿颐虽未亲见此脉，但闻浦东[1]高桥镇某老翁，年逾七十，脉代已二年，偶以微感，为某庸医误表而亡，则是实事，已见拙编《医案平议·误表篇》。

李士材《诊家正眼》：老弱之人，脉宜缓弱，过旺者病也；少壮之人，脉宜充实，过弱者病也。然老人脉旺而不燥，此禀之厚，亦寿之征；若其躁疾，有表无里，则孤阳外脱，天年近矣。壮年脉细而和缓，三部同等，则禀之静，涵养深也；若细而劲直，前后不等，其何能久。

周澄之《脉义》：李氏所谓有表无里，是来盛去衰，阴不能吸也。尝屡诊期颐之脉，皆弦强滑实，而步履饮啖，犹胜常人，此其禀赋然也。若素小而忽大，以及弦长呆硬，或来盛去衰者凶。若中年夭折之脉，必应指无力无神，其萧瑟气象；已可于指下得之。寿颐按：周氏谓期颐之脉，弦长滑实，说得太嫌刚劲，此笔下之失检处。须知赋禀素厚，脉必凝固，此理之常，若谓弦强且实，岂非《脉经》之所谓阴弱阳强也耶？

王汉皋《医存》：呼吸速，则脉至多；呼吸缓，则脉至少。小儿气盛身短，络脉近，呼吸又速，故脉至常数；老耄元气已衰，而络脉之运行，又恒迟滞，故呼吸不匀，六脉多结。

凡人六旬以后，六脉弦实而不数，其人又素来勤俭能食，亦是平脉。偶感外邪，如法施治，勿疑其太盛也。

老人虚人，久病产后，最忌脉忽强盛，恐为汗出上脱。又忌便溏作泻，恐其下脱。又忌中宫嘈杂，中土欲败，而大气不司旋运也。

---

〔1〕 东：原书衍一"镇"字，径删之。

第十八节　问　　证

问证乃四诊中之最切实者，盖辨脉论证，仅据目前之现状耳，而病情之如何情形，如何转变，医非神仙，而谓吾悉于脉理中识之，宁独事之所必无，抑亦理之所不有。凡自谓能凭脉以辨证者，皆自欺欺人之尤耳。但问证之法，亦当审择其关系之处，叩其因果，自可举一反三，迎刃而解。若泛泛然毛举细故，反复重叠，且以令人生厌，而又无所折衷，则亦何贵有此牙牙学语为耶！景岳立有专条，至张心在[1]改订之有十问之目，既可以得其要略，而泛览前贤著述，时有东鳞西爪，堪为旁证之资者，爰采数则，以备临床准则。

《素问·三部九候论》：必审问其所始病，与今之所方病，而后各切循其脉，视其经络浮沉，以上下逆从循之。

【正义】此经言问证之一端也。始病者，受病之远因；方病者，今病之现状。盖当时之病势，或可据脉象以得之，而从前种种源由，渐渐变态，决不能据今日之脉证，而想像于万一，读经文著一"必"字，谆谆告诫，何道郑重，何以今之时流，偏谓吾精脉理，竟有不许病家自述证情者。岂今人学识，果能超轶远古耶？亦徒见其大言欺人耳。

《素问·徵四失论》：诊病不问其始，忧患饮食之失节，起居之过度，或伤于毒。不先言此，卒持寸口，何病能中？妄言作名，为粗所穷。

【正义】此言不问病因，而猝然持其寸口之脉，必无中病之理，充极其量，亦只能妄言其病名耳。古人明言不问之弊，必至于此，可谓透彻，奈何今颇有大名鼎鼎者，偏以不问为高，自矜名手，是真所谓古今人之不相及者矣。

汪石山：《脉经》云：浮为风，为虚，为呕，为胀满等类，所主不一，甚至

---

[1] 张心在：清代医家张节，字心在，号梦畹。著《张氏医参》（1909 年）七种，其中《持脉大法》本《素问》之脉法而加阐释。

有数十病。假使诊得浮脉，将断其为何病，苟不兼之以望闻症，而欲确知其何病，岂不戛戛乎难之？古人以切脉居望闻问之后，则是望闻问之间，已得其病情，不过再诊其脉，看病之应与不应。病与脉应，吉而易治，脉与病反，凶而难医，以证参病，其理如此，何尝以诊脉知病为贵哉！《脉经》一书，拳拳示人以诊法，而开卷即言观形察色，彼此参伍，以决死生，可见望闻问切四字，不可缺一。

李士材《诊家正眼》：古之神圣，以望闻问切四字，互相参考，审察病情。近世医者，既自谓长于诊脉，而病家亦欲试医，遂绝口不言，伸手就诊，而医者即强为揣摩，揣而偶合，则信为神手；揣而不合，则嗤为无能，此经所谓妄言作名，为粗所穷者，如是而望其拯危起殆，何异欲其入而闭之门耶？王海藏云：病人拱默，惟令切脉，试其知否，夫热则脉数，寒则脉迟，实则有力，虚则无力，可以脉知也。若得病之由，及所伤之物，岂能以脉知哉！故医者不可不问其由，病者不可不说其故。苏子瞻云：我有病状，必尽告医者，使其胸中晓然，然后诊脉，则疑似不能惑也，我求愈疾而已，岂以窘医为事哉！二公之言，可以发愚蒙之聋聩矣。

【正义】热者脉数，寒者脉迟，实者有力，虚者无力，言其常也。若言其变，则热深者厥亦深，脉不必数；寒甚者阳外格，脉不必迟；大实者脉道不利，不能有力；大虚者真脏脉见，且必搏指。即以迟数虚实四脉言之，极浅极显，极其易知，犹有如是之大相矛盾者，况无论何病，二十八种脉象，何时不可独见，何时不可兼见，而可曰切其脉，即知其病，岂非邪说淫辞，欺人伎俩。是以问症精明，虽是学识未到，亦有门径可寻，必不南辕北辙，问症模糊，纵然才智过人，不过师心自用，终是妄弄聪明。

又：凡诊病必先问得病之日，受病之因，及饮食胃气如何？大小便如何？曾服何药？日间如何？夜寐如何？胸膈有无胀闷？若问之不答，必耳聋，须询其左右，平素如何？如病久，或汗下过伤，亦皆致聋。心腹胀痛，须问新久。

钱彦朣《脉法须知》[1]：《问法要略》云：问得病何日？受病何从？饮食便利，情怀劳逸，今昔何如？曾服何药？日夜起居，寤寐何若？有无痰嗽呕噫胀闷，汗渴烦悸，头目耳鼻？口舌咽喉，有无变象？胸胁背脊腰腹，有无胀疼？寒热喜恶何如？所嗜何味何物？或纵酒，或长齐，或伤房室，或病泄滑。问妇女月水，有孕果动否？

【正义】钱氏此书，今尚未见，此见桐乡陆定圃进士《冷庐医话》中，陆称钱氏秀水居士，名经纶，居王江泾，康熙时人，著《脉法须知》三卷，咸丰中同里计二田上舍为锓板以行云云。今按此节，本于李氏《诊家正眼》，全文大略相同，惟增加妇女有孕果动否一句，且据医话原文亦殊未条达，兹为润色而录之。

陆定圃《冷庐医话》：寇宗奭云：凡看妇人病，入门先问经期。张子和云：凡看妇病，当先问娠。又云：凡治妇病，不可轻用破气行血之药，恐有娠在疑似间也。彭用光云：凡看产后病，须问恶露多少有无，此妇科要诀也。

【正义】妇人有病，必问经期，多少先后，是否愆期，色泽正否，或浅或紫黑，或如污水，有瘀块否，而虚实寒热，有身无身，可得大略。子和所言，正以自己生平，专尚攻破，不得不为此说，希冀末减罪孽。要知"不可轻用"四字，尚是模棱之见，有识者不如此也。产后恶露多少，亦不可遽以为虚实之辨，有恶露已多，而尚有瘀停者，亦有恶露不多，而无瘀不可误攻者，皆当于脉证辨之，但不可不问，以为参考之资耳。

又：《伤寒论》六经提纲，大半是凭乎问者。至如少阳病口苦咽干目眩，及小柴胡汤证，往来寒热，胸胁苦满，默默不欲饮食，心烦喜呕等证，则皆因问而知。此孙真人所以未诊先问也。

【正义】《伤寒论》为辨证最古之书，而所载见证，大半非问不知，断不是临时诊脉，即可以辨其源委者。然非陆氏说明，大率约略读过，彼此不悟，此

---

[1] 钱彦朣《脉法须知》：清代医家钱经纶，字彦朣。采集历代医籍中言脉者，撰成《脉法须知》三卷，刊于1855年。

读书之得间者也。推之一切医籍，辨别证情，亦何莫不然，于此知"问"之一字，真是最有关系。

张心在《十问歌》：一问寒热二问汗，三问头身四问便。五问饮食六问胸，七聋八渴俱当辨。九问旧病十问因，再观服药参机变。妇女尤必问经期，迟速闭崩皆可见。新产须知瘀有无，应攻应补随宜转。（寿颐按：第五一联，今所新改）

【正义】此诗见陈修园《医学实在易》。诗中各条所赅甚广，修园注语，犹嫌率略，今试衍之；寒热者，辨其病之属寒属热也，寒病热病各证，亦必问明而始可识，正不独畏寒发热，须辨明风寒暑湿，外感内伤也；有汗无汗，于外感可以识太阳阳明之分途，亦可辨感邪之深浅，于杂病可以卜阴阳之衰旺，津液之荣枯；头之痛否，眩否，身之痛否，重否，皆有外感，有内伤；二便之通塞多少，饮食之喜恶多少，皆与病机有密切之关系，而虚实寒热，即从此分；胸膈之支撑胀痛否泰，大有轻重之判，聋有邪实，有正虚，渴有喜饮，有不喜饮，种种变迁，殊难枚举；问旧病则知其从前之体质何如，问新因则知其近今之感触何在；再问前作所服何药，服药后之应验若何，此中玄机，皆吾参考必须之资料也；若妇女经期，产后瘀露，尤为不能不问之要务，苟不问明，无论何病，必不能用一方药，而俗医亦有漏而不问者，更为何怪；小儿各证，亦必细问，原与大人为病，同一原理，不必另立一条，而旧本止言天花麻疹，则当以见证论治，不待问而始知，故易之。

第十九节　望　色

望色固亦诊察之要务．然所谓五色者，不过隐隐然流露于肌肤之表，非如优伶演剧，粉墨登场，若者朱红，若者漆黑，显而可指，确而有凭，故所辨者，在乎神而不在乎形，苟非阅历功深经验有素，而泛泛然侈谈色相，鲜不穿凿附会，惟意所指，可决其所得者少，而所失者必多。《素问》所言五色，精义不少，皆以神言，不以形言，然有时未免拘牵比附，晦不可通。至《甲乙经·五色》一篇（《灵枢·五色篇》本此），亦有醇有疵，未可尽信。而《甲乙》之《阴阳二十五人》一篇（《灵》亦本此），则纯是架空，不可为训矣。《难经》、《脉经》、《千金》以降，间有精义，亦可以备参考，兹为之汇集一处，引而申之，以见古人辨色之大法。果能神而明之，会而通之，是即越人所谓饮上池之水，当亦可以洞垣一方矣。

《素问·阴阳应象大论》：善诊者，察色按脉，先别阴阳，审清浊而知部[1]分。

【正义】此经言察色按脉之大要也。阴阳以脉言，清浊以色言，然言之不详，无可参证。

《素问·移精变[2]气论》色脉者，上帝之所贵，先师之所传也，上古使僦贷季理色脉而通神明，合之金木水火土，四时八风六合，不离其常，变化相移，以观其妙，以知其要。欲知其要，则色脉是矣。色以应日，脉以应月，常求其要，则其要也。夫色之变化，以应四时之脉，此上帝之所贵，以合于神明也，所以远死而近生。

【正义】此经言色与脉之宜并重也。僦贷季，人名。详其文义，纯是泛辞，无甚精警，且字句间亦甚卑陋，此必非周秦以前文字，盖后人附会为之，姑录之以存涯略。"色以应日，脉以应月"两句，只是空话，殊不知其意之何指。王注谓占候之期准，而不能说明其理，亦是强作解事。张隐庵谓色为阳，脉为阴，日月者，天地阴阳之精，故以色应日，脉应月云云，又属穿凿附会。实则经文此段本无义理，所以不能为之作注，存而不论可也。

《**素问·五脏生成**[3]**篇**》：心之合脉也，其荣色也。

---

[1] 部：原书刊作"都"。
[2] 变：原书刊作"受"。
[3] 成：原书刊作"存"。

【正义】五色之见，虽各有主，然五色之所以现于外者，无非随血液之盛衰而相与推移，心则为发血回血之大机关，故脉为心之合，而色为心之荣。所谓荣者，即言其发荣于外也。下文有五脏所生之外荣一句可证。

又：色见青如草兹者死，黄如枳实者死，黑如炱者死，赤如衃血者死，白如枯骨者死，此五色之见死也；青如翠羽者生，赤如鸡冠者生，黄如蟹腹者生，白如豕膏者生，黑如乌羽者生，此五色之见生也。

【正义】此言五色之见，欲其润泽，不欲其枯槁，盖即此以见其人气血津液之荣枯，而生死自然可决。兹从二玄；黑也，秽浊之色也。《左传》：何故使吾水兹。污浊之义，显而易知，此言草兹，则草之陈腐而黑黯者矣。枳实之黄，亦色之晦滞而黝暗者。炱，《说文》曰：灰炱煤也。此即吾吴俗谚之所谓灰尘，其晦黯可知。衃是瘀恶凝聚之血。枯骨之白，呆滞不洁。无一非形容其污秽浊垢，人色若是，气象何如，宜乎一望而知为将死之征。若夫翠鸟之羽，雄鸡之冠，乌鸦之羽，蟹腹中之黄，豕脂膏之白，则皆精华焕发，气象光昌，宜乎春意盎然，生机洋溢矣。

【考证】草兹之兹，今本皆作"兹"，按《说文》：兹，草木多益也，从草丝省声。音子之反。引申之转为干草制成之席。《尔雅·释器》：蓐谓之兹。注：兹者，蓐席也。兹，《说文》：黑也，从二玄。是会意字。朱骏声《说文通训》曰：玄亦声。许引《春秋传》何故使吾水兹。今本《左氏·哀八年》皆作"兹"。惟旧本陆德明《释文》尚作"兹"，见阮文达校勘记。其音读则陆氏《释文》音玄，《广韵》、《集韵》胡涓切中，皆有此字。盖兹、兹二字，真书近似，实则形义音三者皆异，只以兹字习见，兹字少见，遂致汉唐以后，多混为子之切之一音。《玉篇》及徐鼎臣之《说文音切》，徐楚金之《说文韵谱》，皆以黑色之兹字，读如草丝省声之兹。小字名家，犹有此误，复何论其他。是以《康熙字典》玄部兹字，亦先列子之切一音，且谓兹、兹二字音同义别，则即踵《玉篇》二徐之误。试问字从二玄，何以有从丝省声之音读，六书之学，宁有是例？朱氏骏声为许叔重补出"玄亦声"三字，最为精当不易，且《左·哀八年传》释文音玄，字典亦尝引之，此是唐人旧读，必有所受之，二徐之误，必不可从。《素问》此字，王注：兹，滋也，言如草初生之青色也。启玄不识兹字，本无足怪，然谓如草初生，已非兹字草木多益之正解。杜撰训诂，必不足据。然果是草初生之青色，则芊芊绵绵，柔嫩润泽，昔人所谓草色如油者，正是生意盎然，葱茏可爱，何以《素问》反以为将死之色，静以自思，宁非大谬？马玄台注：读兹为滋，解作草之滋汁。真是启玄之绩，五十步与百步，可与王氏声应气求。张隐庵注则曰：兹，蓐席也。兹草者，死草之色，青而带白也。虽用《尔雅》训诂，然亦自知蓐以干草为之，必无青色，乃不得不以死草之色，青而带白，为之申明一句，是以古人之书，惟吾所欲，随意谈谈，可谓得心应手之能事，其亦知训诂体裁，无此法度否耶。

寿颐则谓是字明是从二玄之兹，凡从玄之字，皆有黑义，草色而兹，则青而兼黑，晦黯陈腐，滞而不泽，所以为将死之联兆。《脉要精微论》又谓青欲如苍璧之泽，不欲如蓝，正以蓝是染色，即今之靛，深青黑黯，望之如墨，全无神采，与此节草兹同义，正可借作旁证。又《史记·仓公传》：齐丞相舍人奴病，望之杀然黄（杀去声），察之如死青之兹。今本《史记》，虽已多误为兹，而毛子晋汲古阁刊《史记集解》本，正作兹字（同治时金陵书局重刊毛本亦然），又一确证，非寿颐之敢好奇而妄为异说也。

又：生于心，如以缟裹朱；生于肺，如以缟裹红；生于肝，如以缟裹绀；生于脾，如以缟裹栝楼实；生于肾，如以缟裹紫，此五脏所生之外荣也。

【正义】此言五脏所生之华色，必血液充于内，而后五色隐隐流露于外，方是脏气发荣之正色，盖以无病时言之，非五脏有病而外现之色相也。《禹贡》：厥篚玄纤缟。传曰：缟，白缯。《小尔雅·广诂》：缟，素也。又《广服》：缯之精者曰缟。《后汉书·顺帝纪》注：缟，皓也，缯之精白者曰缟。朱者，赤色；红者，白与赤相间之色；绀者，深青扬赤色；栝楼实者，黄赤色；紫者，黑与赤相间之色。此五行之色而俱兼赤者，盖惟兼有赤意，方为荣血之正色。凡五脏之本色必兼有荣血之赤而发现于外，庶是脏真之外荣。若不兼含赤色，则荣气不足，而脏气独见，岂非偏胜偏病之候？然犹必如有缟帛裹之，庶几脏象本真，若隐若现，藏而不露，见得包涵食蓄，所蕴者深。否则脏气尽泄，底蕴毕宣，直透在表，必非平人气象。此节言五脏外荣，形容摹绘，具有深心，断不可忽略读过，不悟古人精义，而注家咸未致意，略不一讲，等于买椟还珠，古人有知，亦当惋惜。惟张隐庵虽略言之，而又以缟裹认作气分，遂使显豁之文字，变为晦滞而不可晓，亦何贵有此点金成铁之注家耶。

又：凡相五色之奇脉，面黄目青，面黄目赤，面黄目白，面黄目黑者，皆不死也；面青目赤，面赤目白，面青目黑，面黑目白，面赤目青，皆死也。

【正义】此节言五色之主生死，但以面目言之，殊无义理可寻。王注谓黄者有胃气，故不死，无黄色则无胃气，亦无深意。马玄台张隐庵注，则皆牵强，不如存而不论为佳。且首句更不可解，《甲乙经》此条无"之奇脉"三字，则视今本《素问》为长，可从也。

《素问·玉版论要》：容色见上下左右，各在其要。其色见浅者，汤液主治，十日已；其见深者，必齐主治，二十一日已；其见大深者，醪酒主治，百日已；色夭面脱，不治。

【正义】此以色见之浅深，辨病之轻重，色浅者病亦浅，色深者病亦深，其理易知。汤液主治，言病本轻浅，汤饮已足疗之。齐即药剂之剂，《汉书·郊祀志》：而事化丹砂诸药齐为黄金矣。注：药之分齐。《史记·仓公传》药齐二字最多。《素问·汤液醪醴记》：必齐毒药攻其中。皆读为剂，其病已深，故服药必尽剂，犹后世所谓配药一料也。醪酒合药，可以久服，治久病宜之。但所谓十日、二十一日、百日，以示治疗难易之等差耳，必不可泥。夭，读为杳，言其晦滞无润泽。脱，《说文》：消肉癯也。言大肉消瘦而癯瘠，病色至此，其危可知。容色，宋校本作"客色"，言邪气来客之病色，于义为长。王注《素问》，误字不少，寿颐辑有《读素问校勘记》，言之颇[1]详。

---

〔1〕颇：原书刊作"烦"。

《素问·脉要精微论》：切脉动静而视精明，察五色，观五脏有余不足，六腑强弱，形之盛衰，以此参伍，决死生之分。夫精明者，所以视万物，别白黑，审短长，以长为短，以白为黑，如是则精衰矣。

【正义】此节言审察病人之瞳神，而合之色脉以决死生也。精明，王注谓即目内眦之精明穴，非是。马玄台引《孟子》"存乎人者，莫良于眸子"为证，于理为允。且即以本节视万物，别白黑，审短长言之，其指瞳神，固彰彰明矣。而启玄犹见不能及，此公目光，可谓短不及寸。

又：夫精明五色者，气之华也。赤欲如白裹朱[1]，不欲如赭；白欲如鹅羽，不欲如盐；青欲如苍璧之泽，不欲如兰；黄欲如罗裹雄黄，不欲如黄土；黑欲如重漆色，不欲如地苍。五色精微象见矣，其寿不久也。

【正义】此言五色之见，宜润泽，不宜晦黯，宜隐藏，不宜显露，与五脏生成篇同意。但是节专论五色，与瞳神无涉，疑首句"精明"二字，因上文而误衍。白裹朱之白字，当作"帛"，庶与本节罗裹雄黄，及五脏生成篇如以缟裹朱等句语气一贯，若曰白裹朱，则神采何如，且文义亦不可解，是必传写之误可知。鹅羽，《甲乙经》作"白璧之泽"。盐，《甲乙》作"埵"。地苍，《甲乙》作"炭"。盖是皇甫士安所改。细绎《甲乙》全书，凡引《素问》，颇与王注本字句不同，可知皇甫氏必有改窜，非古本《素问》，果皆如其所引。惟王注本"地苍"二字，殊不可解，不如士安为长。"五色精微象见矣，其寿不久"二语，盖言其人色泽透露，显而不藏，不能如帛裹罗裹之隐隐含蓄，则为脏真本色尽露于外，五脏精微，早已透泄，必非寿征。然此二句之上，未尝言其透露之象，必有脱佚，以文义读之，必不能与上文承接联贯者也。

《素问·玉机真脏论》：凡治病，察其形气色泽，脉之盛衰，病之新故。形气相得，谓之可治，色泽以浮，谓之易已。形气相失，谓之难治，色夭不泽，谓之难已。

---

[1] 朱：原书刊作"来"。

【正义】此言形气形色，宜相合而不宜相背也。如病属实热，则宜形强气盛；如病是虚寒，则宜形羸气少之类皆是。如形气与病，两不符合，则病多危殆，而察色之要，宜润泽不宜晦黯，亦与上文数条同一语意。

又《三部九候论》：五脏已败，其色必夭，夭必死矣。

【正义】此言五脏之气，既败于中，则五脏之色，发见于外，未有不深杳而晦黯者，故色黯不泽，无论何色，均有死征。

又《脉要精微论》：脉小色不夺者，新病也；脉不夺，色夺者，久病也；脉与五色〔1〕俱夺者，久病也；脉与五色俱不夺者，新病也。

【正义】夺即今脱字。脉小而色不脱，则正气未漓，邪气未甚，故知新病。脉不脱而色已脱，则内虽未败，外已羸瘁，故知久病。然脉犹未败，此久病之可治者。若脉色两脱，则必久病中之难治者。反是以观，即可知脉色俱不脱者，又其新病之轻微者矣。

《举痛论》：五脏六腑，固皆有部。视其五色，黄赤为热，白为寒，青黑为痛，此所谓视而可见也。

【正义】五脏之部，当如下条刺热论，其理最确。余如《甲乙》、《灵枢·五色篇》所论种种，则语多空泛，不尽可征，姑不备录。

又《刺热论》：肝热病者，左颊先赤；心热病者，颜先赤；脾热病者，鼻先赤；肺热病者，右颊先赤；肾热病者，颐先赤。

【正义】此所谓五脏之部位也。肝主左升，气行于左，故色应于左颊。肺主右降，气行于右，故色应于右颊。心位乎上，其应在上，故色见于上。《说文》曰：颜，眉目之间也。《小尔雅》：颜，额也。《方言·十》：颜，颡也。肾位乎下，其应在下，故色见于下。《说文》：颐，顄〔2〕也。《方言·十》：颐，颔也。《易》颐，郑注：口车辅之名也。《释名·释形体》：颐，或曰辅车，或曰牙车，或曰颊车。

---

〔1〕 五色：原书刊作"色色"，据《黄帝内经·素问》改。
〔2〕 顄：音hàn（憾），同"颔"。

寿颐按：两颧之下，口之两旁谓之颐，古文作臣，是象形字。安丘王筠氏《说文释例》，谓此字当横看，则口之两旁，其形如绘矣。脾为中土，其位在中，故色应于鼻，亦位乎中也。

《难经·十三难》：《经》言见其色，而不得其脉，反得相胜之脉者，即死；得相生之脉者，病即自已。色之与脉，当参相应，为之奈何？然：五脏有五色，皆见于面，亦当于寸口尺内相应。假令色青，其脉当弦而急；色赤，其脉浮大而散；色黄，其脉中缓而大；色白，其脉浮涩而短；色黑，其脉沉濡而滑，此所谓五色之与脉，当参相应也。假令色青，其脉浮涩而短，若大而缓，为相胜；浮大而散，若小而滑，为相生也。

【正义】此言五脏之色，既见于外，必当有本脏应得之脉，互相符合，方为脉色之应。若见某脏之色，而反见克贼之脉，则一脏气竭，必不能任，故有死征。若见相生之脉，则彼此各得其助，故病自已。若大而缓，若小而滑，二若字，作及字解。《汉书·高帝纪》：若一郡降者，封万户。注：若，及也。又见《后汉·陈忠传》注。又《史记·丞相传》：若百工。《集解》引晋灼曰：若，预及之辞。

又《二十四难》：手少阴气绝，面色黑如黧。

【正义】此心气绝而面见黑色，著寒水来乘之义。《甲乙经》、《脉经》亦曰足少阴病，面黑如炭（《灵枢》作"如漆柴"）。

《脉经》：肝绝，面青；肾绝，面为正黑。

【正义】此本脏气绝于内，而本脏之色发见于外也。

《甲乙经·五色篇》：赤色出于两颧，大如拇指者，病虽少愈，必卒死。黑色出于颜，大如拇指，不病亦卒死矣。

【考异】颜，《甲乙》有校语曰：《太素》作"庭"，按今本《灵枢》作"庭"，《千金翼》则作"颜貌"。有注语曰：颜当两目下也，貌当两目上眉下也。

【正义】赤色独见于两颧，是残灯之浮焰，故有卒死之机。黑色独见于天庭，则气滞而血不上行，其卒死宜矣。

《伤寒论·平脉篇》：卫气衰，面色黄；荣气不足，面色青。

【正义】卫气是卫外之气，盖皮毛间阳气既衰，面少华彩宜也。荣气乃血中之气，血气既馁，面色安得不青黯耶？

又：病人及健人面色忽如马肝，望之如青，近之如黑，必卒死。

【正义】此晦黯尘墨之气，忽见于面，其死宜矣。

第二十节　闻　　声

《素问·脉要精微论》：言而微，终日乃复言者，此夺气也；衣被不敛，言语善恶不避亲疏者，此神明之乱也。

【正义】此即仲景书郑声、谵语二者之大别也。言微而终日复言，正气之惫，故曰夺气。夺者，失也。若言语善恶，不避亲疏，苟非邪热甚盛，气火上冲，脑神经失其常度，何致如此。仲景即用此意以定其名曰郑声，曰谵语，《伤寒论》序所谓撰用《素问》者如此。

仲景《伤寒论》：实则谵语，虚则郑声。郑声者，重语也。

【正义】谵语是多言不厌，气盛声高，非实热之邪，何得有此；郑声为重迭复累，必轻微无神，故为虚证。谵字一作"谵"。《说文》詹字，训多言也，后人亦作"呫"，亦作"谵"。《说文》又有诹字，训诞也。《广雅·释言》：诿也。《东观汉记》：虽诿谶犹令人热。褚少孙补《史记·日者列传》：卜者多言诿严，以得人情。则假严作谶，此后世谶字之所由。严之与敢，得声同也。

寿颐按：闻声之辨，以《素问》肝为怒，声为呼；心为喜，声为笑；脾为忧虑，声为歌；肺为悲，声为哭；肾为恐，声为呻之说，最为确切可信。此外则古籍所载，虽碎金零简，所在多有，然泛言其理，亦未必信而有征，汇而集之，且恐杂无纪，姑为约举数言。则气衰言微，多属正虚；气粗言厉，皆是邪实；语无伦次，先后不相呼应，则神志已乱；妄言呓言，骂詈不避亲疏，则为热痰蒙蔽；呼吸气粗，必挟邪热；鼻塞声重，必挟外寒；欲咳而声不扬，肺气必窒；微咳而声不达，中气必衰，劓睡声高，皆有痰浊；喉间曳锯，证候必危；暴病音瘖，肺金窒塞；久病音瘖，肺气消亡；暴病呃逆，肺胃火炽；久病呃逆，胃气沦胥；凡病中声音言语，不改其常度者吉；病中情性忽变，笑貌音容，迥异曩昔，其病必凶。

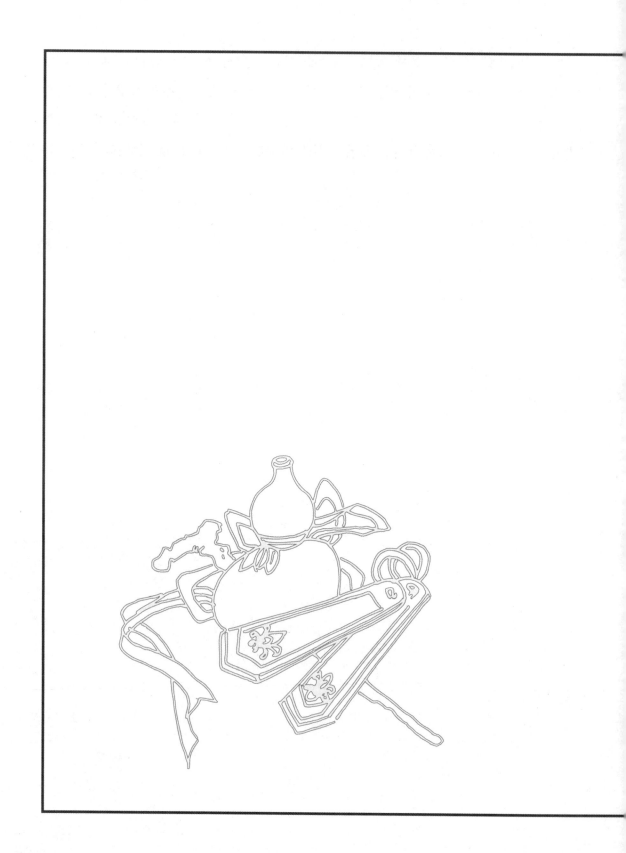

卷三

嘉定　张寿颐　山雷　甫稿

汪　澄　仲清

蔡元楫　济川

受业　郑赞纶　丝阁　参校

佘金潮　枚笔

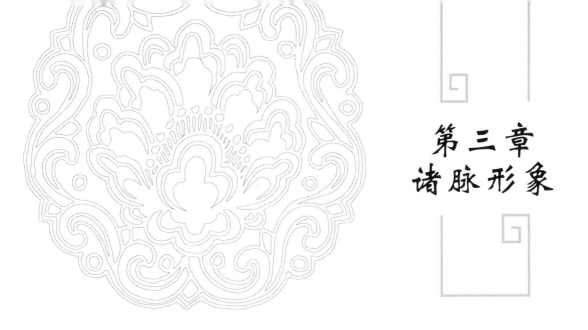

第三章
诸脉形象

第一节　绪　言

　　诸脉形象，古书有二十八种之别，疑似颇多，辨析正非易易。遍考旧籍，言之颇繁，其果能摹绘形神，曲尽难言之隐者，则学者务必读之极熟，思之极精，渐以悟彻渊源[1]，自能于指下显分区别。第苦其散见诸家著述之中，苟非衰集成编，恐初学能自得师，殊非易事。况诸家成作，亦多有沿讹袭谬之处。叔和《脉经》，已难尽信，何论其他。若不为之辨别瑕瑜，折衷至当，恐未免人云[2]亦云，仍无真实见解，必不足为指南之针。爰就见闻所及，择其亲切有味，确实不疑者，分条辑录，间亦以意见所及，疏通而证明之，必求其透彻渊源，洞解荄结，一洗浮光掠影之弊，凡于疑是非之论，则一律删除净尽，不敢模糊隐约，贻误来兹。若夫古人偶尔失检之处，本可节去不录，免滋纠结，然颇有以误传讹，反为世俗所祖述者，则仍辑录之，而僭以己意纠正之。盖欲为后生示之正鹄，非妄议前哲之瑕疵也。是是非非，至理无难共喻，试为揭破此中意味。好学之士，当可深思而得之，是谓聚精存液，集腋成裘之用，较诸自寻门径，披沙拣金者，殆可有事半功倍之效乎？明达之彦，幸勿与抄书

---

〔1〕　源：原书作"彻"，《脉理学讲义》作"源"。

〔2〕　云：原书脱此字，据文义补。

胥作一例观也。

第二节　脉浮形象

《难经·十八难》：浮者，肉上行也。

【正义】浮脉下指即得。谓之肉上行者，盖言其在皮肤之间，肌肉之上也。

《脉经》：浮脉举之有余，按之不足。（旧校云：浮于手下）

【考证】《脉经》本无注文，今本有双行细字，皆校语也。考宋仁宗时，林亿等奉敕校定古医经方书，《脉经》亦其校正之一，后人刻本，皆从之出，似其校语当即林等之旧。然南宋嘉定己巳，侯〔1〕官陈氏孔硕，刻之于广西，元泰定丁卯，柳氏斌、谢氏缙翁又刻之于豫章，今本校语中有一曰某某，一作某某，及疑有阙误等句，按其语气，与林亿等校正《素问》体例不同，似出于陈刻及柳谢诸本，然据陈氏重刻序文，只有略改误字之说，而柳序亦谓卷帙篇第，悉用陈氏广西之旧，不敢辄加增损，谢序亦谓颇有疑字，不敢辄改，辨而正之，姑俟后贤。是陈刻有改字，而无校语，柳谢本并无改字，亦无校语。至明万历三年，晋安袁氏表又重刻之，则谓古本漫漶〔2〕，了不可识，为之订繁乱，删重复，正脱误，以所旧闻，间为补注，盖至是而《脉经》一书，乃大非林等校正之旧，而并非宋元刻本所可同日语矣。道光癸卯，吾嘉黄氏子仁又重刻之，则据元之泰定本及明赵氏居敬堂本、袁氏校本三种。其跋语亦谓注中一作某字，及疑有阙误等，不尽林氏宋校原文。袁氏明谓以所旧闻，间为补注，而未有标识，乃据泰定本、居敬本所无者，定为袁氏补注，而别之以袁校及袁氏云云，其言颇为明析。然则泰定本、居敬本所有之校语，既非林亿等之旧，又非袁氏所增入，果出何人手笔，盖亦不可考矣。黄刻又自加按语，凡注中案

---

〔1〕　侯：原书作"候"。

〔2〕　古本漫漶：漶，音 huàn（患），古籍因磨损或浸水受潮而致字迹模糊。

字以下者，皆黄氏所新校。光绪辛卯，安徽建德周学海澄之氏，即据黄本以刻入《周氏医学丛书》，并据金山钱熙祚《守山阁丛书》本，厘正黄刻之错误，今寿颐所引《脉经》正文，即依周本，于袁氏校语，则从黄本直称袁校，于黄氏按语，则称黄校，其余则概称旧校以别之。

【正义】浮脉者，浮露于皮行之间，故轻手按之，颇似有余之状。然既浮于上，则沉候必不及，故曰按之不足。然浮脉必因病而始见，若常人平脉，必不当浮也。旧校谓浮于手下，则四字颇有语病，盖浅者为之，非叔和之旧。

《千金翼》：按之不足，举之有余，名曰浮。浮，阳也。

滑伯仁《诊家枢要》：浮，不沉也。按之不足，轻举有余，满指浮上曰浮。

【正义】《脉经》谓浮脉举之有余。举之二字，措辞殊未稳惬，伯仁改作轻举有余，语意较为明白，盖指下切脉，本只有按字可说，惟于按字之中，分为轻[1]按重按，以辨浮中沉之三部，究不能谓其可以举之也。

《四言脉诀》：浮脉法天，轻手可得，泛泛在上，如水漂木。

【考证】《四言脉诀》，原出宋人崔氏，崔名嘉彦，字希范，别号紫虚，南康羽士，故诸家或称紫虚脉法，或称崔真人脉诀。明人李月池以后，多有改本。惟诸家之本，以视崔氏原文，亦复互有短长，未必后来居上。寿颐此编所录，或依崔氏，或从别家，推择其善者取之，是以浑言之曰《四言脉诀》，不署崔名，以所引非专主一家，欲以省繁冗耳。若欲究其源出谁氏，则诸家之书具在，可复按也。

《濒湖脉学》：浮脉法天，有轻清在上之象，又谓之毛。太过则中坚旁虚，如循鸡羽，病在外也；不及则气来毛微，病在中也。《脉诀》言寻之如太过，乃浮兼洪紧之象，非浮脉也。

【正义】中坚旁虚，如循鸡羽，乃濒湖合《素问》、《难经》两节原文而并合为之。其实则中央果坚有力之象，两旁亦不应有虚状。《素问》本文，不可

---

[1] 轻：原书作"经"，今据文义改。

太泥，况乎但言浮脉，只说轻按即得可矣。有力无力，则浮部兼见之形势，各有主病，不能以一浮字概之也。

又：浮脉体状歌：浮脉微从肉上行，如循榆荚似毛轻，三秋得令知无恙，久病逢之却可惊。

【正义】浮字之下，接一"微"字，颇有语病，然此非微细之微，读者须当观其会通，不可呆认字面，以辞害义。如循榆荚，言其轻灵而不甚坚实耳。浮为肺脏平脉，其旺在秋，故以为秋令见之，当旺而无恙，然此亦不可太拘，究意无病之脉，必不甚浮，果是脉浮在表，无往而非病征，若病已久而脉且浮，则中无所主，其危何如。

张石顽《诊宗三昧》：浮脉者，下指即显见，按之则稍减而不空，举之则泛泛而流利，不似虚脉之按之不振，芤脉之寻之中空，濡脉之绵软无力也。

【正义】石顽此节，说浮脉形态，最为中肯。

程观泉《医述》：浮脉是轻手即得，非必中沉俱无。若崔氏云，有表无里，有上无下，则脱然无根，非浮脉之真象也。

【正义】脉之浮者，轻按即见，且必有力，而中候沉候，俱不及轻按之大而有力。若重按之，觉脉力大减，是为虚芤之脉；若浮取力大，而重按即隐，是为革脉。此虽皆是轻按即见之浮脉，而脉形证治，判然不同，非必中沉俱无一句，洵为浮脉切要之语。崔氏旧说，有表无里八字，本是乱道，可谓不思之甚者也。

附录　浮脉中兼见诸脉

浮而盛大为洪脉，浮而软大为虚脉，浮而飘忽无常为散脉，浮而中空有底为芤脉，浮而外坚如数为革脉，浮而柔细为软脉。

【正义】虚以脉之气势而言，软以脉之力量而言。故虚者脉不必皆大，软者亦不必皆细，且又不必皆浮。然古书多作如是说者，则欲以虚字对实字，因谓实脉为重按之大而有力，乃即谓虚脉为浮按之大而无力。又欲以软字对弱字，因谓弱脉为重按之柔细，乃即谓软脉为浮按之柔细。究之皆失于武断，非虚实软弱之本字本义。学者须于气势力量上求其所以然之故，自能悟得虚实软弱诸脉之态度，不可人云亦云，反受古书之愚。

附录 《新订四言脉诀》

浮脉主表，于体为阳，轻按即得，形象彰彰。浮而有力，洪脉大长；浮而无力，虚脉正伤；浮而虚甚，散脉靡常；浮如葱管，芤脉血殃；浮如按鼓，革脉外强；浮而柔细，软脉湿妨；浮兼六脉，疑似当详。

【正讹】旧本《四言脉诀》，皆作"浮脉主表，属腑属阳"，其意谓沉脉主脏病，则浮脉即当主腑病。然沉主里而浮主表，洵是一定不易之理，若以脏为里而腑为表，则惟脏腑两两对举，可以言之，苟以皮毛肌肉与腑相较，则腑即属里，亦是显而易见，又岂得谓腑病即是表病，而乃可以谓之腑病脉浮，则皮毛肌肤之病又当若何？况又忘却至浅至显之太阳表病脉浮一层，岂可谓感冒在表，即六腑之笼统病耶？此脉理学之最可笑者。然脉学诸书，则无不作此说，真一盲群盲之至堪骇诧者矣。兹特删之，以祛初学之大惑[1]。

第三节　脉沉形象

《脉经》：沉脉举之不足，按之有余。（旧校云：一曰重按之乃得）

【正义】沉脉深沉在里，则其浮部之脉状必形不及，故曰举之不足按之有余。

《千金翼》：按之有余，举之不足，名曰沉。沉，阴也。

滑氏《诊家枢要》：沉，不浮也。轻手不见，重手乃得。

---

〔1〕 惑：原书作"感"，《脉理学讲义》为"惑"。

《脉诀刊误》：沉脉者，轻下指不可得，必按之中部，乃始应指，再重按之，乃有力。

《四言脉决》：沉脉法地，近于筋骨。

《濒湖脉学》：沉脉法地，有渊泉在下之象，又谓之石，亦谓之营，如石投水，必极其底。

【正义】石者，言其沉重在下之象。营者，守也，周密之义，冬日万物潜藏，脉自应之，亦深沉不露，有周密固守之象，故曰冬脉如营。

又《沉脉歌》：水行润下脉宜沉，筋骨之间软滑匀，女子寸分男子尺，四时如此号为平。

【正义】肾为水脏，其性润下，且真阴之体，宜静宜藏，故肾脉宜沉，而于时为冬，更宜潜藏，不宜显著，故冬脉宜沉。又沉候为根，木本水源之位，尤不当轩豁足露，此皆平脉当沉之理也。然亦必软滑调匀，乃为肾水沉潜之本色，若坚强太过，则阴气坚凝，或弱小不和，则真阴浅薄矣。濒湖筋骨之间软滑匀七字，为和平之沉脉写照，真能传神于阿堵〔1〕之中，若病脉之沉，则不一其例矣。

【正讹】女子寸脉常沉一说，宋元以下，相承习惯，多有是说，然《素问》、《甲乙》、《难经》仲景诸书，皆未见似此之论调。要知寸部主上焦之位，于理本不当沉，即以生平阅历所得者言之，女子之寸，亦何尝见其皆沉。盖由女子禀性温柔，脉象恒视男子为静，此固阳刚阴柔，合于造化自然之赋畀〔2〕，或古人恒见女脉多静，因而创为女寸常沉之议乎？此则误于理想，拘泥一偏之见，似未可据为定论矣。若谓男子之尺，既宜于沉，而男女阴阳对待，自当女沉于寸，则将谓女子之脉，寸沉尺浮乎？此岂独理之所必无，抑亦事之所不有，何以号为医学家者，竟有此大奇大怪之谬说，是必狂妄之徒，全不知脉理

〔1〕 阿堵：犹言这个，此处。
〔2〕 畀：给予。

者，伪作淫辞，羼[1]入医籍，而一犬吠影，百犬吠声，彼此剿说，误尽后学，亦是吾国医界之最不可问者。不意濒湖明者，亦承其陋，宁不可骇！寿颐窃谓欲伸正义，必不可不严匪种之锄，然而《难经》已有女尺恒盛一说，为之先导，且后人因之，更有女人之脉，尺大于寸云云，皆是乱苗之恶莠，向来认为医学经文，不敢轻为评隲，宜乎吾国医界，不易进步，洵可痛也。

石顽《三昧》：沉脉者，轻取不应，重按乃得，举指减小。不似实脉之举指逼逼，伏脉之匿于筋下也。

【正义】伏脉匿于筋下，语大不妥。究竟脉是血管，不在筋之下也。

李士材《诊家正眼》：沉脉法地，重浊在下之象。

附录　沉脉中兼见诸脉

沉之甚者，极重按之，着骨始见为伏脉，沉而坚硬有力为牢脉，沉而细软无力为弱脉。

附录　《新订四言脉诀》

沉脉主里，属脏属阴，重手寻按，始了于心。沉而着骨，伏脉邪深；沉而坚硬，牢脉寒侵；沉而细软，弱脉难寻，沉兼三脉，具有规箴。

第四节　脉迟形象

《脉经》：迟脉呼吸三至，来去极迟。

【正义】迟脉以至数言之，凡一息不满四至者皆是。《脉经》谓去来极迟，极字不妥。

---

〔1〕羼：掺杂。

《千金翼方》：举之尽牢，按之无有，不前不却，但出不入，如鱼接食动中名曰迟。迟，阴也。

【正讹】迟脉一息三至，但言其来势之不速，最易辨认，一言可了。乃孙思邈《千金翼》此节，颇似惟恐人之不能骤解，而特为之反复申明，不惮其烦者，已是启人疑窦，乃所言又不合迟脉状态，试为详玩，一似为涩脉传神，然本书固自有涩脉一条，则又疑莫能明。且迟脉但以至数言之，所赅者广，或大或小，或沉或浮，无一不可兼见迟象，必谓按之尽牢，举之无有，乃谓之迟，则虽不知医者闻之，亦必发噱，而谓孙氏立言，乃如此刺谬乎？是必传写之者大有讹误，存而不论可也。

《诊家枢要》：迟，不及也。以至数言之，呼吸之间，脉仅三至，减于平脉也。为阴盛阳亏之候，为寒，为不足。

【正义】阴寒已甚，而脉至迟，言其常也。惟亦有实热闭于里而脉反涩滞者，是当以证参之。

《濒湖脉学》：迟脉一息三至，甚为易见，《脉诀》言重手乃得，是有沉迟无浮迟矣。且曰隐隐、曰伏、曰难，是皆非迟脉之本体也。

【正义】此李氏纠正高阳生《脉诀》之谬误，其说甚是，《脉诀》原文太不可解，兹不采录。

又《迟脉歌》：迟来一息至惟三，阳不胜阴气最寒，但认浮沉分表里，消阴须益火之原。

石顽《三昧》：迟脉者，呼吸定息不及四至，而举按皆迟，不似涩脉之三五不调，缓脉之来去徐缓也。

附录　迟脉中兼见诸脉

迟而有神，为缓脉，亦有气寒而怠缓者，气热而纵缓者。迟而濡滞不前为涩脉，迟而偶然歇止为结脉，迟而歇止有定为代脉。

【正义】濡滞者，言其滞而不前之态，与濡脉之濡当读为软者不同，阅者不可误会。

附录 《新订四言脉诀》

迟脉属阴，一息三至；二损一败，病不可治；迟而不怠，缓脉最美。缓中三层，和缓胃气；急缓纵缓，阴阳之异；迟而不流，涩脉气滞；迟而偶停，结脉歇止；迟止定期，代脉多死；迟中四脉，各有条理。

【正讹】缓脉以和缓有神为主义，本不可列于迟类。惟既曰缓矣，则确有迟意在，姑录于此。若结脉代脉，则惟以歇止之有定无定为别，固不必其皆迟者。昔人以促为数中之止，结为迟中之止，实是误会，而代脉之歇止，更不能以迟数论。自来脉书，以代附入迟类者，盖以既有停止，则有似于迟耳。兹姑仍旧例，附入此中，欲初学之易于领悟。究竟结之与代，亦多有滑数不迟者，临证时自能知之，不可徒受古人之愚。

第五节　脉数形象

《脉经》：数脉去来促急（旧校云：一曰一息六七至。一曰数者进之名）。

【正义】数脉以一息六至以上言之，有急速躁疾之义，而今读者皆读如朔。寿颐按：数字音朔，以频数为义。《左·文十六年传》：无日不数于六卿之门。注：不疏也。《论语》：事君数。《汉书·汲黯传》：上常赐告者数。注：数者，非一也。皆与急速之义，微有不同。其以急速为义者，当读为速，《尔雅·释诂》：数，疾也。《礼·祭义》：其行也趋，趋以数。郑注：趋，读如促，数之言速也。《乐记·卫音》：趋数烦志。郑注：趋数，读为促速。凡古人训诂之例，言某字读如某者，是但拟其音。若曰某字读为某，则不仅比拟字音，其字义亦随之而改，是即六书假借之例。郑注《乐记》所谓趋数读为促速，则明言趋即是促，数即是速，固古之假借通用字也。曾子问不知其已之迟数，以数与迟对举为文，是读数为速之明证。然则医家言脉之迟数，正当读为迟速，与曾子问同。《考工记》：注：速，或书作数。又是速、数同字之确据。《集韵》：苏谷切中有数字，其读为速。则今人论脉，皆读数如朔者，盖失之。王叔和谓数脉促急，固以疾速为义，而后世又有所谓疾脉者，欲以六至谓之数，七至谓之疾，未免过于拘泥，强分界限。究竟数、疾二字，其义不异，且六至七至之脉，其主病亦无甚差池，兹即以脉疾一条，附列此条之后。

《千金翼》：按之去来促急，名曰数。数，阳也。

《诊家枢要》：数，太过也。一息六至，过于平脉。

濒湖数脉诗：数脉息间常六至，阴微阳盛必狂烦，浮沉表里分虚实，惟有儿童作吉看。

【正义】三岁孩提，脉皆一息七八至，是为常脉。

士材《正眼》：数脉属阳，象为太过，一息六至，往来越度。

石顽《三昧》：数脉者，呼吸定息，六至以上，而应指急速，不似滑脉之往来流利，动脉之厥厥动摇〔1〕，疾脉之过于急疾也。

【正义】石顽欲以数疾分为二种，盖以应手至数，固稍有区别耳。

附录　数中兼见诸脉

数而流利为滑。数而指下坚劲如绳为紧。数而并居寸部，形势急遽为促。数而厥厥动摇，有如豆粒曰动。

【正义】紧脉以指下坚搏有力为义，寒气外束，聚而不散之象也。《素问》言脉之坚，屡见不一见。而《千金翼》之伤寒二卷，凡今本紧字，多作坚字。以此知紧之与坚，实即一字。《伤寒论·辨脉法》脉紧如转索无常一层，实非古人真义，辨脉必非仲景手笔。昔贤以紧脉列于数类，亦殊未允。兹姑依旧本润饰录之，详见脉紧本条。又脉促亦不以歇止为义，详见本条。

---

〔1〕 厥厥动摇：语出《伤寒论》。厥，短也。动脉是阴阳相搏、升降失和、气血冲动之象。故其脉体较短而滑数有力，是谓厥厥动摇。

附录 《新订四言脉诀》

数脉属阳，一息六至，七至热极，八九则死。数而流利，滑脉可识；脉而坚劲，紧脉绳似；促脉急遽，数如欲止；数而动摇，与豆无异；数中四脉，请参与旨。

【正义】脉紧以坚劲紧张为义，故曰如切绳。绳者，言其劲直不挠耳，不当认作牵转。脉促但有急遽之态，不当认作歇止。此二者与向来相仍之常解不同，各详下文本条。

附录 脉疾

滑氏《诊家枢要》：疾，甚也。快于数为疾，呼吸之间脉七至。

【正义】疾之与数，皆以急速为义，训诂之学，此二字无甚分别。《素问》谓阴不胜其阳，则脉流薄疾。薄，读为迫，言其迫急速之意。是为阳邪太过，阴不能涵所致，初非于数脉之外，别树一帜，所以叔和《脉经》无疾脉一则，即《千金》等书，下至高阳生之《脉诀》，亦无此一则。至樱宁生滑氏，乃始别立一条，以呼吸七至之脉，专谓一疾，借以表异于数之六至，而后之学者，间亦随声附和，似已在有举莫废之例。寿颐谓脉来七至，热炽之病，恒有是象，亦不过促速之较甚者耳。所主之病，与治疗之法，皆与六至之脉，无甚出入，则疾之为义，殊不足自成一格。近人周氏澄之，乃谓疾脉当以形势之急疾为主，不仅以至数为断，凡来势急遽，奔驰迅利者，当谓之疾，与数脉之呼吸六至者，情状不同云云，此则有意强为标异。然按之实在情事，数之取义，何尝非来势急遽，奔驰迅利之象，纵欲显为立异，而仍不能说得圆满，则亦何必侈谈新颖，炫异矜奇[1]。试问杨子云之《太玄》，究何裨于实用？兹从叔和之例，不立专条，姑以附入数脉条中，借可考见古人有此一说云尔。

---

〔1〕 炫异矜奇：意为炫曜奇异，故弄玄虚，让人费解。

石顽《三昧》：疾脉者，呼吸之间七八至，虽急疾而不实大，不似洪脉之既大且数也。

【正义】脉疾但以来去疾速为主，原不在乎虚实大小之分别，且疾速中心兼有虚实大小各种，石顽必以为不实不大，殊非疾字界限其意，盖以疾速而兼实大者即是洪脉，因而有此分别耳。

丹波廉夫《脉学辑要》：吴山甫曰：疾，即数也。所谓躁者，亦疾也。所谓駃者，亦疾也。然《千金方·论脚气》云：浮大而紧駃，是恶候也；或沉细而駃者，同是恶脉。今验之病者，脚气恶症，脉多数疾，而来去甚锐，是駃之象，与疾脉微异。

【正义】駃，本音决。駃騠，良马名。《广韵》、《集韵》亦有读作快者，则以为借作快字，义与疾速之疾无别，吴氏说是。丹波据《千金方》，谓与疾脉微异，亦不必泥。

第六节　脉大形象

《诊家枢要》：大，不小也。浮取之若浮而洪，沉取之大而无力。

【正义】《脉经》提纲，无大之一种，是以后之言脉者，亦多依叔和之旧，缺此一种。然大以对小，为脉形之一大纲，《素问》言脉大者甚多，而仲景、叔和、孙真人诸家亦复屡见不一见，不知《脉经》首卷，罗列二十四种脉象何以缺此，滑氏补出此条，最是要着。惟脉之大小，皆以形体言，不以力量言，但当以二层分析观之，其气血充实者，则脉大而有神，庶几素禀健全，是为无病之本色。若邪气有余而脉大，则气血痰食，郁积凝结，皆有此候，自当随证论治，不可拘泥一端。若浮大无神，又为虚象，豁大空廓，且为败征。大之形同，而其所以大之气势力量，各有不同，故但言脉大，只宜从形象一面着想，不宜参入气势力量立论，反致界限不清。滑氏所谓若浮而洪，已非大字真相。

又谓沉取之大而无力，皆说到气势力量一边去，非是大字之正义。语病太多，未可为训。

石顽《三昧》：大脉者，应指满溢，倍于寻常，不似长脉之但长不大，洪脉之既大且数也。

【正义】大以脉之形体为主，但言其指下不小可也。石顽"应指满溢"四字，已嫌其且大且长，亦非仅大之一义矣。

附录　大脉中兼见诸脉

大而气势雄伟为洪脉，大而坚硬不挠为实脉。

附录　《新订四言脉诀》

大主诸实，形巨易知，体魄素伟，无病亦宜。若是阳盛，邪实可思；大而汹涌，洪脉热司；大而坚硬，实脉邪持；大兼二脉，虚证忌之。

第七节　脉细脉小形象

【正义】细之与小，以形象言，字义已无甚区别。若论脉象，则更不能分而为二。《脉经》提纲，有细无小，孙思邈从之，亦不以细小并列。兹从《脉经》、《千金》之意，以脉细脉小并作一条，而各家或分或合，悉从原本录入，以存古籍之真。

《脉经》：细脉，大小于微，常有，但细耳。

【正义】细脉言其形之不大，而指下分明，尚不至无神无力，膏粱[1]柔弱之人，脉多如是，不为患也。叔和称其小大于微，盖言其形状甚小，比之微

---

〔1〕 粱：原书作粱。

脉，稍觉其大耳。然细小之脉，其形虽不雄伟，而来去自如，形极清晰，且必浮中沉三候同之，迥非微脉之轻微无力，重按欲绝者可比。以脉神言之，亦不可与微脉同日语也。

《千金翼》：脉之迟小，名曰细。细，阴也。

【正义】细小之脉，以形体言，不以迟速言。有迟而细者，亦必有速而细者，孙氏必以迟小为细，殊是未妥。盖古人以细小列于阴脉一类，只以其形之不能滂沛，不得不谓之阴，不当与阴寒之阴症，脉来必缓者，作一例观也。

《诊家枢要》：小者，不大也。浮沉取之，悉皆损小。细者，微眇也，指下寻之，往来如线。

【正义】滑氏谓小脉浮沉皆小，又谓细脉往来如线，则指下清楚，三候同之是矣。但必以细与小分作二条，而以微眇释细，似乎细字之形，且不及乎小者，故意两为区别，而实则反不分明，且与自己所说如线二字，亦不能相应，岂不知所谓线者，一线之形，清清楚楚，又何得再以微眇之不清不显者，强为比附耶？

士材《正眼》[1]：细直而软，累累萦萦，状如丝线，较显于微。细之为义，小也，状如线也。微脉则模糊而难见，细脉则显明而易见，故细比于微，稍稍较大也。伪诀乃云极细，则是微脉而非细脉矣。

【正义】李氏此条，说细小脉象，颇为清澈，但必以为软，则又不妥。盖细之与小，仅言其形，不问其力，是"累累萦萦"四字，形容亦未尽稳惬。

《四言脉诀》：细直而软如蛛丝然。

【正讹】此坊本《医宗必读》伪托于李士材所改之《四言脉诀》也。按：《正眼》已明言细脉状如丝线，何以于此竟以为如蛛丝，《正眼》则讥《脉诀》"极细"二字，谓为不是。若使此书果出李氏，试问"蛛丝"二字，与讹诀之所谓极细者，有何分别？以此知《必读》[2]一书，定非士材手笔。读者请以

---

〔1〕《正眼》：指《诊家正眼》，李士材著，下同。

〔2〕《必读》：指《医宗必读》，下同。

此两条比较观之，可无疑义矣。

《濒湖[1]脉学》：细脉小于微而常有，细直而软，若丝线之应指，《素问》谓之小。王启玄言如莠蓬，状其柔细也。《脉诀》言往来极微，是微反大于细矣。与《经》相背。

【正义】王氏莠蓬之似，见《脉要精微论》注语，比似不伦，等于微而且散。启玄笔下，固多不可为训，高阳生《脉诀》，尤其谬戾，濒湖讥之是也。

又细脉歌：细来累累殆如丝，应指沉沉无绝期，春夏少年俱不利，秋冬老弱却相宜。

【正义】"如丝"二字不是。春夏之令，年少之人，正当发育时间，故脉不宜于细小。秋冬则天地闭藏，老弱者形气不足，故脉来细小，是其本色。

石顽《三昧》：小脉者，三部皆小，而指下显然，不似微脉之微弱依稀，细脉之微细如发，弱脉之柔弱不前，短脉之首尾不及也。

又：细脉者，往来如发而指下显然，不似微脉之微弱模糊也。

【正义】石顽依滑伯仁旧说，分细小为二种脉形，遂谓细脉如发，较之伪李蛛丝一说，似为差胜一筹。然以细字本义求之，正不如是，且常人脉象，各随其人之体质而定，赋禀不同，脉形自异，所谓若者脉大，若者脉细脉小，必不能范以模型，限定如何之形体，可知脉之大小，万不能有一定之准则，而确分其界限，又何必以如丝如发，武断乡曲，以为细小之分别。所争在是，不其倎[2]耶？

吴山甫[3]曰：小脉之形藏减于常脉，《脉经》首论脉形二十四种，有细无小。今之小，即古之细也。

何梦瑶曰：小与大相反，一名细，细甚无力则为微，大小有得于禀赋者，世所谓六阴也。有随时令变异者，时当生长则脉大，当收敛则脉小也，有因病

---

〔1〕 湖：原书误刊作"满"。

〔2〕 倎：同"颠"，颠倒。

〔3〕 吴山甫：明代医家吴昆，字山甫，别号鹤皋山人。

而变异者，邪有余则脉大，正不足则脉小也。

【正义】山甫、西池二说，俱合细小为一，所见甚是。

丹波廉夫《脉学辑要》：《灵》、《素》、仲景，细小互称，至滑氏始分为二。

附录　细脉中兼见诸脉

细而不显为微脉，细而小浮为软脉，细而小沉为弱脉。

【正义】软之与弱，以字义而言，皆为力量不及，原不问其小与不小，且更不可以浮沉分别。惟脉学家言，向作如是辨法，姑仍旧说，尚无大谬。

附录　《新订四言脉诀》

细主诸虚，丝线其象，脉理属阴，病情可想。细不显明，微脉气殊；细而小浮，软脉湿长；细而小沉，弱脉失养；细中三脉，辨之朗朗。

第八节　脉长形象

【正义】《脉经》提纲，无长短二脉，然《素问》固屡见之，此固脉象之大纲。形势主病，所关者巨，不可谓非叔和之缺典，高阳生《脉诀》，虽未尽纯粹，而补此二者，不啻为叔和之功臣。滑伯仁《枢要》有之，则踵高阳者也。兹辑长短二脉，必以《脉诀》居首，是亦善善从长之义，固未可以高阳氏全书之陋略，而讳所自来也。

《脉诀》：长者，阳也，指下寻之，三关如持竿之状。举之有余曰长，过于本位亦曰长。

【正义】长脉指下迢迢，透达尺寸，是为元气充盈，滂沛有余之象。经所谓长则气治，固言正气之盎然也。而亦有气火四溢，下凌上僭，则脉乃上鱼入尺，坚刚不挠，是为邪盛之长脉。惟正气脉长，指下必有和缓之态；邪盛脉长，指下必有暴戾之形。情性既殊，气势自别。且气之治者，脉虽长而尺寸两部，必和调齐等，而邪之实者，则或溢于上，或垂于下。寸偏长者，尺必不及，尺偏长者，寸又不充，其大小刚柔之形势力量，上下必不一致，此则偏胜偏负之脉，古人谓之复溢，不可与长则气治同日而语者也。

《诊家枢要》：长者，不短也，指下有余，而过于本位，气血皆有余也。

【正义】长脉有正旺及邪实二者之别，伯仁"气血有余"四字，亦包涵此二层言之，不得但从气治一面观。

戴同父《脉诀刊误》：从尺至关连寸口，直过如竿，此三部之长脉也。又有过于本位者，谓或尺或关或寸，过一指之外，此各部之长脉也。

【正义】长短二脉，皆以寸尺言之，惟关部则与阳寸阴尺，联属一气，不能有长短之分。同父已谓关不诊短，正以与尺寸不能分析，所以关无短脉。然则关又安得有长脉可见，何以于此竟谓关上亦有过于一指之外者，盖浅者传写，误衍或关两字，致与《脉诀刊误》之言，互相矛盾耳。

王子亨：长脉之状，指下有余，如操带物之长。

《濒湖脉学》：长脉不大不小，迢迢自若。

朱氏：如循长竿末梢为平，如引绳如循长竿为病。

《素问》：实牢弦紧，皆兼长脉。

【正义】东璧[1]所引《素问》，出《平人气象论》，已见前五脏脉象条。如循长竿末梢者，竿梢虽长，有柔软气象，故为平脉。如循长竿，则挺劲不挠，病可知矣。

士材《正眼》：长脉迢迢，首尾俱称，直上直下，如循长竿。

又：长之为义，首尾相称，往来端正也。长而和缓，即合春生之气，而为健旺之征。长而硬满，即属火亢之形，而为疾病之应。

【正义】长脉迢迢，首尾相称，是也。若谓直上直下，如循长竿，则正

---

〔1〕 东璧：李时珍，字东璧，晚号濒湖山人。

《素问》之所谓病脉，不可与平人脉象一例言矣。

石顽《三昧》：长脉者，指下迢迢而过于本位，三部举按皆然，不似大脉之举之盛大，按之少力也。

【正义】大脉不可谓按之少力，此句殊有语病。

何西池：长脉溢出三指之外，盖寸口之脉，由胸中行至大指之端，非有断截，本无长短可言。然脉体有现有不现，不现者按之只见其动于三指之内，现者见其长出于三指之外，则长短可分矣。长短有得于禀赋者，筋现者脉恒长，筋不现者脉恒短也；有随时令变异者，则春脉长而秋脉短也；有因病而变异者，则邪气盛而脉长，正气伤而脉短也。

【正义】寸口之部，乃手太阴经脉，现于皮肤下之一部分，寸以上，尺以下，则渐以深藏不露矣。西池所谓筋现之筋，即此太阴之经。筋字当作"经"，不当作筋骨之筋。若是筋骨之筋，又安有发现于皮肤之表者。经脉外现之长短，固本于其人之赋畀，不必尽同，西池筋现脉长，不现脉短两句，真是前人未言之秘。若春脉长而秋脉短者，正以春司发泄，气达于表，脉自应之而长；秋生收涩，气渐入里，脉亦应之而短，亦与经现长，不现则短之理，无所岐[1]异。此公论脉，确能说出其所以然之神髓，学者最宜体会。

高鼓峰[2]：有形体之长，有往来之长。往来之长，谓来有余韵也。

【正义】往来之长，不论形体，而论气态。所谓积之深深、达之亹亹[3]者，知其人之得天者厚，蕴蓄者丰，此气治脉长之最难能而可贵者。丹波廉夫谓高氏此说甚善，长短本言形体，而凡脉之以神气悠长为贵者，固可因此说而想见其状态矣。

---

〔1〕 岐：同"歧"。
〔2〕 高鼓峰：明末清初医家高斗魁（1623－1670），号鼓峰，四明（今浙江鄞县）人。撰有《医家心法》（收录在《医宗己任编》中，名《四明心法》、《四明医案》）。
〔3〕 亹亹：参见 P82 注。

程观泉《医述》：弦脉与长脉，皆主春令，但弦为初春之象，阳中之阴，天气犹寒，故如琴弦之端直，而挺然稍带一分之紧急；长为暮春之象，纯属于阳，绝无寒意，故如木干之迢直以长，纯乎发生之气象。周澄之注：弦以脉形之挺直言，长以脉气之充足言。

【正义】春初之气，由阴而初出于阳，阴气犹盛，阳气尚微，《素问》所谓阴中之阳是也。此节乃作阳中之阴，误会。周澄之为程氏此节作注，谓弦与长之所以异者，弦则夹阴，长则纯阳，弦以脉形之敛直劲急言，长以脉气之充满条畅言。寿颐谓弦脉于阳之中，尚含阴凝之气，故劲急而不甚舒畅，所以春初由阴而出于阳，阳气未盛，于脉应之，乃见弦象。周氏之所谓夹阴，其旨如此，所以古人有弦脉属阴之说。而长脉则沛然有余，绝无阴凝气象，程氏分属于初春及暮春，时令脉神，俱有妙义，非臆说也。

附录　长脉中兼见之脉

长而刚劲紧急为弦脉。

附录　《新订四言脉诀》

长主素强，得之最罕，上鱼入尺，迢迢不短。正气之治，长而和缓；若是阳邪，指下涌沸；长而劲急，弦脉可味。

第九节　脉短形象

高阳生《脉诀》：短者，阴也，指下寻之，不及本位曰短。

《诊家枢要》：短，不长也，两头无，中间有，不及本位，气不足以导其血也。

【正义】短脉固是气血之不充，然不过寸尺二部，少少不及而已，滑氏竟以为两头无中间有，一似只见关上一部之脉，而尺寸均无有，得无太过？气不足以导其血，貌视之亦若其确，然试思脉为血管，鱼之上，尺之下，俱是手太阴经脉所过，果是气不能导其血行，则必并此短脉而不可见矣。岂理也哉！要之，寸口一寸九分，是脉管之浅显而流露于外者，故气血旺，则流露之位较长；气血弱，则流露之位较短。气为血帅，血随气行，二者若比目之鱼，比翼之鸟，如影随形，亦安得有两离之顷耶？

戴氏《脉诀刊误》：短者，寸口尺中之脉，皆退缩不前，以其阴阳不及，故不能充其本部也。若关上见短，则寸脉下不至关，尺脉上不至关，为阴阳两绝，不可治矣。故关部不诊短。

【正义】寸尺可短，关不能短，同父之言，胜于伯仁远矣。

士材《正眼》：短脉涩小，首尾俱俯，中间突起，不能满部。短之为象，两头沉下，而中间独浮也。

【正讹】短脉但言不能充畅，以部位言，不以势言，亦不以大小言，而士材必谓之涩小，武断已极，又以为首尾俯，中间突，两头沉下，中间独浮，全是隔膜，非短字应有之义，以此言脉，走入邪魔矣。

石顽《三昧》：短脉者，尺寸俱浮，而不及本位，不似小脉之三部皆小弱不振。

附录　短中兼见之脉

短而厥厥如豆之动摇为动脉。

附录　《新订四言脉诀》

短主素弱，不由病伤；上下相准，缩而不长；诸脉兼此，宜补阴阳；动脉属短，治法另商。

第十节　脉虚形象

《甲乙·五卷·针道终始》：虚者，脉大如其故而不坚也。

【备考】《灵枢·终始篇》本此。

【正义】大如其故者，言其人脉状之大小，仍如其人之故常，但较为不甚坚实，即谓之虚。所以形况虚字脉神，最是恰合分寸，于此可见古人持论之精。此大字，非洪大之义，不可误认，且与脉大为虚之义，各有一种形态。然则《脉经》以后，多以迟大软大立论者，殆即误会此句之大字者欤？

《脉经》：虚脉迟大而软，按之不足，隐指豁豁然空。

【订正】隐，疑当作应，若谓重按即隐，则不能以隐指二字联属成句。

【正义】虚脉应指无力，与软脉微脉相近，而各有不同。软脉虽力量柔软，其浮中沉三候之脉形大小，不甚参差，但不能指下有力，故谓之软。而虚脉则浮部较为大而有力，重按之，必不及轻按之形体力量，是不独沉候不实，且有形势俱虚之象，则脉体脉势，皆不如软脉之有神，但未至如散脉之轻浮欲绝，此则虚脉不及软脉，而较胜于微脉者也。其所以异于弱脉者，弱则沉部无力，虚则浮部无力，《脉经》谓其大而软，按之不足，虽未始非虚脉之一种神情，然试就虚字本义设想，则但当从气势体会，原不在脉体之大小，亦不在至数之迟速，叔和必以为大，必以为迟，终是未允。且所谓脉虚者，何尝无虚细及虚数之病证，则叔和又将何以处之？

《千金翼》：按之大迟，名曰虚。虚，阴也。

【正义】大迟为虚，孙氏即承叔和之旧，然竟以"大迟"两字，质直言之，语病更甚。

《诊家枢要》：虚，不应也，散大而软，举按豁然，不能自固，气血俱虚之诊也。

【正义】虚脉虽软，然尚不至于散。滑氏乃以散大为解，将何以别于散脉？又言其举按豁然，则不仅无根，抑且无表，几为气血耗竭之候，皆言之太甚，殊失虚字界限。试以虚字真义，静言思之，必不至于此极也。或谓伯仁以散大而软，状此虚脉，盖欲以著明其为浮部之无力，所以别于沉部无力之弱脉。然散大豁然，岂不浮沉皆空，夫岂虚字之分量，名不正，则言不顺，究是措辞未当。《濒湖脉学》，已谓杨仁斋之言虚脉，似柳絮散漫，滑氏之言散大而软，皆是散脉而非虚脉，东璧其先得吾心者也。

崔氏《四言脉诀·浮脉条》：无力虚大，迟而且柔。

又：形大力薄，其虚可知。

【正义】此仍承叔和之旧，而列之于脉浮条中，则殊不妥。盖虚者实之对，重按之必较为无力，故古人谓为浮之一类，非真浮也。且亦必有虚细虚数者，究不可武断其必大必迟。惟柔软一层，及力薄两字，乃真能为虚字本义传神耳。

《濒湖脉学·虚脉歌》：举之迟大按之松，脉状无涯类谷空，莫认芤虚为一例，芤来浮大似慈葱。

【正讹】东璧氏迟大二层，亦沿前人之误。谷空句更言之太过。

士材《正眼》：虚合四形，浮大迟耎。及乎寻按，几不可见。

【正讹】虚之属浮，尚非真浮，大而且迟又皆未必，乃又谓之寻按几不可见，则纯是散脉矣。士材何至愦愦若此，岂《正眼》一书，亦未免为浅人点窜耶？

又：虚之异于濡者，虚则迟大而无力，濡则细小而无力也；虚之异于芤者，虚则愈按而愈软，芤则重按而仍见也。

【正义】虚之与软，其力量不及相似，但软则其力少弱，而虚则其力尤弱耳。昔人每谓虚脉大而濡脉细，则未知濡之即为软字，故谓濡甚于虚，甚非古人命名之本义。且软之与虚，皆以力量言，固不系乎脉形之大小也。

石顽《三昧》：虚脉指下虚大而软，如循鸡羽之状，中取重按，皆弱而少力，久之仍不脱根，不似芤脉之豁然中空，重按又显，濡脉之软弱无力，举指即来，散脉之散而无根，重按久按，均不可得也。

【正义】鸡羽有脊，其体坚劲，正与虚字相反，石顽以为比拟，其意云何，太不可解。

何西池：虚，不实也。虚甚则中空，名芤脉。亦有得于生成者，肉坚实者脉多实，肉虚软者脉多虚也；亦有因于时令者，春夏发泄，虽大而有虚象，秋冬敛藏，虽小而有实形。若因病而异，则大而实。小而虚者，可验正邪之主病；大而虚，小而实者，可验阴阳之偏枯。

【正义】此论颇精，所谓肉实脉实，肉虚脉虚，固随其人之体质而桴应者。惟春夏脉虚则不可泥，古人有伤暑脉虚一说，则以暑伤元气而言，是病脉，非平脉。

丹波廉夫《脉学辑要》：虚乃脉无力之统名，不必浮大无力之谓。

【正义】丹波此说，先得吾心，足以纠正叔和以下诸家之误会。

陈修园：虚者，不实者。应指无力，浮中沉三候皆有之。昔人谓豁然空大，而独见于浮部者，非也。

【正义】虚者，实之对。昔人每谓实脉浮中沉三候皆有之，不独见于沉部，则修园所谓虚脉，不独见于浮部，即其理也。然所谓虚者，必轻手诊之，觉其有力，而重手诊之，其力较减，然后虚象始见。此前人属之于浮类，正未尝不合至理，若必谓浮中沉三候，俱应手无力，则固自有软脉一条在也。

第十一节　脉实形象

《甲乙·五卷·针道终始》：实者，脉大如其故而益坚也。

【备考】《灵枢·终始篇》本此。

【正义】此古人形况脉实之最精者，说见上文脉虚条中。

《脉经》：实脉大而长，微强，按之隐指愊愊然。（旧校云：一曰沉浮皆得）

【正义】实脉，浮中沉三部，皆指下有力，亦大亦长，故谓之实。《脉经》旧校谓沉浮皆得，是也。隐，似当作"应"。濒湖曰：愊愊，坚实貌。寿颐按：《汉书·刘向传》：发愤悃愊。注：张晏曰：愊，致密也。

《千金翼》：按之洪大牢强，隐指名曰实。实，阳也。

【正义】《脉经》谓实脉大长微强，言其微有坚强之意，颇得实字之神。而《千金翼》因之，一变而改作洪大牢强，则言之太过，等于有刚无柔，全无和缓之真脏脉，非也。

《诊家枢要》：实，不虚也，按举不绝，迢迢而长，劲而有力，不疾不徐。

【正义】伯仁劲而有力一句，亦未免言之太过，稍溢实字之分量。

《四言脉诀》：牢甚则实，愊愊而强。

【正义】此言实脉之象，同于牢脉，而坚强之态，更过之也。盖牢脉实脉，皆兼长大弦强四者之状，惟牢则但见于沉部，而实则浮中沉三候，皆在长大弦强之态耳。

士材《正眼》：实脉有力，长大而坚，应指愊愊，三候皆然。

石顽《三昧》：实脉者，重浊滑盛，相应为如参舂，而按之石坚，不似紧脉之逆急不和，滑脉之往来流利，洪脉之来盛去衰也。

【正义】石顽此条，似脉实之状，亦嫌太过，又谓洪脉来盛去衰，亦非。洪以气势滂沛为主，不可说到衰字上也。

坊本《洄溪脉诀》：实脉之义，以邪气壅盛，脉来结满，而为有余之象，故至势有力，长大而坚。

程观泉《医述》：实脉为邪气盛满，坚劲有余之象，既大矣，而且长且坚，三候皆然，诸阳之脉象兼备，故但主实热，不主虚寒。

陈修园：实脉应指有力，浮中沉俱有之。古人以为牢甚则实，独附于沉者，非也。指下清楚而和缓，则为元气之实，指下坚硬不清，则为邪气之实。

吴山甫《脉语》：中取之，沉取之，脉来皆有力曰实。实而静，三部相得，曰气血有余；实而躁，三部不相得，曰里有邪也。

【正义】诸家所说实字形状，皆有形容过甚之弊，邻于无胃气之真脏脉。修园及山甫两家，辨别正气邪气两层，颇为惬当。

何西池：结实之谓实，如按诸筋，又如葱中水充实。

第十二节　脉洪形象

《脉经》：洪脉极大在指下。（旧校云：一曰浮而大）

【正义】洪乃大而有力之脉，其形既粗，而力又猛，有洪涛汹涌之象，则虽轻手按之，已得其澎湃震撼之势，故古人多谓洪脉兼浮。其实则形势洪大，而又滑数流利，乃浮中沉三候俱然，是为洪水喷溢之状，固不独见于浮部也。《脉经》仅谓其极大，尚未尽形容摹绘之妙，谓在指下。盖亦谓其兼浮，下指即见耳，似尚有阙文，所言殊未条畅。旧校谓浮而大，则何以别于虚浮之一层，亦非洪脉之真相也。

《千金翼》：按之浮大，在指下而满，名曰洪。洪，阴也。

《诊家枢要》：洪，大而实也，举之有余，来至大而去且长，腾上满指。

【正义】洪脉以形势之壮盛而言，其来也踊跃奋迅，有余于外，必不足于中，古人多谓浮大而洪者，正以气火上炎，发见于外也。虽其势甚盛，重按之未必豁然中空，然必不能尽如轻取之有势。如果浮中沉三候，皆实大坚强，是为实脉，而不能谓为洪脉。樱宁生乃谓洪脉大而实，又谓举按有余，岂非皆是实脉？且但以形体言，不知从气势上着想，终非洪脉正旨。又"来大去长"四字，出通真子《脉诀》注文，亦未可信。若景岳《脉神》，悉用伯仁旧说，更是依样之葫芦，亦不必论矣。

《濒湖脉学》：洪而有力为实，实而无力为洪。

【正义】洪大之脉，气势最盛，何得以为无力？其所以异于实脉者，不过沉候较不如浮中二候之气焰耳。濒湖此条，殊有语病，不可不正。

石顽《三昧》：洪脉者，既大且数，指下累累如连珠，如循琅玕，而按之少缓，不似实脉之举按逼逼，滑脉之软滑流利，大脉之大而且长也。

【正义】洪脉其势奋发，必轻按最盛，重按较逊，石顽按之少缓一句，宜细绎之。逼逼，当作"愊愊"。

严三点[1]**《脉法微旨》**：洪脉如春潮之初至。

吴山甫《脉语》：洪犹洪水之洪，脉大而鼓也。若不鼓，则脉形虽阔大，不足以言洪。如江河之大，若无波涛汹涌，即不得谓之洪矣。

【正义】洪脉正义，全在气势力量辨出。吴氏此条，释得极允。

程观泉《医述》：洪脉是根脚阔大，而非坚硬。若大而坚硬，则为实脉。周澄之注：洪兼形势横宽，而起伏又大也。

【正义】程氏此条，立说甚是，周注亦中肯。

陈修园《脉象易知》：实而涌沸者，应指满溢，如水波涌起。主热极，亦主内虚。

【正义】脉洪必有力，总是邪实之征，不应说到内虚一层。若虚人脉大，而果能有力者则极少也。

董西园：洪，火象也，其形盛而且大，象夏之旺气，火脉也。若以浮大有力为洪脉，则沉而盛大者，将非洪脉乎？故脉见盛大，即当以洪论。

【正义】洪字本义，诚不在乎浮与不浮，然气势甚盛，于时为夏，多属火病，确有炎上之态。昔贤多兼以浮大为解，自有至理。若沉而盛大，亦谓之洪，于字义上殊难熨贴，况自有实脉一条，足以当沉而盛大之义乎？

丹波廉夫《脉学》：滑氏以来，以洪钩为一脉，予谓洪以广而言，钩以来去而言，虽俱属于夏脉，不能不异。张路玉尝有洪钩似同而实不类之说，然其言含糊不明。

---

〔1〕 严三点：南宋医家。传其诊脉时以三指稍事点触，即能知六脉之受病，故别号"三点"。

【正义】石顽洪钧之辨，诚不可解。近人周澄之亦有此辨，亦未见其允，已录入时令平脉条矣。

第十三节　脉微形象

《伤寒论·辨脉法》：脉瞥瞥如羹上肥者，阳气微也；脉萦萦如蜘蛛丝者，阳气衰也。脉绵绵如泻漆之绝者，亡其血也。

【考异】"瞥瞥"，《千金》作"潵潵"。绵绵，《千金》作"连连"。

【正义】此皆叔和描摹微脉之形势。日本人丹波元简曰：肥谓羹面肥珠，瞥瞥然光彩不定者也。

《脉经》：微脉极细而软，或欲绝，若有若无。（旧校云：一曰小也，一曰手下快，一曰浮而薄，一曰按之如欲尽）

【正义】微脉细软无力，重按几不应指，故叔和谓极细而软。若有若无欲绝，软微无力，其状可知。古人以其轻按可见，重按即隐，恒谓微脉常在浮候，实则细微已甚，机不可寻，气血两衰，必不可与浮字作一例看。旧本《脉经》校语，谓其浮而薄，按之如欲尽，俱为确论。又以为一曰小也，则非是，盖小脉之状，其形虽小，而浮中沉三候皆然，重按仍在。微则既小且弱，神气索然，是细者小者尚属有神有根，而微则神根俱不足，几于不可为矣。旧校又以为一曰手下快，则太不可解，恐是妄人羼入，不足致辨。

《千金翼》：脉之短小不至，动摇若有若无，或复浮薄而细急，轻手乃得，重手不得，名曰微。微，阴也。

【正义】微脉形势不足，孙氏谓短小不至，盖言其既短且小，不能充畅，则微细无神，自在言外。又谓浮薄而细，则气势力量，俱已曲曲绘出，其言甚是精当。但又加一急字，则殊失真旨，画蛇添足，太觉无谓。

《诊家枢要》：微，不显也，依稀轻细，若有若无，为气血俱虚之候。

187

《脉诀刊误》：微脉若有若无，欲绝未绝，必轻诊之乃可见，重按之，则无有矣。

《四言脉诀》：软甚则微，不任寻按。

【正义】此言微脉即软脉之最为小弱而无力者，既软且小，又加浮薄，盖已几于指下若无。"不任寻按"四字，真可为微脉传神于阿堵之中。

景岳《脉神》：微脉纤细无神，柔弱之极。

李濒湖《微脉歌》：微脉轻微瞥瞥乎，按之欲绝有如无，微为阳弱细阴弱，细比于微略较粗。

李士材《诊家正眼》：微脉极细，而又极软，古人以尘与微并称，自可想见。又算数者，以十微为一忽，十忽为一丝，十丝为一毫。

【正义】脉之微者，不过言其轻微无力耳，必以算数之十微一忽为言，似乎太泥，然其意固可通也。

石顽《三昧》：微脉者，似有若无，欲绝非绝，而按之稍有模糊之状，不似弱脉之小弱分明，细之纤细有力也。

何西池：古以微属浮分，细属沉分，微为阳衰，细为血少。本集各脉，皆直指本义，故以细甚无力为微。

【正义】微细二形，其义洵是不同，然不可以阳衰血少，强为指派也。

董西园：微为气血不足之象，以指按之，似有如无，衰败之况也。凡脉之不甚鼓指，脉体损小者，即是微脉。若至有无之间，模糊隐约，证已败矣，虚脉之极也。

程观泉《医述》：微之为言无也，其象极细软。仲景谓萦萦如蛛丝，状其细而难见也，瞥瞥如羹上肥，状其软而无力也。软取如无，故曰阳气衰；重按欲绝，故曰阴气竭。久病得之不可救，以其正气消亡也；卒病得之犹可生，以其邪气不甚也。

第十四节　脉滑形象

《伤寒论·平脉法》问曰：翕奄沉，名曰滑，何谓也？曰：沉为纯阴，翕为正阳，阴阳和合故令脉滑。

又：滑者，紧之浮名也。

【正义】翕奄沉，名曰滑，貌视之，颇觉费解，惟以沉为纯阴，翕为正阳二句寻绎之，既以沉为纯阴，则翕为正阳，必以浮候而言，是翕合在表之意。金坛王氏肯堂，谓翕奄沉三字，状得滑字最好，翕者合也，奄者忽也，当脉气合聚正盛之时，奄忽之间，即已沉去，是名滑也。

寿颐按：盖言其翕合在表之时，而奄急之间，又见其沉，其为滑利流动可知。张石顽亦谓忽浮忽沉，形容流利之状，无以过之。若夫紧之浮名一句，则殊不可索解，盖滑以去来流动为主，不在浮沉上着想。抑且紧之与滑，一则言其坚劲，一则状其活泼，一为指下重者，一为指下轻灵，态度形神，适得其反，又何能并作一气，引为佐证？惟叔和于紧脉，曾有转索无常之说，本属误会，绝非紧之真相。（说详下紧脉本条）若更以转索无常，而径谓之紧与滑相类，则真是讹以传讹，歧中之歧，此叔和之失，不得为贤者讳也。

《脉经》：滑脉，往来前却，流利辗转，替替然，与数相似。（旧校云：一曰浮中如有力，一曰漉漉如欲脱）

【正义】滑脉，只以往来流利言之，行驶必速，故曰与数相似。滑为阳脉，气势尚盛，故旧校谓浮中如有力。又曰漉漉如欲脱者。极言之，以状其滑利之态度，不可误以为近于脱根之脉也。

《千金翼》：按之如动珠子，名曰滑。滑，阳也。

【正义】此以珠子之流动，形容其滑利之意，不可与厥厥如豆动摇之动脉相混。

《诊家枢要》：滑，不涩也。往来流利，如盘走珠。

《脉诀刊误》：血多则脉滑，滑之本体也。若气血和顺，其动不涩，不急不缓，亦谓之和滑，为无病之脉，在妇人则为妊子。

《濒湖脉学》：滑脉，漉漉如欲脱。又歌：滑脉如珠替替然，往来流利却还前，莫将滑数为同类，数脉惟看至数间。

【正义】滑之与数，其至也皆急速，但滑以形势言之，数以至数言之，取义判然不同，濒湖辨之，颇为切实。

石顽《三昧》：滑脉者，举之浮紧，按之滑爽，不似实脉之逼逼应指，紧脉之往来劲急，动脉之见于一部，疾脉之过于急疾也。

【正义】滑脉不以浮沉着想，亦不可与紧脉互为比较。石顽"举之浮紧"四字，即为王叔和平脉篇所误。

坊本《洄溪脉学》：滑脉应指替替然，往来之势，流利圆活，如盘中之走珠，如荷叶之承露。

陈修园：实而流利为滑，往来轩爽。

【正义】滑之本义，不在乎实，修园拟以实字，尚未贴切。

第十五节　涩脉形象

《脉经》：涩脉细而迟，往来难，且散或一止复来。（旧校云：一曰浮而短，一曰短而止，或如散也）

【正义】涩脉言其来去涩滞，不能轩爽流利，有似于迟，故叔和径谓之迟，然惟指下枯涩不前，究竟与迟不类。以气势言，不以迟速言也，故又申之以"往来难"三字，方是涩之本色。然涩之取义，且仅以势之凝滞言，并不以形之大小言，其往来虽涩，亦有形体颇大而浑浊不清者，并不能认定在细小一边。叔和必谓之细，亦犹未确。其曰且散者，盖亦形容其指下模糊浑浊，畔岸不清之状。惟散脉专以涣散不收为主，亦与涩滞之脉，皎然不同。又谓其一止复来，则以其格格不爽，有时颇似停顿，故以或字悬拟之，所以表明其并非必止，亦以别异于歇止之结代二脉。要知涩之真象，在乎似止非止之间，此皆当以意逆之，悟其态度，而不可拘拘于字面上求之者。若旧校之所谓浮而短，短而止，则措辞尤为呆笨，更不能为涩字形容摹绘矣。

寿颐按：涩脉虽以形势之重滞不灵为主，不系乎至数之迟缓，究竟往来既滞，其至必迟，所以叔和直谓之迟，其旨可于言外得之，何意后世竟有以脉数而涩，联为一句者，相习成风，而不自知其谬戾。近世名贤，亦复时蹈此误，是皆笔下失检，未尝深思而寻绎之耳。

《千金翼》：按之促数浮短如刮竹皮，轻手乃得，重手不离其处，或多入而少出，名曰涩。涩，阴也。

【正义】涩脉与滑，相为对待，状其形势不爽，格格不前，往来艰涩，是为涩之真象。或浮或沉，或大或小，皆兼有之。孙氏促数浮短四字，甚非涩字本义，抑且促之与数，皆言其速，而脉之涩者，其形已滞，则来去必不能流动自如，迟则有之，复何能速？《脉经》"迟"字，及"往来难"三字，最堪细味，皆可为涩脉传神，何孙氏反以促数为辞，正与叔和彼此相反，宜乎后世俗医，遂有"涩数"二字连络成文之谬。惟细玩《千金翼》语意，盖以促数浮短，形容不能条达之象，以为既短且促，则形势局蹐，涩滞之状，自在言外，初非以往来之速为重。惟既下一"数"字，则立言究属不正，又谓轻手乃得，重手不离其外，或多入而少出，皆不轩爽，未易醒目，姑存是说，不可尽信。且涩字取义，以形势重着，不能流利为主，虽不以至数之迟速论，然必有滞而不前之态，则往来应指，必近于迟，断不能速。《素问·平人气象论》脉涩曰痹一句，本与脉滑曰风，对待成文，其旨极显，其上文人一呼脉三动，一吸三动而躁，尺热曰病温，尺不热脉滑曰病风一节，本无脉涩曰痹一句，杂厕其间，盖既一呼三动，一吸三动，而复加以躁字，则不独呼吸六至，其数已速，且形势躁疾，是阳邪主盛，故以尺肤之热与不热，审其无病风病温之分别，何能杂以

"脉涩曰痹"四字，与呼吸六至而躁之脉联属成文？《甲乙经》于此节无此一句可证。宋林亿等校正《素问》亦言之，自浅者读之，误认下文脉滑曰风，脉涩曰痹，既为对待，因谓此处亦当有此一句，而妄为增入。启玄不察，竟据误文作注，而不知续凫断鹤，理不可通，遂令后人有数涩连属之脉语，宁不可怪！

王启玄注《脉要精微论》：涩者，往来时蹇涩而不利也。

《诊家枢要》：涩，不滑也。虚细而迟往来难，三五不调，如雨沾沙，如轻刀刮竹然。

【正义】涩脉，只有涩滞一义，状其来去之限，不系乎形体之大小虚实，故血少而脉涩，则形细，湿阻而脉涩，则形不细，且脉既涩滞，指下必有留恋之状，亦与虚者不同。

《濒湖脉学》：涩脉如病蚕食叶。

又《涩脉歌》：细迟短涩往来难，散只依稀应指间，如雨沾沙容易散，病蚕食叶慢而艰。

【正义】叔和谓涩为散，已非确论，孙氏《千金》又加一"短"字，盖状其迟滞留难，有似于短，此皆不能拘泥字面，认得太呆者。若曰如雨沾沙，则言细沙着雨，留滞不去，乃以状其稽留不行，非为散字作譬喻，而濒湖反以容易散释之，斯为愈说愈幻，并复支离矣。惟添出病蚕食叶一句，以形容其无力濡滞无力之状，颇足为涩字传神。

石顽《三昧》：涩脉者，指下涩滞不前，《内经》谓之参伍不调，叔和喻以轻刀刮竹，通真子譬之如雨沾沙，长沙又有泻漆之绝，比拟虽殊，其义则一。不似迟脉之指下迟缓，缓脉之形势纡徐，濡脉之去来绵软也。

【正义】辨脉法之所谓绵绵如泻漆之绝，是言脉状之柔细无神，故为亡血之征，与涩滞之脉状无涉，石顽以彼证此，非是。

坊本《迴溪脉学》：涩脉艰滞迟细而短，盖脉势之往来，不能爽快，涩而不及中和与至数与迟慢不同。

【正义】涩以气度讲，不系乎脉形之大小，固亦有脉大而涩者，此条有一

"细"字，不是。但所谓不能爽快，与至数之迟慢不同，则确论也。

第十六节　缓脉形象

《伤寒论·辨脉法》：阳脉浮大而濡，阴脉浮大而濡，阴脉与阳脉同等者，名曰缓也。

【正义】缓脉有平脉，有病脉。平脉之缓，不柔不刚，不疾不徐，应指冲和，来去四至，所谓和缓胃气，脉象之最和平者，而亦平人无病时所不可须臾离之脉神也。若病脉之缓，亦有两种态度，一则湿热蒸灼，正气懈惰，脉象应之，必弛纵而缓软不振，是缓脉之属于实热者；一则气血不及，精力疲倦，脉象应之，亦怠倦而缓弱少神，是缓脉之属于虚馁者，其来去之缓相似。而和缓、弛缓、怠缓三者之精神气度，应指迥乎不同，然非从阅历经验，神而明之，则几微疑似之间，殆难得心应手，此所谓可以意会而难以言传者，更不能纸上谈兵，描摹尽致矣。叔和此条，注重于阴阳同等四字，以为平人和缓脉之标准，浮大而软，盖言其指下有神，从容不迫之意，借以形容其不亢不卑之状况，是为平人胃气之脉象。若竟泥煞浮大柔软之字面，则浮部既大，而重按之即软弱不及，是又虚散之脉，非和缓之旨矣。

《脉经》：缓脉去来亦迟，小驶于迟。（旧校云：一曰浮大而软，阴脉与阳脉同等）

【正义】缓脉为胃气之平脉，以气度雍容，纡徐不迫为主。此节但称其小驶于迟，则仅可形容怠缓之病脉，而平和无病之和缓脉状，究不可谓其去来必迟者也。

《千金翼》：按之依依，名曰缓。缓，阴也。

【正义】胃气和缓之缓，全在脉神上注意，本不能拘拘于迹象之间以求其形似。昔人谓不大不小，不疾不徐，意思欣欣，难以名状，不过于无可摹拟之中，稍稍摹其神气。孙氏"依依"二字，是用诗杨柳依依之义，盖亦于无可形容之中，仿佛其神气，固不可以迹象拘也。

王氏启玄《平人气象论》注：缓者，谓缓纵之状，非动之迟缓也。

【正义】此缓而滑曰热中一句之注文，是病脉而非和缓之平脉，以热在中而元气弛解，故脉为之纵缓，亦犹人之热伤元气而倦怠无神也。

《诊家枢要》：缓，不紧也。往来纡缓，呼吸徐徐。

【正义】滑氏此条，亦以病脉之怠缓言，故曰纡徐。然以缓与紧相对立论，就脉之形势着想，不以为迟，颇能切合平脉和缓之义。

《濒湖脉学》歌：缓脉阿阿四至通，柳梢袅袅飐轻风，欲从脉象求神气，只在从容和缓中。

【正义】杨元操言缓脉如初春杨柳舞风之象，即濒湖之蓝本也。又濒湖引滑伯仁，亦有微风轻飐柳梢之句，而不见于今本《诊家枢要》。

士材《正眼》：缓脉以宽舒和缓为义，与紧正相反，阳寸阴尺，上下同等，无有偏胜者，和平之脉也。故曰缓而和匀，不浮不沉，不大不小，意气欣欣，悠悠扬扬，难以名状者，此真胃气脉也。

吴山甫《脉语》：缓脉状如琴弦，久失更张，纵而不整曰缓，与迟不同。盖迟则以至数言，缓则以形势言，其别自见。

【正义】缓之态度最不易言，吴氏以琴弦久不更张，纵而不整为比，亦怠缓弛缓之病脉，非和缓之平脉。

丹波廉夫《脉学辑要》：缓者，弛也，不急也。仲景曰：寸口脉缓而迟，缓则阳气长。又曰：趺阳脉迟而缓，胃气如经也，乃知缓与迟其别果远。

【正义】吴氏丹波氏所言，缓脉皆以病脉立论，故一以为纵而不整，一以为弛而不急。若言平脉，则两家之言，失于疲弱，非胃气之正矣。丹波氏引仲景二条，出平脉辨脉篇，是叔和编次时所增，非仲景语，故此二篇中，时时与本论不相符合。

程观泉《医述》：缓脉以宽舒和缓为义，正与紧脉相反。阳寸阴尺，上下同等，无有偏胜，是为缓而和匀，乃胃气之正脉也。中土调和，百病不生。凡诸脉象，皆须兼此胃气之和缓。若兼浮迟虚软细涩诸象，则为病脉矣。周澄之注：指下之柔而匀，形之缓也；来去从容如一，气之缓也。若病脉之缓，皆属湿热。

【正义】澄之形气两层，说得极精，若谓病脉之缓，皆属湿热，则有不尽然者。凡正气不充，而脉来无力怠缓，是其常态，此当以舌苔之浊与不浊，垢与不垢辨之，不可皆[1]以为湿阻者也。

陈修园：平脉四至，从容不迫，病后得之，邪气退而胃气复，是和缓之脉，主正气来复也。缓而不大，非指往来之迟缓也。《内经》以缓与大相对成文，其旨深矣。若急缓则病也。

第十七节　紧脉坚脉形象　急脉附见

【考证】《脉经》以下，罗列脉形之名，有紧脉，无坚脉。伯仁《枢要》且以缓与紧作对待之比较，盖缓是宽弛，紧是绷结，其形态气势，正得其反故也。考之《素问》，言紧脉者，只于《平人气象论》一见，曰盛而紧曰胀，而其他之言坚脉者，则不一而足。至《伤寒论》、《甲乙》、《脉经》、《千金》以下，乃始多见紧字。迨乎宋金以降，又无有脉坚之名词。

寿颐按：紧之与坚，以字义言之，本不甚近，但以脉形拟议，则皆形容其团结凝聚，不同涣散之意，故字义有别，而脉状难别。且今本《伤寒论》，脉紧字样，数见不鲜，而证以《千金翼方》之伤寒二卷，则凡是紧字，彼皆作坚（《千金翼方》之伤寒二卷，即仲师本论），可见坚、紧二字，古所通用。又如《甲乙》、《脉经》、《千金》、《千金翼》四种，其源多本于古书，而今所传本，亦

---

〔1〕 皆：原书作"极"，据《脉理学讲义》用"皆"。

多有脉紧、脉坚彼此互见，又是脉学书中坚、紧两字同为一义之确证。但考之字书，此坚、紧二字，确无通借之条例，且万不能强指为传写之讹误，几于疑窦难明。惟近贤陆九芝尝谓古本当是坚字，在隋时为文帝讳，改用紧字，今之《伤寒论》，盖即本于隋时所缮写，是以多用紧字，而后遂因之。至《千金翼》则孙在初唐，不避隋讳，于是从古而仍作坚。寿颐谓九芝先生此说，极有条理，可为依据，则今本《素问》多作坚者，其本固是王启玄所注，宜乎不为隋文讳写。爰以紧脉坚脉合为一条，虽非古书成例，然义理昭著，何妨自我作古，以符实事求是之旨。而《素问·平人气象论》又有脉急者曰疝瘕少腹痛一条，《甲乙经》亦有诸急者多寒一条，《脉经》也有洪大紧急，细少紧急两条，凡此数者，脉急主病，悉与脉紧主病同义，则非急数急疾之急，当并入此。余详第四卷主病篇。

【正讹】紧脉形状，自王叔和编《伤寒论·辨脉法》谓如转索无常，而《脉经》又谓之数和切绳，后之学者，无不宗之。

寿颐按：脉之为紧，但以形况其凝固团结之状，故主病为寒为痛，为食滞，为积聚，正以实邪窒塞，则于脉应之，而形势如是。叔和所谓切绳，固言其指下有物，按之不挠，抑且畔岸分明，描摹形态，惟妙惟肖。若质直言之，则只是挺拔有力而已，是以《素问》谓之坚，亦即同此状况，何尝说到牵转绞动上去。惟《金匮》[1]有脉紧如转索无常者一条，则明言其为宿食，于是始有转索无常之明文，是为紧脉之别一态度。盖以宿食积滞结实，故脉紧益甚，其非寻常之紧脉可知。《脉经》又谓脉如悬薄卷索者死，此说必有所受之，非叔和所自拟。悬薄者，如帘薄之垂空，触之即动，则言其不能稳固（薄，帘也。见《礼记·典礼》"帷薄之外"释文。又《庄子·达生》：高门悬薄，无不走也。释文引司马注同）。卷索者，如绳索之转戾，刚劲乖张，则言其不能柔和。"悬薄卷索"四字，必分作两种脉象观，盖惟《脉经》此条，始于紧字中

---

〔1〕《金匮》：指《金匮要略》，下同。

更益之以牵转之态，而乃直断定为必死之脉，又出之于叔和一人著作，此其坚强不屈，有乖戾而无和柔，是亦真脏脉及七怪脉之类，宜为死征，孰谓寻常紧脉，皆必如此？若果如《辨脉篇》之所云，不几乎凡是紧脉，胥为必死之候，岂不大骇物听？此即以叔和之书证之，而自矛自盾，必不可通者也。日本人丹波元简《脉学辑要》述其乃父之言，以转索一说为谬，诚非过贬。今颐辑此编，即本此意，凡前贤承用转索旧说者，皆从删薙[1]，爰志所见，以祛俗学之惑。

《脉经》：紧脉数如切绳状。

【正义】紧脉主表有寒，为经络之壅塞，亦主里有积，有食，有痛，为腑脏气血之不通，故脉道皆凝结重滞，而不活泼，其状有类于弦，且搏击重着之势，殆又过之。叔和谓之切绳，盖亦状其劲直坚强，应指清晰之态。惟又谓之数，则主寒主痛，当无数疾之理。但形势拘急，迫促不舒，其来去也，必不能和缓自如，有似于数，实与滑数之滑，皎乎不同。《素·平人气象论》所谓脉急者疝瘕少腹痛，亦以状其急促不调，绝无从容宽舒之态度，故谓之急。叔和即本《素问》之意，因有数之一义，固不得与一息五六至之数疾者作一例观也。

《千金翼》：按之短实而数，有似切绳状，名曰紧。紧，阴也。

【正义】脉紧者，指下挺然，劲直坚凝，故有切绳之喻，则其形态且有类于长脉，何以孙真人反谓之短。粗心读之，似乎立说未允，然正惟其态迫急，则其神确有短促不舒之意，此短字实字数字三者，合而参之，所以描摹坚紧之状，颇有意味，是当以意逆之，而不可作呆相观。凡古人形容脉状，多有此言外之味，学者既不可忽略读过，亦正不可拘泥字面，执而不化。

《诊家枢要》：紧，有力而不缓也，其来劲急，按之长。

【正义】滑氏以紧为长，就字面言之，正与孙氏短字相反，然以气象言之，

---

[1] 薙：音 zhì（制），刈也。

彼此固各有所见，各无不是，此谈脉理学之所以贵有神悟，而不可拘拘于迹象之间。若仅就古人已往之成言而呆板读之，不能细心寻绎，不能观其会通，则无往而不望洋兴叹矣。

《脉诀刊误》：《内经》、《难经》未言紧也。《内经》曰急，曰来而左右弹人手，有紧脉之状，未有紧脉名。

【正义】《素问》固绝少紧脉，然《平人气象论》有盛而紧曰胀，《示从容论》又有切脉浮大而紧，只此二见，《甲乙经》亦言紧为痛。又《素问》屡言脉坚，固即后人之所谓脉[1]紧，同父尚未悟及。

景岳《脉神》：紧脉急疾有力，坚搏抗指。

【正义】谓紧为急，是承《素问》脉急而来，不可谓其不是，然竟以急疾二字，连属成文，则竟以紧脉类于数脉，未免差以毫厘，失以千里，非古人真旨矣。

坊本《洄溪脉学》：紧者脉来绷急。

【正义】"绷急"二字，颇能为紧字传神于阿堵之中，读者须于"绷急"两字形态体会之，斯可知《内经》脉急之真义，非急速之急矣。

丹波廉夫《脉学辑要》：紧，不散也，谓其有界限，而脉与肉划然分明，以寒主收引，故脉道为之紧束，而无开散涣漫之象，不似弦脉之弦绠三关，端直挺长，与数脉之呼吸六七至，全不相涉。《金匮》谓脉紧如转索无常者，有宿食。《脉经》作"左右无常"，则谓其脉紧而且左右夭矫，如转索无常者，是有宿食之候，非谓紧脉即如转索之无常。叔和误读此条，乃于《辨脉法》云脉紧者如转索无常，何其不思之甚。后世诸家，皆祖述叔和，故尽不可从。

【正义】此以紧脉与散脉两两对勘，盖即本之于滑氏，而以脉道之畔岸收束为主，立言最为明白，于此始知长短数疾等说，皆未免有疑似之弊，而又辟去转索无常一层，真是独具只眼。寿颐谓欲读医书，随处皆当自有见解，方不

---

[1] 脉：原书无此字。

受古人之愚。

第十八节　弦脉形象

《素·玉机真脏》：春脉者，肝也，东方木也，万物之所以始生也，故其气来软弱轻虚而滑，端真以长，故曰弦。反此者病。

【正义】此经言春令无病之弦脉也。合德于木，故脉立端直以长，而兼有和缓之胃气，故当软弱轻虚而滑，不当刚劲搏指有力。凡后人脉书论及弦脉形状，无不言其应指坚强，则皆在病脉一边着想。须知弦为春令之本色，若其过于刚强，岂是平人所宜尔。《玉机真脏篇》独以软弱轻虚立论，固惟恐人只知有病脉之弦，而不知有无病之弦，此古医经之所以不同于流俗者。《平人气象论》亦谓平肝脉来软弱招招，如揭长竿末[1]梢，曰肝平，正以竿之末梢，虽直而有和柔之态。故又谓病肝脉来盈实而滑，如循长竿，曰肝病；死肝脉来，急益劲，如新张弓弦，曰肝死。合而绎之，则弦脉之孰柔孰刚，孰吉孰凶，岂不历历如绘。（招招，读为迢迢）

《伤寒论·辨脉法》：脉服而紧者，名曰弦也。弦者，状如弓弦，按之不移也。

【正义】弦脉应指有力，聚而不散，畔岸清晰，谓之为紧，固无不可，但以形状言，并以气势言，不以指下之大小，及部位之浮沉而定，故有浮大，即有沉细，有浮弦，亦有沉弦，何能以"浮而紧"三字，作为弦脉真象，岂不与《素问》"软弱轻虚"四字，正相背谬？孰谓仲师本论，撰用《素问》，而反为此语，即此可证《辨脉》等篇，必非仲师手笔。又谓状如弓弦，按之不移，则以病脉言之，固是刚劲不挠者也。

---

[1]　末：原书作"未"。

又：脉累累如循长竿者，名曰阴结也。

【正义】此即弦脉，刚而不柔，是为阴气凝聚之象，故曰阴结。辨脉篇之以弦脉列于阴类，其旨如是。若夫肝胆阳盛，脉应指下而搏击有力，亦谓之弦，则属于阳强一类，此古今脉学诸书，凡脉弦一层，或谓之阴，或谓之阳，义若相反，而理则相通，所谓言岂一端，各有所当，不可偏废者也。

《脉经》：弦脉举之无有，按之如弓弦状。

【考异】《千金》作"弦脉举之无力，按之如张弓弦状。"寿颐按：《千金·第二十八卷·诸脉形象》无一条不与《脉经》同，是即本之于叔和者，而此条独异二字。以文义言之，弦脉不可谓举之无有，此今本《脉经》传写之误。

【正义】弦脉本不以浮沉而定，而《脉经》竟谓其举之无有按之如弦，则只知有沉弦，而遗浮弦一层，太落偏际，不可为训。即如今本《千金》"举之无力"四字，仍是有沉弦，无浮弦，叔和似不当若是之武断，且与《辨脉篇》之浮字反背，如《脉经》此条，果出叔和之手，则又疑《辨脉篇》亦非叔和所纂集矣。

《千金翼》：按之如琴瑟弦，三关通病梗梗，无有屈挠，名曰弦。弦，阳也。

【正义】《辨脉篇》以弦为阴脉，而孙氏《千金》则谓之阳脉，盖弦为肝脉，属厥阴之经，乃三阴之尽，故叔和谓之阴脉。然肝之体属阴，而木中有火，又以相火用事，则其用为阳，且其动也，脉必刚劲有力，究非纯阴可比。即以病情言之，弦脉之属于肝阳胆火者最多，而寒饮阴结等病之弦脉，实是少数，此虽阴阳两说，各有所主，不可偏废，而孙氏之说，较为显而易见。

滑氏《枢要》：弦脉按之不移，举之应手，端直如弓弦。

【正义】伯仁改《脉经》旧说为举之应手，是善于为古人补过者。

戴氏《脉诀刊误》：脉从前中后直过，挺然指下曰弦，经所谓端直以长者也。

【正义】前中后，盖以寸关尺三部而言，然语气太嫌刚劲，几于平人气象论之所谓新张弓弦，已失和平之态，此不可与言平人之弦脉也。

李士材《诊家正眼》：弦脉与长脉，皆主春令，但弦为初春之象，阳中之阴，天气犹寒，故如琴弦之端直，而挺然稍带一分之紧急；长为暮春之象，纯属于阳，绝无寒意，故如木干之迢直以长，纯是发生之景象也。

【正义】士材以此辨弦与长之微有不同，似议确切，而分析其所以然之故，具有精思，是脉理学之上乘禅。但阳中之阴一句，尚有误会，春令由阴而初出于阳，阳气犹微，阴气尚盛，《内经》所谓阴中之少阳，此阴阳开阖[1]，造化之枢机，倒转不得。

石顽《三昧》：弦脉者，端直以长，举之应指，按之不移。

陈修园：实而紧急为弦。

【正义】是说亦失之太刚。

高鼓峰《己任编》[2]：弦如弓弦之弦，按之勒指，胃气将绝，即真脏脉，凡病脉见之即凶。

【正义】此即经之所谓新张弓弦也。浅者察得此脉，方且误以为脉尚有力，病必不死，而抑知真阴已竭，和气全无，三五日内无不败也。

吴山甫《脉语》：双弦者，脉来加引二线也，为肝实，为痛，若单弦只一线耳。徐忠可《金匮注》：有一手两条，脉亦曰双弦，此乃元气不壮之人，往往多见此脉，余投温补中气，兼以化痰，应手而愈。

【正义】此是弦脉之别有一种形象者，虽不多见，确有此状，盖痰饮阻滞，脉象多怪，是亦阴结之类，故宜温养化痰。

第十九节　软脉形象　濡脉附见

【考正】软脉濡脉二者，自唐宋以降，说者各有形容，几至判为两事，故

---

[1] 阴阳开阖：原刻本为"阖"，未改，按文义应为"阴阳开圉"。
[2] 《己任编》：指《医宗己任编》，杨乘六辑于1725年。

晚近俗医，鲜不以为自有两种名义。然《素问·平人气象论》软弱招招；《玉机真脏论》软弱轻虚以滑，字皆作"软"，而今本《脉经》则皆作"濡"。又《难经·四难》牢而长者肝，按之濡。《脉经》引之，濡字作"软"。据此可为软、濡一字之证，是以《玉机真脏论》冬脉其气沉以搏，《甲乙经》搏字作"濡"，宋林亿等校《甲乙经》竟谓濡古软字。惟考之字义，濡为濡湿濡滞，自有一字，必不可误以为软之古文。其软字之所以变为濡者，实由汉人作隶，软、濡二字混同无别之故，而唐以后人各为一说之误也。顾名思义，必以软字为主，爰以后人濡脉之说，附列此条，而各为辨正之如左。

《脉经》：软脉极软而浮细。

【考正】软字古只作"耎"，亦借用"緛"字，緛者固帛之柔细者也，字又作"輭"，因又别作"软"。然古人字书，皆未收入软字，《康熙字典》直以软为俗字是也。

【正义】软之为义，但言其重按不如轻按之有力，以力量之不及言，不以形状之不及言，故有细小而软者，亦有虚大而软者，《脉经》必谓其浮细，殊不尽然。且虚软之脉，虽沉部必不及浮部之应指有力，然如中按尚属有神，再重按之，其力不及，即为软脉，更不能谓为必浮。叔和"极软浮细"四字，说得太过，几与微脉之微细无神、散脉之不任重按者相等，大失古人软字真旨。

或谓软脉与虚脉同是浮部中之无力者，惟以浮小无力谓之软，浮大无力谓之虚，二者之别在此。若谓二脉之义，仅以气势为主，不以形体为断，则既同此气势之无力，试问更以何者为软与虚之畛域？不知软之无力，但其力量稍觉薄弱耳。若果力量太薄，则不仅于软，故又别立虚脉之名，以状其脉力之薄弱，此虚、软二者，固皆浮中二候，力量不足之脉也。若更加无力，且小且软，重按之即已不见，则为微脉。合此三者观之，软脉为无力中之最佳者；其甚者，则为虚脉；又其甚者，则为微脉；而弱脉则沉而无力者耳。此软虚微弱四脉之大别也。

《千金翼》：按之无有，举之有余，或如帛衣在水中，轻手与肌肉相得而輭，名曰濡。濡，阴也。

【正义】孙氏以輭字为濡脉之注解，是未知濡即輭字之变体，其意以为濡字从水，遂以帛衣浮水，形容其轻浮无力触手无痕之象，乃不得不谓其按之无有，举之有余，无一字不在浮之一面着想，虽承叔和浮字之误，实即以濡字水旁而望文生义，全与古人软脉本旨无涉，宁非大谬？须知脉之所以软者，不过重按之下，力量气势，稍有不逮，本非败坏之征，所以《平人气象论》明言长夏胃微软弱曰平，又谓平肝脉来软弱招招，而《玉机真脏论》亦谓春脉之弦，软弱轻虚以滑，何得谬以为按之无有，等于坏脉之无根？且既已软矣，则浮按得之，亦必指下安和，纡徐不迫，何孙氏又误认为举之有余，等于浮滑之洪大？此其两失，复何待言！而从此乃多出一濡脉之名义，竟与《素问》软弱之旨，分为两体，而又以帛在水中，轻手相得为解，一似软脉为无力之通名，而濡脉即为浮大无力之专象，遂令后世不复知濡字之即是软字，盖即由孙氏此条开其端。

《诊家枢要》：濡，无力也。虚软无力，应手散细如棉絮之浮水中，轻手乍来，重手即去。

【正义】伯仁亦不知濡之即是软字，遂以虚软无力解濡字，再申之以棉絮浮水中，皆承《千金翼》之旧。然虚软无力，已嫌太过，而又继之以应手散细，较之《脉经》极软浮细，又添出一散字，不几与微脉散脉，漫无区别。然既散且细，亦与自己所说棉絮浮水之形不类，而又谓轻手乍来，重手即去，直是无根大败之象，皆其立言之大不妥者。总之不识濡字即是软字之变，亦无怪其中无所主，说得庞杂异常，且者喂濡字不清也。

戴同父《脉诀刊误》：极软而浮细，轻手乃得，不任寻按曰濡。

【正义】同父此条，亦承叔和之谬，而更以不任寻按微实之，岂不以濡脉等于微脉散脉。然即承用《脉经》旧说，则《脉经》极软浮细四字，在软脉条中，似已知濡之即是软字，何不为软字本义，一思其形态之果当若何？然同父本书，于此条注中，又曰既浮而细曰软，浮而软细曰濡，似又欲以软、濡二者，各为一种脉象。然曰既浮而细为软，又曰浮而细软为濡，则试问此二句，究竟有何分别？可知软、濡二脉，是一是二，戴氏尚在迷惘中，则立言不正，固其宜尔。

《四言脉诀》：浮小为濡，绵浮水面。

【正义】此亦承叔和《脉经》之误。

《濒湖脉学》：濡脉如水上[1]浮沤。

又歌曰：濡形浮细按须轻，水面浮绵力不禁，病后产中犹可药，平人若见足无根。

【正义】濒湖此条，亦承《脉经》、《千金》之旧，而言之过甚者，绝非古人软脉真旨。盖水上浮沤，触之即逝，几等于所谓瞥瞥如羹上肥者。微脉散脉，且或不至如是之甚。又谓平人若见是无根，则直以为无根之绝脉，此则又拘泥濡脉如水中浮绵一说，而误申其义者。然李氏本书，自注濡即软字，又似未尝不知古人本旨者，抑何言之太过，至于此极！

第二十节　弱脉形象

《脉经》：弱脉极软而沉细，按之欲绝指下。

【正义】弱之为义，不刚不强之谓，以言脉状，但觉其稍稍无力而已，盖与脉虚脉软二者，大率相近，本不可与细软无神之脉同日而语。《素问·平人气象论》长夏胃微软弱曰平，正以长夏之令，天地发泄之气，造乎极端，于脉应之，宜乎滑大有力，然必于滑大之中，不偏刚劲，而微有软弱之态，方是平人无病之脉；否则脏真元气，尽泄于外，有流露而无含蓄，即非平人无病之所宜。《素问》此句，大有意味，极堪细玩，始知软弱二字，绝非柔细而了无精

---

〔1〕　水上：原书刊作"上水"，据下文改。

彩之坏脉，可以混同立论。是以《玉机真脏论》亦谓脉弱以滑，是有胃气。据此两节，则脉弱神情，俱可想见，而叔和于此，竟开手即是"极软"二字，措辞已嫌不当，且弱之与软皆以脉之力量言，不以形体言，有脉体不大而软弱者，亦必有脉体不小而软弱者，叔和必谓之细，亦未免偏见。寿颐以为脉有虚、软、弱三种，皆以形况其应指之稍为不及，俱在气势力量上研求，既不以大小为断，亦不能以浮中沉三候区别，叔和于此，更加以沉字，试以弱字字义求之，亦属未允。然自《脉经》如此立说，而后之言脉理学者，遂无不以虚软二字，属于浮候之无力，而以弱字属于沉候之无力，究竟皆叔和创之，后人和之，不可谓是虚、软、弱三字字义，可有如此之辨别也。且《脉经》于极软沉细之下，又申之以按之欲绝指下一句，则既自以为沉矣，而又且按之欲绝，不几于浮候既无所得，而重按复软细欲绝，是为无神无根，败坏已极之脉，全非脉弱之真相矣。

《千金翼》：按之乃得，举之无有，濡而细，名曰弱。弱，阴也。

【正义】孙氏此条，即依仿《脉经》而引申之者，语病亦多，不必论矣。

《诊家枢要》：弱，不盛也。极沉细而软，怏怏不前，按之欲绝未绝，举之即无。

【正义】弱之为义，不过气势力量，稍有不足耳，本非极虚极软，渺小无神之坏脉可比。伯仁注以"不盛"二字于义已足，可谓言简能赅，只此二字，以外无余义矣。而其下又依照《脉经》申言之，则是画蛇添足，而又加以怏怏不前一句，亦是言之太过，非古人真旨。

《濒湖脉学》：沉细如绵曰弱。

【正义】李氏此说，亦属太甚。

戴同父《脉诀刊误》：极软而细，如绝指下，扶持不起，不能起伏，不任寻按。

【正义】戴氏此条，亦承《脉经》之误，而扶持不起以下三句，则形容更坏。若果如此，直是奄奄一息，静待属纩[1]之候，言之更详，失真更甚，是所谓差之毫厘，而谬以千里者，愈趋愈远，愈说愈歧，而古人真义，乃几几然不可复知矣。

第二十一节　芤脉形象

《脉经》：芤脉，浮大而软，按之中央空，两边实。（旧校云：一曰手下无，两旁有）

【正义】芤脉如葱中空，专主失血之证，以其血暴脱，脉管空虚，故轻按之，则浮部虽大，而其力甚软，少重按之，则即豁然中空，而再重按之，得其脉管之底，则仍似大也。盖暴失血之病，多挟气火之升腾，是以必不细小，但不尽坚实有力，《脉经》言其大而空软，于病证病情，最为切合。若失血已久，气火已衰，则脉必微弱，亦无所谓芤矣。古书多言芤脉浮沉俱有，中候独空，亦是此意。惟《脉经》则谓中央空，两边实，其词虽异，其意亦同，正宜参合两者之说，融会而贯通之，则于芤脉形象，及其主病，大可悟彻其真理，不当因其立说不同，而误以为各有主见也。校语所谓手下无，两旁有，则辞不达意，大失真谛，不足征也。

《千金翼》：按之无，举之来，两旁实而中央空，名曰芤。芤，阴也。

《诊家枢要》：芤脉浮大而软，寻之中空旁实，旁有中无，诊在浮举重按之间。

《脉诀刊误》：芤，草名，其叶类葱，中心虚空，故以芤草之叶，喻失血之脉。此脉之名，不见《内经》，仲景有大则为芤，芤则为虚之说，附见于革脉一条，亦未以为定名，至王叔和始立芤脉之名。其脉象，轻按之浮大而软，重

---

〔1〕纩：音 kuàng（矿），丝绵。

按之则中空。仲景谓脉浮而紧，按之反芤，其人本虚；若浮而数，按之不芤，此人本不虚，是皆以重按而推见为芤也。

石顽《三昧》：芤脉浮大弦软，按之中空，其中按虽不应指，而重按仍有根抵，不似虚脉之瞥瞥虚大，按之即豁然无力也。

第二十二节　脉促形象

高阳生《脉诀》：促者，阳也。指下寻之极数，并居寸口，曰促。渐加则死，渐远则生。（戴同父《脉诀刊误》注曰：促脉尺微关细，寸口独实而滑数，并居于上）

又：促脉前来已上关，并居寸口血成斑。（戴氏《刊误》改血成斑三字为"证危难"。注曰：血成斑，非促脉证）

【正义】促之为言短也，速也。既短且速，是为急遽之象，故其至必数，属于阳脉。惟自叔和编《伤寒论》辨脉法，明言促脉来数，时一止复来，而《脉经》承之，后之学者，多认辨脉篇为仲景原文，且以《脉经》之言，合于仲景，遂无不以促脉归入歇止之例。特考之《素问·平人气象论》曰：寸口脉中手促上击者，曰肩背痛。王启玄注：阳盛于上，故肩背痛，是促为阳盛之脉；又有独盛于上，而不及下部之意，故病应于上而肩背为痛。《甲乙经》则击字作"数"，当读为寸口脉中手促上（逗），数者（句），于上字作一逗，则其脉应手促上，实已明言短促而独盛于上之寸部，更以数字申言其至之速，是促脉之义，固仅言其短而不长之意，经文明以"促上"二字连读，则其脉之独盛于寸，而下不及尺，已无疑义。是以所主为上部之病，但仅聚于寸部，亦未上溢入鱼，故主病不为巅顶痛而仅为肩背痛，固显然不涉歇止之象。又证之以仲师本论，则论中促脉凡四见：曰太阳病下之后，脉促胸满者；曰太阳病桂枝证，医反下之，利遂不止，脉促者，表未解，喘而汗出者（钱天来《伤寒溯源集》曰：脉促者，非脉来数时一止复来之促也。即急促亦可谓之促）；曰太阳病下之，其脉促不结胸者，此为欲解也。以促脉与胸满结胸，喘而汗出，相提并论，皆是邪结于上，故脉亦促上，短而不长，正与《平人气象篇》中手促上之义，若合符节。唯《伤寒》脉促手足厥逆者可灸之一条，颇似因正气郁结之故，而脉来有歇止之意。然正惟其气郁结，而脉道短促，即不作歇止解，亦胡不可，是以高阳生《脉诀》定为并居寸口，宗《平人气象篇》立论，其说甚正。叔和因其急遽迫促或有一蹶复起之状，遂谓之时一止，于理亦未为无因，但后人俱宗叔和，只知有歇止之促，而不问其短疾迫急之意，并不知《素问》有中手促上之促，则数典忘祖，甚非古人立言本旨。且更以仲师伤寒脉结代心动悸炙甘草汤主之一条，而寻绎其意，以止而复来者为结，止而不能自还者为代，两两对举，不及促字，则仲师意中，何尝有脉促歇止之例。直至叔和编辨脉乃以数时一止，缓时一止，相对成文，显与仲师本论，枘凿不合。又《难经·十八难》明言结者，脉来去时一止无常数，亦不及促脉之歇止，皆可为促脉无中止之旁证。清乾隆时，日本丹波元简《脉学辑要》，以《脉诀》并居寸口为主，而详辨之，引证殊确，兹即从之。盖《脉诀》一书，论其全体，诚不如叔和之纯粹少疵，然脉促一条，则所见甚是，亦胡可以人废言，一概抹煞耶？

荀悦《申鉴》：气短者，其息稍升，其脉稍促，其神稍越。

【正义】此虽非医家之言，而形容气短者息高脉促，正与促脉独盛寸部之意，若合符节。然则东汉儒生，皆知促为气升之脉象，是亦可为促脉无关歇止之旁证者也。

《脉经》：短而急者病在上。

【正义】此条虽未明言即是促脉，然既短且急，谓非促急迫促之义而何？此又叔和自著之书，断为主病在上，谓非独盛于寸部而何？然则短急之中，不尽歇止，固又叔和之所自言者矣。

杨仁斋[1]：促者，阳也。贯珠而上，促于寸口，出于鱼际。

方龙潭《脉经直指》：促脉者，脉之疾促，并居寸口之谓也。

【正义】此两家所论促脉形势，俱宗《脉诀》之意，但仁斋申之以贯珠而上，出于鱼际二句，则指上促之尤甚者耳。

周寅卿《医说会编》：罗谦甫治赤马剌（音辣，蒙古人名）。食炙兔伤肉，其脉气口大二倍于人迎，关脉尤有力，用备急丸及无忧散，上吐下利而愈（出《卫生宝鉴》）。项彦章治食马肉，服大黄巴豆转剧，其脉促，宜引之上达，次复利之，以彻余垢而出（出《医史》）。所谓上部有脉，下部无脉，其人当吐者是也。夫伤物一也。而治之不同，药之有异，何哉？由乎脉之异而已。

【正义】此条明言促脉为上部有脉，下部无脉，所以当吐其食，则促之独盛于寸，而不以歇止为主，尤其明显。

《脉学辑要》：促无歇止之义，《脉诀》为得。

第二十三节　革脉形象

《金匮·虚劳篇》：脉弦而大，弦则为减，大则为芤。减则为寒，芤则为虚，寒虚相搏，此名为革。妇人则半产漏下，男子则亡血失精。

【正义】此论革脉形象，及主病之最精当者，以弦大二者相合之脉，谓之为革。盖以气势绷急，故谓之弦；而脉形铺张，故谓之大。惟轻按之，虽弦劲且大，而重按之，却又不及，则既非坚劲搏指，按之不移之弦，因谓之减。且亦非洪实有力之大，因谓之芤。后人所谓革脉，如张鼓皮者，即以状其外强中

---

〔1〕 杨仁斋：南宋医学家杨士瀛，字登父，号仁斋，三山（今福州市）人。著有《仁斋小儿方论》（1260年）、《仁斋直指方论》（1264年）。同时，以《脉诀》为本，参以百家之言，撰成《医脉真经》一卷（1262年），一名《医学真经》，该书多有创见，为时人所重。

空之象，譬犹革之绷鼓，外虽坚刚而中无所有，此节摹绘革脉形神，最堪细玩，源出《金匮》，盖是中古相承之旧，而仲师采之，尚非仲师之自有发明。后人编《伤寒论》中之辨脉法，亦仍此一条，而《脉经》开卷，则首列脉形二十四种独无革脉明文（今本《脉经》有革脉一条，则牢脉之误字。见下牢脉条）。可见此条犹是古人所遗，尚非叔和编次之本，所以竟与《脉经》不能符合。其所主之病，则弦而不实，即为寒证，大而中空，即为虚症，外似有余而内已不足，故为崩漏及失精脱血之候。

滑氏《枢要》：沉伏实大如鼓皮曰革，气血虚寒。革，易常度也。

【正义】《脉经》误以牢脉为革脉，而滑氏因之，遂有沉伏实大之说，亦是牢脉之形象。惟既从革字本义着想，谓之如鼓皮，则鼓皮在外，何得谓为沉伏？此必不可通者也。

徐春甫《医统》：革为皮革，浮弦大虚，如按鼓皮，内空外急。

《濒湖脉学》：诸家脉书，皆以革脉为牢脉，故或有革无牢，或有牢无革，混淆不辨，不知革浮牢沉，革虚牢实，形证皆异。

石顽《三昧》：革脉者弦大而数，浮取强直，重按中空如鼓皮之状，不似紧脉之按之劈劈，弦脉之按之不移，牢脉之按之益坚也。

【正讹】"劈劈"，当作"愊愊"，言指下之愊迫有势也。

何西池《医碥》：弦大迟而浮虚者曰革，如按鼓皮，内虚空而外绷急也。

【正义】革脉以浮候刚劲为主，以形之坚强不和而言，不在乎来去之迟速，石顽因其气势迫促，用一数字，而西池又因《辨脉篇》寒虚相搏之句，用一迟字，两家之言，固各有其义，然学者合而观之，必有吾谁适从之叹，实则熟思革字本义，于脉来之形势求之可矣。固不必问迟速之若何也。

陈修园：浮而搏指为革，中空外坚，似以指按鼓皮之象。现芤脉而外愈坚，主阴阳不交。盖孤阳越于上，即知真阴竭于下矣。

王子亨《指迷方》：革脉如涌泉，谓出而不返也。

【正义】王觊此说，貌视之，较诸家外强中空云云，颇似显相枘凿。然脉要精微论浑浑革革，至如涌泉，所以状其来势汹涌，往而不返，实与外强中虚之理，未必矛盾，此修园所谓孤阳越于上而真阴竭于下者，固不妨姑备一说，以为《素问》申其义（《素问》谓浑浑革革，至如涌泉，病进而危；弊弊绰绰，其去如弦绝者死。今本《素问》脱一革字弊字。又危字误作色，绰绰误作绵绵，进至句不可读。兹从《甲乙经》，则浑浑革革，言其来之急也；弊弊绰绰，言其坚劲不和，重按即绝也。有来无去，有浮无根，其意极显。但弊弊二字义不可通，盖尚是传写之误。李士材《诊家正眼》亦谓脉来浑浊革变，急如涌泉，出而不返也。曰涌泉，则浮取之不只于弦，而且数且搏且滑矣。曰弦绝，则重按之不只于豁然，而且绝无根蒂矣，故主必死）。

丹波元简《脉学辑要》：革者，浮坚无根之极；牢者，沉坚有根之极。

第二十四节　牢脉形象

《脉经》：革脉有似沉伏，实大而长，微弦。

【考正】《脉经》有革脉，无牢脉。然革取皮革之义，言其外之坚刚，而牢则有根深蒂固，不可猝拔之意，正与革脉之劲急于外者相反，是《脉经》所谓有似沉伏实大则长者，为牢脉言，非为革脉言也。虽《千金方》革脉亦承《脉经》之旧，然《千金翼》有按之实强，其脉有似沉伏，名曰牢一节，其意与《脉经》此条同，而其名则牢而非革。按：《翼方·诊脉大意》一篇，列二十二脉形象，多与《脉经》近似，固亦《千金》之例，皆本于叔和者，决不于革脉一条，独易其名，则今本《脉经》、《千金》皆作革者，明是传写之误，而后人论脉诸书，多从《千金翼》，而不从《脉经〔1〕》、《千金》，尤其确据，此固讹字之显而有征者，不可不正。

---

〔1〕　经：原脱，据《脉理学讲义》补。

《千金翼》：按之实强，其脉有似沉伏，名曰牢。牢，阳也。

杨元操《难经注》：按之但觉坚极曰牢。

滑氏《枢要》：牢，坚牢也，沉而有力，动而不移。

《四言脉诀·沉脉条》：有力为牢，实大弦长。

【正义】此言牢在沉候有力，而兼实大弦长四者之象也。

李士材《诊家正眼》：牢有二义，一则坚牢固实，一则深居在内，故树木以根深为牢，深入于下者也。监狱以禁囚为牢，深藏于内也。沈氏曰：似沉似伏，牢之位也；实大弦长，牢之体也。然伏脉虽重按之，亦不可见，必推筋至骨，乃始有形，而牢则实大弦长，才重按之，便觉满指有力矣。

石顽《三昧》：牢脉者，弦大而长，举之减小，按之实强，如弦缕之状，不似实脉之滑实流利，伏脉之匿伏，革脉之中空也。

第二十五节　脉动形象

《伤寒论·辨脉法》：阴阳相搏，名曰动，阳动则汗出，阴动则发热，形冷恶寒者，此三焦伤也。若数脉见于关上，厥厥无头尾，如豆大，厥厥动摇者，名曰动也。

【正义】以言动脉之状态，并及其主病也。阴阳之气，两不相知，则相搏击，而脉亦为之鼓动，乃有厥厥动摇之状。其至之状态，滑数流利，颇近于数脉滑脉，而一粒厥起，如豆如珠，摇摇活泼，是以形态为名，不以迟数论，亦不以势力言也。搏指有力，是阳气之盛，故动脉属于阳脉。阳动者，寸部之脉动也，阴乘阳位，故阳气外溢，而为汗出；阴动者，尺部之脉动也，阳陷阴位，故阴从阳化，而为发热，此皆阳盛有余之脉证。若脉动而形冷恶寒，则三焦阳气已伤，故不能外温肌肉，则其脉动，非为阳盛有余之状，而为阳虚扰乱之征矣。数脉见于关上，上下无头尾，厥厥动摇，乃言动脉之状态，然此三句之文义，与上文殊不贯串，盖有缺文，或讹误。而后人断章取义，只知有此三句，遂谓动脉只见于关上，而尺寸无之，则上文阳动汗出，阴动发热，又将何说以解之？盖此节必言动脉见于关上，则其主病若何，而今本则绝不能联属，脱误可究。其所谓关上无头尾者，盖以形容其颗粒崛起之状，亦非上不至寸之阳绝，下不至尺之阴绝也。此脉状态，寻常本不多见，然时一遇之，竟有如珠子一丸，在指下动摇活泼者，见于妊妇为多，益信古人之不我欺也。

《脉经》：动脉见于关上[1]，无头尾，大如豆，厥厥然动摇。

《千金翼》：脉见于关上，无头尾，大如豆，厥厥然动摇名曰动。动，阳也。

【正义】《脉经》、《千金翼》两条其文大同，盖皆本之于辨脉篇。然但言见于关上，则动脉颇似仅诊于关，而尺寸两部，无是脉象者，岂不与《辨脉篇》阴动阳动两层，显相乖牾[2]？惟细绎辨脉篇本文，若数脉见于关上以下四句，文义与上文不相联贯，其有脱误可知。而据叔和所引，已同今本，则讹脱盖已甚久，且《脉经》只引此三句，而不引阳动汗出，阴动发热二句，又可见《辨脉》等篇，亦非必出于叔和之手，所以与《脉经》亦不一律。然则《伤寒论》中《辨脉》、《平脉》、《伤寒例》三篇，万不能参定其果是何人编辑，当是仲景以后，读是书者随手摘录古人成言，以备考证，而记录者又不止一二人，所以良莠杂糅，文义殊不一致，再加之以传写者错落讹误，不知凡几，此三篇之所以不可卒读也欤。

《诊家枢要》：动脉其状如豆大，厥厥动，寻之有，举之无，不往不来，不离其处，多于关部见之。

【正义】滑氏亦谓动脉多见关部，是承《脉经》之误，且动之为象，一粒圆丸，突然高起，轻按即得，而乃又承高阳生《脉诀》之误，竟谓寻之有，举之无，则如豆大者何至如此？盖动脉真象，极不多遘，伯仁袭用是说，岂此公生平竟未尝一遇此脉耶？

---

〔1〕 关上：原作"上关"，据《脉理学讲义》改。

〔2〕 牾：原书为"悟"字。

石顽《三昧》：动脉者，厥厥动摇，指下滑数如珠，见于关上，不似滑脉之诸部皆滑数流利也。

【正义】辨脉法明言阳动汗出，阴动发热，岂非阳指寸部，故寸脉流动，则为阳气上浮，所以知其当有汗出；阴指尺部，故尺脉流动，则为阳气下陷，所以知其当有发热。其下文动脉见于关上云云，有脉象而无主病，显与上文不能一例，且不相承接。寿颐终疑其传写脱误，不谓自叔和《脉经》以后，皆以见于关上一节，牢牢认定，一似竟未见有阳动阴动二句者，于是寸尺两部，遂绝不许有动脉出见，宁不可异。然如滑伯仁所谓多于关部见之，语气尚觉活泼，不似《脉经》、《千金翼》之呆板，犹可说也。至石顽老人，则直谓但见关上，不似滑脉之诸部皆滑数流利，貌视之，颇觉读书得间，辨得动滑二者，如掌上罗纹，条条清楚，然自有此说，而动之为动，乃必不容再在寸尺一诊，限定后学眼光，尤为武断之极。须知动是动摇，形短不长，滑是滑利，三部若一，谓动只见之于三部之一，滑则见之于三部之同，固无不可，而究非关部独滑之为动，三部俱滑之为滑也。

王子亨《指迷方》：动脉之状，鼓动而暴，指下不常，气血相乘，搏击而动也。

【正义】此于动脉形象，言之未详，而谓为气血相乘，搏击而动，说理极其明显。

王肯堂：阳升阴降，二者交通，上下往来于寸尺之内，方且冲和安静，焉得有所谓动者？惟夫阳欲降而阴逆之，阴欲升而阳逆之，两者相搏，不得上下，鼓击之势，陇然而起，而动之脉形著矣。

【正义】此细绎动脉突然耸起之理，而想到阴阳二气，不相和同，彼此鼓击冲突，而成此形，实是气化推移必然之势，盖即王子亨旧说而更畅言之，最为亲切有味。寿颐谓妇人少阴脉动甚，谓之有子，正其阴阳二气，乍相凝结之时，其气尚未和谐，所以脉为之动，可与此意互相沟通。又气滞痰凝者，时亦有动脉可见，其理亦正如是。

何西池：数而跳突者名为动，乃跳动之意，大惊之时，多见此脉，盖惊则心胸跳突，故脉亦应之而跳突也。辨脉法曰：若数脉见于关（自注：观"若"字，则关是偶举，可见动脉非只见于关脉也），上下无头尾（自注：状其圜而突耳，非真上不至寸下不至尺也），如豆大，厥厥动摇者，名曰动。

黄韫兮[1]《伤寒论·辨脉法》曰：数脉见于关上，上下无头尾，如豆大，厥厥动摇者，名曰动。愚按：两"上"字，其一乃后人误添者，当是数脉见于关上下。《内经》曰：女子手少阴脉动甚者，妊子也。手少阴属心，是寸有动脉矣。王叔和著《脉经》，不知两"上"字其一乃衍字，因曰动脉见于关上，遂令后之论脉者，皆曰动脉只见于关，与《经》不合矣。

丹波廉夫《脉学辑要》：《脉诀》之论动脉，含糊谬妄，濒湖已辨之，然犹言只见于关，尔后诸家，亦多依之，至何梦瑶、黄韫兮，乃就若之一字，为之解释，极为明备，可谓千古卓见。

第二十六节　脉伏形象

《难经·十八难》：伏者，脉行筋下也。

【正义】《素问》论脉，惟《脉要精微论》有按之至骨之文，而未见一伏字，至《难经》始明言伏者脉行筋下，是即沉脉之尤者，故主病亦较之沉脉更重一筹。但脉是血管，筋乃附骨而生，虽不可谓筋之下竟无血管，然脉动而可以指按得之者，必非筋下之血管，《难经》乃谓脉行筋下为伏，立说殊有未妥。

《脉经》：伏脉极重指按之，着骨乃得。

【正义】伏即沉中之最甚者，非极重按之，不至筋骨之分，几不可见，然虽重按可见，而亦细小者为多，盖去脉绝不见四字只一间耳。

---

[1] 黄韫兮：名琳，清代医家，精脉诊。以《脉经》参以《四言脉诀》等书，并附以己见，撰成《脉确》（1742 年）一书。

《诊家枢要》：伏，不见也。轻手取之，绝不可见，重按之，始附着于骨。

【正义】叔和、伯仁俱谓伏脉着骨，亦是形况其深藏于内，非极重按，必不可得之意，较之《难经》筋下一说，显明多矣。

《四言脉诀》：深深在下，沉极为伏。

戴同父《脉诀刊误》：伏脉初下指轻按不见，次寻之，中部又不见，重手极按，又无其象，直待以指推其筋于外，而诊乃见，盖脉行筋下也。若如常诊，不推筋以求，则无所见，昧者将以为脉绝矣。

【正义】同父此说，极言伏脉之伏藏深处，是为《难经》"脉行筋下"句作注，其意虽无不是，然筋是附骨之筋，脉是经脉之脉，世固未有筋反在脉之上，而脉乃行于筋之下者。且筋丽于骨，亦必不能推之使动，《难经》有"脉行筋下"四字，只以形容其深伏之意，断不能拘泥字面，看得呆板。自经戴氏为之竭力描摹，尤觉十八难之原文，大是不妥，固不如叔和"重指按之着骨乃得"八字，说得浑溶无迹之为妙。宋南康崔氏《四言脉诀》，沉极为伏，推筋着骨，亦是形容之辞，何图同父必以推其筋于外五字申言之，而筋反不附着于骨，尤其可怪，此则同父读书，失于笃信之过，何如约略言之，申其义而不泥其文之为愈乎？

石顽《三昧》：伏脉者隐于筋下轻取不得，必委曲求之，乃附着于骨，有三部皆伏，一部独伏之异，不似沉脉之三部皆沉，而按之即可得也。

【正义】石顽"筋下"二字，亦不免与同父同病，然委曲求之，附着于骨二句，则措辞之圆到多矣。

第二十七节　散脉形象

《脉经》：散脉大而散，散者气实血虚，有表无里。

【正义】散脉应指模糊，是为气血涣散之象，虽曰其形或不甚细，然畔岸皆不清楚，究不能谓之为大，《脉经》似之以大，已不甚允，且血虚之甚，其气亦虚，所以于脉应之，遂至散漫无垠，不能齐整，王叔和谓为气实，正不知于意云何，此恐传写者或有讹误，古人立言，当不至刺谬至此。

《诊家枢要》：散，不聚也，有阳无阴，按之满指，散而不聚，来去不明，漫无根柢。为气血耗散，腑脏气绝，主虚阳不敛。

【正义】散脉为虚甚之象，岂仅阴血无依，亦是阳微欲绝，故脉亦涣散而不能自收。伯仁谓为有阳无阴，尚未确切，须知虚阳上浮者，脉来尚有气势，犹不致飘忽无根，荡摇莫定，至于散乱也。且既知为腑脏气绝，则更不仅是虚阳不藏矣。

《四言脉诀》：虚甚则散，涣漫不收。

又：散脉无根，形损难医。

戴氏《脉诀刊误》：心脉浮大而散，肺脉短涩而散，平脉也。

【正义】《难经》谓心脉之浮，浮而大散，盖以心脏之气，比德于火，其气上升，又位居膈上，故于脉象当浮。其所谓大而且散者，第以比于火焰之飚举，其势廓张，不甚凝聚耳，非真散乱无纪之脉，可为无病之真象。此读古人书，不可不观其会通，而呆死于字句之下。若《玉机真脏论》谓秋脉来急去散，又欲借以形容毛浮之意，岂真气血皆竭之散乱可比，而同父竟以浮大而散，短涩而散，谓之平脉，抑亦过矣。

李濒湖引柳氏：散者，脉无统纪，无拘束，至数不齐，或来多去少，涣散不收，如杨花散漫之象。

《濒湖脉学》：散似杨花散漫飞，去来无定至难齐，产为生兆胎为堕，久病逢之不必医。

【正义】杨花散漫之喻[1]飘忽无根，真可为散脉传神。

石顽《三昧》：散脉者，举之浮散，按之则无，来无不明，漫无根蒂，不

---

[1] 喻：原书作"俞"，今据文义改正。

似虚脉之重按虽虚，而尚不至于散漫无着也。

何西池《医砭》：大而盛于浮分，名洪；大而散漫渗开，与肉无界限，则为散。脉形本圆[1]欲，今散漫不收，盖虚甚而四散者也。

程观泉《医述》：散脉有二义，一为自有渐无之象，一为散乱不整之象，比如杨花散漫，或至数不齐，或多寡不一，为危殆之候。（周澄之注：乍大乍小，乍数乍疏，至之散也；乱如麻子，形之散也，皆主死。若寻常病脉之散，是形势宽泛，畔岸不敛，浑浑不清耳）

【正义】麻子之喻，殊不可解，凡草木之子，无不坚实，正与散字本义相反，此必刊刻之误，似当作麻絮，斯为散而且乱之证。

陈修园：浮而不聚为散，盖按之即散，来去不明，故主正气耗散之征。

莫枚士《研经言》：脉有左右相低昂者，谓之散，如树叶之动，榆荚之落。（自注）《玉函》聂聂如落榆荚者，名曰散也。《八十一难》作厌厌聂聂，依字当作橇。橖橖，《广韵》：叶动貌橖，树叶动貌。

【正义】树叶自动，左右低昂，无力之状着矣。《说文》橖，木叶摇白也。盖木叶本青，而动摇无常，则远望之，时见为白。枚士据字学以证散脉之象，解释经文，最合训诂之真，脉形散乱，其状固有如此者。

第二十八节　结脉形象

《难经·十八难》：结者，脉来去时一止，无常数，名曰结也。

【正义】此但以歇止无定之脉，名之为结，正以气血偶有结滞，而脉象亦因而乖其运行之常，此并未言及来去之迟速。盖结之为结，固仅仅以偶然歇止得名，正与仲景《伤寒论》结代对举之义符合，但以只之有定无定为断，固不

---

〔1〕　圆：原书作"园"，下文径改。

问其为迟为速，惟太阳篇一条，则明言其缓而时止矣。

《伤寒论·太阳篇》：脉按之来缓，而时止复来者，名曰结。又脉来动而中止，更来小数，中有还者，反动，名曰结。阴也。

【正义】此结以来缓中时止，名之为结，视十八难添出缓之一层，然并未与促脉两两对举也。盖脉之往来，本当流利，其气血不调，而甚至偶有结涩，则其搏动之气势，必不能流利自如，谓其来去之间，必有急缓，固亦理之有可信者，则此缓字，必不可呆读。然《伤寒论》之辨脉篇则因此节言缓，而遂添出数中一止之促，以为之对，且以印定后人之目光，认作仲师旧说。寿颐以为仲师之意，固不如是也。

又脉来动而中止以下共二十二字，义不联贯，不可强解，《医宗金鉴》谓文义不顺，当是衍文，其说甚是。

《伤寒论·辨脉篇》：脉来缓时一止复来者，名曰结；脉来数，时一止复来者，名曰促。阳盛则促，阴盛则结，此皆病脉。

【正义】此节始以缓中一止，名为结脉，与数中一止之促脉，对待成文；又以阳盛则促，阴盛则结，伸言其义，而结之与促，遂为脉象之对偶，后世言脉理学者，率多宗之。然结脉并不皆是阴寒之证，凡气滞血凝，疝瘕痞积，结涩诸病，其脉或止，数见不鲜，何尝尽属寒证。此节"阴盛则结"四字，大有不妥，且《难经》有结脉歇止之明文，而绝不言及促字，仲景太阳篇又以结代对举，以辨歇止之有定与无定，而亦不与促脉并列，可知仲师意中，必不若是。《辨脉》、《平脉》等篇，文义甚杂，瑕瑜多不自掩，必非仲景手笔，可无疑义。

《脉经》：结脉往来缓，时一止复来。

【正义】叔和此说，即从《伤寒论·太阳篇》来。然寿颐则谓仲师意中，但以歇止之有定与无定，分别结脉代脉之形态，代脉并不以迟速而有异义，则结之为结，亦只认其来去之中，偶有一止，而不问迟速可也。

《千金翼方》：脉来动而中止，不能自还，按之小数，中能还者，举指则动，名曰结。结，阴也。不死。

【正义】孙氏此条，即本于《伤寒论》之太阳篇。然太阳篇本文，文义已不条达，必不可解，《金鉴》以为衍文可删，最早斩绝葛藤，免滋纠缠之妙法。而孙氏此节，亦复若断若续，殊未了了，仍不可解，此宜存而不论，付之阙疑可也。

《滑氏枢要》：结，阴脉之极也，脉来缓，时一止复来也，名曰结。

【正义】伯仁此条，全从《辨脉篇》画依样之葫芦，而直断为阴脉之极，语病更深，万不可信。

王子亨《指迷方》：结脉之状，大小不定，往来不拘，数至时一止。

方龙潭《脉经直指》：结者，气血之结滞也。至来不匀，随气有阻，连续而止，忽然而歇，故曰结。又或三动一止，或五七动一止，或十动二十动一止，亦曰歇。此歇者，不匀之歇至也。其病不死，但清理痰气自可。

【正义】此条但言结为歇止，而不拘泥古人缓中一止，及阴脉两层，是为能见其大，高于王叔和、孙思邈、滑伯仁矣。

钱天来《伤寒溯源集》：结者，脉来停止暂歇之名，犹绳之有结也。凡物之贯于绳上者，遇结必碍，虽流走之甚者，亦必少有逗留，乃得过也。此因气虚血涩，邪气间隔于经脉之间耳。虚衰则气力短浅，间隔则经络阻碍，故不得畅其流行而阻碍也。

【正义】钱氏此节，专就结字本义，剀切说解，立论尤其圆到，此为脉结所以然之真理论，可谓揭出神髓者矣。

张景岳《脉神》：脉来忽止，止而复起，总谓之结。旧以数来一止为促，促者为热，为阳极；缓来一止为结，结者为寒，为阴极。然以予验之，则促类数也，未必热，结类缓也，未必寒，但见中止者，总是结脉，多由血气渐衰，精力不继，所以断而复续，续而复断，常见久病者多有之，虚劳者多有之，或误用攻击消伐者亦有之。但缓而结者，为阳虚，数而结者为阴虚，缓者犹可，数者更剧，此可以结之微甚，察元气之消长，最显最切者也。至如留滞郁结等病，本亦此脉之应有，然必其形强气盛，而举按有力，此多因郁滞者也。又有无病而一生脉结者，此其素禀之异，无足怪也。舍此之外，凡病有不退而渐见脉结者，此必气血衰残，首尾不断之候，速宜培本，不宜妄认为留滞。

【正义】景岳此说，以但见脉中一止者，总谓之结，是真能读《难经》而信其所可信者。盖结字本义，自有结滞停顿正解，固不必问其迟速之如何，惟末段谓渐见结脉，速宜培本，则未可一概论耳。

石顽《三昧》：结脉者，迟缓中见歇止，而少顷复来，不似代脉之动而不能自还也。

坊本《洄溪脉学》：结脉以结而不散为义，迟滞中时见一止，古人譬之徐行而怠，偶羁一步，可为结脉传神。

【正义】此两条又拘定迟缓一边立说，皆未免食古不化。

丹波元简《脉学辑要》：结脉始见于《灵枢·终始篇》：六经之脉，不结代也。《甲乙经·五卷·针道终始篇》同。及十八难而辨止法以缓来一止为结，数来一止为促。乃与仲景本论之旨相左（详促脉条）。张景岳以结脉为歇止之总称，盖有见于此。

第二十九节　代脉形象

《伤寒论·太阳篇》：脉来动而中止，不能自还，因而复动，名曰代，阴也。得此脉者必难治。

【正义】脉来中止，而又不能偶止即续，必少缓须臾，然后复动，有如替代禅代者，因名曰代。此与结脉之偶然一止，而即相续者不同，故仲师谓之难治。且其止也，亦复约略有定，如《难经》所谓四十动一代，三十动一代者，亦不似脉结之止无时，是其人气血运行而不能联贯，已有确证。故脉之歇也，亦有常数，此固非偶尔乖违者之可以同日而语者也。

《脉经》：代脉来数中止，不能自还，因而复动。脉结者生，代者死。

又：脉五来一止，不复增减者死。《经》名曰代。

【正义】代脉中止，既有一定之晷刻[1]，已足征五脏之气，不能嘘吸无间。故《难经》直谓四十动一代，一脏无气；三十动一代，二脏无气；然犹未至三五动而即止也。如仅五来一止，不复增减，则气机短促，尤有明征，其死宜矣。盖如老年人气血已衰，固有脉代而其人无恙者，然其歇也，必相去数十动之间，尚可勉延岁月，如果五动一止，则短期至矣。

《千金翼》：脉动而止，不能自还，因而复动，名曰代。代，阴也。代者死。

滑氏《枢要》：代，更代也。动而中止，不能自还，因而复动，由是复止，寻之良久，乃复强起为代。

杨仁斋：代者，阴也。动而中止，不能自还，因而复动，由是复止，寻之良久复来，如更代之代。

《脉诀刊误》：代者，此脉已绝，而他脉代之之义。盖一脏之气不至，而他脏之气代之也，故其中止，必久而再来。

【正义】代取禅代之义，不过言其停歇有定，如相禅代耳，非真别有他物以来为之更代。《难经》一脏无气，二脏无气云云，亦是意逆之，推想其理，殆必脏气之不相联属，故亦不能明言一脏二脏，果是何脏（《脉经》谓一脏无气，肾气先绝；二脏无气，肝气不至；则以《难经》之言，而强为证实之，究属臆说。辨已见前）。何以后人竟谓一脏之气已绝，而他脏之气代之，须知果是脏气已竭，其人又安有可以苟延岁月之理？认得太泥，反觉窒碍难通。

士材《正眼》：代者，禅代之义，如四时之禅代，不愆其期也。结脉之止，一止即来；代脉之止，良久方来。

【正义】此更于歇止有定以外，补出良久方来一层，亦代脉中应有之义。

钱天来《伤寒溯源集》：代，替代也。气血虚惫，正气衰微，力不支给，

---

[1] 晷刻：犹言时刻。

如欲求代也。止而未几复动，若有不复动之状，故谓之不能自还。又略久则又动矣，故曰因而复动。

【正义】此钱氏为《伤寒论·太阳篇》代脉一节作注，立言颇为清晰。

【备考】脉之有代见于《素问》，其名最古，《宣明五气篇》谓脾脉代，是脾之平脉，当非歇止之象。景岳尝谓土寄旺于四季，脾脉当随四时而转移，如春应微弦，夏应微洪之类，以其与四时相为禅代，故谓之代，此解最合脉理之正。盖后人所谓歇止之代脉，且是五脏气衰，不相贯通，安可误认为脾脏无病之本色，是脾脉代之必不当以歇止论者也。然《平人气象论》谓长夏胃微软弱曰平，弱多胃少曰脾病，但代无胃曰死，则又明言长夏时之脉代，既不能以四时禅代之义为解，又不能谓代脉即是软脉，又不可强作歇止解，且上文不谓长夏胃微代为平，真是莫名其妙。启玄注竟谓动而中止，殊不可通，此与《宣明五气篇》之脾脉代一句，王注直以为软弱，皆是望文生义，随心所欲，而不顾事理之安否，胡可为训。考《脉经》引《平人气象篇》此节，本作"但弱无胃曰死"，与上文长夏胃微软弱曰平，弱多胃少曰脾病，原是一气贯注，亦与春夏秋冬四时脉象，句法一律，则《素问》但代无胃一句，明是浅者即以《宣明五气篇》脾脉代一句，而妄为改窜。不知脾随四时而递为禅代，于彼可通，于此必不可通，证之《脉经》，痕迹已露，此《素问》代脉之不以歇止论者也。惟《脉要精微论》谓代则气衰，又谓数动一代者，病在阳之脉也，泄及便脓血，此二"代"字，即指歇止而言，文义显然。又《甲乙·四卷·经脉篇》五十动而不一代者，五脏皆受气矣一节（今《灵枢·根结篇》本此），则以歇止有定之脉，名之为代，又是凿凿有据，后之言歇止者，无不宗之，盖至是而代脉之名义，遂专属于动而中止一层，更不知代脉尚复有何别解，且更不复问《素问》"脾脉代"三字，当作何解，知其一不知其二，晚近医家，目光之短，大率如是。惟考之《史记·仓公传》，则曰不平而代，又曰代者时三五不调，乍疏乍大也。张守节正义，谓动不定曰代。是不仅以脉至之疏密无定者，谓之代，即脉形之大小不常，脉势之盛衰不一，在古人亦无不谓之代。所以景岳亦谓代以更代为义，谓于平脉之中，而忽见软弱，或乍数乍疏，或断而复起，皆名曰代。又谓五十动而不一代者，乃至数之代，即《根结篇》之代也；若脉本平匀，而忽强忽弱者，乃形体之代，即《平人气象论》之代是也；又若脾主四季而随时更代者，乃气候之代，即《宣明五气篇》之脾脉代是也；但当各因其变而察其情云云。

寿颐按：景岳是说，即本仓公传之正义注，而申言之，以证歇止之代，四时之代，各明一义，最是独得真解。惟《平人气象篇》"但代无胃"一句，认作脉本平匀而忽强忽弱，仍是望文生义。要知长夏之脉，本宜软弱，必不应以软弱迳谓之代，此是后人妄改之字，不必深论。惟代脉取义，固不独为歇止专称，则证以古书，自有确据，爰附沦之，以为脉学旁证，亦足为晚近医家，旷其见闻。

第三十节　附录：清浊脉象

石顽《三昧》：清脉者，轻清缓滑，流利有神，似小弱而非微细之形，不似虚脉之不胜寻按，微脉之奥弱依稀，缓脉之阿阿迟纵，弱脉之沉细奥弱也。清为血气平调之候，《内经》云：受气者清。平人脉清虚和缓，一生无险阻之虞。如左手清虚和缓，定主清贵仁慈；若清虚流利者，有刚决权变也。清虚中有一种弦小坚实，其人必机械峻刻；右手脉清虚和缓，定然富厚安闲；若清虚流利，则富而好礼；清虚中有枯涩少神，其人虽平，目下必不适意；寸口清虚，洵为名裔，又主聪慧；尺脉清虚，端获良嗣，亦为寿征。若寸关俱清，而尺中蹇涩，或偏小偏大，皆主晚景不丰，及艰子嗣；似清虚而按之滑盛者，此清中带浊，外廉内贪之应也。若有病而脉清楚，虽剧[1]无害，清虚少神，即宜温补以助真元；若其人脉素清虚，虽有客邪壮热，脉亦不能鼓盛，不可以为

---

〔1〕　剧：原书脱此字，据《脉理学讲义》补。

证实脉虚，而失于攻发也。

又：浊脉者，重浊洪盛，腾涌满指，浮沉滑实有力，不似洪脉之按之奥阔，实脉之举之减小，滑脉之往来流利也。浊为禀赋昏浊之象，《经》云：受谷者浊。平人脉重浊洪盛，垂老不能安闲，如左手重浊，定属污下；右手重浊，可卜庸愚；寸口重浊，家世卑微；尺脉重浊，子性卤莽。若重浊中有滑利之象，家道富饶；浊而兼得寒涩之状，或偏盛偏衰，不享安康，又主夭枉；似重浊而按之和缓，此浊中兼清，外圆内方之应也，大约力役劳勚之人，劳其筋骨，脉之重浊，势所必然。至于市井之徒，拱手曳裾，脉之重浊者，此非天性使然欤？若平素不甚重浊，因病鼓盛者，急宜攻发，以开泄其邪。若平昔重浊，因病而得寒涩之脉，此气血凝滞，痰涎胶固之兆也。

【正义】清浊二脉，自来言脉理学者，多不注意，惟《太素》脉象，假记察脉以定其人之富贵贫贱，穷通寿夭，此是星命支流，决非医林正轨，甚且谓如何如何而利达，如何如何而困究，言之愈神，则失之愈远，鄙陋之尤，何足污吾笔墨。第人禀阴阳气化以有生，赋畀本各不同，则骨干之刚直媚谄，性情之慈祥暴戾，品格之高下，气度之隆污，观人者自必有至诚前知之理。惟脉道之循行，是即斯人气血流露之真相，诚于中者形于外，明者察之，见微知著，亦犹础润而雨，月晕而风，固亦理之所当然，而事之所必至。

此即《太素》脉学之所由昉，而亦智者烛照万物之所以无遁情也。石顽老人本此意以解清浊二脉，说理平易近情，不同术数家谬妄穿凿，持论尚多可采。寿颐则谓脉之清者，言其形势之清析[1]，来往之分明，气象从容，安和流利，其人必天姿伉爽，心地光明，亦且才智过人，学识远到。若谓得此脉者，必当处境高华，遇合顺适，则人生遭际，万有不齐，天爵斯尊，亦何必以俗眼相加，视尘世之紫紫利禄为可宝耶？若脉之浊者，言其形态之浑浊，至数之模糊，畔岸不明，界限不别，其人必性情椎鲁，蠢愚冥顽，亦且朴质昏庸，

---

〔1〕 清析：即清晰。

随人役使。若谓得此脉者，不当境遇安恬，席丰履厚，则南阳近戚，岂尽贤能？钟鸣鼎食之家，何尝无没字丰碑，而蠢同木石者乎？石顽谓清脉轻清缓滑，流利有神，所见甚是，然谓浊脉洪盛满指，浮沉有力，则犹泥其迹而遗其神。须知浊之为浊，只言其浑浑不清，并不问其形之大小，力之强弱，如其洪盛有方，而形势分明，即非浊脉。凡昏庸愚鲁之人，按其脉象，自有一种浑浑噩噩，莫辨畔岸之态，正不在乎盛与不盛，实与不实也。石顽又以寸脉之清浊，辨其家世之高下；尺脉之清浊，卜其子姓之贤愚；虽曰承先启后未尝无是理，然已邻于星相家言，越出医学绳墨之外，殊非吾侪分内职务。但就脉论脉，以别智愚，自有可以隐操人伦之鉴者，姑书所见以备一解，亦未始非知人论世之一助。若以病脉清浊言之，则清者气血皆醇，必无意外变卦，而浊者痰湿内蒙，应与泄化，又是一定不易之法理矣。

卷 四

嘉定　张寿颐　山雷　稿

受业　郑赞纶　丝阁

　　　蔡元楫　济川　参校

　　　何廷翊　益赞

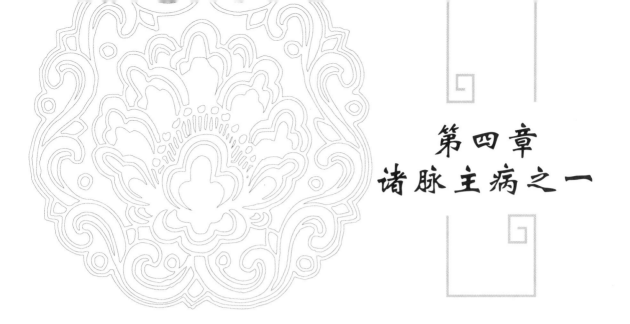

第四章
诸脉主病之一

第一节　绪　言

　　脉之应病，所以征气血之虚实盛衰，病机之温凉寒热，有是证当有是脉。浅言之，将谓脉随病势为变迁，故脉证相合，如影随形，必先有是证而后有是脉。抑知脉乃气血之先机，气血偶乖，脉必先现，惟脉已变迁，而后有病状以应之，非病先发动，而后有脉象以彰之也。但在医者察病之时，固已病状昭著，而后为之，按脉动静，以辨别其吉凶，一若因病而后脉乃显者。岂知病机萌动之初，其人脉道，固已早有端倪，预为呈露，此智者所以能料吉凶于未病之先也。或谓脉之名称，止此二十八种，而病情瞬变，则虽演之千百，亦有未尽，以有限之脉形，应无方之病态，谈脉理学者，岂终有穷无复之之时。不知无论何病，进退始末，为状万殊，凡此二十八种脉象，无不可以随时发见，亦无不可以有时兼见。且即就一种脉象，以言所主何病，亦复情势不同，虚实互异。考古书自《内》、《难》以下，各申一义，亦复各主一说，虽言人人殊，而无不具有精蕴，学者苟不细为体验，未有不讶其大相悬绝者。爰辑专条，为疏通而证明之，可知持论虽殊，咸有真谛，引而申之，触类而长之，乃可以有定之脉形，辨无穷之见证，是亦姬公指南之车也。若夫宋金以降，诸家议论，而恒有不尽纯粹者，毋宁概从删弃，不欲以碔砆乱玉，或亦斩绝葛藤之一道欤。

第二节　脉浮主病

《素问·脉要精微论》：浮而散者为眴仆。

【正义】眴读为眩，乃虚阳上浮为病。气血俱升，上有余而下不足，故脉必应之而浮。至眩而颠仆，则升浮太过，激动脑经，失其知觉运动，即《调经论》所谓：血之与气，并走于上，则为大厥，厥则暴死者，是金元以后之所谓类中风也。气血冲脑，至于暴仆而不自知，脉为之散不亦宜乎？王启玄注但谓脉浮为虚，散为不足，气虚而血不足，故为头眩而仆倒，尚是浮浅之空话，非经旨也。

又：推而内之，外而不内，身有热也。

【正义】脉敛于内，是为中候言之；脉显于外，即为浮候言之。身热为表证，故按其脉，必在外而不在内。经意未尝不浅显明白，但"推而内之"四字，不甚可解耳。乃王启玄注则曰脉远臂筋，推之令近远而不近，是阳气有余，故身有热也云云。添出"远近"两字，究不知其意当作何解？竟令人莫明其妙，似此注家，真是点金成铁。

又：诸浮不躁者，皆在阳，则为热。

【正义】浮主在表，病在阳分，亦为阳脉，有是脉当有是病，故虽不躁，亦主有热。

又《平人气象论》：寸口脉浮而盛者，曰病在外。

【正义】《素问》此节，连称寸口，盖合寸关尺三部言之。既浮且盛，则搏指有力，又且形势盛大，主有余之病，是为外感之六淫，当有发热等证，故曰在外。

又：寸口脉浮而喘者，曰寒热。

【正义】今本《素问》，"浮"字作"沉"。启玄注：喘为阳吸，沉为阴争，争吸相薄，故寒热也。其义甚不可晓。考《甲乙经》则作"脉浮而喘"。按《素问》此节，自欲知寸口太过与不及以下凡八句，皆言寸口脉如何者其病如何，则此句"喘"字，固亦以脉形言之，必非喘嗽之喘。虽喘之脉形，他书绝未一见，而《素问》则屡有之。《五脏生成篇》谓赤脉之至也喘而坚，白脉之至也喘而浮；又曰喘而虚，皆以"喘"字形容脉状，可无疑义。考之《脉要精微论》心脉搏坚而长等五句，《太素·十五卷·五脏脉诊篇》皆作"揣坚而长"，杨上善训揣为动。又《素问·玉机真脏论》：真心脉至坚而搏，真肾脉至搏而绝。《太素·十四卷·真脏脉形篇》二搏字亦皆作"揣"，扬亦以动释揣。是上善意中固皆作搏动之解，可证揣即搏字之讹。盖彼既误搏作"揣"，而此又误揣作"喘"，一误再误，歧中有歧。凡此数条喘字，寿颐窃谓皆当作搏字解。既浮且搏，感邪在表，信有可徵，故知为寒热。《甲乙经》盖本作浮而搏，固视《素问》为长，王注望文生义，殊不可通。互详后文脉紧脉弦主病本条。

又：脉滑浮而疾者，谓之新病。

【正义】 脉浮为病未深入，滑疾为脉有气势，是邪犹浅而正未伤者，故曰新病。滑，《太素》作"涩"，盖传写之讹。

又：阳阴脉至，浮大而短。

又《经脉别论》：太阳脏何象？曰象三阳而浮也。阳明脏何象？曰象大浮也。

【正义】 此之太阳阳明，以春夏时令言之，非十二经络之太阳阳明。春初地气萌动，由阴而初出于阳，阳犹未盛，故曰少阳。至春尽夏初，则阳已渐盛，故曰阳明。气泄于外，所以阳明之脉当大浮，然犹未及长夏时之大盛，所以阳明脉至，虽浮且大，而犹见其短，若至盛夏炎热，则阳气最旺，故曰太阳，是三阳极盛之候，脉皆浮现于皮毛之间，不亦宜乎？此脉象之应乎时令而变迁者，亦是平时无病之脉，不当误认病脉。启玄注《平人气象篇》阳明脉至，为谷气盛，是误认为阳明胃经，不可不正。三阳三阴，分主四时十二月，俱已详前节一卷时令脉象条。

又：春夏而脉瘦，秋冬而脉浮大，命曰逆四时也。又《玉机真脏论》于春夏而脉沉涩，秋冬而脉浮大，命曰逆四时也。

【正义】此以无病之脉言之，则春夏生长之令，脉宜发皇而不宜瘦小沉涩；秋冬收藏之令，脉宜敛藏而不宜浮大。如果其人无病，而脉与时违，甚非平和气象。若病者则有是病，即应有是脉，如其脉病相合，亦非败征。譬如各月表病身热，其脉无不且浮且大，是不得以其不合时宜，而诧为坏脉者也。

又：春胃微弦曰平，胃而有毛曰秋病，毛甚曰今病。

【正义】春为肝脏当旺之时令，弦为肝脏应时之平脉，毛者轻而浮滑之脉，是秋令平脉之本色。若春时而已兼有秋令应时之毛浮脉，则肺气已盛，驾乎肝气之上，将有乘胜而来侮肝之势，故知其至秋之时，肺气当旺，肝气退舍之令，而必为病。若春令而毛浮之脉甚盛，则肺气太旺，肝德已衰，虽在春三月肝脏自旺之时，而肝气太馁，应有之脉状，不可得见，故知其今已为病。凡四时不见应有之脉，而反见他时之脉者，义皆如此。所谓一岁之脉，不得再见，春得秋脉，死在金日者是也。

寿颐按：此以五行克贼而言，虽不可太泥，然天生五材，民并用之，本是古人之常语，天地间自然气化，生克胜复，事有必至，理有固然，而人在气交之中，一嘘一吸，何莫非造化氤氲，相与鼓荡，岂可谓元气溟濛，目所不见，耳所不闻，而遂以为必无是事。惟宋金元明之世，谈医者恒以五行脏腑，作为口头禅，勉强涂附，空谈满纸，或有非病理之真者，则未免令人望而生厌，遂致今之号为时流者，肆口雌黄，借此以为攻讦资料，究竟楚则失矣，而齐亦未为得也。寿颐纂集医药各种，盖已埋头二十年，雅不欲死认五行，偻指而数休囚旺相。但天地间万物生化之源流，实莫能外此五材之作用，固自有不能屏除净尽之理，故间一存亡，以昭理化之真。

又：秋胃微毛曰平，毛多胃少曰肺病，但毛无胃曰死，毛而有弦曰春病。

【正义】毛浮为肺脏平脉，于时为秋。秋虽肃降之令，而承盛夏发泄之后，万无骤然改变之理，故脉象仍见为浮，惟已渐趋于肃降，则浮而不甚涌盛，不若盛夏之脉，浮大有力，此秋脉之所以不曰浮而曰毛也。既有和缓之胃气而微合毛浮，是为秋时之平脉。若胃气少而毛浮太过则肺家之自病。若但见毛浮而无冲和之胃气，则肺之真脉见矣，故为死征。若毛浮而隐隐然，含有春令富旺之弦脉，则肝气太盛，于肺气当旺之令，而肝气甚盛，肝病已露端倪，一届三春之令，肝气益旺，其势愈猖，为病必矣。

又：平肺脉来，厌厌聂聂，如落榆荚，曰肺平，秋以胃气为本。病肺脉来，不上不下，如循鸡羽，曰肺病。死肺脉来，如物之浮，如风吹毛，曰肺死。

【正义】此秋令肺气当旺之毛浮脉象，为平、为病、为肺脏绝之分别也。厌厌，读为橄橄，《广韵》橄，叶动貌。聂聂，读为桑桑。《广韵》桑：树叶动貌。如落榆荚之落，当从《甲乙》及《十五难》作"循"。言脉之轻而滑利，如树叶之动摇，俯仰自得，正合肺气轻而在上之情性，又合乎秋令毛浮之气化，故为肺家无病之平脉。若毛浮之中，不能滑利流动，则已非轻清之义，如鸡羽者，毛中含有刚劲之态，则肺家有病，而失其轻灵之常矣。故曰：不上不下，如循鸡羽曰肺病。若轻浮太甚，不任寻按，则肺气绝矣。故曰：如物之浮，如风吹毛，曰肺死。

【考异】《难经·十五难》以厌厌聂聂如循榆叶，为春令肝脉之平，又以蔼蔼如车盖，按之益大，为秋令肺脉之平。宋·林亿等校正《素问·平人气象论篇》引之，谓恐是越人之误。

寿颐按：春时阳气萌动，脉象应之，而如树叶之悠扬活泼，秋时承长夏之后，气不遽欲，脉象应之，而如车盖之广大高张，亦是各有至理，此古人各有所受之，是可两通，所谓言岂一端，义各有当，不可执《素问》而竟疑《难经》之误也。

又《宣明五气篇》：肺脉毛。

又《玉机真脏论》：秋脉如浮，何如而浮？曰：秋脉者，肺也，西方金也，万物之所以收成也，故其气来轻虚以浮，来急去散，故曰浮，反此者病。曰：何如而反？曰：其气来毛而中央坚，两旁虚，此谓太过，病在外；其气来毛而

233

微，此谓不及，病在中。曰：秋脉太过与不及其病皆何如？曰：太过，则令人逆气而背痛愠愠然；其不及，则令人喘，呼吸少气而咳，上气见血，下闻病音。

【正义】秋脉轻虚以浮，本以秋承盛夏之后，尚在发扬极盛之时，虽已当肃降，然必无一交秋令，即归欲藏之理，故脉犹见为浮，然已不如长夏时之浮大洪盛，故曰轻虚以浮。是秋虽收成，而脉犹不能径收之象，此秋令脉浮之真旨也。若脉中太坚，则非轻虚之症，肺气壅塞，是为太过之实证，即平人气象论所谓如循鸡羽曰肺病者是也。若脉来微细，则轻虚太盛，肺家气伤，是为不及之虚证。太过为病，逆气背痛，即气之逆上而肺主肩背也。不及为病，喘咳少气，肺之不足也。上气见血，气既逆上，或至失血，犹可说也。下闻病音，则义不可通，必有讹误。然肺气逆而不下，以致见血，亦未必皆属不足之证，似不当系之于不及条中。若"下闻病音"四字，则万无可解之理。启玄注虽以喘息则肺中有声，随文解去，然于下字如何说得过去，此当阙疑，何如存而不论为佳。

又《示从容论》：浮而弦者，是肾不足也。

【正义】肾为水脏，真阴充牣[1]，则盖脏蕴蓄，而脉必不浮且能涵养肝木，则肝气不扰，而脉必不弦。既浮且弦是肾不藏而肝不静，谓非肾之不足而何？启玄注但谓脉浮为虚，弦为肝气，尚嫌肤浅，不能说出其所以然之理。

《难经·十五难》：秋脉毛者，肺西方金也，万物之所终。草木华叶，皆秋而落，其枝独在，若毫毛也。故其脉之来轻虚以浮，故曰毛。

【正义】秋脉毛浮，以承长夏之后，阳犹在表，故脉当浮。然已感秋令肃降之气，则虽浮而不当仍如长夏之浮大有力，故谓之毛。《难经》但言轻虚以浮，不用《玉机真脏论》之"来急去散"四字，颇觉简净明白。惟谓万物之所终，则太不可解；又谓草木花叶皆秋而落，其枝独在若毫毛，形容又不正确。盖所谓毛者，本以状其柔和软弱之意，而反谓华叶皆落，其枝独在，岂不有枝

---

〔1〕 牣：音 rèn（刃），充满。

无叶，刚劲有余，是乃与毛浮之意，正得其反。且秋收冬藏，古有明训，而乃可谓秋为万物之所终，则冬三月又将何以说之，随意谈谈而不知理有难安，此必浅者妄为之，孰谓越人手笔而谫陋乃至于此？

又：秋脉毛，反者为病。何谓反？然其气来实强，是谓太过，病在外。气来虚微，是谓不及，病在内。其脉来蔼蔼如车盖，按之益大，曰平。不上不下，如循鸡羽，曰病。按之萧索，如风吹毛，曰死。

【正义】《十五难》此节，与《玉机真脏论》大同小异。蔼蔼如车盖，按之益大，亦以状其轻虚浮大之象，虽与《素问》不同，而意正可通。盖古人亦各有所受之，自当两存，以备参考。宋校疑越人之误，似可不必。按之萧索，如风吹毛，则轻浮太甚，渐散无神，其死宜矣。此两句较平人气象论说得剀切。

又《四难》：心肺俱浮，何以别之？然：浮而大散者，心也；浮而短涩者，肺也。

【正义】心肺位居膈上至高之部，故于脉当浮。惟心脏合德于火，其气发扬，则浮中当有且大且散之意。肺脏合德于金，其气静穆，则浮中应有且短且涩之意，非真涣散不收之散，及枯涩无神之涩，是当以意会之，不可泥煞字面。

《甲乙·四卷·经脉篇》：脉来悬钩浮者为热。《脉经》同。

【正义】钩者，洪大而实之象。既钩且浮，热症著矣。王注本《素问·大奇论》作"悬钩浮者为常脉"，义不可通，当是传写之误，是宜以《甲乙》及《脉经》正之。

《素问·脉解篇》：所谓浮为聋者，皆在气也。

【正义】此浮字盖以脉言耳。不闻声，无非气火上炎，鸣声震耳，故不能闻外来之声，脉浮宜矣。谓之在气，宁非气上不下之明征？按此节经文，病状多条，皆由篇首"太阳"二字贯注而下。其第一节明言正月太阳寅。寅，太阳也。则篇中三阳三阴，皆当以时令言，不以十二经脉言。乃王氏注本，篇名曰《脉解》，已有疑窦，且四时之阴阳太少，当先少阳而阳明、太阳，乃次以少阴而太阴、厥阴。《素问·至真要大论》所谓少阳之至大而浮，阳明之至短而涩，太阳之至大而长，及《难经·七难》冬至之后得甲子少阳王[1]一节，次序皆可证。然则太阳乃阳气之最旺，于时为五月六月，而《脉解篇》乃明言正月太阳寅已不可通。（《金匮要略》亦言冬至之后，甲子夜半，少阳起，则正月必非太阳）。正惟太阳为三阳之最旺，故脉解本篇，一则曰阳气大上，再则曰阳气万物盛上而跃，三则曰阳尽在上，下虚上实，则脉为之浮，而耳为之聋，其理皆合。启玄于此篇，皆以太阳经脉之循行为注，则王氏固惯于望文生义者，不足征也。

《素·平人气象》：阳明脉至，浮大而短。

《至真要大论》：少阳之至，大而浮。

《难经·七难》：阳明之至，浮大而短。

《脉经·五卷·引扁鹊阴阳脉法》：太阳之脉，洪大以长，其来浮于筋上，三月四月甲子王。阳明之脉浮大以短，五月六月甲子王。（三月四月，及五月六月互讹，必传写之误，说已见前）

【正义】此言时令应有之脉象也，已详一卷时令脉象节。惟《至真要大论》少阳之至，时当春初，不应且大且浮，是必传写有误，说亦详第一卷中。

《素·阴阳类论》：三阳脉至，手太阳弦浮而不沉。

【正义】三阳脉者，太阳也。太阳乃阳之极盛，故手太阳脉当弦浮而不沉，此亦以五月六月言之也。

《素·五脏生成》：白脉之至也，喘而浮，上虚下实，惊，有积气在胸中，喘而虚，名曰肺痹，寒热，得之醉而使内也。

【正义】白以色言，当以一字为一句，白为肺之色，白见于面，则肺病矣。喘而浮，皆以脉言，喘字当为搏字之误，说已见前，上虚下实，当依脉解篇作"上实下虚"。惟其上实，以所气壅于肺，故曰积在胸中。且脉则搏指而浮，证

---

〔1〕 王：通"旺"。

则肺痹而胸中积气，其为上实明矣。惊字不可解，疑衍。启玄以心虚说，终是附会。《脉经》六卷浮下有"大"字。

《素·示从容论》：浮而弦者，是肾不足也。

【正义】浮为上实，弦则劲急，有余于上，则不足于下明矣。

《素·大奇论》：肾肝并沉为石水，并浮为风水。

【正义】风水者，风在皮毛，而湿流肌表，脉浮宜也。《金匮·水气篇》亦言风水其脉自浮外，证骨节疼痛、恶风。皮水其脉亦浮，此皆水气之在表者，于法当发其汗。但《大奇论》之"并浮"二字，乃从上句"肾肝"二字贯注而来，则以浮脉属之肾肝，是不以为在表之水，而以为肾家泛滥之水矣。夫在表之水，汗之可也，而谓肾不泛溢，亦可以汗解耶。且肾肝脉浮，而尚可发汗以拔其本耶，颇滋疑窦。其下文又曰并虚为死，并弦小欲惊，义皆不甚明白，恐传写者或失其真矣。

《太素·十四卷·人迎脉口诊》：人迎气大紧以浮者，其病益甚，在外；其脉口滑而浮者，病日损。

又：其人迎脉滑盛以浮者，其病日进，在外。（《灵·五色篇》同。但"日损"作"日进"，盖传写之误。《甲乙·四卷·经脉上》与《灵》同，亦讹）。

【正义】左为人迎，右为气口。人迎主外，人迎脉大而且紧且浮，或滑盛者，皆外感之邪甚盛，故曰在外，曰病益甚，曰病日进。脉口即气口，气口主里，气口脉滑而浮，则在里之邪未结，故曰日损。知今本《甲乙》、《灵枢》皆作"日进"之讹。或谓气口主里，其脉本不当浮，如其浮且滑，则为外邪传入于里，故曰日进，似今本《甲乙经》、《灵枢》不误。然果是外邪入里，其脉亦不当浮，毋宁从《太素》，较为脉证符合。

又：病之在府，浮而大者，病易已。（《灵·五色》同）

【正义】病在腑，而脉浮大，腑犹未实，病犹未深也，故曰易已。

《伤寒论·太阳篇》：太阳之为病，其脉浮。

【正义】太阳为表，病由外感，故脉必浮，此表病之脉浮也。

又：太阳中风，阳浮而阴弱。阳浮者，热自发；阴弱者，汗自出；啬啬恶风，淅淅恶寒，翕翕发热，鼻鸣干呕者，桂枝汤主之。又太阳病，外证未解，脉浮弱者，当以汗解，宜桂枝汤。

【正义】太阳病脉浮，非寸关尺三部皆浮也。病仅在表在上，故关前之阳脉浮，而关后之阳脉弱。正以病不在里，在下，故阴脉不盛而弱，此阴弱亦非阴虚，但以里未受邪，故阴脉不与阳脉同浮，则以桂枝祛在表之风寒，而使得微汗以解表，即以芍药和阴气而调营卫。仲师固谓自汗出者，荣气和而外不谐，复发其汗则愈宜桂枝汤。所谓外证未解，而脉浮弱，即指阳浮阴弱而言，亦非既浮且弱，有类于表虚，故当以汗解。然即以得汗为宜，亦必以微似有汗为佳，不可取大汗，故止宜桂枝汤，而不可误与麻黄、青龙也。

又：脉浮者，病在表，可发汗，宜麻黄汤。脉浮而数者，可发汗，宜麻黄汤。

【正义】此但以脉浮及脉浮而数谓可发汗，宜用麻黄汤。盖必有麻黄汤证，然后可用，非仅凭脉而不问证可知。且此之脉浮，亦必浮而且紧，故曰可发汗，与上条脉浮弱者，当以汗解，语气亦自有别。

又：桂枝本为解肌，若其人脉浮紧，发热，汗不出者，不可与也。当须识此，勿令误也。

【正义】脉浮弱而发热有汗，则宜解肌，是为桂枝汤证。若脉浮紧而发热汗不出则宜发汗，是为麻黄汤证。此太阳病之两大纲。如本是桂枝证，而妄与麻黄汤，则药重病必有误表之变，如漏汗及亡阳皆是。如果是麻黄证，而误与桂枝汤，则药轻病重，病必不除。此必以脉为断，虽同是在表，同是脉浮，而浮缓浮紧之别，不可不审之又审者。

又：太阳中风，脉浮紧，发热恶寒，身疼痛，不汗出而烦躁者，大青龙汤主之。若脉微弱，汗出恶风者，不可服，服之则厥逆，筋惕[1]肉瞤，此为

〔1〕 筋惕：原书为"身惕"，今据《伤寒论》改。

逆也。

【正义】此寒伤于表，闭塞肌腠已甚，故脉浮且紧。汗不自出，身疼痛者，络脉受寒，而不能流利也。烦躁者表气遏抑，郁为里热，故主以大青龙汤。麻黄最重，且有桂枝，开皮毛，发肌腠，并能宣展肺气，而泄郁热；用石膏者，正为里已郁热而设。是以服此汤者，无不得汗之理。譬之云行雨施，有如神龙夭矫。其力最猛，故即继之以慎重叮宁[1]，不可误用，仲师立法，何等周密。向来注家谓是荣卫俱病，风寒两伤，中风见寒脉等说，不知从病情上细心体会，而徒论空言，故弄玄虚，何能餍心切理。

又：伤寒脉浮缓身不疼，但重，乍有轻时，无少阴证者，大青龙汤发之。

【正义】大青龙汤，发汗猛剂，必脉浮紧，发热恶寒，身疼痛，不汗出而烦躁者，乃为对证，故仲师于本方条中，即曰若脉微弱，汗出恶风者，不可服，服之则厥逆，筋惕肉瞤为逆。何以此条脉缓不紧，身不疼，虽曰伤寒，尚不如麻黄汤证之甚，而乃谓可以大青龙汤发之，岂不虑厥逆亡阳之变？此必传写有误，仲师真本，当不如是，而各注家犹能随文敷衍，闭目乱道，殊为可怪。

又：太阳病十日以去，脉浮细而嗜卧者，外已解也。

【正义】太阳表病发热，为日已多，若渐传里，脉必转大，热必更甚，卧必不安，如已旬日而脉细安卧，则必热势已减，故脉乃静细。此非初得病时之脉细可比，亦非阳症阴脉，故曰外已解。去当作"上"，犹言已在十日之外耳。

又：风温为病，脉阴阳俱浮。

【正义】此仲景所言风温病之脉状也。风温非自然之病，乃紧接上文若发汗已，身灼热者，名曰风温三句而来，是温误病汗之坏症。仲景明言太阳病，发热而渴，不恶寒者，为温病，正以明辨温病与伤寒病之大别。惟伤寒则发热恶寒而不渴，故当微发其汗，以解散肌表之风寒。惟温病则发热而渴不恶寒，即不当误发其汗，以引动在里之大热。若医者不知此两者之不同，而误以温病

---

[1] 宁：同"咛"。

之发热，认作伤寒发热，一例与以发汗之法，则汗出之后，在里热邪，已为表药提出于表，所以非独热不能解，抑且更加燔灼，是为风药引起风阳，而体温益甚。名曰风温者，乃煽动之内风，非外感风热，可以等视。所以太阳病之脉，阳浮阴弱者，至此乃一变而为阴阳俱浮，是向者表有热而里无热，所以阳脉浮而阴脉不浮。惟其误汗扰动里热，尽达于表，于是阳寸阴尺之脉，无一不浮，宁非发汗之害？下文种种变证，无一非大汗伤阴，津液耗竭之坏病。可知阴阳俱浮之脉，实为温病误汗而来，初非太阳病中应有之脉状。然则《伤寒例》中，所谓尺寸俱浮，太阳受病，明明与仲景意旨，显相悖谬。禁何[1]一孔之徒，犹有谓《伤寒例》一节，即是仲师手定者，何其不思之甚邪?!

又：按之痛，寸脉浮，关脉沉，名曰结胸。结胸症，其脉浮大者，不可下，下之则死。

【正义】结胸者，邪结心胸之间，故按之必痛。寸脉浮者，其结在上之征，关脉沉者，里热实结之应，此宜陷胸汤丸以攻其实结者。若虽有结痛，而脉犹浮大，是里尚未实，故不可下，若误下之，攻其无故，宁不为祸？《辨脉篇》亦言寸口脉浮大而医反下之，此为大逆。

又：小结胸病，正在心下，按之则痛，脉浮滑者，小陷胸汤主之。

【正义】胸有结痛，内已实也，脉亦当应之，而关脉沉实，方是大结胸证。若虽结痛，而脉尚浮滑，则结犹未甚，故名曰小结胸。此痰热互结之轻症，则不需硝黄等之大陷胸法，而止宜蒌连半夏以开泄其痰热足矣。

又：心下痞，按之濡，其脉关上浮者，大黄黄连泻心汤主之。（濡当作"软"）

【正义】心下则痞，而按之且软，并不觉痛，此虽亦是痰热互阻之征，但比之小结胸，尤为轻矣。故脉关上亦浮，则宜是汤，惟见症仅一痞字，何以反用大黄，得毋病轻药重？观其只以沸汤浸渍须臾而不煮，则但取其气，不用其

---

〔1〕 禁何：据文义为"奈何"之刊误。

质，轻清方能治上，知古人立法之精。

叶天士治案，每谓浊药轻投，伪托河间有饮子煎法，杜撰以厚诬古人，自欺之尤，终是师心妄作，何不引仲师此方溃法，则"浊药轻投"四字，庶几近之。

又：伤寒脉浮滑，此表有热，里有寒，白虎汤主之。

【正义】详后脉滑主病本条。

又：伤寒八九日，风湿相搏，身体疼烦，不能自转侧，不呕不渴，脉浮虚而涩者，桂枝附子汤主之。

【正义】此伤寒在表，而兼寒湿者。身体疼，寒也；不能自转侧，湿也。故脉不浮紧而浮涩，是湿在表之证。附子不独胜寒，亦以燥皮毛之湿。

又：伤寒差已后，更发热，脉浮者以汗解之。

【正义】伤寒差后而更发热，本有食复劳复之别，皆其热之自里发者，脉必不浮，如其脉浮，则又有新感在表矣。故曰以汗解之，然非有大发汗也。读者当以意逆之，不可太泥。

《伤寒论·辨脉法》：脉大浮数动滑，此名阳也。阴病见阳脉者生。

【正义】详一卷阴阳虚实节。

又：问曰脉有阳结阴结者，何以别之？答曰：其脉浮而数，能食不大便者，此为实，名曰阳结也。其脉沉而迟，不能食，身体重，大便反硬，名曰阴结也。

【正义】此章之旨，盖以大便不通者，有热结寒结，两般见症，设为问答，欲以判明同中之异，昭示后来，不可谓无深意。然答辞不于见证中说明病情病理，仅以脉之浮沉迟数，及能食不能食，认为阴阳之别，已是不必尽然，况乎热结于里者，其脉亦不当浮。此止知脉浮为阳，脉沉为阴，而不悟其所以或浮或沉者，各有实在之至理，非所谓知其一不知其二者耶？大有语病，断不可误认是仲圣手笔。

又：阳脉浮，阴脉弱者，则血虚。

【正义】此言杂病之阳浮阴弱脉症，阳指寸脉，阴指尺脉，惟其血虚，则阴不能涵阳，故阳不藏而寸脉浮，血本虚而尺脉弱，此与太阳病之阳浮阴弱，脉象同而证情不同。明以告人曰血虚，知血虚者虽亦有发热之一候，而究其所以发热之故，则与太阳病大相悬绝，不可不辨者也。

又：其脉浮而汗出如流珠者，卫气衰也。

【正义】脉浮者，阳气外浮也。虚阳浮露于表，而汗出如流如珠，则卫外之阳大衰，将有亡阳之变矣。

又：脉蔼蔼如车盖者，名曰阳结也。

【正义】脉蔼蔼如车盖之高张，即浮于上，而复形势滂沛，覆盖有余，是阳邪郁结之征也。

又：问曰：病有战而汗出因得解者，何也？答曰：脉浮而紧，按之反芤，此为本虚，故当战而汗出也。其人本虚，是以发战，以脉浮，故当汗出解也。若脉浮而数，按之不芤，此人本不虚，若欲自解，但汗出耳，不发战也。问曰：病有不战而汗出解者何也？答曰：脉大而浮数，故知不战汗出而解也。

【正义】此言表症汗解之时，有或战或不战之别，可先凭脉以决之。盖战汗为阴阳之相争，亦为邪正之胜负，须以其人体质之虚与不虚卜其能胜病邪与否。盖脉浮且紧，本是寒邪在表之脉，法应得汗而表乃解。若轻按浮紧，重按则芤。是其人营血不旺，虽欲作汗，正邪相持，不能无形制胜，所以正与邪争，必发战而后汗出乃解。若脉本浮数，重按亦复有神，而不空芤，或且大而浮数，则皆正气自盛，邪不能与争，故自然作汗，必不发战。此战汗之先，所以必有脉伏肢清，神情倦怠等可骇之状，即是邪正互争，胜负未决之态谓之为战，确有彼此角逐之情，不独形容其战栗瑟缩已也。迨战而得汗，则正已胜而邪自退，其病必解。若战而仍不得汗，则邪得胜而正气更馁，吉少凶多矣。

又：伤寒三日，脉浮数而微，病人身凉和者，何也？答曰：此为欲解也。脉浮而解者，濈然汗出也。

【正义】脉浮而数，表有热也。伤寒三日，正当传变之时，如传入里，脉必更大，身必更热，今虽仍是浮数，而不大且微如病人身热尚炽，则为阳症阴脉，诚非吉兆，今身已凉和，岂非表邪已退之征脉微，即为欲解之明证，但其脉犹浮，邪犹在表而未化，故知其当得濈濈然之微汗而解也。

又：寸口脉浮为在表。

【正义】此以外感言，非以杂病言。《平脉篇》又谓表有病者，脉当浮大是也。若杂病脉浮，其症不一，不可概谓是表症。

又：跌阳脉浮，浮脉为虚，浮虚相搏，故令气餲，言胃气虚竭也。

【正义】此以杂病言，则中气不足，故脉不坚实而浮。此脉浮而无恶风恶寒发热者，非太阳病之脉浮，可以概论。本篇又言浮则为虚，《平脉篇》又言浮为虚，《脉经》曰浮为风为虚，皆是此意。餲，《说文》作"噎"，曰：饭窒也。《通俗文》：塞喉曰噎。《汉书·贾山传》：祝哽在前，祝餲在后。注：食不下也。则此所谓气餲者，言胃气不降而上逆，非必食之不下，盖即哕逆之哕。跌阳以冒阳明言，说者多谓诊察于足跗之冲阳，然仲景本论，最多跌阳之主病，皆以胃言，似不必常以握足为能事。此节所谓气噎，明是胃气上逆，病在中上，脉且上浮，于法不当应于下部之足附，当仍诊于右关脾胃之部为允。近人已有谓仲胃之所谓太溪、跌阳，犹言肾脉胃脉，未必诊之足部者颇能观其会通。杂病脉浮，本主中虚，况浮独在于胃部，则胃气不降明矣，故主气噎，而曰胃气虚。

又：脉浮，鼻中燥者，必衄也。

【正义】脉浮多主气火之不藏，加以鼻中干燥，则肺胃之火炽矣，故知其当为衄血。

又：寸口脉浮大，而医反下之，此为大逆。浮则无血。

【正义】脉浮而大，病非里实，而反下之，医误明矣。无血，犹言营气不足，即所谓浮为虚也，须当活看，不可泥死于字句之下。

又：脉浮而大，心中反鞭，有热属脏者攻之，不令发汗。

【正义】脉浮者，本不当下，然果有里实之证，亦必有从证不从脉者，圆

243

机活泼，固不可执一不通。此必脉大有力，里症已急，则虽仍兼浮，未始不可急攻其里。然实热蕴结病在腑而不在脏；攻下亦只以通腑，不可谓之攻脏，而古人乃谓属脏者攻之，此中自有语病。

又：脉浮而迟，而热赤而战惕者，六七日当汗出而解，反发热者差迟，迟为无阳，不能作汗，其身必痒也。

【正义】此表症之脉浮也。浮而且数，则为实症，即以汗解，亦不发战。如浮而迟，则其人阳气不足，即战汗条中所谓本虚者也，故当以战而得汗，其表乃解。面热色赤，阳气怫郁于表之征，无阳犹言阳之不充，故不能一鼓作气，驱邪外出。身痒者，亦即邪正互争于肌腠之间，与面热色赤及战而作汗者，证状虽异而其理则同。

又：脉浮而洪，身汗如油，喘而不休，水浆不下，体形不仁，乍静乍乱，此为命绝也。

【正义】此有表无里，有出无入之浮脉。浮而且洪，本非必死之脉，惟证势至此，虽路人亦知其必亡矣。本篇又曰：脉浮而滑，浮为阳，滑为实，阳实相搏，其脉数疾，卫气失度。浮滑之脉数疾，发热汗出者，此为不治。亦非浮滑皆不治之脉，必数疾无常，而又大热大汗，乃为不治，皆无根无神之最甚者耳。

又《平脉篇》：脉有弦紧浮滑沉涩，此六者，名曰残贼，能为诸脉作病也。

【正义】此亦以杂病言。脉浮者，必中气不守，故为残害之脉。成聊摄以风寒暑湿等分解，甚非正旨。其本文"能为诸脉作病"一句，太不可晓，疑有误字。

又：寸口脉浮而大，浮为虚，大为实，在尺为关，在寸为格，关则不得小便，格则吐逆。

【正义】此亦脉浮之不主表症者，真阴虚于里，故脉为之浮，孤阳亢于外，则脉为之大，在尺主下焦，则相火鸱张，而灼烁津液，故知其不得小便，在寸主上焦，则格阳于上，而食不得入，故知其吐逆。此有阳无阴，有表无里之浮脉。故《难经》谓关格者不得尽期而死，虽立言轻重，彼此不尽相符，要之邪盛正衰，脉为之变，其理亦未尝不可通也。富阳徐倬安甫氏曰：此有阳无阴之关格也。然同此浮大之脉，同此有表无里，有阳亢阴亏者，亦有阴盛阳虚[1]者。寸脉浮大，则为阴乘阳位；尺脉浮大，则为虚阳外浮。既[2]已阴乘阳位，则中焦阴寒上冲，食入吐逆而为格矣；既为虚阳外浮，则太阳寒水不化，不得小便而为关矣。此阴盛格阳之关格也。凡食之以有所格而不得入，小便之以有所关而不得出，则有阳无阴及阴盛格阳者，皆当有此症而其脉之浮大固同也，必合此两义以论关格，而关格之证情乃备。

又：趺阳脉浮而芤，浮者，卫气衰，芤者，荣气伤，其身体瘦，肌肉甲错。浮芤相搏，宗气衰微，四属断绝。

【正义】此脉浮亦主在表为病，而又非外邪之表症。以肌表卫外之阳气不足，而脉乃浮，以经隧运行之血液虚耗，而脉乃芤，则内失荣养，而身体为之消瘦，外无润泽，而肌肉因之干涩，是乃事有必至，理有固然者，故曰浮者卫气衰，芤者荣气伤，如此审脉论症，其义不可谓不精。然又申言之以浮芤相搏，宗气衰微，四属断绝，重言以申明之，反觉晦滞不可索解。此既以为皮肤血液之病，又何以说到宗气上去？而所谓四属者，又将何所指耶？成聊摄注乃谓宗气者，三焦归气也。四属者，皮肉脂髓也。东拉西扯，终是牵强难通。富阳徐安甫曰：宗气即胸中之大气，趺阳是胃脉，既浮且芤，荣卫俱伤之证，则其人宗气亦必衰微。盖胸中大气，资始于肾中先天元阳之气，资生于后天胃中五谷之气。《素·平人气象论》所谓胃[3]之大络，名曰虚里，出于左乳下，其动应衣，脉宗气也。此处实即心左下房发血总管，乃血脉自心发行之第一步，谓为脉之宗气，可知此是气血循行之大宗。《内经》属之胃络，固即脉之大源，资生于胃之正义。《灵枢·营卫生会篇》谷气入于脏腑，清者为营，浊者为卫，

---

〔1〕 虚：原书刊作"阴"，据医理改。

〔2〕 既：原书刊作"即"，据上下文改。

〔3〕 胃：原书刊作"肾"，据《素问·平人气象论》改。

营行脉中，卫行脉外。然则营卫有赖乎胃中之谷气，可见宗气亦非谷气之精微不化也。如其人胃气已惫，趺阳脉浮芤，卫气即衰，营气即伤，即可知其宗气亦必式微。四属，即四肢，与所谓四维、四末者近似。盖四肢营养，无不禀气于胃，胃既不充，斯四肢即因之而不振，其义固自有息息相通者。成聊摄注未免杜撰。《金匮·中风篇》亦言营卫俱微，三焦无所御，四属断绝，可与此节互证。但《金匮》更以三焦与四属对举，其义尤备。可见内而腑脏，外而肢体，无一不仰承于胃气以资生长者。此本条所以"趺阳"二字冠之意欤。

寿颐按：徐氏安甫先生，年与鄙人相若，壬戌癸丑，曾在本校共事两年，学识大有见地，但笔记尚存绝少，此两节，解关格及胃气、宗气、四属，理极充足，亟为存之，以志鸿雪。

又：诸阳浮数为乘腑。

【正义】腑为阳而脏为阴，本以脏之与腑，两相比较而言，犹言内外表里耳。非腑属阳，则有热，而无寒，脏为阴则有寒而无热。若就脏腑本体论之，本各自有其阴阳，阴是血液，阳是气化，而病情之为阴为阳，则更传变万殊，胡可执一而论。乃《平脉篇》竟谓诸阳浮数为乘腑，诸阴迟涩为乘脏，岂有如此直捷了当，认脉分证之法？而谓仲景能为是不辨菽麦[1]之语。至明人李月池之删订《四言脉诀》乃竟曰迟脉主脏，数脉主腑。（此两句尚非宋人崔紫虚原本所有）而坊间伪托之李士材《医宗必读》仍之，则又曰浮脉主表，腑病所居，皆说脉之最可嗤者，而可以自命为仲师旧说，此脉理学之至不可问者也。

《伤寒例》：尺寸俱浮者，太阳受病也。当一二日发，以其脉上连风府，故头项痛腰脊强。

【正义】仲景只言太阳之为病，其脉浮，未尝言尺寸俱浮，盖感邪在表，脉固当浮，然头项强痛，病只在上，则脉浮亦当只在上部，故桂枝汤主治条明言太阳中风，阳浮而阴弱（阳即寸部，阴即尺部），则尺脉必不俱浮可知。即

---

〔1〕 麦：原书刊作"表"，据文义改。

伤寒一条亦曰脉阴阳俱紧，不曰阴阳俱浮紧，以尺主下焦，病仅在表，肝肾之气必不以表症而发露，尺脉又安得有外浮之理？惟风温一条，以温病不当发汗而妄发其汗，鼓动风火，身乃灼热，阳邪得升散而益炽，遂以吸引下焦，扰动肝肾之阳，一齐暴露方外，于是始有阴阳俱浮之脉，此乃误汗之坏病，岂寻常太阳为病所可一例论者。仲景本文，分析何等清楚，何以《伤寒例》中竟有此太阳受病，尺寸俱浮之谬说，宁非无知妄作，大失仲师本旨。即《素问·热病论》亦何尝有此一句，奈何耳食者流，犹有认《伤寒例》一篇为仲师手泽者，无乃厚诬仲师耶？成聊摄注：谓太阳为三阳之长，气浮于外，故尺寸俱浮云云更谬。盖六经之太阳病，以表寒为主症，此以太阳寒水之经络言，本与阳盛之所谓太阳，各有一义，万不能以三阳阳气之长，妄与太阳经病，强为比附，弄得仲师本论六经宗旨淆乱不清。且太阳病之脉浮，是为寒盛于表之证，正与阳气外浮之脉理，两得其反，又何能随手牵合，长堕五里雾中，成老此注，可谓歧中又歧，一误再误矣。

又：凡得病，厥脉动数，服[1]汤药更迟，脉浮大减小，初躁后静，此皆愈症也。

【正义】此以伤寒言，身有大热，故其脉动数，或浮大而躁，既服[1]汤药，数脉转迟，浮者减，大者小，则表解热退之征，故为欲愈之症。

又：谵言妄语，身微热，脉[2]浮大，手足温者生，逆冷脉沉细者，不过一日死矣。

【正义】伤寒温热，而妄言妄语，本是阳明热结，胃腑大实之证，故宜身热脉浮大而四肢温。若四肢冷，而脉沉细，则为阳证阴脉，证脉相反，最为凶候。然尔有热深厥深，肢体反冷，脉来沉小，甚且伏不可见者，则闷塞太甚，法当急下以开之，是必以唇舌口齿二便为辨，未必皆不可治。若果唇白舌润，神色萎靡，无里热诸证，则阴阳俱绝，必不可救。

---

〔1〕 服：原书刊作"脉"，据《伤寒论》改。
〔2〕 脉：原书刊作"服"，据《伤寒论》改。

《金匮·经络脏腑篇》：病人脉浮者在前，其病在表；浮者在后，其病在里。

【正义】此以尺寸浮脉分别在表在里之大纲也。前者关前阳分，脉浮是为表实，故曰其病在表；后者关后阴分，脉浮则为里虚，故曰其病在里。此固以泛常言之，不能即以浮之一字，而专指其当得何等病证者。且在前在后，明是分晰两种，不是同时见此前后俱浮之脉。《金匮》本节，此四句之下，有"腰痛肾强不能行，必短气而极也"十三字，义不相属，必不能联为一气，当是错简，而说者必欲勉强索解，无怪其噫嚅而不可通也。

又《中风历节病篇》：寸口脉浮而紧，紧则为寒，浮则为虚，寒虚相搏，邪在皮肤。浮者，血虚络脉空虚，贼邪不泻。

【正义】古之所谓中风，皆以风邪外袭而言，且必是凛冽之寒风，以肃杀之气，最为贼害，《素》、《灵》、《甲乙》诸中风条，已可概见。此与金元以后之所谓类中风，皆由气火升浮，自内而动者，绝不相同。《金匮》是篇，固亦以外受之寒风立论，曰寸口脉浮而紧，紧则为寒，浮则为虚，此虚字明以表气不固而言，惟其表虚不固，所以外风中之，与仲景之所谓太阳病中风证近似，明其异于伤寒表实之麻黄汤证，故[1]曰寒虚相搏，邪在皮肤，其为外受寒风，侵袭肌肤之义，盖亦了然可知。又谓浮者血虚，络脉空虚，贼邪不泻，亦谓其人血本不充，络脉空虚，故外邪得以乘之，则脉浮主风，亦主血虚，其义固可两通。自《素》、《灵》以逮汉唐，论中风者，无不如是，所以治法，皆以麻桂羌防之类散其风，乌附姜辛之属胜其寒，而又必杂参术甘枣诸药补其虚，《千金》、《外台》中风方药，重叠复累，殆以千计，无不如是，此古人论中风一证之大要也。然《素问》所谓中风，皆以邪袭皮毛立论，即言其传变入里，亦必由渐而深，循次加剧，抑且皆不言及猝倒暴仆，昏不识人诸症。（《素问》之猝倒昏仆诸症，曰大厥薄厥，不曰中风，拙辑《中风斠诠》，已备论之）。景岳谓风邪中人，本皆表症，《内经》诸风，皆指外邪，故无神魂昏愦，直视僵仆，

---

〔1〕 故：原书刊作"政"，据文义改。

口眼歪斜，牙关紧急，语言謇涩，失音烦乱，摇头吐沫，痰涎壅盛，半身不遂，瘫痪软弱，筋脉拘挛，抽搐瘈疭遗溺不禁等说。可见此等证候，原非外感风邪，最是读书之得间者。盖景岳有《类经》之作，于《内经》用力甚深，此说确有神悟，独不解《金匮》此节，即曰脉浮而紧，明明以外受寒风而言，而下文所叙诸证，则喎僻不遂，肌肤不仁，昏不识人，口吐涎沫，皆后世之所谓类中风症，本是阴虚阳浮，气血上冲，脑神经猝暴之变。何尝有外来之风，此在《素问》绝不以为中风者。而乃一概归之于中风一条，是乱《素问》之例，而开后人内风、外风不分之滥觞，以为出于仲景之手。寿颐窃以为有绝大疑窦，说已备详于拙辑《中风斠诠》中，兹姑不赘。所以《医宗金鉴》订正《金匮》，于此节改之又改，固亦明知浮紧为寒风之脉，于下文所载喎僻不遂，不识不言等症，不能符合。兹姑以浮紧脉形，有合于风寒见症，而节录之。

又：趺阳脉浮而滑，滑则谷气实，浮则汗自出。

【正义】趺阳胃脉，谓为有力，故主胃中气实。滑而且浮，则胃热外达，故主自汗。

又《血痹虚劳篇》：劳之为病，其脉浮大。

【正义】劳者血虚，中无所守，故脉浮且大，此非外感之脉浮，所谓浮则为虚，大则为虚也。

又：男子脉浮弱而涩，为无子，精气清冷。

【正义】此又脉浮主虚之一症。浮而且弱且涩，是为精气交亏之候。

又《咳嗽上气篇》：上气面浮肿，肩息，其脉浮大，不治。

【正义】上气而面浮肿，又加喘息抬肩，有升无降，症情已亟，而脉又浮大，是根本脱离之象，故不治。然此必浮大，而重按豁然空虚者，有表无里，始可断之。若浮大有力，重按不空，则肺气窒塞，痰实作喘者，其脉症亦何独不然，开肺降逆，何必不可治。此古人有为而言之，善读古书者，当静以思之，不可呆死于字句之上。

又：咳而脉浮者，厚朴麻黄汤主之。

【正义】此但据咳而脉浮，一脉一症，即出药方。正以脉浮为在表之脉，咳为寒饮在肺之症。厚朴麻黄汤方与小青龙大同小异，此外感寒饮之咳，表症显著，则专治其表，散之于外已耳。

又：咳而上气，此为肺胀，其人喘，目如脱状，脉浮大者，越婢加半夏汤主之。

【正义】此外邪内饮，填塞肺中，为咳为喘，为胀为上气，而脉浮大，脉症俱实，是宜散外邪，涤内饮。越婢所以散邪，加半夏所以蠲饮。不用小青龙者，脉浮且大，阳热已炽，故宜辛寒不宜辛热。此浮大为实脉，可与上之浮大不治一条，参互解之，则彼为无根之浮大，此为有根之浮大，尤为隐隐然指示于不言之中矣。

又：肺胀咳而上气，烦躁而喘，脉浮者，心下有水，小青龙加石膏汤主之。

【正义】此亦外邪内饮，交结于肺之症。喘而上气，窒塞已甚，自宜以小青龙汤开之，而兼烦躁，则又郁而为热，自然必用石膏。然脉但浮，而不如上条之浮大，则烦躁虽热，而热未大著，故虽加石膏，而分量止及上条四分之一。且水在心下，同寒饮尚宜辛热，故不用上条越婢之例，而用是方之姜辛，可见仲景心法，于进退出入损益之间，精细之至。

又《宿食病篇》：寸口脉浮而大，按之反涩，尺中亦微而涩，故知有宿食，大承气汤主之。（《伤寒论·可下篇》同）

【正义】脉浮且大，有余之象，为谷气之实，故本节又曰：脉数而滑者，实也，此有宿食，下之愈，宜大承气汤。其按之反涩者，正以宿食凝结于中，窒滞不化，故重按之，脉亦涩滞不能流利，此固利于荡涤滓秽，以宣通其淤塞者。脉滑脉涩，皆主宿食，证同而脉适相反，然各有其所以然之故，审脉者，可以深长思矣。

又《黄疸病篇》：诸病黄家，但利其小便。假令脉浮，当以汗解之，宜桂枝加黄芪汤主之。

【正义】诸黄皆蕴热在里，故宜专利小便。然里有热者，脉不当浮，如其脉浮，则近于表矣。发其微汗，亦就表解表，因其势而利导之也。

又《吐衄篇》：尺脉浮，目睛晕黄，衄未止。

【正义】尺脉浮者，下焦游行之火上扰，加以目睛晕黄，皆肝肾湿热之征，衄病得此，浮火尚盛，何能遽止？

又《疮痈篇》：诸浮数脉，应当发热，而反洒淅恶寒，若有痛处，当发其痈。

【正义】浮数本主表热恶寒，若身痛骨节痛，即是太阳之伤寒，而温热病亦多有之。如其痛著一处，则荣卫之气，壅于经络之间，而为痈疽。凡外疡之大症，固恒有寒热先作，而坚肿随之者。寒热与外感同，惟痛在一处或数处则与感邪之一身骨节俱疼者不同。盖彼为经络受邪，而不结聚，此亦经络受邪，而结聚为异，气滞血凝，亦是病在荣卫，故恶寒发热，亦与伤寒温热病同。痈疽为患，无非气血之留著。盖痈者，壅也；疽者，止也。其义亦无大别。《伤寒论·辨脉篇》亦曰诸脉浮数，当发热而洒淅恶寒，若有痛处，饮食如常者，蓄积有脓也，其义亦同。《金匮》此节，"洒淅恶寒"句，多一"反"字，似亦无甚深意。

《脉经·一卷·杂脉法》：脉滑浮而疾者，谓之新病。

【正义】脉滑且浮，其来爽利，则正气犹旺，病未胶固，故知其新病，而非痼疾。互详脉滑主病本条。

又：脉浮滑，其人外热风走刺。

【正义】风热在络，流走不定，于脉应之，浮滑宜也。

《脉经·二卷》：寸口脉浮，中风发热头痛；关脉浮，腹满不欲食，浮为虚满；尺脉浮，下热，小便难。

【正义】此叔和分别寸关尺三部脉浮之主病也。寸口以寸脉言，主上焦，浮为在表，故主中风发热[1]头痛。盖新邪乍感，皮毛受之，此是表症，病未

---

〔1〕 中风发热：原书刊作"中发风热"，据上文改。

传里。脉虽当浮，必不三部俱浮，故独言寸口，正与仲景太阳中风脉阳浮阴弱之旨，同符合撰。然则《伤寒例》之所谓尺寸俱浮，太阳受病者，岂特不合仲师大法，抑亦必非叔和之言明矣。关主中焦，脉浮则中气不守，胃家消化力薄故主腹满，此腹字以胃脘言，胃气中虚，故满而不欲食，然但浮而不实，则非胃有积滞之实证，故又曰浮为虚满。尺主下焦，脉当沉静而不当浮，尺脉反浮，下焦肝肾之火，发露于外矣，故曰下热。此"风"字，当以肝肾火炽，内热生风而言，非外风可比。小便难者，气浮于上，降少升多，而溲便为之不利矣。《脉经》四卷亦云：尺脉浮者，客阳在下焦。虽浮[1]字似言外感之阳邪，然浮独在尺，终是下焦真阳不藏也。

又《四卷·三部九候脉证》：关上浮脉而大，风在胃中，张口息肩，心下澹澹然，欲呕。关上脉微浮，积热在胃中，呕吐蛕虫。

【正义】右关主脾胃，左关主肝胆，关上脉浮，则胃气不降，肝气升腾，肝焰贲张，则脾胃首当其冲，自然胃腑应受其病。若且浮且大，则有升无降，阳浮已甚，故主喘息呕吐诸症，岂非皆是胃热所致。曰风在胃中，不可泥煞外风一层。

又《杂病脉》：浮而大者风。脉浮而大者，中风，头重鼻塞。

【正义】风性升腾，故于脉为浮；又风为阳邪，故于脉为大，此亦外感之风，而曰中风，仍是《素问》所谓中风之正旨。风中于上，故头为之重；风闭于肺，故鼻为之塞。皆以风邪在表言之，可知叔和之所谓中风，尚与《素问》同条共贯，非金元以后之所谓类中风也。

又：浮而缓，皮肤不仁，风寒入肌肉。

【正义】此亦外感之风，但已在肌肉之间，较之初感在皮毛者为深一层。然尚在表症，故脉仍浮，但已入肌肉，而皮肤不仁，则为风邪痹著，留而不去，故脉亦为之缓而不驶。此风邪传变之候，亦与《素问》言中风传变之症相

---

〔1〕 浮：原书脱此字，今据上文补。

似，则此之皮肤不仁，尚不可与类中之四肢不遂，并作一例观。

又：滑而浮散者，摊缓风。

【正义】摊缓即后世之所谓瘫痪，此乃类中风恒有之症。其病猝发，而手足即为之不遂，非独不能运动，甚且顽木，而不知其为己有。后世有左瘫右痪之分，古人止谓之摊缓。摊者言其废弛而无用，缓者言其纵缓而不收，浑而言之，必无左右分症之义。此属于内风暴动，即《素问·调经论》所谓气血并走于上，名为大厥之一症，西学家谓之血冲脑经。正以血与气并交走于上，冲激入脑，震扰神经，而知觉运动，顿然失其功用，故其病极暴、譬如迅雷骤雨，顷刻而来，遽令地转天旋，山鸣谷应，虽谓之风，却非外邪之袭入经络（外风中人，渐以传变，必无如此捷速之事，况病此者，多有安居宴坐，全未感受外风者乎？寿颐于《中风斠诠》论之极详）。以其气血并走，故于脉皆滑，以其气血上冲，故于脉必浮（此与邪在皮毛者脉浮同，而所以浮之理则不同）。若浮而且散，则上冲之势愈烈，而精气神皆不能守，孤阳无根，行将破壁飞去，乃气血冲脑之最重症。《素问》固谓大厥者，气复反则生，不反则死，气且不反，脉为之散，亦固其所。叔和此条，凭症论脉，最有精义，若误与风邪在表之脉浮同观，则散字必无著落矣。

又：浮洪大长者，风眩癫疾。

【正义】此亦内风上扬，气血冲脑之脉症。癫即颠字之孳生者。颠即顶颠之颠，以其病在顶颠故曰颠疾。后人以颠疾为一种病名，乃加疒旁，而为癫字，可知古人定此病名，固无不知其病在颠顶者。凡所谓颠狂、颠痴、颠痫诸症，无一不以顶颠为义，固与《素问》所谓气血交并于上，同符合撰，亦何待西医有"血冲脑经"四字，而始知其病在于脑。惟其气血壅于上，故脉必浮；惟其浮阳甚盛，故脉且洪大而长。类中风之肝阳偏炽者，恒有是脉。叔和谓之风眩癫疾，亦必不可与风邪在表之脉浮，同日而语也。

又：浮短者，其人肺伤，诸气微少，不过一年死，法当嗽也。

【正义】此脉浮以中气大虚而言，必浮而重按空虚者。且浮且短，其恙何如？且两寸口本是手太阴肺气本部，故主病如此。

又：浮滑疾紧者，以合百病，久自愈。

【正义】此浮滑当以不沉实而言，乃邪气之未盛；此疾紧当以流利圆滑言，乃正气之未衰，故曰合之百病，皆虽久而易愈，此最当活看者。否则浮滑皆有余为病，疾紧且为邪盛之象，可知古人为此说，必自有其故。

又：阳邪来见浮洪。

【正义】此则邪势正盛之脉，浮而有力，形势俱大，乃谓之洪，非阳热实邪，何得有此。

滑伯仁《诊家枢要》：浮为风虚之候，为胀，为风，为痞，为满，不食，为表热，为喘。浮大，伤风鼻塞；浮滑疾为宿食；浮滑为饮。左寸浮，主伤风发热，头痛目眩，及风痰；浮而虚迟，心气不足，心神不安；浮散，心气耗，虚烦；浮而洪数，心经热。关浮，腹胀；浮而数，风热入肝经；浮而促，怒气伤肝，心胸逆满。尺浮，膀胱风热小便赤涩；浮而芤，男子小便血，妇人崩带；浮而迟，冷疝脐下痛。右寸浮，肺感寒风，咳喘清涕，自汗体倦；浮而洪，肺热而咳；浮而迟，肺寒喘嗽。关浮，脾虚中满，不食；浮大而涩，为宿食；浮而迟，脾胃虚。尺浮，风邪客下焦，大便秘；浮而虚，元气不足；浮而数，下焦风热，大便秘。周澄之曰：诸脉指下真形，与其主病，俱少所发明，读者当以意测之，推见其本，乃为有得。

【正义】伯仁谓浮脉为风虚动者，盖以阴虚阳浮，风自内动而言，故曰风虚。其下又曰为风为表，热则外感在表之风，邪也。胀满乃中气之上逆，故脉亦应之而浮，有升无降，故当为不能食。痞疟初起，病亦在表，故脉亦浮。喘则气升，脉固未有不浮者，但有实喘虚喘之异，则即以有力无力辨之。浮大即表病外感之脉，故主伤风鼻塞。宿食是有余，故脉当浮大，而有新伤及积久之别。浮滑而疾，犹未大实，浮大而涩，则积已久而凝滞之征也。饮邪在肺，上焦实症，故脉浮且滑。左为人迎，人迎主外，寸主上焦，故左寸独浮者主感邪在表，伤风发热，头痛目眩风痰，皆新感在上之病也。而左寸又为心气之本

254

部，故浮虚为心气之不足，浮散为心气之耗散，则又内伤之症，所谓浮则为虚者也。浮而洪数，心经内热，亦以杂病言，如在外感，则发热正炽之脉证矣。关主中焦，故曰浮为腹胀，此以中脘满而言。又左关为肝胆气之本部，浮数则肝胆热而气火俱升，是为热在肝胆之明证。伯仁必谓风热入肝经者，仍主外风脉浮而言，然肝胆阳邪不静，风火自动者，脉亦必浮于外，固不必专以外风侵入论也。若浮而促，则肝火上炎，势焰更急，故曰怒气伤肝，心胸逆满。尺浮为下焦阳浮，升而不降，故曰膀胱有热，小溲赤涩；浮而且芤，则血脱中空可矣，故曰男为溺血，女为崩带；惟疝痛冷痛，皆气滞之证，于脉当涩滞沉著，伯仁乃谓浮迟，恐是失检。右寸是肺气本部，故浮主肺有外感，浮洪肺热，浮迟肺寒，皆是定理。右关主脾胃之气，浮则中气不固，故主中满，兼涩则有宿食不化，兼迟则中土气虚。尺浮亦下元之阳浮，主病当与左尺相等，但当以所兼诸脉，分虚实言之，庶为餍心切理，而伯仁乃以左尺专属前阴为病，右尺专属后阴为病，隐隐然以大小二肠，分隶前后二阴，则殊乖生理之真，此金元以后，误认小溲从小肠分水之大谬，所当为纠正者也。

《濒湖脉学》浮脉主病诗曰：浮脉为阳表病居，迟风数热紧寒拘。浮而有力多风热，无力而浮是血虚。寸浮头痛眩生风，或有风痰聚在胸。关上土衰兼木旺，尺中溲便不流通。

又曰：浮脉主表，有力表实，无力表虚，浮迟中风，浮数风热，浮紧风寒，浮缓风涩，浮虚伤暑，浮芤失血，浮洪虚热，浮微劳极。

【正义】濒湖此诗明白易解，言简而赅，最为精当。其以浮迟为中风者，乃古之所谓中风，皆外感凛冽之寒风，猝乘于表，故脉浮且迟。古方温升表散诸法，皆为是证而设，因不可与内风类中作一例论。若气火升浮，内风猝动之中风，则脉必浮洪浮数，或且弦劲搏指矣。浮洪是热盛于表，实证为多，李谓虚热，以洪为有余于外，不足于里，然不可概论也。

《景岳·脉神》：浮为中气虚，为阴不足，为风，为暑，为胀满，为不食，为表热，为喘急。浮大为伤风，浮紧为伤寒，浮滑为宿食，浮缓为湿滞，浮芤为失血，浮数为风热，浮洪为狂躁。虽曰浮为在表，然亦有风寒外感，脉反不浮者。紧数而略兼浮，便是表邪，其证必发热无汗，或身有酸痛，是其候也。若浮而兼缓，则非表邪矣。大都浮而有力，有神者为阳有余，阳有余则火必随之，或痰见于中，或气壅于上，可类推也。若浮而无力空豁者，为阴不足，阴不足则水亏之候，或血不营心，或精不化气中虚可知也。若以此等为表症，则害莫大矣。其有浮大弦硬之极甚至四倍以上者，《内经》谓之关格，此非有神之谓，乃真阴虚极，而阳元无根，大凶之兆。

【正义】景岳此说亦甚精当，惟以有力与有神并说，似乎有力即是有神，景岳书中，最多此病，而此节且以有神属之阳有余，更有毫厘千里之弊矣。

李士材《诊家正眼》：浮脉为阳，其病在表[1]，寸脉伤风，头痛鼻塞；左关浮者，风在中焦，右关浮者，风痰在膈；尺部得之，下焦风热，小便不利，大便秘塞。

石顽《诊宗三昧》：浮脉在暴疾得之，皆为合脉，然必人迎浮盛，乃为确候，若气口反盛，又为痰气逆满之征，否则其人平素右手偏旺之故。有始病不浮，病久而脉反浮者，此中气亏乏，不能内守，反见虚痞之兆。若浮而按之渐衰，不能无假象发见之虞，凡浮脉主病，皆属于表，但须指下有力，即属有余客邪。其太阳本经风寒营卫之辨，全以浮缓浮紧，分别而为处治。其有寸关俱浮，尺中迟弱者，南阳谓之阳浮阴弱，营气不足，血少之故。亦有六脉浮迟，而表热里寒，下利清谷者，虽始病有热，可验太阳，其治与少阴之虚阳发露不异。又有下后仍浮，或兼促兼弦，兼紧兼数之类，总由表邪未出，乃有结胸咽痛，胁急头痛之变端，详结胸脏结及痞之证，皆为下早表邪内陷所致，究其脉虽变异，必有一部见浮，死生虚实之机，在关上沉细紧小之甚与不甚耳。惟阳明腑热，脉虽浮大，心下反硬者，急需下之，所谓从证不从脉也。其在三阴，都无浮脉，惟阴尽复阳，厥愈足温而脉浮者，皆为愈证，故太阴例有手足温，

---

〔1〕 表：原书刊作"英"，据《诊家正眼》改。

身体重而脉浮者，少阴例有阳微阴浮者，厥阴例有脉浮为欲愈，不浮为未愈者。须知阳病浮迟兼见里证，合从阴治，阴病脉浮，证显阳回，合从阳治，几微消息，当不越于圣度也。近世陶尚文云：不论脉之浮沉迟数，但以按之无力，重按全无者便是阴证。曷知按之无力者，乃虚散之脉与浮何预哉？逮夫杂证之脉浮者，皆为风象，如类中、风痹之脉浮，喘咳、痞满之脉浮，烦瞑、衄血之脉浮，风水、皮水之脉浮，消瘅、便血之脉浮，泄泻脓血之脉浮，如上种种，或与证相符，或与证乖互，咸可治疗。虽《内经》有肠澼下白沫，脉沉则生，脉浮则死之例，然风木乘脾之证，初起多有浮脉，可用升散而愈者。当知阴病见阳脉者生，非若沉细虚微之反见狂妄躁渴，难以图治也。

郭元峰《脉如》：浮为中气虚，为阴不足，为风，为暑，为胀满，为不食，为表热，为喘急，此脉随病见也。又云：寸浮伤风，头痛鼻塞。左关浮者，风在中焦；右关浮着，风痰在膈。尺部得浮，下焦风客，小便不利，大便秘涩。此按部位，以测病情也，昔人论之详矣。浮紧伤寒，浮缓伤风，浮数伤热，浮洪热极，浮洪为实，热结经络，浮迟风湿，浮弦头痛，浮滑风痰，浮虚伤暑，浮濡汗泄，浮微气虚，浮散劳极，此大概主以浮脉，而各有兼诊之殊也。至若浮芤失血，浮革亡血，内伤感冒而见虚浮无力，痨瘵阳虚而见浮大兼疾，火衰阴虚而见浮缓不鼓，久病将倾，而见浑浑革革，浮大有力，皆如浮脉也。叔和云：脉浮而无根者死。其亦可以浮诊而用治表之剂乎？夫曰浮，多主表证；曰如浮，悉属里病，表里不明，生死系之矣。

【正义】郭氏《脉如》乃裒集诸新旧说而为之者，故多前人成说，但稍有润饰则极精赅，兹精而录之。

第三节　脉沉主病

《素·脉要精微论》：推而外之，内而不外，有心腹积也。

【正义】此外内即以浮沉言。虽"推而外之"四字，不甚可解，然所谓内而不外者，明言其沉而不浮。惟脉沉于里，故知其心腹有积，此病理之至易明了者，而启玄注文，所谓推筋令远云云，最不可解，说亦详前脉浮条。

又：按之至骨，脉气少者，腰脊痛而身有痹。

【正义】按至骨而脉气少，是即沉且细，其为肾病骨病可知，故曰腰脊痛而身有痹。《难经》谓肾肝俱沉，在《素》、《灵》中殊为少见，惟此条正可为沉脉属肾之证。

又：诸细而沉者，皆在阴，则为骨痛。

【正义】此脉又沉主肾之一证。细而且沉，肾之不足明矣，故为骨痛。在阴者，以尺脉言之。尺主下焦，肾主骨，两尺沉细，肾虚明证，骨病宜矣。

又《平人气象论》：寸口脉沉而坚者，曰病在中。

【正义】此寸口，合左右两手寸关尺言之，本篇连言寸口，义皆如是，非止言寸脉，即沉且坚，则病不在表可知。《太素·十五卷·尺寸诊篇》作"寸口脉中手沉而紧者，曰病在中"，可证脉紧脉坚，古人通用。

又：寸口脉沉而横，曰胁下有积，腹中有横积痛。

【正义】横当读去声，言其刚劲不和也。沉而刚劲，里实之象，故主有积。《太素》作"寸口之脉，沉而横坚，曰胠下有积，腹中有横积痛"。

又：寸口脉沉而弱，曰寒热及疝瘕及腹痛。

【正义】脉沉且弱，里有病也。然曰寒热，义已晦滞，不甚可解。且疝瘕乃有形之病，少腹痛又气滞为多，于脉当沉是也。然当紧而有力，不当为弱。考宋人校语，据《甲乙经》无此十五字，谓下文已有寸口脉沉而喘曰寒热，脉急者曰疝瘕少腹痛，则此文为衍，当删。

寿颐谓：义即不属，则删之为是。惟《太素》亦有此文，可知衍文已久，启玄自有所本。杨上善注：沉，阴气盛也，弱，阳气虚也。阴盛阳虚，故有寒热，疝瘕病少腹痛也云云。仍属望文生笺，未足为据。启玄注则曰沉为寒，弱为热，故曰寒热也。又沉为阴盛，弱为阳余，余盛相搏，正当寒热，不当为疝瘕，而少腹痛，应古之错简尔，则王氏亦不以沉弱为疝瘕腹痛之脉，但谓沉为寒，是矣。而弱则为热，从古无此脉理。又曰弱为阳余，更不知如何说法。启玄注文，竟有如是之怪不可识者，岂独勉强附会，几于一窍不通，存易不论可也。《脉经·四卷》亦有此句，则寒热之下，有校语云：一作气，一作中。寿颐按：寒气寒中，其义为长。

又：寸口脉沉而喘曰寒热。

【正义】沉，《甲乙经》作浮，于义为长。寿颐已据以录入浮脉主病条矣。启玄本作"沉"，其义难通，注亦强解，殊不可信。惟《太素》亦有是句，杨注：沉，阴气也。脉动如人喘者，是为阳也，即知寒热也。则亦是望文生义，而说得仍晦不可言，胡可为训。

又《三部九候论》：九候之脉，皆沉细悬绝者为阴，主冬，故以夜半死。

【正义】阴盛已极，脉至沉细悬绝。悬绝者，言与平人大相悬殊也，故当死于阴盛之时。

又《通评虚实论》：肠澼下白沫何如？曰：脉沉则生，浮则死。

【正义】肠澼，肠有实滞，其病在里，脉沉为宜，故主生；脉浮则里有病而脉无根，证实脉虚，岂非败象。启玄止谓阴病而见阳脉，与病相反，尚嫌不切，且白沫虽似虚寒，然即曰肠澼，终当作辟积解，胡可概谓之阴证。

又《病能论》：人病胃脘痈，胃脉当沉细。

【正义】胃脘生痈，其病在里，脉沉宜也。但此是实证，且由温热，脉何以细，殊是可疑。宋校《素问》引《甲乙经》作"沉涩"，庶为近之。《太素》亦作"细"，则与王氏所据者同，盖隋唐之本，不如皇甫氏所见者为长。

又《大奇论》：肾肝并沉为石水。

【正义】沉脉属里，此里水也，故曰石水。

又：肺脉沉搏为肺疝。

【正义】此肺气窒滞为病，故曰肺疝。《太素》搏作"揣"。杨注：肺脉应虚浮，今更沉，寒多为肺疝。

又：肾脉大急沉，肝脉大急沉，皆为疝。

【正义】疝本肝肾为病，故肝肾之脉应之。杨注《太素》：大为多气少血，急沉皆寒，是为寒气内盛，故为疝病。王注：疝者寒气结聚之所为，脉沉为实，脉急为痛，气实寒薄聚，故为绞痛为疝。

又：肾脉小搏沉，为肠澼下血。

又：其脉小沉涩为肠澼。

【正义】肠澼是下焦实滞，故于脉应之，当为小为搏，为沉涩。《素问》此节，肠澼凡四见，又曰心肝澼亦下血，其字皆从水。《太素·十五卷》独无脉小沉涩为肠澼一句，其四句，则皆作"辟"，皆无水旁，知辟积之辟，古本不从水也。

又：脾脉外鼓沉为肠澼。

【正义】肠有辟积，由于脾令健运使然，故脾脉应之，为鼓为沉，鼓亦言其应指搏击耳。但外鼓之义，殊不可通。杨注《太素》，王注《素问》，皆嫌曲说，必不可从，原书具在，不足采也。

又《示从容论》：沉而石者，是肾气内着也。

【正义】石者，沉之甚也，肾主下焦，故当为肾着之病。着读入声。

《素·阴阳类论》：所谓二阳者，阳明也。至手太阴，弦而沉急，不鼓，炅至以病，皆死。

【正义】阳明以时令之阳而言，于时为三月四月，《难经·七难》所谓复得甲子阳明王者是也。其时阳气已盛，脉当应之，渐浮渐大如其手太阴脉沉而弦急，不能鼓指，是与时令相反，故为死脉。盖沉为阴脉，弦急亦有阴无阳之脉，此何可误认为手足阳明两经者。惟"炅至以病"四字，义不可晓，所当阙疑。启玄注文，多是曲为之解，不足征也。

《甲乙·四卷·经脉篇〔1〕》：切其脉口滑小紧以沉者，病盖甚，在中。人

---

〔1〕 篇：原书误刻作"荐"，今予以改正。

迎沉而滑者，病日损。其脉口滑而沉者，病日进，在内。（《太素·十四卷》、
《灵枢·五色篇》同）

【正义】脉口即气口，人迎主外，气口主内，脉口滑小，且紧且沉，则中
气既衰，而邪气凝结，其势方张，故曰日进，曰在中。其但滑以沉者，亦病气
入里，渐盛渐结之象，故亦为病进在里之征。若人迎沉滑，则既无外邪，故脉
沉而不浮，滑则正气尚盛，故主病退。

又：病在脏，沉而大者，其病易已，以小为逆。（《太素》、《灵枢》同）

【正义】在脏犹言在里，病不在表，脉自当沉，大则正气未衰，故知易已，
小则愈矣，故以为逆。

《伤寒论·痉湿暍篇》：太阳病发热，脉沉而细者，名曰痉[1]。

【考正】"痉"，《金匮》作"痓"[2]。

寿颐按：作痓者是。《说文》痓，强急也。《素问》诸痓项强，字皆作痓，
汉人作隶，"至"、"至"无别，乃变为痓[3]。《玉篇》始有痉[3]字，训恶也，可证
其字后出。《广雅·释诂》，亦曰痉[3]，恶也，皆不以为强急，虽似别有一字，
此痓既作痉[3]而后强为分别，乃作此训诂，未必可据。《康熙字典》谓俗作
痉[3]，其说最是。今《素问·气厥论》传为柔痉[3]，亦痓字之讹。

【存疑】太阳病发热，脉不当沉细，虽本论《金匮》皆有此文，然按之病
理，殊属未妥。盖痓之为病，本以颈项强直为义，故字从"至"。此证有气升冲
脑，神经猝变者，如小儿之惊风发痉[4]是；有津液枯耗络脉不和者，如《金
匮》所谓太阳病发汗太多因致痉复；风病下之则痉复发汗必拘急；疮家虽身疼
痛，不可发汗，汗出则痉[4]，是也。若外感风寒湿邪，袭于经络，而为痉者，
其证本不多有，如其有之，寒湿相薄，脉沉而细宜矣。然脉既沉细，必不当有

---

〔1〕 痉：原书此字脱漏，仅空缺一格，今据本书上下文填补。

〔2〕 痉：痉的繁体字，此处为方便说理仍用痓字，下文径改不再加注。

〔3〕 痉：原书此字脱漏，仅空缺一格，今据上文填补。

〔4〕 痉：原书脱此字，今据上文填补。

太阳病发热之症，况本文止言脉沉而细，即名曰痉[1]，又不言僵直之症，一似太阳病发热而脉得沉细者，不问其强与不强，即名曰痉[1]，尤其不可通者，恐传写有脱佚舛讹。注家虽以风湿阴寒作解，寿颐则期期以为未可。痉[1]，《素问》诸暴强直，皆属于风，以肝阳不戢，内风猝动而言。即《调经论》之气血交并于上，则为大厥，西学之所谓血冲脑经，是后世之所谓类中风，非外感之风，不当有太阳病之发热，且脉更不当沉细。

又：太阳病，关节疼痛而烦，脉沉而细者，此名湿痹。湿痹之候，其人小便不利，大便反快，但当利其小便。（痉《金匮》此名下有"中湿亦名"四字）

【正义】此又太阳病之脉沉细者。即曰太阳病，则必有头痛恶寒发热可知。湿痹于表，故亦可谓之太阳病。湿为阴邪，故脉沉且细。此节无"发热"二字，盖表湿为病，虽亦有头痛恶寒发热诸症，但脉象如是，必无大热可知，故不言发热，以视上节，固大有间矣。

又《太阳篇》：下之后复发汗，昼日烦躁不得眠，夜而安静，不呕不渴，无表证，脉沉微，身无大热者，干姜附子汤主之。

【正义】既下复汗，伤阴而又亡阳，脉沉且微，既无表症，又无大热，阳歌竭[2]矣。故以回阳为急，此阳亡而脉沉，又是沉脉之别一主病。

又：发汗后身疼痛，脉沉迟者，桂枝加芍药生姜各一两人参三两新加汤主之。

【正义】发汗之后，身仍疼痛，表证未罢，而脉反沉迟，大汗伤其荣血矣，正所谓荣气微者。其脉沉也，故仍以桂枝汤治未尽之表，而加芍药人参以益其阴。此脉沉非里，脉迟非寒，身痛为表未罢而血已虚，斯仲圣主用此方之正旨也。

又：伤寒若吐若下后，心下逆满，气上冲胸，起则头眩，脉沉紧，发汗则动经，身为振振摇者，茯苓桂枝白术甘草汤主之。

---

[1] 痉：原书脱此字，今据上文填补。

[2] 歌竭：应是"孤竭"的刊误。

【正义】既吐复下，里气大伤，而肾气上逆，故为气上冲胸，心下逆满，此下焦动气，冲激上行之逆满，非实邪在胸膈之满，头眩亦水气之上凌，脉沉且紧，乃肾气动而见肾脉本色。若更误发其汗，则心液大耗，肾水上奔，根本已拨，而身不能自主，振振而摇。动经者，扰动肾之经气，几与真武汤证之筋惕肉眴，振振欲辟地者相近，但比真武证稍轻一等，故不用真武而用苓桂术甘。桂苓镇肾家寒水之邪与真武汤之附子茯苓同意；术甘扶土，所以实脾而堤水。仲景于肾气上泛诸条，皆用茯苓，如苓桂甘枣汤，茯苓甘草汤，茯苓四逆汤，真武汤等数方皆是。盖茯苓乃松根余气所结，吸松树之精华凝结于下，故能镇摄肾气，御泛滥淫溢之水，使之反归于下焦窟宅，非仅取其淡渗利水，其名曰伏，可见古人取义，大有深意，此惟徐洄溪《伤寒类方》曾一言之，而古今之《伤寒论》注家，皆未之知也。

又：病发热头痛，脉反沉，若不差，身体疼痛，当救其里，宜四逆汤。

【正义】发热头痛，病在表也。表有病者脉当浮，今乃不浮而沉，如其表已和，则病当差，《平脉法》所谓病人发热身体疼，诊其脉，沉而迟者，知其差也。如仍不差，则表症里脉，里病为急，且其身之疼痛，亦真寒而非仅表寒矣，故宜与四逆汤。

又：太阳病六七日，表症仍在，脉微而沉，反不结胸，其人发狂者，以热在下焦，少腹当硬满。小便自利者，下血乃愈。所以然者，以太阳随经，瘀热在里[1]故也，抵当汤主之。太阳病，身黄，脉沉结，少腹硬，小便不利者，为无血也。小便自利，其人如狂者，血证谛也，抵当汤主之。

【正义】表证仍在，脉不当沉，今乃脉微且沉，则证必在里。然结胸者，脉亦沉，故蓄血之脉沉，必以少腹硬满，及其人如狂，小便自利诸证为据。盖少腹硬满，而小便不利者，亦太阳随经入腑之蓄水症，此蓄水蓄血辨证之要诀也。

---

〔1〕里：原作"表"，据《伤寒论》改。

又：问曰：病有结胸，有脏结，其状何如？答曰：按之痛，寸脉浮，关脉沉，名曰结胸也。何谓脏结？答曰：如结胸状，饮食如故，时时下利，寸脉浮，关脉小细沉紧，名曰脏结。舌上白苔，滑者难治。伤寒六七日，结胸热实，脉沉而紧，心下痛，按之石硬者，大陷胸汤主之。

【正义】结胸、脏结，皆结塞于里之实症，故脉皆沉。但结胸为阳结，则脉不细小；脏结为阴结，故脉当细小，此辨别结胸与脏结之大法也。

又：太阳病下之，脉沉滑者协热利。

【正义】太阳病本无可下之理，其误下者，多令表邪内陷，如脉沉且滑，则阳热陷入下焦，故当为协热自利。

又《少阴篇》：少阴病，脉细沉数，病为在里，不可发汗。

【正义】少阴脉沉，如有发热，其病在经，仲景本有麻黄附子细辛汤之发汗一法。如脉细沉数而不发热，则病不在经，故曰病为在里，不可发汗。

又：少阴病，脉微细沉，但欲卧，汗出不烦，自欲吐，至五六月自利，复烦躁不得卧寐者，死。

【正义】少阴病脉微细沉，尚是本色，嗜卧自汗不烦，皆是阴证，治之得法，未必不起。但至五六日后，尚无起色，而又加自利，反烦躁不得卧，则阴已竭，而孤阳外浮，正气尽矣。

又：少阴病始得之，反发热，脉沉者，麻黄附子细辛汤主之。

【正义】少阴病无热恶寒，本不当发热而有热者，虽有里而亦有表也，故以麻黄附子细辛兼治表里。

又：少阴病得之一二日，口中和，其背恶寒者，当灸之，附子汤主之。

【正义】此少阴有阴无阳之症，故治法如此。附子汤即真武汤方，但以人参易生姜，镇摄寒水而御阴霾，均是少阴主剂。

又：少阴病，身体痛，手足寒，骨节痛，脉沉者，附子汤主之。

【正义】此亦有阴无阳，故主是方。身疼骨痛，证与太阳同，而彼则身热脉浮，此则肢寒脉沉，脉症皆有天渊之别，斯用药各有所主，此古先圣哲凭脉辨证之精微也。

又：少阴病脉沉者，急温之，宜四逆汤。

【正义】少阴病者，少阴阴寒之症悉具也，故当亟温其里。

又《厥阴篇》：下利脉沉弦者，下重也。

【正义】此厥阴里寒之自利，脉沉主在里，亦主在下。脉弦主阴寒凝滞既沉且弦，是为阴凝于里之确据。寒结气滞，虽有自利，亦必不爽，故知其下重。

又：下利脉沉而迟，其人面少赤，身有微热，下利清谷者，必郁冒汗出而解，病人必微厥，所以然者，其面戴阳，下虚故也。

【正义】面赤身热，本是阳症，然下利清谷而脉沉迟，里寒甚盛，其为阴证已著，故曰戴阳。真寒在里而浮阳外越，面白少赤，身曰微热，岂非虚阳浮动之候？此非急温其里不可者，何以尚曰郁冒汗出而解？如果戴阳而复汗出，恐无根之阳飞越散亡而不可救矣。郁冒句必是错简，虽注家皆能勉强解说，然无一不嗫嚅难通者。读古人书，胡可泥死本文，不知逐句推敲，细心体验。

又《劳复篇》：伤寒差已后更发热者，小柴胡汤主之，脉浮者，以汗解之；脉沉实者，以下解之。

【正义】病后复热，脉沉且实，里实明矣，故曰以下解之，然此特说其大概耳。究其所以复热之故，亦当见症治症，非可守此三句，谬谓无施不可。

《伤寒论·辨脉法》：沉涩弱弦微，此名阴也，阳病见阴脉者，死。

【正义】详《一卷·阴阳虚实节》。

又：脉浮而数，能食不大便者，此为实，名曰阳结；脉沉而迟，不能食，身体重，大便反硬者，名曰阴结。

【正义】详前脉浮主病本条。

又：寸口脉，浮为在表，沉为在里。

【正义】此以大要言之。浮主表，沉主里，最为浅显明了。若至病机变幻之时，则有不可一概论者。

又：其脉沉者，荣气微也。

【正义】荣为阴血，血不能荣，则脉自不鼓，有似乎沉，此沉字要看得活相，非里证脉沉之通例，然其意自堪思也。成聊摄曰：脉者血之府也，脉实血实，脉虚血虚，此其常也。故脉沉者，知荣血之微，说来殊未了了。

又：脉有弦紧浮滑沉涩，此六者，名为残贼。

【正义】此言脉沉之害，盖里果无病，脉不当沉，故为残贼，详浮脉本条。

又：沉潜水蓄。

【正义】水蓄在里，故脉沉潜而不显，此《金匮》之所谓里水也，可与《金匮·水气病脉证篇》诸条参看。

又：趺阳脉沉而数，沉为实，数消谷。

【正义】趺阳胃脉，沉主在里，故知胃实。沉而且数，则胃家当有蕴热，故能消谷。

《伤寒例》：尺寸俱沉细者，太阴受病也。尺寸俱沉者，少阴受病也。

【正义】伤寒太少二阴之病多寒证，且病已在里，故脉沉。

《金匮·痓湿暍病篇》：太阳病，其证备，身体强，几几然，脉反沉迟，此为痓，栝蒌桂枝汤主之。

【正义】此太阳病寒入经隧之证。太阳证备，则头痛恶寒发热，无一不具，而又加以项背不舒之体强。几几然，如短羽之鸟，欲飞而不得飞，是太阳经〔1〕络，牵掣不和，故脉沉迟而不浮，则仍以桂枝汤宣太阳之阳，加蒌根者，滋润以利络脉耳。

又《积聚病篇》：诸积大法，脉来细而附骨者，乃积也。

【正义】积聚乃坚着不移之病，故脉必应之而沉着附骨。

又《水气病篇》：正水其脉沉迟，石水其脉自沉，黄汗其脉沉迟。寸口脉沉滑者，中有水气。里水者，一身面目黄肿，其脉沉，小便不利，故令病水。少阴脉紧而沉，紧则为痛，沉则为水，小便即难。脉得诸沉，当责有水，身体

---

〔1〕 经：原书刊作"将"，据文义改。

肿重。水病脉出者，死。寸口脉沉而迟，则为水。寸口脉沉而紧，沉为水，紧为寒。水之为病，其脉沉小，属少阴。

【正义】此皆水之在里者，故其脉皆沉，《辨脉法》所谓沉潜水蓄者是也。水属少阴者，少阴水脏，阳衰阴盛，则水停不行。《经》谓肾为胃关，关门不利，故聚水。是少阴阴霾泛滥，而水道不行，则为水肿。西学家知肾有输尿之管，而上古经文，已谓关门不利，可知古人何尝不识生理之真。惟水病属肾，所以于脉应之，或为沉紧，或为沉小，此属里病，脉不当浮。尤氏《金匮翼方》曰：脉出与脉浮迥异，浮者盛于上而弱于下，出则上有而下绝无也。

又《黄瘅病篇》：脉沉，渴欲饮水，小便不利者，皆发黄。

【正义】黄瘅本是里热，热郁于里，不得外泄，故脉沉。加以口渴能饮，而小溲不利，则水积不去，湿与热蒸，发为黄瘅，此阳黄之病源。今泰西学者，谓胆汁溢入血管则发黄，恐是理想，窃谓胆汁不当有如是之多。

又《下利篇》：下利，脉沉弦者，下重。

【正义】古之所谓下利，多以泄泻言之。若脉沉而弦，则里气郁结，而利必不爽，故为下重，此著指滞下言之，非泄泻滑利之下利矣。

《脉经·一卷》：沉细滑疾者，热。

【正义】脉沉且细，貌视之，方且认为虚寒，然苟其滑疾，则里热可知。当分别两种看，一[1]则热盛于里，窒塞太过而脉不发扬者，是为实热；一则热炽津枯，血液干涸而脉不滂沛者，是为虚热。叔和盖据阅历所得而言其大略耳。

又《二卷》：寸口脉沉，胸中引胁痛，胸中有水气；关脉沉，心下有冷气，苦满吞酸，尺脉沉，腰背痛。

【正义】此叔和分别寸关尺三部脉沉之主病也。寸主上焦，沉则胸中气滞，而清阳式微，故知其当有结痛，或为水气；关主中焦，则应在心下冷气；尺主

---

[1] 一：原书刊作"二"，据文义改。

下焦，则为肾病，故腰背痛。

又《四卷》：寸口脉沉而紧，苦心下有寒，时痛，有积聚。

【正义】寸口脉沉，已是胸中阳微之象，更加以紧，为痛为积，昭昭矣。

又：寸口脉沉，胸中短气。

【正义】此亦胸中清阳式微，不能敷布，故脉见为沉，而气为之短。

又：沉为水为实，又为鬼疰。

【正义】水积于里，其脉必沉，即《金匮》之所谓里水也。而实邪郁滞，则脉亦沉而不扬，此当以见症为辨别。又沉为阴寒凝滞之征，曰鬼疰者，盖言其人阳气之不布，然拟之于鬼，终是古人迷信。

又：沉而弦者，悬饮内痛。

【正义】沉为阳脉[1]，弦亦属阴，悬饮内痛，阴霾凝滞之征也。

又：沉而迟，腹脏有冷病。

【正义】即沉且迟，阴凝在里之征，故曰腹脏有冷病。

又：沉而滑为下重，亦为背脊痛。

【正义】沉主下焦，沉而滑者，下焦之气有余，故曰下重。背脊痛者，肾脏之病亦在下也。

又：阴邪来见沉细。

【正义】沉为阴脉，细亦属阴，既沉且细，非阴寒而何？

滑伯仁《诊家枢要》：沉为阴逆阳郁之候，为实，为寒，为气，为水，为停饮，为癥瘕，为胁胀，为厥逆，为洞泄。沉细为少气，沉迟为痼冷，沉滑为宿食，沉伏为霍乱，沉而数内热，沉而迟内寒，沉而弦心腹冷痛。左寸沉，心内寒邪为痛，胸中寒饮胁疼。关沉，伏寒在经，两胁利痛；沉弦，癖内痛。尺沉，肾脏感寒，腰背冷痛，小便浊而频，男为精冷，女为血结；沉而细，胫酸阴痒，溺有余沥。右寸沉，肺冷，寒痰停蓄，虚喘少气；沉而紧滑，咳嗽；沉

---

〔1〕 阳脉：按文义应为“阴脉”，显系刊误。

细而滑，骨蒸寒热，皮毛焦干。关沉，胃中寒积，中满吞酸；沉紧，悬饮。尺沉，病水，腰脚疼；沉细，下利，又为小便滑，脐下冷痛。

【正义】沉为阴逆，犹言阴寒为病，非阴气逆上也。伯仁用一逆字，未尽妥惬。

《濒湖脉学·沉脉主病诗》：沉潜水蓄阴经病，数热迟寒滑有痰，无力而沉虚与气，沉而有力积并寒。寸沉痰郁水停胸，关正中寒痛不通，尺部浊遗并泻痢，肾虚腰及下元痌[1]。沉脉主里，有力里实、无力里虚。沉则为气，又主水蓄，沉迟痼冷，沉速内热，沉滑痰食，沉涩气郁，沉弱寒热，沉缓寒湿，沉紧冷痛，沉牢冷积。

《景岳·脉神》：沉脉为阴，凡细小隐伏反关之属，皆其类也。为阳郁之候，为寒，为水，为气，为郁，为停饮，为癥瘕，为胀实，为厥逆，为洞泄。沉细为少气，为寒饮，为胃中冷，为腰脚痛[2]，为痃癖。沉迟为痼冷，为积寒。沉滑为宿食，为伏痰。沉伏为霍乱，为胸腹痛。沉数为内热，沉弦沉紧，为心腹小肠疼痛。沉虽属里，然必察其有力无力，以辨虚实。沉而实者，多滞多气，故日下手脉沉便知是气，气停积滞者，宜消宜攻。沉而虚者，因阳不透，因气不舒，阳虚气陷者，宜温宜补。其有寒邪外感，阳为阴蔽，脉见沉紧而数，及有头疼身热等症者，正属邪之在表，不得以沉为里也。

【正义】景岳此节，大半皆从滑氏旧说，惟以反关为沉，非是。景岳当时，反关脉之真情未勘透，故有此误。寿颐已有专条详言之矣，兹姑不赘。末谓表邪，亦有沉紧而数者，此在大寒乍感之初，身热犹未大发者，偶一有之，然苟已发热，脉即不沉，如其有之，或与少阴证并见者，则即仲景之麻黄附子细辛汤证矣。

李士材《诊家正眼·沉脉主病》：沉脉为阴，其病在里。寸沉，短气胸痛引胁，或为痰饮，或水与血；关主中寒，因而痛结，或为满闷，吞酸筋急；尺

〔1〕 痌：音 tōng，通"恫"，病痛之意。
〔2〕 腰脚痛：原书如此，疑为胃脘痛之刊误。

主背痛，亦主腰膝，阴下湿痒，淋浊痢泄。

又：兼脉无力里虚，有力里实；沉迟痼冷，沉数内热；沉滑痰饮，沉涩血结；沉弱虚衰，沉牢坚积，沉紧冷疼，沉缓寒湿。

又：曰：肾之为脏，配于坎者应乎冬，万物蛰藏，阳气下陷，烈为雪霜，故其脉主沉阴而属里。若误与之汗，则如蛰虫出而见霜；误与之下，则如飞蛾入而见汤。此叔和入理之微言，后世之指南也。

【正义】此节泛泛然以冬令脉沉立论，语病太多，不可为训。原夫冬时之脉，所以当沉者，本是天地闭藏，应有之义，以无病人常脉言之，岂可以概一切病脉。乃曰阳气下陷，已不知其是何见解，其实隆冬三月，止可谓之阳气伏藏，胡得强比之下陷。须知潜藏是天地自然之化育，下陷则为病机变化之作用，此岂可以同日语者，而乃拟不于伦，初不意士材明达而竟至于此。若曰汗之下之，则惟有是证而后有是法，本不执无病之人而强为之发汗，为之攻下。如果有当汗之证，则脉必不沉，而果有当下之证，则病是里结，脉又何必不沉，乃有概以为冬时必不可汗下，危言耸听，何以荒谬竟至以此！且谓此是叔和之言，吾不知其所据何在？

石顽《三昧》：沉为脏腑筋骨之应，盖缘阳气式微，不能统运营气于表，脉显阴象而沉者，则按久愈微。若阳气郁伏不能桴应卫气于外，脉反伏匿而沉者，则按久不衰。阴阳寒热之机，在乎纤微之辨，伤寒以尺寸俱沉为少阴受病，故于沉脉之中辨别阴阳，为第一关捩，若始病不发热，无头痛，而手足厥冷，脉沉者，此直中阴经之寒证也。若先曾发热头痛烦扰不宁，至五七日后，而变足手厥冷，躁不得寐，而脉沉者，此厥深热深，阳邪陷阴之热证也。亦有始本阳邪，因汗下太过，而脉变沉迟，此热去寒起之虚证也。有太阳证下早，胸膈痞硬，而关上小细沉紧者，此表邪内陷阳分之结胸也。若能食自利，乃阳邪下陷，阴分之脏结矣。有少阴病自利清水，口干腹胀，不大便而脉沉者，此热邪陷于少阴也。有少阴病始得之，反发热，脉沉者，麻黄附子细辛汤温之，是少阴而兼太阳，即所谓两感也。此与病发热头痛，脉反沉，身体痛，当温之，宜四逆汤之法，似是而实不同也。有寸关俱浮，而尺中沉迟者，此阳证夹阴之脉也。若沉而实大数盛，动滑有力，皆为阳邪内伏。沉而迟细微弱，弦涩少力，皆属阴寒无疑。有冬时伏邪发于春、夏，烦热燥渴，而反脉沉足冷，此少阴无气，毒邪不能发出阳分，下虚死证也。凡伤寒温热，时疫感冒，得汗后脉沉，皆为愈证，非阳病阴脉之比。有内外有热，而脉沉伏，不数不洪，指下涩小急疾，无论伤寒杂病，发于何时，皆为伏热，不可以其脉之沉伏，而误认阴寒也。至如肠澼自利而脉沉，寒疝积瘕而脉沉，历节痛痹而脉沉，伏痰留饮而脉沉，石水正水而脉沉，胸腹结痛而脉沉，霍乱呕吐而脉沉，郁结气滞而脉沉，咸为应病之脉。若反浮大虚涩，或虽沉而弦细紧疾，为胃气告匮，未可轻许以治也。

【正义】石顽此条辨别极细，但亦有语病，不可不知。如谓阳气式微而脉沉，当按久愈微，似也。然设或阴寒凝结于里，则脉且沉紧，是亦阳气之式微，而脉未必沉微矣。又谓阳气郁伏，脉匿而沉者，当按久不衰，亦似也。然有里热实结已甚，而脉伏不见者，又将何以处之？总之为虚为实，为寒为热，最多脉证不符之处，而各自有其故，皆当于其他之见症决之，始能确凿有据，本不能但凭脉状以反复详说者也。至谓冬时伏邪，发于春夏，既经烦热燥渴，明是实热见症，何以脉沉足冷，此最不多有之坏病，所谓阳症阴脉，不治宜也。然亦何尝无热深厥深者，此亦必以其他见证及舌色为据，脉之真假，自有其故，不可凭脉以断。又谓时病得汗脉沉是愈证，则亦言之太过，盖表证既解，脉宜不浮，但"不浮"二字，非即是沉，何可如此着想，淆乱后学见地。

黎民寿《脉诀精要》：沉者阴气厥逆，阳气不舒之候。沉与浮对，浮以阳邪所胜，血气发越而在外，故为阳主表；沉以阴邪所胜，血气困滞不振，故为阴主里。

【正义】"阴气厥逆"四字，殊嫌未妥，拟改之曰阴盛于里。

吴绶《伤寒蕴论》：沉微沉细，沉迟沉伏，皆无力，为无神，为阴盛而阳微，急宜生脉以回阳。若沉疾沉滑沉实，皆有力，为热实，为有神，为阳盛而阴微，急宜养阴以退阳。大抵沉诊之法，最为紧要之关，以决阴阳冷热用药，生死在毫发之间，不可不仔细而谨察之。

【正义】此条语病更重，以脉之有力即为有神，无力即为无神，景岳之续，最易误人。而论阴盛阳盛之治法，尤其似是实非，更不可以不辨。夫阴既盛而阳式微，治以破阴回阳为急，固也，而谓宜以生脉则不切，此生脉诚非生脉散之参麦二味。其意以沉而无力为无神，则宜补养以复其脉，岂不知滋补之药何以能破阴霾之痼结，是安得与回阳两字，联为一气？又若阳实之症，非得若寒荡涤何能存阴？亦非养阴之药所可同日而语。差以毫厘，谬以千里，试读陆九芝阴阳虚实邪正之辨，自当知所区别矣。

萧万舆《轩岐救正论》：每见表邪初感之际，风寒外来，经络壅塞，脉必先见沉紧，或伏或止，是不得以阳证阴脉为惑，惟亟投以清表之剂，则应手汗泄而解矣。此沉脉之疑似不可不辨也。

【正义】表寒乍感皮毛之气窒塞，其人尚未发热，其脉诚不必浮，然必谓竟有沉紧伏止之脉，未免言之太过。感冒风寒，原非重证，似不当有此怪异之象，如果有之，当属直中三阴之真寒，非阳证矣。既无表热，何得投以清表？如果阳症而已发热，则脉当无沉紧伏止之理。设或竟有此怪异之脉，必非细故，清表一法，殆难概施，此当是萧氏尝偶一遇之，故特记之以告后世。寿颐则谓此必不常有之脉症，未可以为恒例者也。

郭元峰《脉如》：沉脉为里，动乎筋骨之间，如石投水，必极其底，外柔内刚，按之愈实，体同地属阴，脏司肾，时属冬运主水也。两尺若得沉实有神，此为根深蒂固，修龄广嗣之征。如病则为阳郁之候，为寒为水，为气为郁，为停饮，为癥瘕，为胀实，为厥逆，为洞泄，昔人论之详矣。沉紧内寒，沉数内热，沉弦内痛，沉缓为湿，沉牢冷痛，沉滑痰食，沉濡气弱兼汗，沉伏闭痛，此则大概主于沉脉，而各有兼诊之殊也。至于沉而散，沉而绝，沉而代，沉而短，沉不鼓，久病与阳病得此，垂亡之候也。若沉而芤，沉而弱，沉而涩，沉而结，主亡血伤精，六极之脉。诸如此类者，不得概以沉属寒属痛，而混投温散之剂也。更有如沉之脉，每见表邪初感之际，风寒外来，经络壅盛，脉必先见沉紧，或伏或止，是又不得以阳证阴脉为感，惟亟投以疏表之剂，则应手汗泄而解矣。此沉脉之疑似，不可不辨也。通一子云：沉虽属寒，然必察其有力无力以辨虚实矣。沉而实者，多滞多气，故曰下手脉沉，便知是气。气停积滞者，宜消宜攻。沉而虚者，因阳不达，因气不舒，阳虚气陷者，宜温宜补，不得一概而混治也。

【正义】节中如沉一段，已见上条萧氏说，但彼作清表，此作疏表为异。然寿颐则谓果以表证而见里脉，必非寻常之病，"疏表"二字，亦正难言。

第四节　脉迟主病

《素·平人气象论》：人一呼脉一动，一吸脉一动，曰少气。

【正义】平人之脉，一呼脉再动，一吸脉再动，呼吸窒息，脉五动，无病之常也。如其一呼而只得一动，一吸而只得一动，则较之平人，已迟过其强半，则气血循行之不及甚矣。《素问》言脉之迟，已无更甚于此者。如其更迟，病必不起。而《难经·十四难》之损脉，竟有再呼一至，三呼一至，甚且有四呼一至者，岂非言之太过，大失其真。然《伤寒例》且更有所谓平人五息，病人脉一至，名曰五损。平人六息，病人脉一至，名曰六损者，愈衍愈奇，极尽牛鬼蛇神之能事，孰谓仲景而能为此语？不意成聊摄尚能为之注曰：五脏气绝者，脉五损。五脏六腑俱绝者，脉六损。言之有物，一似实有其事者，但知向壁虚构而不顾其理之难安。医学怪诞，竟至于此，魔高十丈，甚可骇也。

又《阴阳别论》：迟者为阴，数者为阳。

【正义】此言脉有阴阳之略耳。若以病情变化言之，则有不可一概论者。

又《三部九候论》：其脉疾者不病，其脉迟者病。

【正义】此亦言其大略耳。脉疾为气血之流利，故曰不病。迟为运行不及，故曰病。然以病情而论，则不可泥。

《伤寒论·痓湿暍篇》：太阳中暍者，发热恶寒，身重而疼痛，其脉弦细芤迟。

【正义】中暍乃热伤元气，津液受灼，故脉不洪大，而为弦细芤迟，此迟脉之不属于寒者。其恶寒而身重疼痛，亦气虚液耗，络脉不利使然，非外寒也。

又《太阳篇》：脉浮紧者，法当身疼痛，宜以汗解之。假令尺中迟者，不可发汗，何以知之？然，以荣气不足，血少故也。

【正义】太阳病而脉浮紧，身疼痛，麻黄汤证备矣，发汗为宜。然脉虽浮紧，而尺中偏迟，则其人血液本虚，故阴分之脉，不能流利，此脉迟与脉涩相似，亦不因于外寒，而因于血少者，故不可发其汗。"然"字一字作一句，是答辞，与八十一难同例。此必摹仿《难经》为之，训诂之奇，他书未之有也。

又：发汗后身疼痛，脉沉迟者，桂枝加芍药生姜各一两人参三两新加汤主之。

【正义】此以大汗伤阴，而脉为之沉迟，亦迟脉之不属于寒者。表犹未罢，血液已伤，故用药如此。详沉脉主病本条。

又《少阴篇》：少阴病饮食入口则吐，心中温温，欲吐复不得吐，始得之，手足寒，脉弦迟者，此胸中实，不可下也。当吐之。若膈上有寒饮，干呕者，不可吐也，急温之，宜四逆汤。

【正义】"温温"，《医宗金鉴》订正本谓当作"愠愠"，是也。潘岳笙赋：先愠哕[1]而理气。注曰：咽中先愠而理气。一曰愠哕，吐饮之貌。是愠与哕相近，即气逆泛噁，欲吐不吐之象也。病属少阴而胸中寒实，故脉弦且迟。既自欲吐，则可因其势而利导之。若膈上寒饮，而但作干呕，不能吐者，则温其中而寒饮自化。寿颐窃谓愠愠欲吐者，亦是寒饮之在膈上，惟一则气已上行，自

---

〔1〕哕：原书缺，据文理补。下同。

有欲吐之势，则因而吐之，一则止有干呕，不能自吐，则先温之，随其病机而与为消息，事半功倍，收效必捷。所谓禹之行水，行其所无事者，此也。若不明此理，而矫[1]揉造作以怫逆之，则亦子舆氏所谓智者之凿矣。

又《可下篇》：下利脉迟而谓者，内实也。利未欲止，当下之，宜大承气汤。

【正义】本已自利，初无复下之理。但苟是里实，则实邪不去，利何由止？脉迟似是里寒，然虽迟而滑，则里有实之明证。本论所谓脉滑而数者，有宿食，《金匮》所谓滑则谷气实；又谓脉滑而数者实也，有宿食，其理正自可通。则此之迟而滑者，正以实结于里，故脉反不数，虽有下利，亦是热结旁流，脉迟以实结而然，与里寒不同，所以宜用承气。然脉既滑矣，当必应指爽利，何至于迟。寿颐终谓脉涩者必近于迟，脉滑者必近于数，若谓滑迟涩数，终是语病，此可与不可与等篇，非仲景手笔，得此亦可为一证。

《伤寒论·辨脉篇》：其脉沉而迟，不能食，身体重，大便反硬，名曰阴结也。

【正义】此言阴结阳结之异，当以脉之浮沉迟数为据。然阳结之大实者，脉结于里，亦有沉迟涩小之一候，此当以其他之兼证参之，未可仅以辨脉为能事。在阅历多经验富者，当自知之，此条终是知其一不知其二，前已备论之矣。

又：寸口脉浮为在表，沉为在里，数为在腑，迟为在脏。假令脉迟，此为在脏也。

【正义】此以大概言之。浮表沉里，亦言其常耳。而数为在腑迟为在脏，则胡可一概论者。岂腑病不当有寒证，脏腑不当有热证耶？此其理之必不可通者。奈何注家犹谓《辨脉》、《平脉》诸篇，皆出仲景，何以厚诬仲圣，一至于此！寿颐谓即以王叔和为之，亦万不致如此不堪，此必叔和之后，更有妄人窜

---

〔1〕 矫：原书作"桥"，显系刊误。

入，亦不可竟以责之叔和。《平脉法》又有诸阳浮数为乘腑，诸阴迟涩为乘脏一条，不通之无，正与此节如出一手。

又：脉浮而大，心下反硬，有热属脏者攻之，不令发汗，属腑者不令溲数则大便难，汗多则热愈，汗少则便难，脉迟尚未可攻。

【正义】此节大旨，言脉浮大者，病虽在表，然使里有热结，则亦可攻里。盖里热盛者，脉洪而大，亦有似于浮，不必执定浮为在表之证，此说颇似有见，然曰属脏者攻之，岂不大谬。攻以通腑，非以治脏，则为此说者，必非通品，即此已见一斑。又谓热在腑者不令溲数，则以小溲数者，伤其津液，必致大便为难，此说颇为中肯。乃又继之曰，汗多则热愈，此则乡曲妇女，望得大汗以为退热之意，岂不知仲师治热，何尝有取汗之法，即表证之宜于汗者，亦何尝以汗多为贵，即此一句，可知作者直是呓语，全未悟得《伤寒论》中大旨。又曰汗少，则便难，更不知其何以作此梦话？未谓脉迟尚未可攻，又似里无大热，故脉不数而不可攻。然热结之盛者，其脉亦必迟涩，甚且沉细，此则病势之变迁，固非此等妄人所能悟到，亦正不足为若辈告。总之此等语气，似通非通，瑕瑜互见，其非仲师手笔，万无可疑，且亦未必叔和头脑冬烘[1]如此。然为《伤寒论》作注者，亦能随声附和，勉强敷衍，医学之陋，古今同概，那得不为门外人看得一钱不值。

又：脉浮而迟，面热赤而战惕者，六七日当汗出而解，反发热者差迟，迟为无阳不能作汗，其身必痒也。

【正义】详脉浮主病本条。

《平脉法》：卫气和，名曰缓。荣气和，名曰迟，迟缓相搏，名曰沉。寸口脉缓而迟，缓则阳气长，其色鲜，其颜光，其声商，毛发长；迟则阴气盛，骨髓生，血满肌肉紧薄鲜硬。阴阳相抱，荣卫俱行，刚柔相搏，名曰强也。

【正义】此以脉缓脉迟为中正和平之义，与其他之缓脉迟脉为病者不同，

---

〔1〕 冬烘：形容思想陈旧迂腐、学识浅陋。

故曰阳气长，阴气盛，阴阳相抱，荣卫俱行，盖言阴阳两得其平，无偏盛偏衰之义，故又曰刚柔相搏，犹言刚柔相得，名曰强者亦言其康强逢吉耳。然字句间亦正不甚明了，此当会之以意，而不必泥煞字面者。惟成聊摄于名曰后"名曰缓""名曰迟""名曰沉"之三节注文，皆说得奇僻已极，而皆非本文应有之义，最不可解，兹亦不赘。

《金匮·痉湿暍病篇》：太阳病，其证备，身体强，几几然，脉反沉迟，此为痉。栝蒌桂枝汤主之。

【正义】详沉脉主病本条[1]。

《脉经·二卷》：寸口脉迟，上焦有寒，心痛咽酸，吐酸水。关脉迟，胃中寒。尺脉迟，下焦有寒。

【正义】此叔和分别寸关尺三部脉迟之主病也。寸迟则寒在上焦，咽酸即口泛酸涩，已是胃寒为病，但以其泛而上溢，故属于上焦。

又《四卷》：迟而缓者有寒。

【正义】脉迟主寒，然亦有热伏甚深，而脉反不数者，则虽迟而亦必坚强有力，但言迟，恐未必定属中寒，惟来去既迟，而复怠缓无神，则非虚寒，何以致此。此缓字以懈怠不前之形态言，非以至数之不及四至言，须当分别观之。

又：沉而迟，腹脏有冷病。

【正义】迟已属阴，沉则主里，故曰腹脏冷病。然亦有热伏而沉且迟者，此当以脉之形势及见证参合之，亦不可执而不化。

又：迟而涩，中寒，有癥结。迟而滑者胀。

【正义】迟以至数言，涩与滑以气势形态言，即迟且涩，则结滞可知，故主中寒，且主癥结。若至数虽迟，而形态犹为流利，则非坚结，而为臌胀。盖胀则散而不聚，故其脉亦不凝滞而滑，此以脉之态度，而可决病情者，用意不

---

[1] 条：原书作"像"，据文义改。

可为不周。然寿颐终谓脉迟必不能滑，试以两字本意，细心体会，识者必以余言为不妄。

又：弦迟者宜温药。

【正义】弦脉属阴，迟而且弦，阴凝之象，苟非温药，何以除阴霾而复乾健。

滑伯仁《诊家枢要》：迟为阴胜阳亏之候，为寒，为不足。浮而迟表有寒，沉而迟里有寒。居寸为气不足，居尺为血不足。气寒则缩，血寒则凝也。左寸迟，心上寒，精神多惨；关迟，筋寒急，手足冷，胁下痛；尺迟，肾虚便浊，女人不月。右寸迟，肺感寒，冷痰气短；关迟，中焦寒，及脾胃伤冷物不食，沉迟为积；尺迟为脏寒泄泻，小腹冷痛，腰脚重。

【正义】气寒则缩，血寒则凝，颇能为迟脉传神，但何以气血二层分主寸尺两部，岂气病必在于上，血病必在于下乎？此当以见证为参，不可据脉而一概论也。心气不足，精神惨淡，亦入微之论。左关以肝言，故曰筋寒急，胁下痛。右关以脾胃言，故曰伤冷不食，但沉迟为积，五脏皆然，不当专以右关论，而伯仁之意，则仅指饮食积滞一端。便浊多湿热症，此不当属之迟脉为病，虚寒之浊，百不得一，女人不月，亦不可概以虚寒论。且以便浊诊之左尺，泄泻诊之右尺，又以前后两阴分以左右，说得太呆，终欠圆相。

《濒湖脉学·迟脉主病诗》：迟司脏腑或多痰，沉痼癥瘕仔细看。有力而迟为冷痛，迟而无力定虚寒。寸迟必是上焦寒，关主中寒痛不堪。尺是肾虚腰脚重，溲便不禁痛牵丸。

【正义】阴丸胀痛，亦有肝火下注，湿热炽甚之症，外疡中之子痈，脉必弦搏滑大者，不可概以脉迟括之，惟寒疝之痛，脉当迟耳。

又：有力冷痛；无力虚寒。浮迟表寒；沉迟里寒。

《景岳·脉神》：迟为寒为虚，浮而迟者内气虚，沉而迟者表气虚。气寒则不行，血寒则凝结。若迟兼滑大者，多风痰顽痹之候。迟兼细小者，必真阳亏弱而然。若阴寒留蓄于中，则为泄为痛，或元气不荣于表，则寒粟拘挛。大都脉来迟慢者，总由元气不充，不可妄施攻击。

【正义】景岳以浮迟为里虚，则中气不守而脉反虚浮是也。而又以沉迟为表虚，则难言之矣。迟而滑大痰流经隧，迟而细小真阳无权，皆中肯语。然亦有气滞痰凝闭塞隧道，而脉迟且涩且小者，此非行气化疾，疏通痰塞，则脉何由利？且更有大积大聚，重重痼结者，脉亦迟涩不利，此必皆有见证可据。而景岳欲以元气不充，一概言之，贻祸不小，读此公书者，不可不窥破此一层，否则动手人参熟地，安得不为陈修园肆口大骂。

士材《诊家正眼》：迟脉主脏，其病为寒。寸迟上寒，心痛停凝；关迟中寒，癥结挛筋；尺迟火衰，泄便不禁，或病腰足，疝痛牵阴。

【正义】迟脉主脏，大谬不然。

石顽《诊宗三昧》：迟为阳气不显，营气自和之象，故昔人皆以隶之虚寒。而人迎主寒湿外袭，气口主积冷内滞。又以浮迟为表寒，沉迟为里寒，迟涩为血病，迟滑为气病，此论固是。然多有热邪内结，寒气外郁，而见气口迟滑作胀者，讵可以脉迟概谓之寒，而不究其滑涩之象虚实之异哉？详仲景有阳明病脉迟，微恶寒而汗多出者，为表未解。脉迟头眩腹满复，不可下。有阳明病，脉迟有力，汗出不恶寒，身重喘满，潮热便硬，手足濈然汗出者，为外欲解，可攻其里。又太阳病脉浮，因误下而变迟，膈内拒痛者，为结胸，若此皆热邪内结之明验也。当知迟脉虽现表证，亦属脏气不充，不能统摄百骸，所以邪气留连不解，即有腹满而头眩，脉迟阳分之患未除，禁不可下，直待里证悉具，然后下之。圣法昭然，岂不详审慎重乎？迟为阳气失职，胸中大气不能敷布之候，详"迟为在脏"一语，可不顾虑脏气之病乎？

【正义】谓脉迟为营气自和，太不可晓。迟滑一层，终有可议。惟申明热邪内结而脉迟一证，反复言之，较诸景岳只知有元气不充者，自不可同日而语。但末后一结[1]，牵到迟脉主脏上去，反觉蛇足，可删。

----

〔1〕 结：疑"节"字之误。

丹波《脉学辑要》：程郊倩《伤寒论·阳明篇》注谓迟脉亦有邪聚热结，肠满胃实，阻住经隧而然者，今验有癥瘕痃癖，壅遏隧道，而见迟脉者，是杂病亦不可概以为寒也。

【正义】"今验"以下是丹波语，此即寿颐之所谓气滞痰凝者。总之气凝则滞，血结则涩，其脉皆迟，而是寒非寒，则当以证为据。

郭元峰《脉如》：迟脉多属虚寒，浮迟表寒，沉迟里寒，迟涩为血病，迟滑为气病，有力冷痛，无力虚寒，或主不月，或见阴疝，或血脉凝泣，或癥瘕沉痼。气寒则不行，血寒则凝滞。迟兼滑大，风痰顽痹，迟兼细小，真阳亏损也。或阴寒留于中，为泄为痛，元气不营于表，寒栗拘挛，皆主阳虚阴盛之病也。而独有如迟之脉，凡人伤寒初解，遗热未清，经脉未充，胃气未复，必脉见迟滑，或见迟缓，亦可投以温中而益助余邪乎？高鼓峰云：迟而汗出者死。此虚实之不容不辨也。

【正义】此又于诸家已言之外，补出大病后脉迟一层，不可温补，正以余热未尽，而元气未复，故脉似迟缓，只宜清养，此亦大病善后之要诀，临证者不可不知。惟"迟滑"两字，连举终觉不妥。若脉迟而汗出，则柔弱之体，自汗盗汗者，类皆有之，何遽必死？高氏理想，不知何所据而云然。盖或偶一见此坏病，然非理之常，不可为训。

第五节　脉数主病　疾急躁驶同见

寿颐按：浮沉迟数，脉理大纲，近千百年，无不以数脉为纲领之一。然自唐以上，论脉至之速者，不专言数也。《素》、《灵》多言疾急躁，故数字所见最少，即下至《伤寒》、《金匮》、《脉经》、《千金》诸书，犹多有称为疾急者，字面虽异，而脉理皆同。搜辑古义，必不能意存歧视，屏而不录，反失古书之真，且亦不能别标一纲，有似乎同中之异，此虽宋金以来，脉学中未有之例，而平心论之，心不能不合为一条者也。且以数字字义言之，其作频仍之意者，古人亦如字读，不读如朔。《左·文六年传》：无日不数于六卿之门。注：不疏也。《论语》：事君数。亦烦密不疏之义。《汉书·汲黯传》：上常赐告者数。注：数者，非一也。实即算数一义之引申，又引申之而转一义，则为短与密。《孟子》：数罟不入洿池。此皆与脉至频数之义相近。然数罟之数，已可谓是借作促字，非数字应有之义，又引申之而转一义，则为急疾。《尔雅·释诂》：数，疾也。《礼记》曾子问：不知其已之迟数，此即速字之假借，则脉急而名之为数，亦速之借学，不必谓是频仍短密之义。盖脉理学中，本有促之一条，以短促取义，就训诂之学言之，几与此数急之数相混，似不如径从古籍，竟用急疾之名，较为轩爽，惟为医界习惯计，则数脉之名，相承已久，不得不以数字为提纲，而即以古籍中之疾急躁驶诸条并录为一，虽似开脉学之创例，而按之事实，必当如是，始为完密。并于脉洪条中附以盛字，大脉条中附以粗字，小脉条中附以细字，紧脉条中附以坚劲搏击诸字，缓脉条中附以静字，皆此例也。

《素·生气通天论》：阴不胜其阳，则脉流薄疾并乃狂。

【正义】薄，迫也。诸经训诂此义最多。脉流薄疾者，言为阳气所逼迫而应指急疾也。此言阴不涵阳，元阳飞越，故脉行迫急而躁疾无度，则狂惑之神经病至矣。并者，即《调经论》所谓血之与气，并走于上。西学家所以谓癫狂为脑神经病，亦即气血上冲，激乱脑神经而失其知觉运动之常度也。中西两家医理即此可以沟通，岂不大快？然自来注家，何能知此窍要。王启玄且解薄疾为极虚而急数，则明明阳实为病，而可谓之极虚，望文生义，妄作聪明，而于病理适得其反，殊可诧矣。

又《阴阳别论》：迟者为阴，数者为阳。

【正义】此言辨别阴阳之大法，然病证变迁，则不可泥。

《素·脉要精微论》：数则烦心。

【正义】脉乃血络循行之轨道，而心为血之枢机，脉行数疾心气盛矣。此从脉之原始而言，故曰烦心。盖脉虽急数，而无其他病状可证者，是当为心家之热烦。若其他因病而得数脉，则仍以见症为断，有非可一概论者矣。

又：诊得心脉而急，小〔1〕为何病？病形何如？曰：病名心疝，少腹当有形也。曰：何以言之？曰：心为牡脏，小肠为之使，故曰少腹当有形也。

【正义】《内经》言脉急，非特以往来之急速而言，必有搏击坚劲之态，是为气血结实之脉，而心部得之，则心气郁结，有明征矣，故曰心疝。牡者阳也。心为阳中之阳，故曰心为牡脏。

《素·平人气象论》：人一呼脉三动，一吸脉三动而躁。尺热曰病温；尺不热，脉滑曰病风。人一呼脉四动以上曰死。

【正义】一呼三动，一吸三动，脉来疾矣。病温病风，皆是阳邪，故脉皆躁疾，此必以尺肤之热与不热辨之。盖病温未有不发热者，而病风则身不热也。若一呼而脉至四动以上，则一息得有九至十至，其速于平人者多至一倍，气血之行度大反其常，安得不死？此可知十四难一呼五至，一吸五至，一呼六至，一吸六至之说，言之太过。病理脉理，不当有此。

又：脉滑浮而疾者，谓之新病。

【正义】此言邪未盛而正未衰，故曰新病。

又：脉急者，曰疝瘕少腹痛。

【正义】此可与《脉要精微论》心脉急者，病名心疝，少腹当有形一条参观。《经》言脉急，固不仅来去疾速之谓也。

又《玉机真脏论》：其脉绝不来，若人一息五六至，其形肉不脱，真脏虽不见，犹死也。

【正义】宋校正谓人一息脉五六至，何得为死？必息字误。息，当作呼乃是。此言脉之绝不至，及其至太速者，皆反常之甚，故虽形肉不脱，真脏脉不见，亦皆不免于死。若，及也。《汉书·高帝纪》：以万人若一郡降者，封万户。颜氏注：若者，豫及之辞。

---

〔1〕 小：应为刊误，《素问·脉要精微论》为"此"。

寿颐按：事本无定，而豫为设此或然之想，故曰豫及。《周礼》：稍人若有会同。疏：不定之辞也。滑伯仁《难经本义·十三难》注：若之为言或也，盖即或然之意，正所谓不定之辞也。

又：真肝脉至，中外急，如循刀刃，责责然如按琴瑟弦。

【正义】此但弦无胃之真肝脉。中外急者，犹言浮中沉三候皆然，此急字已包含坚劲搏击在内，寿颐所以谓经文之脉急，不仅以疾速言也。

又《三部九候论》：盛躁喘数者为阳，主夏，故以日中死。

【正义】阳盛已极，故当死于阳盛之时，偏盛则偏绝也。《太素·十四卷》盛躁下有"而"字，则似以喘数指病状言。故杨氏注曰：其气洪大曰盛，去来动疾曰躁，因喘数而疾，故曰喘数。寿颐则谓此喘字即是"搏"字之讹。盛躁搏数，皆以脉言，皆为阳证阳脉。上善此注，仍是望文生义，非经旨也。

又：其脉疾者不病，其脉迟者病。

【正义】此以大略言之。脉来疾者，正气犹盛，故言不病。若以病状参合，则必有不可一概论者。

又《通评虚实论》：其形尽满者，脉急大坚，尺涩而不应也。

【正义】此大实之证，故脉急大坚。

又：乳子中风热，喘鸣肩息者，脉何如？曰喘鸣肩息者，脉实大也，缓则生，急则死。

【正义】乳子，犹言产子。《说文》人及鸟生子曰乳。《广雅·释诂·一》；乳，生也。《文选·东征赋》注引《尸子》胎生曰乳。盖新产之时而患风热之病，气喘有声，耸肩呼吸，气窒甚矣，故脉当实大。若更急疾，则有升无降，宁不可危？脉缓则势犹缓，故可生。鸣，《甲乙经》作"渴"。

又：癫疾何如？曰脉搏大滑久自已；脉小坚急死，不治。

【正义】癫疾者，上巅之疾。调经论所谓血之与气，并走于上，今西学家所谓血冲之脑神经病也。病因于气升火升，阳亢上乘，有升无降，故脉宜以搏大滑利，病实脉实，脉与症合，犹为可治。若脉小坚急，则刚劲有余，正气不足，闭塞太甚，气将不能自反，与《调经论》之所谓气反则生，不反则死者，可以互证。巢元方《病源》，亦谓癫疾脉沉小急实，死不治。小牢急亦不可治，皆此理也。

又《评热病论》：有病温者，汗出辄复热，而脉躁疾，不为汗衰，狂言能食，病名为何？曰：病名阴阳交。交者，死也。

又《热论》：汗出而脉尚躁盛者死。

【正义】经言脉躁，与脉急相似。躁者，盖包含动疾搏击之义，不仅以躁疾而言。病温而发热甚者，其脉躁疾，固所恒有。若汗既出，则其热当解，其脉当静，庶为欲愈之征，乃汗出复热，而脉仍躁疾不衰，则阳邪益甚，而其阴益伤，故曰当死。阴阳交者，言阴分阳分，交受其病，热邪已入阴中，而阳分之热仍盛，有不灼成灰炉者乎？王启玄注：交，谓交合，阴阳之气不分别也。说得模糊，殊非本旨（《甲乙经·七卷·伤寒热病篇》亦云：热病已得汗而脉尚躁，喘，且复热，勿庸刺。喘盛者必死。《太素·二十五卷》同。《灵枢·热病篇》本此，而有误字）。《甲乙》又曰：热病已得汗，而尚脉躁盛者，此阴阳之极也，死。其得汗而脉静者生。热病脉常躁盛，而不得汗者，此阳脉之极也，死。其脉躁盛，得汗而脉静者生。其义亦同。但所谓阴脉之极，殊不可解。究竟既躁且盛，脉义属阳，显而易知。《太素·二十五卷》，《灵·热病篇》旨本此，而微有异字。又《甲乙·四卷·经脉篇》言热病脉静，汗已出，脉盛躁为一逆，义同。（《灵枢·五禁篇》同）

又《大奇论》：肝脉小急，痫瘛筋挛。肾脉小急，肝脉小急，心脉小急，不鼓，皆为瘕。肾脉大急沉，肝脉大急沉，皆为疝。心脉搏滑急为心疝。三阳急为瘕，三阴急为疝。二阴急为痫厥，二阳急为惊。（《太素·十五卷》，心脉小急不鼓句，无"小急"二字。心脉搏滑急句，搏作"揣"。注曰：揣，动也。三阳以下四句，《太素》在二十六卷中，但止有三句，无三阴急为疝句，余同此。《甲乙·四卷》多与《太素》同，搏亦作"揣"，亦为三阴一句，但心脉小急不鼓句，与今本《素问》同）

【正义】经言脉急，皆有刚劲不和之义，故其所主之病，为痫瘈，为挛急，为疝瘕，为惊厥，无一非气滞血凝，痰壅窒塞之候搏滑之搏，《太素》、《甲乙》皆作"揣"，此可证揣字即是搏字之讹。且今本《素问》，更有所谓脉喘者，亦当作"脉搏"。盖搏字一误为揣，再误又为喘耳。

又：脉至如数，使人暴惊。

【正义】《甲乙经》"如"作"而"。心主血脉，心猝受惊，则气血震动，而脉为数疾，亦固其所。

又：脉至浮合，浮合如数，一息十至以上，是经气予不足也，微见九十日死。

【正义】"如"，《甲乙》亦作"而"。"浮合"二字，殊不可解。但曰数曰一息十至以上，则中气无主，而脉动飘忽无常，其为经气不足明矣。是所谓脉数为虚也。其速至此，安得不死？

又《阴阳类论》：所谓二阳者，阳明也。至乎太阴，弦而沉急不鼓，炅至以病，皆死。

【正义】详沉脉主病本条。

《甲乙·四卷·病形脉诊篇》：心脉急甚，为瘈疭；微急为心痛引背，食不下。肺脉急甚为癫疾；微急为肺寒热，怠惰，咳唾血，引腰背，胸若鼻息，内不通。肝脉急甚，为恶言；微急为肥气在胁下，若覆杯。脾脉急甚为瘈疭；微急为膈中，食饮入而还出后沃沫。肾脉急甚为骨痿，癫疾；微急为奔豚沉厥，足不收，不得前后。诸急者多寒。（《灵枢·邪气脏腑病形篇》同。但骨痿句无"痿"字，殊不可解。《太素·十五卷》亦作"骨癫疾"。杨上善注且谓寒气乘肾，阳气走骨而上，上实下虚，故骨癫也，则附会牵强，太不可通矣）

【正义】此节病情，不尽可解，但脉急之义，心有坚实劲强之意味，故主病多为结塞之症。是宜观其大略，而不可拘拘于字句间者。若必字字而求其真解，则恐古人不作，屡经传写，误字已多，纵使笔下详明，亦是附会穿凿，徒多枝节而已，寿颐不敢妄作聪明也。

又：尺肤热甚，脉盛躁者，病温也。其脉盛而滑者，汗且出也。(《脉经·四卷》同。今本《灵枢·论疾诊尺篇》本此。汗且出作"病且出"，则传写之误)。

【正义】温病发热必盛。故尺肤热盛，脉亦盛躁。若盛躁而复流利滑爽，则腠理疏通，可知其自将得汗而解。此汗字，《甲乙》与《脉经》同，惟《灵枢》乃作"病"，则"病且出"三字，必不可解，其为传写之误甚明。然近百余年来之附会伏气为病者，则据此误本，认为伏气自内达外之确证，借以肆其饰说，而不复知古本皆不如此，目光之短，抑何可笑乃尔。

《甲乙·四卷·经脉篇》：咳，脱形，身热，脉小而疾者，是五逆也。(《灵·玉版篇》本此)

又：呕血，胸满引背，脉小而疾，是四逆也。(《灵·玉版篇》同)

【正义】咳而脱形，呕血，皆内伤虚证，脉小宜也。然小以疾，则真阴欲竭，中气不守，不可救矣。凡虚劳病，脉见细数者，不治，同此一理。此虽非证虚脉实之逆，而阴液耗绝，脉失常度，必无斡旋之法，故曰五逆，非必脉与病反，始为逆也。

又《七卷伤寒热病论》：热病三日，气口静，人迎躁者，取之诸阳五十九刺，以泻其热而出其汗，实其阴以补其不足。(《灵枢·热病篇》同，《太素》同)

【正义】人迎主外，气口主里。热尚在表，故人迎躁；热未入里，故气口静。杨上善《太素》注：谓未入于阴，故气口静。三阳已病，故人迎躁。以三阴三阳言，似不如以表里言，尤为轩豁。

《伤寒论·太阳篇》：伤寒一日，太阳受之，脉若静者，为不传。颇欲吐，若躁烦，脉数急者，为传也。

【正义】病在太阳虽有发热，其脉浮缓，或浮紧而已。表寒未化热传里，则必无数急之脉，故曰静者，为不传。若其脉已数急，则为传里化热之征，此以伤寒而言，传里不传里之分症如是。则温热病一有发热，而脉数急者，其为阳明少阳之热有知，故温热为病，罕见太阳症也。欲吐，则阳明已受邪；躁烦，皆里热证。有是证，有是脉，则太阳病已传阳明矣。若躁烦之"若"字，亦豫及之辞，未定之辞，与脉若静者之"若"字大有不同。

又： 脉浮数者，法当汗出而愈。脉浮而数者，可发汗，宜麻黄汤。

【正义】 此以伤寒而言，病在表则脉浮，发热则脉数，是太阳之伤寒，故宜麻黄汤发汗。若温病热病之发热而脉浮数者，必不可误引是条为据。仲景于太阳病发热而渴而不恶寒者为温病条下，已明言发汗已，身灼热之种种变证矣。奈何后人之治温热，犹习用发汗一法，而酿成千变万化耶！

又： 微数之脉，慎不可灸。因火为邪，则为烦逆，追虚逐实，血散脉中，火气虽微，内攻有力，焦骨伤筋，血难复也。

【正义】 脉微而数，其人血液不充，已可概见，故虽有可灸之病，亦不可妄用灸法，因灸成疮，重耗其血，为祸胡堪设想。仲圣悬为厉禁，是亦针灸家座右之铭。

又： 衄家不可发汗，汗出，必额上陷，脉急紧，直视不能眴，不得眠。

【正义】 亡血而更发其汗，真液已竭，故脉证如是，"眴"，《说文》曰：目摇也。与瞚[1]、瞬略同，字亦作"眗"。《通俗文》：目动也。《大戴礼·本命》注：睛转貌。不能眴者，即直视而目睛不能动也。

又： 病人脉数，数为热，当消谷引食，而反吐者，此以发汗，令阳气微，膈气虚，脉乃数也。数为客热，不能消谷，以胃中虚冷故吐也。

【正义】 此数脉为虚之一证也。似热而实非热，此当以见证参之，是为凭证审脉一定之法。凡脉与证，皆当参互考求，庶能明辨不误。

又： 太阳病脉浮而动数，浮则为风，数则为热，动则为痛，数则为虚。头痛发热，微盗汗出，而反恶寒者，表未解也，医反下之，动数变迟，膈内拒痛，胃中空虚，客气动膈，短气躁烦，心中懊恢，阳气内陷，心下因硬，则为

---

〔1〕 瞚：音 shùn（舜），同瞬。

结胸。大陷胸汤主之。

【正义】此又脉数为虚之一证。本非里热，原不当下，而反下之，则脉之数者，且变为迟，邪陷胸中，而结胸之证具矣。

又《阳明病篇》：阳明病，谵语，发潮热，脉滑而疾者，小承气汤主之。

【正义】阳明谵语潮热，本为里有实热之证，然里实者脉当实，若脉滑而疾，则犹未大实，虽有可下之证，而必不可大下，故只宜小承气汤。

《伤寒论·辨脉法》：脉大浮数动滑，此名阳也。阴病见阳脉者，生。

【正义】详一卷阴阳虚实节。

又：数为在腑，迟为在脏。《平脉法》诸脉浮数为乘腑。

【正义】此二条大有语病，已详脉迟主病本条。

《平脉篇》：数则热烦。

【正义】此以大要言之。脉数当主热烦，若病情变化，则不可一概论矣。

《辨脉法》：数脉不时，则为恶疮。

【正义】脉数而不合于时令，又无发热见症，则当有疮疡结于经络之间，故脉象应之。《伤寒论》本篇，又谓诸脉浮数，当发热而洒淅恶寒，若有痛处，饮食如常者，蓄积有脓也。《金匮》亦谓诸脉[1]浮数，应当发热，而反洒淅恶寒，若有痛处，当发其痈。盖痈疽乃气血壅于经隧，故脉多弦紧而数。详浮脉主病本条。

《金匮要略·第一篇》：风令脉浮，寒令脉急。

【正义】脉急有坚紧凝结之意，故主病为寒。此脉急之态度，显然与脉疾不同者，是当分别以观，而细为体会，不可拘拘于急之本字本义者也。

又《肺痿肺痈病篇》：问曰：热在上焦者，因咳为肺痿，肺痿之病，从何得之？师曰：或从汗出；或从呕吐；或从消渴，小便利数；或从便难，又被快药下利，重亡津液，故得之。曰：寸口脉数，其人咳口中反有浊唾涎沫者何？

---

〔1〕 脉：原书刊作"浮"。

师曰：为肺痿之病。若口中辟辟燥，咳则胸中隐隐痛，脉反滑数，此为肺痈，咳唾脓血。脉数虚者，为肺痿；数实者，为肺痈。

【正义】肺痿、肺痈皆属肺热而有虚实之异，故脉亦应之。尤在泾《金匮心典》注曰：此设为问答以辨肺痿、肺痈之异。热在上焦之句，见《五脏风寒积聚篇》。盖师有是语而因之以为问也。汗出、呕吐、消渴、二便下多，皆足以亡津液而生燥热，肺虚且热，则为痿矣。口中反有浊唾涎沫者，肺中津液，为热所迫而上行也。或云肺既痿而不用，则饮食游溢之精气，不能分布诸经，而但上溢于口，亦通。口中辟辟燥者，魏氏以为肺痈之痰涎脓血，俱蕴蓄结聚于肺脏之内，故口中反干燥，而但辟辟作空响燥咳而已。然按下肺痈条亦云，其人咳咽燥不渴，多唾浊沫，则肺痿、肺痈二证多同，惟胸中痛，脉滑数，唾脓血，则肺痈所独也。比而论之，痿者，萎也，如草木之萎而不荣，为津燥而肺焦也。痈者，壅也，如土之壅而不通，为热聚而肺溃也。故其脉有虚实不同，而其数则一也。

《脉经·一卷》：阳数则吐血。阳数口生疮。

【正义】关前为阳，故阳部脉数，为热壅于上，主吐血，主口疮。《千金翼》亦谓阳数则吐，阴数则下，皆以寸尺分主上焦、下焦。阴数则下，以热邪下利而言，亦非泛指各种利下可知。

《脉经·二卷》：寸口脉数，即为吐，以有热在胃脘，薰胸中。关脉数，胃中有客热。尺脉数，恶寒，脐下热痛，小便赤黄。

【正义】此叔和分别寸关尺三部脉数之主病也。寸主上焦，故为胃热上冲，而病当呕吐。关主中焦，故为胃中内热。尺主下焦，故热在脐下，小溲赤黄。其曰恶寒者，盖以热聚于下，故外反无阳，此以阳气下陷入阴而言，然正不可泥也。

又《四卷》：数为虚为热。

【正义】此言数脉主病之大要，非热即虚。盖热则气血之行迅疾，而虚则气血循行无以自持，失其常度，故至数皆迅于常。此但以至数言，则数疾固同。然以病情虚实参之，则脉形之大小虚实，必有迥不相同者，是在临证时于脉神求之，非仅凭一数字，而可浑仑[1]无别者也。

又同卷： 紧数者可发其汗。

【正义】 此以伤寒太阳病言之。外为寒束故脉必紧；身热已盛，故脉必数。此则宜于发汗解表者，非谓凡百杂病，一得紧数之脉，皆可不问证情，概以麻黄、青龙等方为能事也。

又同卷： 尺脉滑而疾为血虚。

【正义】 此即上文之所谓脉数为虚者，以真阴不能自守，故脉且滑且疾。若于尺部得之，肝肾之阴液不涵。虽似流利，而其为阴虚内热可知。然亦有下焦相火之炽，而脉亦两尺滑疾者，此则当以形势态度辨之，而虚火实火之分，当自有可以了然于指下者。是在阅历多，则辨之审，固不可呆执字面，而按图以索骥也。

又同卷： 尺脉细而急者，筋挛痹不能行。

【正义】 此肝肾阴虚，而筋挛痿痹，真液欲竭，脉道枯涩，尺细且急，不亦宜乎？

又同卷： 尺脉偏滑疾，面赤如醉，外热为病。

【正义】 此阴虚于里，阳浮于外，下焦真阳不藏，故尺脉独偏滑疾。曰面赤如醉，几与戴阳格阳相似，虽曰外热，必非有余之阳邪可知，读者不可误会。虽不可径援格阳例，浪投温药，然宜于养阴以涵阳，而不能误认在外实热，妄授寒凉直折，当亦可于言外得之。

又同卷： 大坚疾者癫病。

【正义】 癫病者，病在巅顶。《素问》所谓气之为血，并走于上，西学家所谓血冲脑也。肝阳气火，迸而上扬，阳盛之尤，有升无降，故脉应之，而且大且紧且疾，其形容一上不下之情，固已历历如绘。

---

[1] 浑仑：浑然一片。

又同卷：浮滑疾紧者，以合百病，久自愈。

【正义】此疾紧当以脉象之流利圆整而言。是为大用外腓，真体内充，故曰百病皆愈。若邪盛而脉疾紧者，岂可一概而论？然浑浑言之，终有语病。参观浮脉主病本条。

滑伯仁《诊家枢要》：数为烦满，上为头痛上热，中为脾热口臭，胃烦呕逆。左为肝热目赤，右下为小便黄赤，大便秘涩。浮数表有热，沉数里有热也。

又：疾，盛也。快于数而疾，呼吸之间，脉七至，热极之脉也。在阳犹可，在阴为逆。

周澄之曰：疾言其至止之躁也，不必七至，病主津虚气悍非热也。

【正义】疾为躁急，其速可知。周谓津虚，仍是数脉为虚之一义。伯仁旧说，未为不是。澄之必以为不必七至，必以为非热，言之太僻，是有意求其玄奥，而实非正直荡平之道也。

《濒湖脉学·数脉主病诗》：数脉为阳热可知，只将君相火来医。实宜凉泻虚温补，肺病秋深却畏之。寸数咽喉口舌疮，吐红咳嗽肺生疡。当关胃火并肝火，尺属滋阴降火汤。数脉主腑，有力实火，无力虚火。浮数表热，沉数里热。气口数实肺痈，数虚肺痿。

《景岳·脉神》：数为寒热，为虚劳，为外邪，为痈疡。滑数洪数者多热，涩数细数者多寒。暴数者多外邪，久数者必虚损。数脉有阴有阳，今后世相传，皆以数为热脉，及详考《内经》，则但曰诸急者多寒，缓者多热，滑者，阳气盛，微有热。曰粗大者，阴不足，阳有余，为热中也。曰缓而滑者，曰热中。舍此之外，则并无以数言热者。而迟冷数热之说，乃始自《难经》，云数则为热，迟则为寒，今举世所宗，皆此说也。不知数热之说，大有谬误。何以见之？盖自余历验以来，凡见内热伏火等证，脉反不数，而惟洪滑有力，如《经》文所言者是也。至如数脉之辨，大约有七，此义失真，以至相传遗害者，勿胜纪矣。兹列其要者如左，诸所未尽，可以类推。一外邪有数脉。凡寒邪外感，脉必暴见紧数，然初感便数者，原未传经，热自何来，所以只宜温散。即或传经日久，但其数而滑实，方可言热。若数而无力者，到底仍是阴证，只宜温中，此外感之数，不可不尽以为热也。若概用寒凉，无不杀人。一虚损有数脉。凡患阳虚而数者，脉必数而无力，或兼细小，而证见虚寒，此则温之且不暇，尚堪作热治乎？又有阴虚之数者，脉不数而弦滑，虽有烦热诸证，亦宜慎用寒凉，若但清火，必至脾泄而败。且凡患虚损者，脉无不数，数脉之病，惟损最多，愈虚则愈数，愈数则愈危，岂数皆热病乎？若以虚数作热数[1]，则万无不败者矣。一疟疾有数脉。凡疟作之时，脉必紧数，疟止之时，脉必和缓，岂作即有火，而止则无火乎？且火在人身，无则无矣，有则无止时也，能作能止者，惟寒邪之进退耳。真火真热，则不然也。此疟疾之数，故不可尽以为热。一痢疾有数脉。凡痢疾之作，率由寒温内伤，脾肾俱损，所以脉数。但兼弦涩细弱者，总皆虚数，非热数也。悉宜温补命门，百不失一。其有形证多火，年力强壮者，方可以热数论治，然必见洪滑实数之脉，方是其证。一痈疡有数脉。凡脉数身无热而反恶寒，饮食[2]如常者，或身有热而得汗不解者，即痈疽之候也。然疮痈之发，有阴有阳，可攻可补，亦不得尽以脉数者为热证。一痘疹有数脉。以邪毒未达也，达则不数矣。此当以虚实大小分阴阳，亦不得以数为实脉。一癥癖有数脉。凡胁腹之下有块如盘者，以积滞不行，脉必见数。若积久成疳，阳明壅滞而致口臭牙疳发热等症者，乃宜清胃清火。如无火证，而脉见细数者，亦不得认为热。一妊孕有数脉。以冲任气阻，所以脉数，本非火也。此当以强弱分寒热，不可因其脉数，而执以黄芩为圣药。按以上数脉诸证，凡邪盛者多数脉。虚盛者尤多数脉，则其是热非热从可知矣。

【正义】《景岳》言数脉辨之最详，精当处自不可没，而荒谬处亦造其极，不可不正。如引《内经》文诸急为寒，则急字中含有弦紧搏击之义，故外寒里寒，脉皆紧急，此本不以至数之速言者。而景岳生平，沉溺于温补之中，一见《经》文"诸急多寒"四字，乃竟据以为数脉多寒之确证，但知急字之字面，

---

〔1〕 数：此下九个"数"字原脱，据《景岳全书》补。

〔2〕 饮食：原书误刊作"饮实"。

而不复细味其精神，援儒入墨，借经文作护身符，而畅发其数脉当用温中之狂瞽[1]，此是其取经之最误处。然平心论之，《难经》迟寒数热之说，必不可诬。即曰虚病多数，究竟因虚生热，非虚寒也。若谓内热伏火等症，脉反不数，则闭塞太甚者，偶有脉形窒滞之候，如其大气宣通，亦安有不数者。渠亦谓内热伏火之脉为洪滑有力，则既如知其滑，试问与数脉六至何所区别？谓外寒之脉紧数，宜以温散，此惟伤寒太阳病为然。若温热病热甚脉数者，而亦可妄投温散乎？然景岳时之治温热，固不可与近今之理法精密者，作一例观。"温散"二字原是明人恶习，姑不必为景岳求全责备，而谓传经之病。数而无力即为阴症，只宜温中，则天昏地暗，自病阳明热甚，不复知有人事之狂惑谵语矣。岂知传经为病，无非热症，由三阳而结阴证者，陆九芝已谓千万人中无一，此理最精，虽非景岳所能知，然数而无力，即为阴症二句，可见景岳于伤寒病，终是门外汉。谓疟病作止，惟寒邪之进退，则荒谬最甚。凡大热之疟，其凛寒必重，此所谓入与阴争则恶寒，出与阳争则发热者。故凡百疟病，辨其症情，固寒热虚实，万有不齐，惟寒热往来，则无不有此一证，盖所以名之为疟者，本以往来之寒热而言，果无恶寒，何以为症而景岳乃借一寒字，竟谓病之作止，即是寒之进退，则治症者，惟有自始至终，一律温散温补而已，又安往而不败？

痢为滞下，古称肠澼，澼者积也。妇人小子，无不知是积滞为病，于今谚语，尚是尽人能知。此惟湿热食滞，积而不化，愈结则愈热，无不知以苦寒荡涤为宜，当用三黄者，十人而九。乃可以概认为寒湿内伤，脾肾俱损，谓宜温补命门，则虚痢中三千不得一者，胡可舍其常而言其变？即曰脉兼弦涩细弱，或多虚证，要之积滞结塞者，脉道不利，凡是实热，亦何遽无弦涩细弱之脉？此但当以见证论治，必不可仅仅凭之于脉者。古称四诊，切字只居其一，抑且望问为先，切脉居后，自有深意。而乃偏举"弦涩细弱"四字，遽定为虚，教

---

〔1〕 瞽：音 gǔ（鼓），眼睛瞎了。此处喻为没有识别能力。

人概投温补，真是罪该万死。在昔喻嘉言论温三篇，认定少阴，方用白通四逆，陆九芝已谓其有可杀可剐之罪，乃不谓更有通一子之论痫，只知寒湿，只有温补命门，北其辙而南其辕〔1〕，实与病情绝端相反，无独有偶，何处来此一对魑魅罔两〔2〕，现形于光天化日之下，佻口谈医，日以魅人为能事，且敢笔之于书，误尽天下后世，究不知此二人者果，是何等心肝？

士林《诊家正眼》：数脉主腑，其病为热。寸数喘咳，口疮肺痈；关数胃热，邪火上攻；尺数相火，遗浊淋癃。

【正义】 数脉主腑，终是大误，说已见前。

又：（兼脉）有力实火，无力虚火；浮数表热，沉数里热；阳数君火，阴数相火；右数火亢，左数阴戕。

【正义】 士材亦谓数脉主腑，终是以讹传讹之陋习。又谓阳数君火，阴数相火，亦殊不然。愚谓君相二火之名词，实是古人最谬之譬喻，将谓君火为正当之火，相火为不正当之火耶，则火既发现，已是病征，尚安有正当之可言？如谓心火为君火，肝肾火为相火，则上焦有火，正不止心脏一部分，下焦有火，亦不必限定于肾肝两脏，请问此阴阳两字，以寸尺讲，抑以浮沉讲乎？寸尺分主上下，浮沉分主表里，皆可说也。而可以空空洞洞，无凭无据之君相两字立说，则何往而不陷后学于迷惘之中。且以右数火亢，左数阴戕，两相对峙，亦大不妥。须知火之亢，皆是阴之虚，不能以左右两手，分断其一虚一实也。

又：疾脉主病：疾为阳极，阴气欲竭，脉虽离经，虚魂将绝，渐进渐疾，旦夕陨灭。左寸居疾，勿戢自焚；右寸居疾，金被火乘。左关疾也，肝阴已绝；右关疾也，脾阴消竭。左尺疾兮，涸辙难濡；右尺疾兮，赫曦过极。

【正义】 此亦以左尺疾为水枯，右尺疾为火极，仍不脱上条之见解，终是

---

〔1〕 北其辙而南其辕：即北辙南辕。意指欲南行而车向北，比喻行动与目的相反。

〔2〕 魑魅罔两：即魑魅魍魉，传说中的妖怪。引申指坏人。

知其一未知其二。赫曦见《五常政大论》，以为火运太过之代名词。

又：六至以上，脉有两称，或名曰疾，或名曰极，总是急速之形、数之甚者也。是惟伤寒热极，方见此脉，非他病所恒有。若劳瘵虚惫之人亦或见之，则阴髓下竭，阳光上亢，有日无月，可与之决短期矣。阴阳易病者，脉常七八至，号为离经，是已登鬼录者也。至夫孕妇将产，亦得离经之脉，此又非以七八至得名，为昨浮今沉，昨大今小，昨迟今数，昨滑今涩，但离于平素经常之脉，即名为离经矣。大都一息四至为人身经脉流行之常度，若一呼四至，一吸四至，必至喘促声嘶，仅呼吸于胸中数寸之间，而不能达于根蒂，真阴竭于下，孤阳亢于上，其气之短已极矣。气已欲脱而犹冀以草木生之，何怪乎不相及也。

【正义】士材谓阴阳易病，脉常七八至，殊为不确。凡百病证，脉变无常，岂有讲一笼统病名，而可决定其脉必如何之理，此当是士材临证，偶遇是证是脉耳。果有此脉，名以离经，可误也。其实离证[1]之义，明言其不同于经常，亦不能泥定一息七八至一层。但士材又谓孕妇临产，脉虽离经者，反不在乎七八至，则又非事实。凡妊妇当达生之顷，脉至极数，无不如是，此以震动已极，而脉应之，固不佞之历验不爽者，惟不过在临盆时俄顷间耳，非有半日或一二时之如此震撼也。在家庭间宜自知之，向来中国医家，固未常有产褥坐草之时诊脉者，又何从而知之。然古人能为此言，可知其确有征验而云然。乃士材竟凭一时臆见，遽欲翻倒从前征实之成说，不亦怪哉！

石顽《三昧》：数为阳盛阴亏，热邪流薄于经络之象，所以脉道数盛。火性善动而躁急，故伤寒以烦躁脉数者为传，脉静者为不传，有火无火之分也。即经尽欲解，而脉浮数，按之不芤，其人不虚，不战汗出而解，则知数而按之芤者，皆为虚矣。又《阳明例》云：病人脉数，数为热，当消谷引食，而反吐者，以发汗令阳气微，膈内虚，脉乃数也。数为客热，不能消谷，胃中虚冷，

---

〔1〕 离证：原书如此，按文义应为"离经"。

故吐也。又胃反而寸口脉微数者，为胸中冷。又脉阳紧阴数为欲吐，阳浮阴数为吐。胃反脉数，中气太虚，而见假数之象也。人见脉数，悉以为热，不知亦有胃虚，及阴盛拒阳者。若数而浮大，按之无力者，虚也。《经》曰：脉至而从，按之不鼓，诸阳皆然。病热而脉数，按之不鼓，甚者。乃阴盛拒阳于外而致病，非热也。形证似寒，按之鼓击于指下者，乃阳盛拒阴而生病，非寒也。《丹溪》云：脉数盛大，按之而涩，外有热证者，名曰中寒。盖寒留血脉，外证热而脉亦数也。凡乍病脉数，而按之缓者，为邪退。久病脉数，为阴虚之象。瘦人多火，其阴本虚。若形充色泽之人脉数，皆痰湿郁滞，经络不畅而蕴热，其可责之于阴乎？若无故脉数，必生痈疽。如数实而吐臭痰者，为肺痈。数虚而咳涎沫者，为肺痿。又历考数脉诸例，有云数则烦心者，有云滑数心下结热者，皆包络火旺，而乘君主之位也。有云细数阴虚者，水不制火，真阴亏损也。大抵虚劳失血，喘嗽上气，多有数脉，但以数大软弱者为阳虚，细小弦数者为阴虚，非若伤寒衄血之脉浮大，为邪扰于经，合用发汗之比。诸凡失血，脉见细小微数无力者为顺，脉数有热，及实大弦劲急疾者为逆。若乍疏乍数，无问何病，皆不治也。

【正义】石顽此节，精义甚多，惟语病亦所难免。开手阳盛阴亏，四字并列，已觉不妥。盖数脉主热，固有阳盛而阴亏一候，但普通热病，其阴未必皆亏，如就题面立论，止言阳盛足矣。不可误认阴亏，而教人滋阴以助邪也。乃必与阴亏对举，是为蛇足。况自谓热邪流于经络，火性善动而躁急，原与阴亏一层无涉，何如不说为佳。经尽欲解亦不确，仲景本论，虽有"行其经尽"一句，寿颐已窃疑其未是，盖病在经络，有一二日自解者，亦有淹留多日，不易解者。感病不如行路，定有实在之途程，又安得以为行之尽与不尽，似不如改作邪尽欲解，较为稳妥。阴盛拒阳，即内真寒而外假热；阳盛拒阴，即内真热而外假寒，此两条最为精要。惟格阳在外之症，其脉当外有余而里不足，以理而言，自应如此。然临证时曾冗有脉搏刚劲，重按不挠，但唇舌面色，皆淡白无华，必服理中法而脉始欽。盖格拒已极，脉乃鼓指，然后知古人按之不鼓云云，尚未必皆确，凡事须以事实为据，仅凭理论，终有知其一不知其二之时，此医事之所以贵有阅历经验也。数则烦心，及滑数心下结热二条，但以上中两焦有火说之可矣。何以见得必是包络之火乘君主，此过求其分明而反以失真者，读者慎不可拘守不化。若伤寒衄血，合用发汗两句，则其误甚大，究竟已见衄血，万无再投麻黄汤之理。今本《伤寒论》，必系传写者倒乱妄不可听，如误读古书而错信之，则杀人甚于刀刃，寿颐有《读伤寒论随笔》，已详言之。

又：疾脉呼吸之间七八至，有阴阳寒热真假之异。如疾而按之益坚，乃亢阳无制，真阴垂绝之候；若疾而按之不鼓，又为阴邪暴虐，虚阳发露之征。尝考先辈治案，有伤寒面赤目赤，烦渴引饮而不能咽，东垣以姜附人参汗之而愈。又伤寒蓄热内，阳厥极深，脉疾至七八至以上，人皆误认阴毒，守真以黄连解毒汤治之而安，斯皆证治之明验也。凡温病大热燥渴，初时脉小，至五六日后，脉来躁疾，大颧发赤者死，谓其阴绝也。阴毒身如被杖，六脉沉细而疾，灸之不温者死，谓其阳绝也。然亦有热毒入于阴分，而为阴毒者，脉必疾盛有力，不似阴寒之毒，虽疾而弦细乏力也。虚劳喘促声嘶，脉来数疾无伦，名曰行尸，《金匮》谓之厥阳独行，此真阴竭于下、孤阳亢于上也。惟疾而不躁，按之稍缓，方为热证之正脉。脉法所谓疾而洪大，苦烦满；疾而沉细，腹中痛；疾而不大不小，虽困可治，其有大小者难治也。至若脉至如喘，脉至如数，得之暴厥惊者，待其气复自平。迨夫脉至浮合，浮合如数，一息十至以上，较之六数七疾八极更甚，得非虚阳外骛[1]之兆乎？

【正义】自撄宁生《诊家枢要》特立疾脉一条，认定为一息七至，而士材、石顽两家，皆宗其说，以呼吸七八至立论，虽自可备一说，其实病情脉理，亦在脉数之中，未必大有歧异，特较之呼吸六至为甚耳。究之脉来数疾，阳症为多；果属阴寒，百无一二。此条中所谓阴毒沉细而疾，灸之不温者死，愚谓既沉且细，而里外无阳，则脉之流行，已必无疾速之理。若谓脉疾而按之不鼓，

---

〔1〕 骛：音 wù（务），乱跑。即纵横奔驰。

为里寒外热，虚阳发露，则即阴盛格阳之候，唯其阳格于外，所以脉反数疾，洵是至理名言。但尝见有重按不挠者，则按之不鼓一层，亦正难泥，此则当以唇舌之色泽，及其他见证，参互以得其实，不可仅以脉状定断者。寿颐在上条已备言之矣。石顽"阴邪暴虐"一句，讲得太不明白，几令人无从索解。若东垣之姜附人参治案，及河间之黄连解毒治案，亦必以舌色及见证为据，断不是仅凭之于脉。特其时察舌之法，尚未大昌，所以立案多不详备。若在今日，则欲存治验以告后人，必不当如是之浑浑漠漠矣。又谓热入阴分，则明明阳盛已极，灼烁津液，谁人不知，而乃可谓之阴毒，真是匪夷所思[1]。古今医书从未有此奇语，不知石顽老人，何竟悖谬至此！又谓疾而不躁按之稍缓，亦大不妥，周澄之已谓其躁疾分看无理矣。若夫《经》文脉至如喘，脉至如数，则喘是"搏"字之讹，两如字皆读为而，石顽浑仑引来，全未能知古人真意。脉至浮合，义不可晓，此则传写有误，存而不论可矣。

徐春甫《医统》：沉数有力，实火内烁；沉数无力，虚劳为恶。离病初逢，多宜补药。病退数存，未足为乐，数退证危，真元已脱。数按不鼓，虚寒相搏。微数禁灸，洪数为火。数候多凶，匀健犹可。

【正义】此以杂病脉数为可补。盖据脉数为虚之一义，凡百杂病而得数脉，不足之证，洵属不少，然亦何必无实滞热结之候，此必以见证互参，终不可执一不通，遽操成见。病退而脉仍数，固是中气不能自持，补此一说甚精。再补出数象已退，而证状反危一层，是为虚脱其说亦确。若数而按之不鼓，是乃里寒格阳，说已详前。未谓数候多凶，则仍是虚数无神者，故又曰匀健犹可。盖脉数而调匀神健，则非虚象明矣。

薛恺斋《伤寒后条辨》：人知数为热，不知沉细中见数为寒甚。真阴寒证，脉常有一息七八至者，但按之无力而数耳，宜深察之。

【正义】阴寒而脉沉细无力，固也，然脉状至此，而反能一息七八至，则

---

〔1〕 匪夷所思："夷"原书误作"思"。

败坏已极之候矣。

《汪石山医案》：大凡病见数脉，多难治疗，病久脉数，尤非所宜。

【正义】此亦以虚证言之，然必是虚数无神，或细数无度者耳。非寻常数脉，皆是坏病，必不可但据数之一字，而泛泛立论也。

萧万舆《轩岐救正论》：数按不鼓，则为虚寒相搏之脉。数大而虚，则为精血消竭之脉。细疾如数，阴躁似阳之候也。沉弦细数，虚劳垂死之期也。盖数本属热，而真阴亏损之脉，亦必急数，然愈数则愈虚，愈虚则愈数，此而一差，死生反掌。

【正义】此谓阴躁似阳之候，其脉细疾如数，立说较为圆到，较诸前人之直称阴寒证，脉常一息七八至者，大有径庭矣。

丹波元简《脉学辑要》：疾者乃数之甚也，故《脉经》，《脉诀》并不别举之。吴山甫云：疾即数也。所谓躁者，亦疾也。所谓駃者，亦疾也。考《伤寒论》脉若静者为不传，脉数急者为传。躁乃静之反，云躁亦疾也者，固是也。《千金方》论脚气云：浮大而紧駃，最恶脉也，或沉细而駃者，同是恶脉。今验之病者，脚气恶证，脉多数疾，而来去甚锐，盖是駃之象，则似不可直以駃为疾也。

【正义】"駃"，疾之义，字本作"駃"。《广雅·释诂一》：駃，疾也。徐鼎臣《说文新附》因之，其音则读去声，在四寘韵，字亦作"駛"。唐·释慧苑《华严经音义上》引《苍颉篇》：駛速疾也。字从马史声。今韵书在上声四纸。又见《诗·晨风》释文，亦曰駛疾也。若从马从夬之字，则读如决。駃騠，古之良马，见《史记·邹阳传》，《索隐》引林林。又《淮南》齐俗训注，《后汉杜笃传》注，皆同。原无疾速之义，惟其形相似，故或误用駃字作"駛"。至元遗山诗：駃雨东南来，乃自注駃与快同，则不独形义皆非，而音又转别，此实大误，不可为训。元简谓脉駃与疾有别，亦非字义所本有，此有意故求其深，无谓之至。

程观泉《医述》："疾"，一名"极"，是急速之形势、数之甚者也。惟伤寒热极乃见此脉，非他病所恒有。若劳瘵之病得之，则阴竭阳亢，短期至矣。

郭元峰《脉如》： 数主阳盛燔灼，侵剥真阴之病，为寒热，为虚劳，为外邪，为痈疽，此脉随病见也。寸数喘咳，口疮肺痈，关数胃热，邪火上攻，尺为相火，遗浊淋癃。浮数表热，沉数里热；阳数君火，阴数相火；右数火亢，左数阴戕，此按部位以测病情也，昔人论之详矣。

又云： 数大烦躁，狂斑胀满；数虚虚损，数实实邪；数滑热痰；数涩为损，热灼血干，此大概主乎数脉，而各有兼诊之殊也。夫《脉经》首重数脉，以阴阳疑似虚实表里之间，最易混淆也。但数则为热，人皆知之，而如数之脉，人多不察，此生死关头，不可不细心体认也。夫数按不鼓，则为寒虚相搏之脉。数而大虚，则为精血销竭之脉。细疾若数，阴躁似阳之候也。沉弦细数，虚劳垂死之期也。又有驶脉，即如数脉，非真数也。若假热之病，误服凉剂，亦见数也。世医诊得脉息急疾，竟不知新病久病，有力无力，鼓与不鼓之异，一概混投苦寒，遽绝胃气，安得不速人于死乎？徐东皋云：数候多凶，匀健略可，惟宜伤寒妊疟小儿。《濒湖脉学》云：数脉为阳热可知，只将君相火来医；实宜凉泻虚温补，肺病秋深却畏之。据此亦当有温补者矣。若仅言君相火来医，则犹见之未广也。夫独不有阳虚阴盛之重恙，反得紧数有力之实脉，急温桂附，旋即痊可者乎？谨再引《内经》，为时师下一痛针。《玉机真脏论》言冬脉曰：其气来如弹石者，为太过，病在外；其去如数者为不及，病在中。释云：来如弹石者，其至坚强，营之太过也。去如数者，动止疾促，营之不及也。盖数本属热，而此真阴亏损之脉，亦必急数，然愈数则愈虚，愈虚则愈数，而非阳强实热之数，故不曰数，而曰如数，则辨析之意深矣（自注如数者，阴虚而吸力少也，脉去至中途，即散而无纵，如去之甚速也）。此而一差，生死反掌，何独数脉有相似者，即浮沉迟缓滑涩洪实弦紧诸脉，亦皆有相似也，又非惟数脉然也。即证如疟、如痰、如喘、如风、如淋等病，设非素娴审辨，临事最撼心目，故庸浅者只知现在，精妙者疑似独明，为医之难，故此关头矣。通一子云：滑数洪数者多热，涩数细数者多寒，暴数者多外邪，久数者必虚损。读此数语，则数脉与如数之脉了然矣。

【正义】郭氏此书，本是集古人已有诸论而为之，精当处自不可磨灭，然故为高深论调，走入僻路者，亦复不免。如谓阳虚阴盛，反得紧数有力之实脉，急温桂附，旋即痊可者，此即寿颐上文屡屡表明之阴盛于内，格阳于外一候。然必以其他确证，及唇舌本色为据，脉不可凭。所谓真寒假热，要之脉之所以紧数有力而实者，正其格拒在外之阳热使然，不当浑之沌沌，舍其舌色而不详，则适以陷后学于黑暗地狱矣。若引《玉机真脏论》冬脉其去如数，则不过稍稍形容其吸力不足，谓为不及，亦止谓不如弹石之刚坚，何必真阴大损，愈数愈虚，乃更细细剖析之曰：脉去至中途，即散而无踪，一似描摹精确，俄出真情者。然独不思脉之一来一去，仅仅弹指俄顷之时，古人分出来去两层，已是指上不易辨此情状，而乃更可申言之去有中途，岂非徒弄玄虚，捉影捕风之臆说。试令为是说者，清夜扪心，寻其去到何处，中途复在何处，当亦恍然大悟，自能知此不可捉摸之情状矣。

南海何梦瑶《医碥》：虚热者，脉必虚数无力，固矣。然有过服凉剂，寒热搏击，或肝邪克土，脉反弦大有力者，投以温补之剂，则数者静、弦者缓、大者敛矣，此最当知。又有虚寒而逼火浮越者，真阳欲脱者，脉皆数甚，亦强大有力，皆当以证参之勿误也。《脉经》曰：三部脉如釜中汤沸，旦得夕死，夕得旦死。

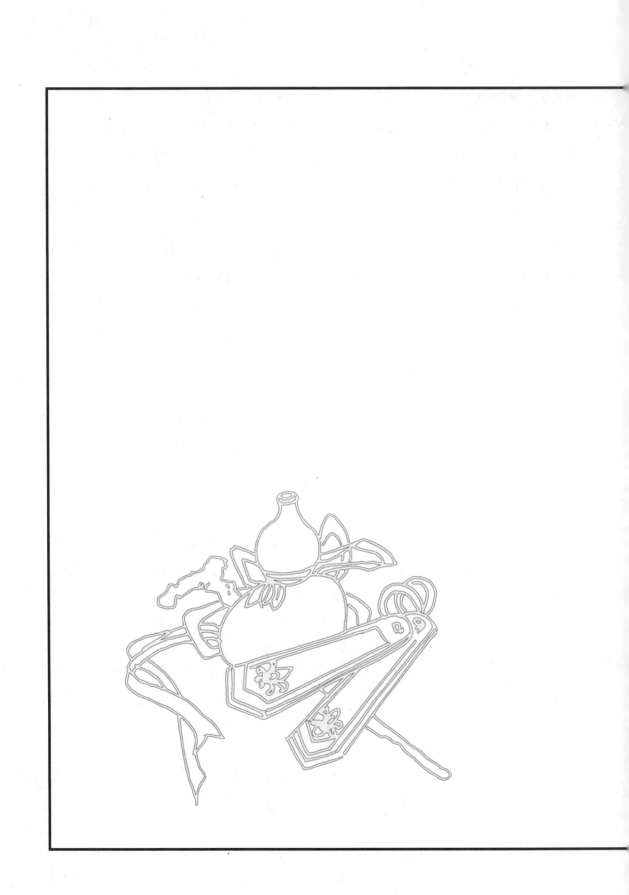

卷五

嘉定　张寿颐　山雷　甫稿

受业　汪澄　仲清
　　　蔡元楫　济川
　　　郑赞纶　丝阁　参校
　　　佘金潮　枚笔

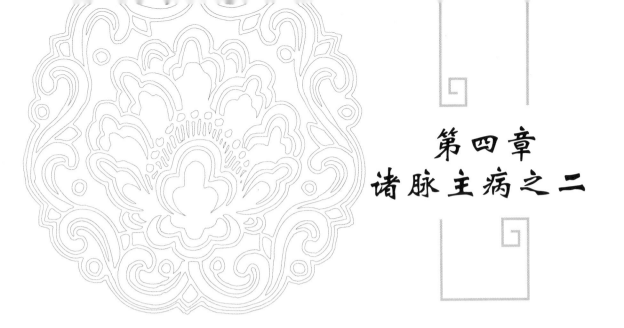

第四章
诸脉主病之二

第六节　脉大主病

《素·脉要精微论》：大则病进。

【正义】大为有余之象。无病而脉大，必其人体伟肉坚者，方为合宜。《甲乙经》所谓形充而脉坚大者，顺也；《灵枢·寿夭刚柔篇》同。若有病脉大，则邪实矣，故为病进。

又：粗大者，阴不足，阳有余，为热中。

【正义】粗大之脉，阴邪有余，若在伤寒，则为阳明大热。此节则指杂病，外无发热见症，则为阴不敌阳，其热在中，正可与《伤寒论》之阳明脉大，交互参观，而知平脉辨证之要。

《素问·平人气象论》：脉尺粗常热者，谓之热中。

【存疑】尺脉偏粗，热当在下，而《素》乃谓之热中，殊不相称。据《脉经·四卷·平三部九候脉证篇》载此节，热中之下，尚有"腰胯疼，小便赤热"二句，则热在下焦，而尺脉应之，宜也。似叔和所见，当是《素问》旧文，而今本佚之则义不可通矣。

《素问·五脏生成篇》：黄，脉之至也，大而虚，有积气在腹中，有厥气，名曰厥疝。

又：黑，脉之至也，上坚而大，有积气在小腹与阴，名曰肾痹。

【正义】此节以色脉合诊，而言其所主之病。黄也，黑也，皆其所见之色，以一字为一句。黄以脾之本色，既见是色，当主脾脏有病，合之脉大且虚，则知其脾之不运而当有积矣。然大而不实，则其积未坚，尚在气分，故曰有积气在腹中，有厥气，病仅在气，犹不至如癥结瘕聚之为甚也。黑为肾之本色，既见是色，当主肾脏有病，合之脉坚而大，则如其肾之痹着，故曰有积气在小腹与阴，名曰肾痹。惟病本在肾，积气在小腹与阴，则于脉左之，亦当在下而不在上。《素问》乃谓上坚而大，殊不相合，疑上字有讹。王启玄注乃曰上谓肾口，肾主下焦云云。肾乃有口，可嗤孰甚！惯于望文生义，而不顾其理之难安，师心自用，有如此者。即使肾果有口，亦何得谓之为上？信笔杜撰，而可呼牛呼马，无不如志，启玄之能事极矣。似此解经，真是暗无天日。

《素问·玉机真脏论》：真肺脉至，大而虚，如以毛羽中人肤。

【正义】肺之平脉曰毛，然必和缓有神，非轻浮涣散而如毛也。若且大且虚，竟如毛羽著肤，似有似无，则为肺之真脉。五脏真脉，肝心肾三者，皆坚强太过，而肺脾二者，则柔靡不及。

又：泄而脉大难治。

【正义】此以泄利已甚之虚症而言。脉大则与症反，故为难治。若寻常之泄利，不可泥也。

《素·三部九候论》：形瘦脉大，胸中多气者，死。

【正义】此所谓形气不足，脉气有余，形与脉反，故曰死。然亦非正气之有余，或为外强而中干，则脉必豁大而无力；或为病邪之方盛，则脉且充大而廓张，所谓胸中多气者，正其病气之独多耳。

《素·通评虚实论》：肠澼下脓血，脉悬绝则死，滑大则生。曰：肠澼之属，身不热，脉不悬绝如何？曰：滑大者曰生，悬涩者曰死。

【正义】澼积而下脓血，皆湿热凝聚为病，是为实证，于脉应之，滑大宜也。若悬绝且涩，则阴液耗竭，而积滞犹存，安得不死。

又：癫疾，脉搏大滑，久自己；脉小坚急，死不治。

【正义】癫疾乃气升火升上颠之疾，阳盛可余，故脉多搏大且滑，气火升浮者，固应尔也。若小且坚急，则阳气有余，而阴液已匮，其死宜矣。

又：消瘅，虚实何如？曰：脉实大病久可治；悬小坚，病久不可治。

【正义】消瘅是阳热有余，故脉宜实大，若小而且坚，亦阴液欲竭之候，故不可治。王注谓久病血气衰，脉不当实大，故不可治。其误与《经》文相反，则王所据之本，上句作不可治也。宋校正引《甲乙经》、《太素》全元起本皆作"可治"，于义为长。又引巢元方云：脉数大者死，细小浮者死。又云：沉者生，实大牢者死。则以大为邪气之太甚，沉小为正气之未败，亦别有至理。所谓此亦一是非，彼亦一是非，论脉理学者，固必与见证合参，而后可知吉凶成败，必不能仅据一种脉象而拘泥不化。凡经言某病某脉，孰吉孰凶者，皆当作如是观。

《素·病能论》：肺气盛则脉大，脉大则不得偃卧。

【正义】此肺脏邪实之脉症。所谓气盛者，非正气之有余，肺已胀满，故脉为之大，而喘不得卧也。

《素·大奇论》：心脉满大，痫瘛筋挛；肝脉小急，痫瘛筋挛。

【正义】癫痫瘛疭，筋挛抽搐，皆木火上乘，冲激脑经为病，故脉亦当于心肝两部征之。满大者，是其气焰之嚣张；小急者，是其势力之峻峭，皆在病情正盛，有加无已之时。可见古人虽未明言，此病属于脑之神经，而脉状病机，亦未始不同条共贯，孰谓中西两家医理，必不可沟而通之哉。

又：肾脉大急沉，肝脉大急沉，皆为疝。

【正义】疝属肝肾气结为病，故脉必于肝肾两部应之。古人所言脉急，皆有坚固凝结之意，不仅在速疾一层。沉则病在下焦，大则其势正盛也。

《素·调经论》：血气与邪，并言于分腠之间，其脉坚大，故曰实。

【正义】此以外感之邪而言。客于皮肤腠理之间，其气方盛，故脉坚且大，是为实邪。

又：阴盛生内寒，奈何？曰：厥气上逆，寒气积于胸中而不泻，不泻则温气去，寒独留则血凝泣，凝则脉不通，其脉盛大以涩，故中寒。

【正义】此内寒之脉症。惟其寒气甚盛，血脉凝涩而不通，故脉形乃盛大而涩滞，盛大即其凝结不通之征。然症是内寒，则尤重在一涩字。

脉不通，《甲乙》作"腠理不通"。寿颐按：寒独留句下似脱一"留"字，观下句重一"凝"字，其句法同也。凝泣之泣，以文义言之，当读为涩，然编考古书，泣字无有通借作涩字读者，惟《素问》、《甲乙经》则屡见之，盖汉人作隶，涩省作"澁"，而传抄者又误写为泣耳。

《素·平人气象论》：太阳脉至，洪大以长；阳明脉至，浮大而短。《至真要大论》：少阳之至，大而浮；太阳之至，大而长。《难经·七难》：少阳之至，乍大乍小，乍短乍长；阳明之至，浮大而短；太阳之至，洪大而长；太阴之至，紧大而长。《脉经·五卷·引扁鹊阴阳脉法》：少阳之脉，乍小乍大，乍长乍短；太阳之脉，洪大以长；阳明之脉，浮大以短。

【正义】此合于时令之脉象。太少阴阳，皆以时令言，非手足六经之三阴三阳。此数节各本多有误字，已详前时令脉象节中。

《甲乙·四卷·经脉篇》：人迎气大紧以浮者，其病益甚，在外。（《灵·五色篇》同）

【正义】此以外感病言之。人迎主外，脉大而且紧且浮，表实之征，故曰其病益甚。

又：病之在脏，沉而大者易已，小为逆；病在腑，浮而大者，其病易已。（《灵·五色篇》同）

【正义】脏病较深，故沉脉应之；腑病较浅，故浮脉应之。大则脏腑之正气未惫，故曰易已。如其脉小，则正气已衰，病不易愈，固其宜也。

又：其脉滑大以代而长者，病从外来。

【正义】此言外来六淫为病，是为实邪，故脉滑大而长。此代脉与脾脉代之代同义，所谓随四时为禅代，如春脉弦、夏脉洪之类。脉合四时，而且大且滑且长，邪盛于表，于脉应之，固当如是，故曰病从外来，此非歇止之代明甚。

又：腹胀身热，脉大，是一逆也；腹鸣而满，四肢清泄，其脉大，是二逆也；衄而不止，脉大，是三逆也。

又：腹胀便血，其脉大，时绝，是二逆也。又：病泄脉洪大，是二逆也。（《灵·玉版五禁篇》内同）

【正义】此篇五逆三节，义与《素问·玉机真脏论》同，皆脉与病反者。腹胀多是中寒，脾肾阳衰，不能敷布大气，法当温养脾肾以运化气滞者，故身不当热，脉不当大，所以身热脉大为逆。然亦有湿热里结之腹胀，则亦当有身热脉[1]大之候，所当活看，不能拘执。且更有阴盛于里，格阳于外之证，内有胀满，外亦身热脉大者，则急与温中化滞，其效立见，亦不必为逆。腹鸣且满，四肢清冷，加以泄泻，而脉反大，亦是里寒而格阳之证。衄血不止，其阴已耗，则脉不当大，故大为逆。此条当注重"不止"二字，非暴衄可比。若衄血暴作，则气火皆盛，必不以脉大为逆。腹胀便血，阴阳两伤，其脉更不当大，大则里虚无主，洵是危候，况又时时欲绝，更无可以设法矣。泄泻多属于虚，故脉不应洪大，症虚而脉反实，所以为逆。

《甲乙·二卷·十二经络脉支别》：阳病而阳脉小者为逆，阴病而阴脉大者为逆。（《灵·动俞篇》同）

【正义】此以脉与病合为顺，脉与病反为逆。阳病脉小，与《伤寒论·辨脉篇》所谓阳病见阴脉同意。阴病脉大，则与《辨脉篇》阴病见阳脉之义不同。彼是阴病而阴退阳回，故有可生之机，以伤寒言之；此则病属阴寒，而脉乃相反，以杂病言之。

又《四卷·病形脉诊篇》：大者多气少血。

【正义】脉大主有余，气之盛也。然脉为血管，血随气行，气果多则血亦何致于少，而古人乃能谓之多气少血，岂就豁大空虚者言之耶？则非脉大之真

---

〔1〕 脉：原书作"病"，据文理改。

相矣。

又《五卷·针道外揣纵舍》：大以涩者为痛痹。

【备考】《灵枢·邪客篇》同。

【正义】痛痹总是风寒湿三气之外淫。凡外淫为病，皆有余之邪，故应之于脉，其大固宜，所谓大为邪实者是。然痛则气血不通，故脉应之，虽大而必涩，不能流利。

又《六卷·寿夭形诊》：形充而脉坚大者顺也。

【备考】《灵枢·寿夭刚柔》同。

【正义】其形充实，是体质强健有余，于脉应之，自当坚固且大。坚以脉体言，大以脉势言，所谓气实脉实者是也。

《伤寒论·太阳篇》服桂枝汤大汗出后，大烦渴不解，脉洪大者，白虎加人参汤主之。

【正义】桂枝汤本非发汗之剂，服之如法，必不致大汗大烦渴，乃得此剂而竟大汗出大烦渴不解者，此或本系太阳发热而渴，不恶寒之温病，抑或服汤不如法，温覆太过，而得汗如水淋漓，正犯仲景本方服法之禁。盖温病本在阳明，误服桂枝，自然应有阳明大渴大汗之症；即或本系太阳桂枝症，而取汗太过，重伤其阴，亦当热盛，而转为阳明症。大汗大烦渴不解，而脉洪大，阳明脉症悉俱，是为白虎汤症，是病是药，固在必用之例。其加人参者，以得汗太多，阴液已伤，仲景用参，固专为养液存津计也。

寿颐按：此条汗多脉大，仲景即用是方，固为不易之圣法。然《伤寒论》本篇又有服桂枝汤大汗出脉洪大者，与桂枝汤如前法一条，则不似仲景原文，虽彼条无大烦渴一句，然汗出多而脉洪且大，即已显然是阳明里热，仲师成例，决不更与桂枝，盖传写者不无讹误矣。

又《太阳篇》阳旦证节：寸口脉浮大，浮则为风，大则为虚。

【正义】此大而不实之脉，故曰大则为虚。与阳明热盛而脉洪大之大不同。

又：结胸证，其脉浮大者，不可下，下之则死。

【正义】详见脉浮主病本条。

又《阳明篇》：伤寒三日，阳明脉大。

【正义】阳明热炽，故脉为之大。《脉经》四卷亦曰洪大者，伤寒热病。

《辨脉篇》：脉大浮数动滑，此名阳也，阴病见阳脉者，生。

【正义】详见一卷阴阳虚实节。

又：脉弦而大，弦则为减，大则为芤，减则为寒，芤则为虚，寒虚相搏，此名为革。妇人则半产漏下，男子则亡血失精。

【正义】详见后脉革形象本条。

又：寸口脉浮大，而医反下之，此为大逆。浮则无血，大则为寒。

【正义】此正气虚馁，而脉乃浮大，以杂病言，非伤寒太阳阳明之浮大也。无血犹言阴虚，中无所守而脉为之浮；寒亦非寒凉之寒，犹言心寒胆寒之寒，皆空虚之意，室如悬磬[1]故脉为之空大，此当活看，不可泥死于字面上者。余详脉浮主病本条。

《平脉篇》：寸口脉浮而大，浮为虚，大为实。在尺为关，在寸为格，关则不得小便，格则吐逆。

【正义】浮为正虚，大为邪实，此亦以杂病言，非太阳阳明之脉大也。详见脉浮主病本条。

《伤寒例》：凡得病，厥脉动数，服汤药更迟，脉浮大减小，初躁后静，此皆愈症也。

【正义】详见脉浮主病本条。此与《平脉篇》所谓"病人发热，师到诊其脉，沉而迟者，知其差也。何以言之？表有病者，脉当浮大，今脉反沉迟，故知愈也"一节同意。

又：谵言妄语，身微热，脉浮大，手足温者生；逆冷脉沉细者，不过一日，死矣。

---

[1] 室如悬磬："悬磬"亦作"悬罄"。比喻家之匮乏，空无所有。

【正义】详见脉浮主病本条。

《金匮·虚劳病篇》：男子平人脉大为劳。

【正义】此中气不守，而脉反大，非正气充沛之脉大也。《金匮》本篇，又谓劳之为病，其脉浮大，更补出浮字，则外强中干，晓然可见矣。

又《咳嗽上气篇》：上气面浮肿，肩息，其脉浮大不治。

【正义】详脉浮主病本条。

又：咳而上气，此为肺胀。其人喘，目如脱状，脉浮大者，越婢加半夏汤主之。

【正义】详脉浮主病本条。

又《宿食病篇》：寸口脉浮而大，按之反涩，尺中亦微而涩，故知有宿食，大承气汤主之。

【正义】详脉浮主病本条。

《脉经·一卷·杂脉法》：脉洪大，紧急，病速进，在外。若头发热，痈肿。

【正义】洪大紧急之脉，皆主邪实，其势焰正锐，故知其病必速进，此皆外感有余之证，故曰在外。若头发热者，即外感之发热也。寿颐窃疑"头"字下脱一"痛"字。若头痛者，即热盛气火升浮而头痛，若无痛字，则若头发热，几不成句，此盖传写者失之。痈疡发肿，亦有余之证，其脉固多洪大或紧急者，此则外感大发热之外，别是一证。叔和连类及之，所以广学者凭脉审证之门径也。

又：脉大者血气俱多。又云脉来大而坚者，血气俱实。

【正义】此正气有余而脉大，以无病者言之。若有病而脉大，不可一例论矣。

又：脉前大后小，即头痛目眩；脉前小后大，即胸满短气。

【正义】前后者，当以关部之前后而言，《经》文例皆如是。前大后小，阴虚于下，而阳浮于上，故当有头痛目眩之证。前小后大，则上焦不通，而中气窒塞，故[1]当有胸满短气之疴。惟此节主旨，盖止在前大前小上着想，不治重于后大后小两层，故不及下焦病状，否则关后之脉，当主腹以下事，不得如得说也。

又《二卷》：寸口脉洪大，胸胁满。

【正义】胸胁在上焦之位，故脉见洪大，当主胸胁烦满，此以杂病言，脉洪大之实证也。

又《四卷》：关上脉浮而大，风在胃中，张口肩息，心下澹澹，食欲呕。

【正义】关上脉浮大，主病在肺胃俱实，故当为张口肩息，肺胃之气逆也。澹澹，动貌，心下澹荡，即拂逆泛溢之象。纳食欲呕，胃气不降而反上升，于脉应之，在关上且浮且大，无非气火有余，有升无降之明征矣。

又：浮洪长大者，风眩癫疾。大坚疾者，癫病。

【正义】癫疾，是指顶巅之疾，乃气火发扬上攻巅顶，故于脉应之，或为浮洪长大，或为且坚且疾。古人虽不知此是气血上冲，脑之神经为病，而据脉论证，其理亦复隐隐符合。此固病理脉情之真实确谛，岂必待于西学东渐，而遂可谓吾中古医家，竟毫未知有此类之病情脉理也耶？

滑伯仁《诊家枢要》：大，不小也。浮取之若浮而洪，沉取之大而无力。为血虚，气不能相入也。《经》曰大为病进。

【正义】伯仁此节专以虚大空言之，而竟忘了实证一边，是其失检。岂不知阳明脉大，及实结于里之脉大且实者乎？其意盖以大而实者属之洪脉，遂以大之一义，专属虚大。要知大以形象言，洪以气势言，各有主义，不能相混，必明辨及此，而可知所谓洪者，亦未必大而皆实，则但言脉大，又岂可专以虚大立论，伯仁盖两失之矣。

张石顽《诊宗三昧》：大脉有阴阳虚实之异。《经》云大则病进，是指实大而言。仲景以大则为虚者，乃盛大少力之谓。然又有下利脉大者为未止，是又

---

[1] 故：原书作"散"，今据文义改。

以积滞未尽而言，非大则为虚之谓也。有六脉俱大者，阴不足阳有余也；有偏大于左者，邪盛于经也；偏大于右者，热盛于内也。亦有诸脉皆小，中有一部独大者；诸脉皆大，中有一部独小者，便以其部断其病之虚实。且有素禀六阳，或一手偏旺偏衰者，又不当以病论也。凡大而数盛有力，皆为实热，如人迎气口〔1〕大紧以浮者，其病益甚，在外。气口微大，名曰平人。其脉大坚以涩者，胀。乳子中风热，喘鸣肩息者，脉实大而缓则生，急则死。乳子是指产后，以乳哺其子而言，非婴儿也。产后脉宜悬小，最忌实大，今证见喘鸣肩息，为邪气暴逆，又须实大而缓，方与证合，若实大急强，为邪胜正衰，去生远矣。此与乳子而病热，脉弦小〔2〕，手足温则生，似乎相左，而实互相发明也。伤寒热病，谵语烦渴，脉来实大，虽剧可治；得汗后热不止，脉反实大躁疾者，死。温病大热不得汗，脉大数急强者，死；细小虚涩者，亦死。厥阴病下利脉大者，虚也，以其强下之也。阴证反大发热，脉虚大无力，乃脉证之变，内证元气不足，发热脉大而虚，为脉证之常。虚劳脉大，为血虚气盛。《金匮》云：男子平人脉大为劳。气有余，便是火也。所以瘦人，胸中多气而脉大，病久气衰而脉大，总为阴阳离绝之候，孰谓大属有余，而可恣行攻伐哉？若脉见乍大乍小，为元神无主，随邪气之鼓动，可不慎而漫投沥液耶！

【正义】石顽此节，辨析虚实，颇觉详尽，惟尚有小误数端，兹为正之。乳子是指产子。古人乳字，本作生产解，《广雅释诂》：乳：生也。产〔3〕子胎生曰乳，是其本义。《说文》谓人及鸟生子曰乳，兽曰产，则且以乳与产字，分人畜之称矣。究之产之与乳，其义一也。石顽谓乳子指产后，意固不谬，然谓以乳哺子，则望文生义，实非乳字真解，石顽尚未多读古书，殊有毫厘千里之失。虚劳脉大，乃是正气不固，脉不紧束，有涣散之象。男子平人脉大为劳，皆其气血散漫，不能摄纳使然，而石顽反以气盛及气有余释之，岂仲师之

---

〔1〕 口：原书脱此字，据《诊宗三昧》补。

〔2〕 脉弦小：原书刊作"胀悬小"，据《诊宗三昧》改。

〔3〕 产：原书作"尸"，据上文改。

本旨？抑知古之虚劳，多属虚寒，故有小建中汤等治法，正与今人虚劳之阴虚火旺者相反，而乃强以气有余便是火证之，则以今病解古书，而不自知其拟于不伦也。

第七节　脉小脉细主病

《素·脉要精微论》：细则气少。

【正义】脉细是正气已衰，故曰气少。宋校正谓《太素》细作"滑"。按：今袁刻《太素》未见，盖在缺佚之第十四卷首。古人每以脉滑为血多气少，脉涩为血少气多，理终难安，寿颐已辨之屡矣。说已见前，固不如从王本，细则气少为允。

又：脉小色不夺者，新病也。

【正义】但言脉小，似气血已惫，然其人之色泽未改，则病必未久，此脉小盖以病势未甚而言，故于脉应之，亦不应有实大坚凝之象。夺即今脱失之"脱"字。

又：诸细而沉者，皆在阴，则为骨痛。

【正义】细而沉皆阴脉。沉又主下焦为病，故曰在阴。曰骨痛，以肾属至阴而主骨也。

又《平人气象论》：脉小实而坚者，病在内。

【正义】脉实且坚，皆在里之征，固非在外之表病可比。所谓小者，亦以形容其凝聚而不涣散，是为里有病，故曰病在内。

又：脉小弱以涩，谓之久病。

【正义】脉小且弱，皆血气之不及。涩又血液枯涩之征，三者俱备，非久病何以致此。

又：尺寒脉细，谓之后泄。

【正义】尺指尺肤，尺肤不温，虚寒之象，其脉又细，则脾胃之阳惫矣，故主虚寒泄利。

又《玉机真脏论》：脉细，皮寒，气少，泄利前后，饮食不入，此谓五虚。

【正义】脉之细小者，多属虚症，故为五虚之一。

又《三部九候论》：形盛脉细，少气不足以息者，危。

【正义】形盛之人，而脉细小，已是脉不能称其形，本非佳象，况又少气不足以息，则呼吸几不相续，即非形盛，恐亦朝不保暮，其危何如？宋校引全元起注本及《甲乙经》、《脉经》危皆作"死"，以症情言之，似王注本之误。盖危与死字，形极相近，以传抄者之讹也。

又：九候之脉，皆沉细悬绝者为阴，主冬，故以夜半死。

【正义】沉细悬绝，言其且沉且细，悬异于平人脉象也。主冬者，冬令宜藏，得此脉者，尚属相宜，否则当死于夜半矣。以重阴之脉，遇至阴之时，阴凝已甚，而无阳以调剂之故耳。

又《通评虚实论》：乳子而病热，脉悬小者何如？曰：手足温则生，寒则死。

【正义】乳子即产子。悬，异也，悬小，言其极小而大异于平常也。热病之脉，本不当小，惟产后血液既伤，脉以静小为吉，洪大为凶，故设言此脉证之相反者，以求其理，自有深意。答言手足温，则虽有热而脉犹安静，证无败证，故为可生；若手足回逆，则坏证见矣。宋校引《太素》无"手"字。杨上善注曰：足温气下，敝生；足寒气不下者，逆而致死。寿颐谓杨氏本较为明白。总之病热以四肢温者为顺，寒者多为逆证，古人命名，谓之四逆，良有以也。

又：肠澼下脓血何如？曰：脉悬绝则死，滑大则生。

【正义】悬绝，言其绝异于平人。此节以悬绝与滑大对举，则言其脉之绝小绝细者耳。肠有澼积而下脓血，多是里之菀热，故以脉小为逆，滑大为顺，此则临证时凿凿可据者，始知经义之精。

又：癫疾之脉，虚实何如？曰：脉搏大滑，久自已，脉小坚急，死不治。

又：消瘅虚实何如？曰：脉实大，病久可治，脉悬小坚，病久不可治。

【正义】此二节俱详前脉大主病主条。

又《病能论》：人病胃脘痈者，诊当何如？曰：诊此者，当候胃脉，其脉当沉细，沉细者气逆。

【正义】胃脘生痈，胃气郁窒而不通，故其脉当沉细，此必以痈之初起未成脓时而言。若已成脓，则里热方炽，亦当有洪数滑疾者。读古人书，胡可拘执不化。

又《大奇论》：肝脉小急，痫瘛筋挛。

【正义】癫痫瘛疭，甚而筋掣挛痹，此今之所谓血冲脑经为病，然在中古，亦知是肝气横逆，有以致之，故肝脉当有小而急者，是乃肝经气血窒塞郁结之明征也。

又：肾脉小急，肝脉小急，心脉小急，不鼓，皆为瘕。

【正义】瘕为血络瘀滞之病，气窒不通，故于脉应之，小而且急。其所以应之于肾肝及心三脏部位者，瘕本肝肾两经，气血凝滞之病最多，而心则血脉之总汇，络已瘀结，而心脉应之，亦因其所。

又：肾脉小搏沉，为肠澼下血。

【正义】肾主下焦，肠澼下血，其积在下，故肾脉应之，当沉小而搏击有力也。

又：其脉小沉涩为肠澼。

【正义】此亦积滞在里，窒塞不通之征，故脉沉而且小且涩。大奇论本篇，此句"其"字，直接上句"心肝澼"而言，正以心为生血之源，肝乃藏血之脏，肠澼之候，肠有辟积，气病而血亦病，正是心肝二经窒滞不通，于脉应之，自当如是。

《甲乙·四卷·病形脉诊篇》：小者气血皆少。（《灵》第四篇同）

【正义】小主不及，故曰血气皆少。本篇又曰诸小者，阴阳形气俱不足，勿取以针而调以甘药。《脉经·一卷》亦曰脉小者，血气俱少。

又《六卷·寿夭形诊篇》：形充而脉小以弱者，气衰。（《灵·寿夭刚柔篇》同）

【正义】此外有余而中不及，故曰气衰。

又《二卷·十二经络脉支别》：阳病而阳脉小者为逆。（《灵·动腧篇》同）

【正义】阳病之脉当大，而反见小，且在阳之部，其逆可知。

又《五卷·针道外揣纵舍篇》：其脉滑而盛者病日进，虚而细者久以持。

【正义】脉虚且细，正气大衰，难以恢复，故知其病必持久。（《灵·邪客篇》同）

又《七卷·热病篇》：热病七日八日，脉微小，病者溲血，口中干，一日半而死；脉代者，一日死。（《灵枢·热病篇》同）

【正义】热病七日八日，正其热邪入里甚盛之时，脉之宜大不宜小明矣。乃热势方张，而脉乃且微且小，脉症相反，是为正不胜邪，又加溲血口干，则热陷入阴，而津液已竭，复何所恃。若复中止不能自还，则气机已绝，故其败愈速。

又《四卷·经脉篇》：切其脉口，滑小紧以沉者，病益甚，在中。（《灵·五色篇》同）

【正义】脉口即气口。气口主里，其脉滑小紧沉，皆坚凝有力之象，病势之根深蒂固，信而有征，故知其病在中而益甚。《脉经·一卷·杂脉法篇》亦曰脉细小紧急，病速进，在中，寒，为疝瘕积聚，腹中刺痛。

又：病在脏，沉而大者，其病易已，以小为逆。（《太素·十四卷》《灵·五色篇》同）

【正义】详脉沉主病本条。

又：咳且溲血，脱形，脉小而劲者，是四逆也。咳，脱形，身热，脉小而疾者，是五逆也。呕血，胸满引背，脉小而疾，是四逆也。（《灵·五版篇》同）

【正义】溲血脱形，及脱形身热，呕血，胸满，皆为虚羸之候，脉小不大，是其所宜。然虽小而且劲且疾，则坚强太过，无和缓之象，真阴垂竭，而脉无胃气，其逆可知。脱，《说文》本训消肉癯也，是为消瘦之义。此节之所谓脱形者，乃肌肉消癯，已甚，无复人形，是脱字本义，与脱失之脱，古作夺字者不同。

《灵枢·论疾诊尺篇》：尺肤寒，其脉小者，泄，少气。

【正义】尺肤寒者，当主下焦有寒，而脉又小，则下寒宜矣，故主有泄泻利下之证。《甲乙·四卷·病形脉诊篇》其字作"甚"，属上句读，义固两通；小字作"急"，盖古言脉急，兼有坚小紧急之义，亦可两通。《太素·十五卷·尺诊篇》其字亦作"甚"。脉小，与今本《灵枢》同。

《伤寒论·痉湿暍篇》：太阳病发热，脉沉而细者，名曰痉。

【正义】《说文》无"痉"字，惟有"痓"字，训为强急，即背强而拘急，今之所谓角弓反张也。小儿尤多此症，其候卒然而发，乃急惊风之一证，原是气火升浮，血冲脑经之病，多有身热见证，故仲景谓之太阳病。然气升火升，脉当浮大弦劲，不当沉细，其或至沉而且细者，乃气血凝结，郁室不通，病情尤亟，是以《金匮·痉湿暍篇》此条有"为难治"三字，其义尤为显著。自成聊摄注本论此节，误与下文湿痹一条，混作同一之病，乃谓太阳中风重感于湿而为痉，遂以沉细之脉，附会湿在经络，乃令血冲脑经之背反张病，百无一治，而自宋金以后之论痉病者，无一不在五里雾中矣。

寿颐又按：《伤寒论》及《金匮要略》所论痉病诸条，误会甚多，此则仲景当时，未知有脊髓神经为病强直之理，而附会太阳之经，行于身背，遂以属之于太阳病中，已别为专论，其说颇详，编入拙稿《谈医考证集》中，可参互观之。

又：太阳病关节疼痛而烦，脉沉而细者，此名湿痹。

【正义】此节是论湿在经络之病，本与上条绝不相蒙，虽仲景以痉湿暍三证，并作一篇，究竟痉是痉，湿是湿，各有各病，不可牵混。此条必有恶寒发热，与伤寒之太阳症同，故亦冠以"太阳病"三字。关节疼痛，则湿邪痹络，脉道不通，亦与伤寒之寒邪痹络，而为骨节疼痛者同。但寒邪在络，脉当浮紧，此则沉而且细，以湿为阴邪，痹其络脉，病不在于肤腠，故脉不浮而沉，是为湿邪痹着之湿痹矣。

著，入声，音如掷。

又：太阳中暍者，发热恶寒，身重而疼痛，其脉弦细芤迟，小便已，洒洒然，毛耸，手足逆冷，小有劳，身即热，口开，前板齿燥〔1〕。若发汗，则恶寒甚；加温针，则发热甚；数下之，则淋甚。

【正义】中暍即中暑。暑热亦六淫之外感，故先中于皮毛，亦为太阳病之发热恶寒。其身重而疼痛者，暑最伤气，热邪伤血，气液两伤，故为身重疼痛。此身重与阳明证之身重同，而疼痛与太阳伤寒之疼痛大异，不可认作一例，故虽有发热，而营阴已耗，脉不浮大，而反弦细芤迟，皆气液两耗之征。小溲已而洒洒恶寒，毛发耸动，手足逆冷者，暑伤气而阳不振也；小有劳而身即发热，暑热耗气，不耐劳也；口开齿燥，无非津液已耗之候。故误发其汗，则阳愈伤而恶寒愈甚；误加温针，则火逆助阳邪之亢，故发热愈甚；误下则津液大耗，故小水欲竭而为淋。质直言之，种种脉证，无一非津液受灼而已。

又《太阳篇》：太阳病十日以去，脉浮细而嗜卧者，外已解也。

【正义】详脉浮主病本条。

又：下之后，复发汗，必振寒，脉微细。

【正义】既下又汗，津液大耗，阳气又伤，皮毛之卫气不固，自然当有振振之恶寒；脉中之营血太耗；自然微弱且细。此病情脉理之确有可必者矣。

又：如结胸状饮食如故，时时下利，寸脉浮，关脉小细沉紧名曰脏结。舌上白苔，滑者难治。

【正义】脏结为阴寒结于里，故当下利；关部主中焦，故其脉小细沉紧。舌有白苔，亦阴凝于里之征。若白而滑，则中气不振，舌苔亦不能厚腻。既虚且寒，凝结难开，故曰难治。

---

〔1〕 燥：原书作"燎"，据《伤寒论》改。

又《少阴篇》：少阴之为病，脉微细，但欲寐。

【正义】此少阴阴寒之证，故脉必微细，而倦怠嗜卧。

又：少阴病脉细沉数，病为在里，不可发汗。

【正义】少阴发热，病在于经，仲景谓脉沉者，用麻附细辛汤，是少阴本有可以发汗之例。若脉沉而且细且数，亦无发热之表证，则脉病相合，皆为里证，其热在里，已足以灼烁阴液，又何可妄援麻附细辛之例，而强责少阴汗以速之危耶！

又《厥阴篇》：手足厥寒，脉细欲绝者，当归四逆汤主之。

【正义】此肢厥脉细，乃阳气式微，不能敷布于四肢，尚与其里真寒之四逆汤证不同，故主是汤以通阳而宣络，不能用四逆汤之姜附以温中，四逆之汤名虽同，而证情药理，大是不同，初学不可含浑。

《辨脉篇》：脉绵绵如泻漆之绝者，亡其血也。

【正义】泻漆至欲绝之时，言其极细而无力，故曰绵绵，脉状如此，血耗甚矣。成聊摄注：乃谓前大后细，殊非古人真义。且又谓前大为阳气有余，则尤非本节应有之旨，是为画蛇添足。（互见脉微主病）

《伤寒例》：脉浮大减小，初躁后静，此皆愈证也。

【正义】此以伤寒热病言。阳邪方盛，脉必浮大而躁，迨其热邪已解，则浮者减，大者小，躁者静矣。邪势退舍，其为渐愈之证，彰彰明矣。

又：尺寸俱沉细者，太阴受病也。

【正义】《伤寒论·太阳篇》寥寥数条，多为太阴之虚寒证，故编《伤寒例》者，竟以脉沉细概之。然要知太阴脾病，固未尝无实热证，惟仲师本论，凡是脾胃实热，皆已在阳明篇中，如脾约胃家实等证皆是，而后之人乃可以脉之沉细，概括太阴受病，此其误会，所不待言。是以不佞之见，终谓《伤寒例》诸篇，岂特不类仲师手笔，且亦未必果是王叔和之笔墨也。

又：谵言妄语，身微热，脉浮大手足温者生，逆冷脉沉细者，不过一日死矣。

【正义】详前脉浮主病本条。

《金匮·虚劳病篇》：男子平人脉虚弱细微者，喜盗汗也。

【正义】汗出既多，血液必耗，故脉至虚弱细微者，知其当多盗汗。但古之所谓虚劳，皆属阳虚，则盗汗者，属于阳气之耗散，脉之虚弱细微，亦固其所。若至近今阴虚内热之盗汗，则脉又有虚大浮洪者，固不可以一概论也。

《脉经·一卷·杂脉法》：脉小血少，病在心。

【正义】心为发血之来源，脉是血液之道路，如其脉状偏小，血少何疑，故曰病在心。《脉经》本篇又曰：脉来细而微者，血气俱虚，亦即此理。

又：脉细小紧急，病速进，在中，寒，为疝瘕积聚，腹中刺痛。

【正义】细小紧急，皆主里寒为病，既紧且急，有固结不解之势，故曰速进。曰在中，曰寒，其病为疝瘕积聚，腹中痛，固皆阴寒凝聚之所致也。

又：沉细滑疾者热。

【正义】详前脉沉主病本条。

又：脉沉而细，下焦有寒，小便数，时若绞痛，下利后重。

【正义】脉沉主里，亦主下焦，沉而且细，里寒下寒之征。小便数者，气虚不固而频数也。绞痛多里寒之证，下利而后重者，气滞不化，阳和不运，故虽自利而后重不爽。

又：脉前大后小，即头痛目眩；脉前小后大，即胸满短气。

【正义】详前脉大主病本条。

又《二卷·三关病候篇》：寸口脉细，发热吸吐；关脉细，脾胃虚，腹满。

【正义】寸口脉细，胸中阳衰，故当有胃寒之呕吐，然"吸吐"二字，大是费解。且发热亦脉证不符，盖传写有误。关脉细，则脾阳不振，故曰脾胃虚而腹满。

又《四卷·三部九候脉证篇》：关上脉襜襜之大，而尺寸细者，其人必心腹冷积，癥瘕结聚，欲热饮食。

【正义】襜襜，空大之象，《释名·释衣服》：荆州谓禅衣曰布裙，亦曰襜褕，言其襜之宏裕也。

寿颐按：据此则襜襜为空大之确证。关上之脉，豁大而空，已是中寒为病，而尺寸皆细，其为寒症明甚，故主病如此。

又：尺脉细微，溏泄下冷利。

【正义】脉细且微，虚寒之证，而又独在尺部，是主下焦，故为病如此。

又：尺脉虚小者，足胫寒，痿痹脚疼。

【正义】尺虚且小，下焦虚寒，故当主胫寒，痿痹不仁脚疼，皆肾脏虚冷之证。

又《杂病脉法》：弦小者寒澼。

【正义】弦小皆阴脉，故主病为寒澼。澼当读为襞积之襞，乃有积滞之义，若后世医家者言，字又作癖，亦即积聚之义。其字本不从水，《集韵》训澼为肠间水，即以通行本《内经》之肠澼一证，而附会为之，实非此字应有之训诂。此从水旁之澼字，本与《庄子》洴澼絖[1]之澼训为漂者，绝不相涉。且肠澼之澼，今新刻东人旧抄本《太素》固皆作辟，无从水旁者。

又：阴邪来见沉细。

【正义】此言阴寒之邪。

又：小弱而涩，胃反。

【正义】胃中无火，则食入反出，是为胃反。脉小弱且涩，皆中气虚寒之确据也。

滑伯仁《诊家枢要》：小，不大也，浮沉取之，悉皆损小。在阳为阳不足，在阴为阴不足。

又：细，微眇也。指下寻之，往来如线，盖血冷气虚，不足以充故也。为元气不足，乏力无精，内外俱冷，萎弱洞泄，为忧劳过度，为积为痛，在内及在下。

---

〔1〕 洴洸澼：似当作"洴澼絖"。意指在水上漂洗棉絮。

【正义】伯仁以脉小与细分作二条，实为骈拇支指〔1〕，且又以细为微眇，未免言之太甚。须知细小之脉，在指下固自清晰可辨，不如微之甚也。伯仁亦自谓往来如线，则明明与微字之形势不甚分明者，大有区别。忧劳过度之脉细，亦精液之不足耳。

《濒湖脉学·脉细主病诗》：细脉萦萦血气衰，诸虚劳损七情乖。若非湿气侵腰肾，即是伤精汗泄来。寸细应知呕吐频，入关腹胀胃虚形。尺中定是丹田冷，泄利遗精号脱阴。

【正义】湿侵腰肾之脉细，即仲景之所谓湿痹，解已见前。寸细呕吐，即反胃也。余俱见前。

士材《正眼》：细主气衰，诸虚劳损。细居左寸，怔忡不寐；细在右寸〔2〕，呕吐气怯。细在左关，肝阴枯竭；细在右关，胃虚胀满。左尺若细，泄利遗精；右尺若细，下元冷惫。

【正义】《经》言脉细，多主寒冷而言，尚未及于虚劳一证，至伯仁、濒湖、士材乃皆主虚劳。然《经》言血少气少，其理固已一以贯之。左寸细主怔忡，即心血大虚之候，宜乎不能成寐；右寸细主呕吐气怯，以肺胃阳衰言也。左关细为肝阴枯，体贴极是；右关细为胃胀满，则不可执而不化矣。盖胀满证亦有属实而脉大者，何如止言胃虚，已足包括无遗？遗精亦有相火偏盛者，则其脉不必皆细，惟大虚之体而遗泄，则尺脉无不细微少神，此已是极坏之候。若其左右两尺，分析而言，则终是拘泥不化，不足征也。

石顽《诊宗三昧》：脉之小弱，虽为元气不足，若小而按之不衰，久按有力，又为实热固结之象，总由正气不充，不能鼓搏热势于外，所以隐隐略见滑热之状于内也。设脉小而证见热邪亢盛，则为证脉相反之兆。亦有平人六脉皆阴，或一手偏小者，若因病而脉损小，又当随所见部分而为调适。假令小弱见

---

〔1〕 骈拇支指：喻多余无用之物。
〔2〕 寸：原书刊作"手"，据《诊家正眼》改。

于人迎，卫气衰也；见于气口，肺胃弱也；见于寸口，阳不足也；见于尺内，阴不足也。凡病后脉见小弱，正气虽虚，邪气亦退，故为向愈。设小而兼之以滑实伏匿，得非实热内蕴之征乎？《经》云：切其脉口，滑小紧以沉者，病盖甚，在中。又云：温病大热，而脉反细小，手足逆者死。乳子而病热，脉悬小，手足温则生，寒则死（此条与乳子中风热互发。言脉虽实大，不至急强，脉虽悬小，四肢不逆，可卜胃气之未艾。若脉失冲和，阳竭四末，神丹奚济[1]，非特主产后而言，即妊娠亦不出于是也）。腹痛脉细小而迟者易治，坚大而急者难治。洞泄食不化，脉微小流连者生，坚急者死。谛观诸义，则病脉之逆从，可默悟矣。

又：《内经》细脉诸条，如细则少气，脉来细而附骨者积也；尺寒脉细，谓之后泄；头痛脉细而缓为中湿。种种皆阴邪之证验。所以胃虚少食，冷涎泛逆，便泄腹痛，湿痹脚软，自汗失精，皆有细脉，但以兼浮兼沉，在尺在寸，分别而为裁决。如平人脉来细弱，皆忧思过度，内戕真元所致。若形盛脉细，少气不足以息，及病热脉细，神昏不能自持，皆脉不应病之候，不可以寻常虚细论也。

郭元峰《脉如》：细脉细直而软，若丝线之应指，宜于秋冬老弱，为血气两衰之象，或伤精泄汗，或湿气下浸，或泄利脱阴，或丹田虚冷，或胃虚腹胀，或目眩筋痿。《脉经》云：细为血气衰，有此证则顺，否则逆，故吐衄脉沉细者生，忧劳过度者脉亦细，治须温补。春夏少壮，俱忌细脉，谓其与时不合，与形不合也。至有如细之脉，或因暴受寒冷极痛，壅塞经络，致脉沉细，不得宣达，是细不得概言虚，而误施温补，固结邪气也。又有劳怯困殆，脉见弦细而数，盖弦主气衰，细主血少，数主虚火煎熬，奄奄将毙，医于此时，尚欲清之平之，良可概矣。高鼓峰曰：细脉必沉，但得见滑，即是正脉，平人多有之，若见弦数，即是枯脉不治。

---

[1] 奚济：何能救助。

第八节 脉长主病

《素·脉要精微论》：长则气治。

【正义】此以无病言。惟其气盛，故脉乃应之而长。谓为气治者，平和不病之为治也。

又：心脉搏坚而长，当病舌卷不能言。

【正义】搏击坚劲，而又迢迢以长，皆气势之太过，心脉得此，而为舌卷不能言者，心阳亢盛，壅菀于上使然。明是有升无降，其为实证，显然易知，而王启玄注此节，于心肺脾胃四节，皆以虚言，真不可解。

又：肺脉搏坚而长，当病唾血。

【正义】肺脉如此，肺气之壅遏窒塞极矣，故当病唾血。脉实证实，夫复何疑？何以启玄作注，反谓肺虚极则络逆，络逆则血泄，不知如何联贯得下，妄作聪明，泃是可骇。

又：肝脉搏坚而长，色不青，当病坠若搏，因血在胁下，令人喘逆。

【正义】肝主藏血，古之恒言。益肝经之络，必与脉管循行，大有关系，所以内有血瘀，而肝脉应之，且长且搏，坚劲有力。启玄于此，亦知为实证，则何以所注心肺脾胃四条，皆以是脉为虚者，将如何而可自圆其说？色不青者，启玄谓诸脉见本经之气而色不应，皆非病从内生云云，则以为此非本脏之自病，故当主颠坠搏击伤瘀之证，说理尚是不谬。

又：胃脉搏坚而长，其色赤，当病折髀。

【正义】胃脉搏坚而长，是胃有实证可知。而曰当病折髀，义不相属，殊不可晓，盖传写容有讹误。合观下文，曰其软而散者，当病食痹，则胃脉虚而主食不能化，更可知胃脉实者，必主胃病，"折髀"二字，毫不相干。然王启玄注乃曰胃虚故病则髀如折，虽欲勉强附会，而全无义理可求，尤其可哂。

又：脾脉搏坚而长，其色黄，当病少气。

【正义】脾脉如是，脾之大气，壅塞甚矣。所谓少气者，盖言气滞于中，而运行不利也。启玄之注，乃曰脾虚则肺无所养，肺主气故少气，迂曲已极，仍不可通。

又：肾脉搏坚而长，其色黄而赤者，当病折腰。

【正义】肾脉太过，是亦肾气郁窒不通之证。而谓当病折腰者，盖亦气化不行，而运动不利，有如拗折。腰者肾之腑，肾脏为病，其应在腰也。

《素·平人气象论》：太阳脉至，洪大以长。少阳脉至，乍数乍疏，乍短乍长。又《至真要大论》：太阳之至，大而长。《难经·七难》：少阳之至，乍大乍小，乍短乍长。太阳之至，洪大而长。太阴之至，紧大而长。

【正义】此言时令阳气之旺，则脉必大而且长。详第一卷时令脉象各条。

《素·五脏生成篇》：青脉之至也，长而左右弹。有积气在心下，支胠，名曰肝痹。

【正义】青为肝色，肝脏之本色已现，是为肝病无疑，而其脉又长而左右搏指，则肝气之郁窒已甚，故知其有积气在肝，是为肝气痹著不通之病。支读为楂撑之楂，字亦作"楂"。两胠之间，楂撑窒塞，确是肝络循行之分野，色脉如是，固当有是见证矣。

《素·平人气象论》：寸口脉中手长者，曰足胫痛。

【正义】此所谓长，盖即尺部重长之脉，故主下焦为病，而知其足胫之痛。《脉经·一卷·杂脉法》谓长而缓者病在下，义亦同此。

或曰长亦指寸脉言，惟其阳尽在上，而下乃阴寒，故足胫为痛，此张石顽之说，亦可两存。

《甲乙经·四卷·经脉篇》：其脉滑大以代而长者，病从外来。（《灵·五色篇》同）

【正义】已详上文第六节脉大主病本条。

《伤寒例》：尺寸俱长者，阳明受病也。

【正义】热在阳明，里热甚盛，是气火有余，故脉当长。然所谓长者，仅以形势言，不能包举阳明病之情态，何如仲景本论，"伤寒三日，阳明脉大"二句，病情脉理，显然明了。读古人书，能于此同中有异之处，识得毫厘千里之辨，然后知仲圣心传，毕竟不容浅人妄易一字。

《脉经·一卷·杂脉法》：脉长而弦，病在肝。

【正义】长而且弦，肝气太过之脉也。

又《四卷·杂病脉》：浮洪大长者，风眩癫疾。

【正义】详脉浮主病本条。

又《六卷·肝足厥阴经病证》：肝病其色青，手足拘急，胁下苦满，或时眩冒，其脉弦长，此为可治。

【正义】此皆肝气横逆之证，故脉当弦长，有是证而得是脉，脉证相符，故曰可治。但此是肝气有余，治宜柔肝镇摄，而叔和此节，乃曰宜服防风竹沥汤、秦艽散云云，则误认外风，而治以疏散，宁不为虎傅翼，助之发扬？此是古人之大误，必不可勉强效颦者。

滑伯仁《诊家枢要》：长脉指下有余，为阳毒内蕴，三焦烦郁，为壮热。

《濒湖·长脉主病诗》：长脉迢迢大小匀，反常为病似牵绳。若非阳毒癫痫病，即是阳明热势深。

【正义】《濒湖》以脉长主癫痫病，正以此病为气火之有余，故当得此脉，与《素问》气上不下，气血并走于上之义甚合。此吾国旧学家，阅历有得之真传，固不待外国人"血冲脑经"四字，而早已悟澈是病是脉之原理矣。

士材《诊家正眼》：长脉主病，长主有余，气逆火盛。左寸见长，君火为病；右寸见长，满逆为定。左关见长，木实之殃；右关见长，土郁胀满。左尺见长，奔豚冲竟；右尺见长，相火专令。又曰长而和缓，即合春生之气，而为健旺之征。长而硬满，即属火亢之形，而为疾病之应。旧说过于本位，名为长脉，久久审度而知其必不然也。寸而上过，则为溢脉；寸而下过，则为关脉。关而上过，即属寸脉；关而下过，即属尺脉。尺而上过，即属关脉；尺而下过，即属复脉。由是察之，然则过于本位，理之所必无，而义之所不合也。惟其状如长竿，则直上直下，首尾相应，非若他脉之上下参差，首尾不匀者也。凡实牢弦紧，皆兼长脉，故古人称长主有余之疾，非无本之说也。

【正义】士材之意，谓长脉上下一贯，其势首尾皆匀，不以过于本位为然，说亦有理，确是细心体验阅历有得之言。但气势既旺，上下皆有超轶之态，则过于本位一句，确已简而能赅，可使初学易于领会，此宜两存而不悖，又何必执一而不通，竟谓理之必无，义之不合，得毋言之太甚？

石顽《三昧》：伤寒以尺寸俱长，为阳明受病。《内经》又以长则气治，为胃家之平脉。胃为水谷之海，其经多气多血，故显有余之象，然必长而和缓，方为无病之脉。若长而浮盛，又为经邪方盛之兆。亦有病邪向愈，而脉长者，仲景云太阴中风，四肢烦疼，阳脉微，阴脉涩而长者为欲愈。盖风本阳邪，因土虚木乘，陷于太阴之经，而长脉见于微涩之中，疼热发于诸阳之本，洵为欲愈之征，殊非病进之谓。且有阴气不充，而脉反上盛者，经言寸口脉中手长者，曰足胫痛是也。此与秦越人遂上急为溢，遂入尺为复，及上部有脉，下部无脉，关格吐逆，不得小便，同脉异证，不可与尺寸俱长之脉，比例而推也。

【正义】石顽解太阴一条，颇有心思，以太阴之气尚盛，故脉尚能长，可以胜邪也。其解足胫痛一条，谓阴气不充，脉反上盛，是以"寸口脉"三字，只认作寸之一部，上盛而下必不及，虽亦有理，然未免迂曲，似不如以寸口认作寸口三部，解为下部垂长，较为直捷，此亦可两存，以俟临证时之细心体验者。

王子亨《全生指迷方》：长者禀赋气强，胜血而气拥，其人寿。若加大而数，为阳盛内热，当利三焦。

【正义】王氏"胜血气拥"一句，太嫌费解，"当利三焦"四字，亦太糊涂。

第九节 脉短主病

《素问·脉要精微论》：短则气病。

【正义】脉短属正气之不足，故曰气病。

《素问·平人气象论》：寸口脉中手短者曰头痛。

【正义】此清阳之气，不能上达于诸阳之会，故头为之痛，而脉为之短。其所谓短者，乃是寸部之不及。若阳盛而为头痛，则寸部之脉，又当应之而长，是可举一以反三者。由此推之，则《素问》本节，又曰寸口脉中手长者，曰足胫痛，可知为尺脉之垂长，所谓阳气下陷，入于阴中，此足胫所以应之而病也。

《素问·平人气象论》：少阳脉至，乍数乍疏，乍短乍长；阳明脉至，浮大而短。

又《至真要大论》：阳明之至，短而涩。《难经·七难》：少阳之至，乍大乍小，乍短乍长；阳明之至，浮大而短；厥阴之至，沉短而敦。

《脉经·五卷·引扁鹊阴阳脉法》：少阳之脉，乍小乍大，乍长乍短；阳明之脉，浮大以短；厥阴之脉，沉短以紧。

【正义】此应时令阴阳之脉象。详第一卷时令脉象本条。

《伤寒论·阳明篇》：发汗多，若重发汗者，亡其阳。谵语，脉短者，死；脉自和者，不死。

【正义】此是汗多亡阳，神昏谵语之证，据脉以为生死之诊。脉和则阴液未竭，故可不死；脉短则营血涸矣，又何恃而不恐？

《脉经·四卷·杂病脉》：浮短者，其人肺伤，诸气微少，不过一年死。法当嗽也。

【正义】脉之短者，其人血气皆少，又加以浮而不实，枝叶虽未有害，而本实先拔，盖吸气不能入于下焦，故脉应之，缩而不长，其败宜矣。互见浮脉主病本条。

又：短而数，心痛心烦。

【正义】脉生于心，故脉短即以诊心脏之病。

伯仁《诊家枢要》：短者，为阴中伏阳，为三焦气壅，为宿食不消。

【正义】脉短而滑是阴中伏阳，其义顾不可解，惟三焦气壅，及宿食不消二者，皆以气滞于里，而脉道不得条达，是亦脉短者应有之义。此虽脉壮不及，但是实证非虚证。伯仁之所谓阴中伏阳者，盖即指此，然竟忘却不足之体，应当脉短一层，何其疏略竟至于此。

《濒湖脉学·短脉主病诗》：短脉惟于尺寸寻，短而滑数酒伤神。浮为血涩沉为痞，寸主头疼尺腹疼。

【正义】短为伤酒之诊，其义未详。浮部见短，血涩不利，沉部见短，气结成痞，皆以实证言。寸短头疼，清阳之气，不司布濩[1]也。尺短腹疼，阴凝在下，气滞不宣也。是皆以气不条达立论，于是脉象应之，乃见其短，颇有至理。

李士材《诊家正眼》：短脉在时为秋，在人为肺，肺应秋金，天地之气，至是而收敛，于人应之，故有蓄缩之象而脉短。经云短则气病，盖气属阳而充于肺，故短脉独见，为气衰之兆。惟肺为主气之脏，而脉应短，《素问》所谓肺之平脉，厌厌聂聂，如循榆荚，则短之中自有和缓之象，气仍治也。若短而沉且涩，则气病矣。高阳生谓短脉两头无中间有，为不及本位，其说不能无弊。盖脉以贯通为义，一息不运，则机缄[2]穷；一毫不续，则生意绝，岂有断绝不通之理？假使上不通则阳绝，下不通则阴绝，俱为必死之脉矣。

【正义】肺脉短涩，止以形容金体凝肃之意。"短涩"二字，必不可拘泥字面执而不化。即曰秋令肃降，于脉当短，亦止较诸长夏之令，发泄有余者，稍

---

〔1〕 布濩：濩音 hù（户）。布濩，散布。

〔2〕 机缄：古代道家所谓主宰并制约事物的力量。此处引申为生机。

形其静穆耳。又何可执定短之一字，不一寻绎其主旨何在耶？高阳生所说两头无六字，确有不妥，士材讥之是矣。

石顽《诊宗三昧》：经云短则气病，良由胃气阨[1]塞，不能条畅百脉；或因痰气食积，阻碍气道，所以脉见短涩促结之状。亦有阳气不充而脉短者，经谓寸口脉中手短者，曰头痛也。仲景亦云汗多重发汗，三阳谵语，脉短者死，脉自和者不死。

戴同父云：短脉只当求之于尺寸，关部从无见短之理。昔人有以六部分隶而言者，殊失短脉之义。

【正义】经文"短则气病"一句，士材以肺气讲，石顽以胃气讲，言虽殊而义则一。惟李主虚者一边说，张主实者一边说，取义亦复各别。要之虚实两层，皆气分必有之病，亦不可偏废。石顽此节，以短与促并论，可知脉促之真义，自有短促不舒一层，此亦不可以歇止看者。可与日本人丹波元简之说促脉，彼此参证。

《千金方》论脚气曰：心下急，气喘不停，或自汗数出，或乍寒乍热，其脉促短而数，呕吐不止者，死。

日本人丹波廉夫曰：促短而数者，其脉之来去，如催促之短缩而数疾，此毒气冲心，脉道窘迫之所致，乃为死证，是短脉之最可怖者。

【正义】脚气上冲，其人稍觉心下有如舂杵之状，已是毒气上攻、急不可治之候，或为呕吐，或为气喘，有升无降，其候更危，斯时脉状，乃短促急遽，有来无去，皆是绝症。《千金》之论甚确，丹波解之亦精，然医者之阅历未深者不知也，亟录之以备临证时一助。

---

〔1〕 阨：通"隘"，狭窄。

第十节　脉虚主病

《素·脉要精微论》：胃脉实则胀，虚则泄。

【正义】王启玄曰：脉实者，气有余，故胀满；脉虚者，气不足，故泄利。

又：来疾去徐，上实下虚，为厥巅疾。

【正义】巅疾乃气火上升顶巅之疾，今西国学者谓之血冲脑经，即《素问·调经论》之所谓血与气并，则为实焉。血之与气，并走于上，则为大厥。脉解篇又曰阳尽在上，方盛衰论又曰气上不下，盖惟阳盛在上，则上独实，故脉之来也，阴升之气有余，则其势恒疾速而迫急，亦以阴衰于下，则下已虚，故脉之去也，阴吸之力不足，则其势恒急缓而纤徐，描摹阴阳翕合之理，可谓尽态极妍。

《素·五脏生成篇》：黄，脉之至也，大而虚，有积气在腹中，有厥气，名曰厥疝。

【正义】黄为脾脏本色，其色见黄，则脾病已显，而脉大且虚，则中州大气斡旋，已失其乾健之职，故知其有积气。互见前脉大主病本条。

《素·平人气象论》：病在中，脉虚；病在外，脉涩坚者，皆难治。

【正义】病果在里，而脉反空虚，是为中无所守；病仅在外，而脉乃涩坚，则为里气已窒，有是病而不得是病当有之脉，且适得是病相反之脉，故为难治。玉机真脏论又作病在中，脉实坚；病在外，脉不实坚者，皆难治。则以里证脉实，蒂固根深；表证脉虚，真气已馁者言之。句法相似，而其取义攸殊，似相反而未尝不相成。参互观之，具有至理。是在善读古书者心领神会，洞瞩渊微，始能遇方为圭，遇圆成璧，随机觉悟，有触皆通。若必拘拘于字句之间，而疑为理论之彼此歧异则自画之道矣（画，限也。言自为限止而不得贯通也。《论语》：今女画）。

《素·玉机真脏论》：真肺脉至，大而虚，如以毛羽中人肤。

【正义】详脉大主病本条。

《素·通评虚实论》：癫疾之脉，虚实何如？曰：虚则可治，实则死。

【正义】癫疾乃血之与气，并走于上为病，气火俱浮，其势汹涌。《生气通天论》所谓血苑于上，使人薄厥（"薄"读为"迫"，逼也。言气血上涌，逼之使厥）。苟其脉犹虚而不甚坚实，则冲激之势犹可稍缓须臾，投药尚能中病，故曰可治，即《调经论》之所谓气反则生也。如其脉来坚实，绝无和缓之气，则冲激之力，有加无已，变幻孔[1]急，药不能及，故不可治，即调经论之所谓不反则死也。今西国学家名此证曰血冲脑经，亦曰脑溢血，脑血管爆裂。盖其势稍缓，则为血之冲脑，犹为可治，若其气势甚张，则不仅冲激以震动其脑之神经，直令脑中血管，骤然迸裂，而血溢于脉管之外，安得不死？此解剖家所以见死者脑中恒有死血之真病理也。而证以《素问》所言脉理，又皆一以贯之，此上古神圣，洞见隔垣[2]，昭示后学，何等明白，而惜乎后之读者，皆不能悟，遂令此病之讹以传讹者，垂二千年，竟无一人能发明此中真义，宁不可叹！此则新学家得其实在证据，而轩岐之学，乃得重光于宇宙，其亦丰城剑气[3]自有永久不可埋没之理欤？《素问》本篇又曰：癫疾脉搏大滑，久自已；脉小坚急，死不治。其所谓搏者，盖亦几近于实，惟其大而且滑，犹未坚凝太甚，故尚有可已之望。若脉小而且坚且急，则无一非实结不通之义。又与此条之虚实生死，互为发明，文虽异而理亦在在相符，后之学者，其亦可以读此而得绝大觉悟已。

《素·大奇论》：肾肝并虚为死。

【正义】肾肝是下焦根本之位，生生之基，二脉并虚，是无根矣，安得不死？

---

〔1〕 孔：甚，很。

〔2〕 洞见隔垣：喻观察病情深透明彻，犹如透见隔墙以外的东西。

〔3〕 丰城剑气：喻珍异之物为天地所钟爱。典故引自《晋书·张华传》。

《素·刺志论》：脉实血实，脉虚血虚，此其常也。

【正义】脉是血之隧道，脉之虚实即是血之虚实，最为质直剀切。

《太素·十五卷·色脉诊篇》：脉孤为消，虚为泄，为夺血。

【正义】脉孤为消，义颇费解。泄利失血，则阴液大伤，于脉应之，其虚宜也。按此节亦见王注《素问·玉版论要篇》，但王本则作"脉孤为消气，虚泄为夺血"，几于不可句读，其有讹误甚明。今以新刻《太素》证之，则王本之讹，自可共见，而启玄为是节作注云云，真是梦中呓语。

《甲乙·一卷·津液血脉篇》：血脱者，色白，夭然不泽；脉脱者，其脉空虚。

【正义】《甲乙》此节，以血脱、脉脱各明一义，两两相形，病情显著。今《灵枢·决气篇》无"脉脱者"三字，则以空虚之脉，附属之于血脱条中，虽其理未始不可相通，然与《甲乙》本文，终是各道其道，岂后人之有意点窜欤，抑传写者之偶然脱佚三字？盖已不可知矣。（"夭"读为"杳"，言其晦滞无华，故曰不泽。凡《素问》言色夭者，义皆如是）

又《四卷·经脉篇》：盛则为热，虚则为寒。

【正义】此以脉之常理言之。盛者洪大有力，故主有热；虚者柔靡不振，故主有寒。但就此二句而论，岂不明白了解。然《甲乙经》本节，上文则曰人迎大一倍于寸口，病在少阳，再倍病在太阳，三倍病在阳明，而即以此二句继之，似此之脉盛脉虚，皆以人迎立论，则既一倍再倍三倍于寸口，自必为阳盛之象，何以复有虚寒之症，已是难通。而《灵枢·禁服篇》于上文且云一倍而躁，二倍而躁，则既大且躁，而犹有虚寒主病，益不可道，此古籍残缺之余，文义不属，必不可穿凿附会，而勉强以为之解说者。杨上善注《太素》，谓气内盛为热，故人迎脉盛，其言固顺然；又曰阳气内虚，阴乘为寒，故人迎脉盛[1]，则仍是望文生义，而几忘其上文之一倍再倍三倍于寸口之义。惟《太

---

〔1〕 盛：原作"卢"，据上文改。

素》于上文，本不言躁，犹可曰脉大而虚，故主中寒，若如《灵枢》，则且大且躁，而虚则为寒，终难一以贯之矣。

又：盛则胀满寒中，食不化；虚则热中，出糜少气，溺色变。

【正义】 此脉盛反主中寒，而脉虚反主中热者。盖盛以坚紧为义，故主寒实于里；虚以滑数为义，故主虚热于中。本节上文言寸口大于人迎三倍，病在太阴，故杨注《太素》云寸口阴气大于人迎三倍，病在太阴。太阴之病，自有虚实。是以寸口阴盛，则腹中寒气胀满，有寒中食不化；而阴虚阳气来乘，肠胃中热，故大便必糜；少阴气虚，故少气溺色黄也。

《甲乙·五卷·针道外揣纵舍篇》：其脉滑而盛者，病日进；虚而细者，久以持。

【备考】《灵枢·邪客篇》同。

【正义】 见后洪脉主病本条。

《伤寒论·平脉法》：风则浮虚。

【正义】 此以外感风邪言之。病尚在表，故脉浮；病未入里，故脉不坚实而虚，此非空虚之虚，不可误会。

《伤寒例》：脉虚身热，得之伤暑。

【正义】 暑热伤气，大气已虚，故伤暑者脉虚。

又：阴阳俱虚，热不止者，死。

【正义】 津液大耗，表里两竭，故脉阴阳俱虚，而邪热犹炽，阴不敌阳，其何恃而不恐。

《金匮·虚劳篇》：男子平人脉大为劳，脉极虚〔1〕亦为劳。

【正义】 劳则气血俱散，故脉空大；劳则气血俱耗，故脉极虚。尤在泾渭大者，劳脉之外着者也；极虚者，劳脉之内衰者也。

又：男子平人脉虚弱细微者，善盗汗也。

---

〔1〕 脉极虚：原书作"脉虚极"，据《金匮·血痹虚劳篇》改。

【正义】此以汗出已多，津血大耗，故于脉应之，当为虚弱细微。

《脉经·二卷·三关病候篇》：寸口脉实即生热，在脾肺，呕逆气塞；虚即生寒，在脾胃，食不消化。

【正义】此以虚实分诊寒热，乃偶举一端，必不可泥。独不思寒实积滞之症，脉亦坚大，中虚内热之症，脉亦虚大乎？叔和正未之思耳。《濒湖脉学》、士材《正眼》，于虚脉皆有食不消一条，固皆本此，其实不可执一不通也。

《脉经·四卷·辨三部九候脉证》：尺脉虚小者，足胫寒，痿痹脚疼。

【正义】详前脉小主病本条。

滑氏《诊家枢要》：虚为气血俱虚之诊，为暑，为虚烦，多汗，为恍惚多惊，为小儿惊风。

【正义】恍惚多惊，心气不足，实即心脏生血之不及，于脉当虚宜也。若小儿惊风，则急惊为病，多由火盛生风，上冲激脑，其脉证多洪大数疾，安得有虚脉？伯仁盖以惊悸之心气馁怯者而言，慢脾风症有之，断不可以概急惊实热。伯仁虽未知小儿惊痫皆属脑神经病，然岂不知急惊之多热盛耶？

《濒湖脉学·虚脉主病诗》：脉虚身热为伤暑，自汗怔忡惊悸多。发热阴虚须早治，养营益气莫蹉跎。血不荣心寸口虚，关中腹胀食难舒。骨蒸痿痹伤精血，却在神门两部居。

【正义】脉虚血虚，固多潮热暮热，李谓宜于养营是也。又谓益气，则滋养肝脾肾之脏真阴，未尝非补益大气之法，若使薛立斋、赵养葵处此，未免误以"益气"二字，而袭用东垣成方，斯杀之惟恐其不速矣。寸虚属心血不足，即上文所指怔忡惊悸诸证。关虚属脾运无权，故曰膜胀食入不舒。若骨蒸痿痹，则病在肾家，故以神门之脉应之，此用王叔和神门属肾之说，即是两尺，非掌后锐骨之端手少阴经穴也。

士材《诊家正眼》：虚主血虚，又主伤暑。左寸心亏，惊悸怔忡；右寸肺亏，自汗气怯。左关肝伤，血不营筋；右关脾寒，食不消化。左尺水衰，腰膝痿痹；右尺火衰，寒证蜂起。

【正义】士材此节，皆从濒湖旧说敷衍为之，无甚精义。以两尺分别水火，虽曰古人多为此说，然拘执不化，终是刻舟求剑，圆机之士，慎勿蹈此习气。

《景岳·脉神》：虚为无力无神，有阴有阳。浮而无力为血虚；沉而无力为气虚。数而无力为阴虚；迟而无力为阳虚。虽曰微濡迟涩之属，皆为虚类，然而无论诸脉，但见指下无神者，总是虚脉。《内经》曰：按之不鼓，诸阳皆然，即此谓也。故凡洪大无神者，即阴虚也；细小无神者，即阳虚也。阴虚则金水亏残，龙雷易炽，而五液神魂之病生焉。或盗汗遗精，或上下失血，或惊忡不宁，或咳喘劳热；阴虚则火土受伤，真气日损，而君相化源之病生焉。头目昏眩，或膈塞胀满，或呕恶亡阳，或泻痢疼痛。救阴者壮水之主，救阳者益火之源，渐长则生，渐消则死，虚而不补，元气将何以复，此实死生之关也。

【正义】景岳说脉，动辄谓有力即是有神，无力即是无神，语病极多，最不可训。惟以无力无神说此虚脉，则题目恰好，尚为针对，此公最喜用补，亦惟此节颇能相合。然膈塞胀满，泻痢疼痛诸病，纵是真虚，亦未可一例蛮补也。

石顽《三昧》：虚为营血不调之候，叔和以迟大而软为虚，每见气虚喘乏，往往有虚大而数者，故仲景谓脉虚身热，得之伤暑。东垣谓气口脉大而虚，内伤于气，若虚大而时显一涩，为内伤于血。凡血虚之病，非显涩弱则弦细芤迟，如伤暑脉虚为气虚，弦细芤迟为血虚；虚劳脉极虚芤迟，或尺中微细小者，为之血失精；男子平人脉虚弱微细者，善盗汗出。慎斋有云：脉洪大而虚者防作泻。可知虚脉多脾家气分之病，大则气虚不敛之故。《经》云：脉气上虚尺虚，是谓重虚，病在中，脉虚难治。仲景有脉虚者不可吐；腹满脉虚，复厥者不可下；脉阴阳俱虚，热不止者死。可见病实脉虚，皆不易治。盖虚即是毛，毛为肺之平脉，若极虚而微，如风吹毛之状，极虚而数，瞥之如羹上肥者，皆为肺绝之兆也。惟癫疾之脉虚为可治者，以其神出舍空，可行峻补，若实大为顽痰固结，搜涤不应，所以为难耳。

【正义】《脉经》以迟大而软为虚，本有语病，石顽以虚大而数一层，为之针对，则叔和之误，更得确证。惟癫疾一条，谓为神出舍空，终是杜撰。然当时脑神经病之理，尚未发明，本不可遽以为石顽病，寿颐于上文《素问》本条，已详言之矣。周澄之《脉义》亦曰石顽神出舍空二句大谬。乃又谓脉虚为邪未深痼之义，须知此是内伤，阴虚阳浮为病，非可以外邪说，澄之一生，亦未知癫疾之真相，所以误认是外邪。

第十一节　脉实主病

《素·脉要精微论》：胃脉实则胀，虚则泄。

又：来疾去徐，上实下虚，为厥巅疾。

【正义】二条并见上文脉虚主病本条。

《素·平人气象论》：脉小实而坚者曰病在内。

【正义】脉实且坚，皆主里病，故曰在内。

《素·平人气象论》：泄而脱血，脉实难治。

《素问·玉机真脏论》：脱血而脉实，难治。

【正义】泄利失血，皆为虚证，而脉来反实，则病势方甚而正气已衰，故曰难治。且恐有真脏脉之如张弓弦，或辟辟如弹石者，是无和缓气之绝脉，又岂独难治而已耶！

《素·玉机真脏论》：脉实以坚，谓之益甚。

又：病在中，脉实坚，难治。

【正义】脉实且坚，病根深固，故曰益甚，曰难治。

《素·通评虚实论》：巅疾之脉，虚则可治，实则死。

【正义】详上虚脉主病本条。宋人校语引巢元方《病源》，亦云沉小急实，死不治。

又：消瘅脉实大，病久可治；悬小坚，病久不可治。

【正义】详见脉大主病本条。

《素·刺志论》：脉实血实。

【正义】脉是血管，脉实血实，此以平时之脉实而言。然果有血分实滞之症，而脉应之，则必为实大坚牢诸象，亦此理耳。

《伤寒论·阳明篇》：脉实者宜下之。

【正义】阳明里实，故脉应之而亦实，则当用下法，亦复何疑。

又《劳复篇》：伤寒差后，脉沉实者，以下解之。

【正义】详沉脉主病本条。

《脉经·二卷·三关病候篇》：寸口脉实，即生热，在脾肺，呕逆气塞；关脉实，胃中痛；尺脉实，小腹痛，小便不禁。

【正义】此叔和分寸口三关以诊脉实之主病也。然仅举一端，却不可谓脉状坚实之主病，止有此数，且尺实何以主小便不禁，其理殊不可解，或传写有错误乎？考《濒湖脉学》实脉条有自注谓《脉诀》言小便不禁，《脉经》言尺实小便难。似李所见之《脉经》独异，按之病理，当从李说为长。（详见后《濒湖脉学》条）

《脉经·四卷·杂病》：脉水谷来见坚实。

【正义】此以水积食滞，而脉坚且实，亦脉实主病之一端耳。

滑伯仁《诊家枢要》：实脉为三焦气满之候，为呕，为痛，为气寒，为气聚，为食积，为利，为伏阳在内。左寸实，心中积热，口舌疮，咽疼痛；实大，头面热风烦燥，体痛面赤。关实，腹胁痛满；实而浮大，肝盛，目暗赤痛。尺实，小腹痛，小便涩；实而滑，淋沥茎痛，溺赤；实大，膀胱热，溺难；实而紧，腰痛。右寸实，胸中热，痰嗽烦满；实而浮，肺热，咽燥痛，喘咳气壅。关实，伏阳蒸内，脾虚食少，胃气滞；实而浮，脾热，消中善饥，口干劳倦。尺实，脐下痛，便难，或时下痢。

《濒湖脉学·实脉主病诗》：实脉为阳火郁成，发狂谵语吐频频，或为阳毒或伤食，大便不通或气疼。寸实应知面热风，咽疼舌强气填胸。当关脾热中宫满，尺实腰肠痛不通。

【正义】濒湖自注曰：《脉诀》言小便不禁，与《脉经》尺实小腹痛小便难之说何相反，洁古不知其谬，决为虚寒，药用姜附，误矣。

寿颐按：据东璧氏说，则所见《脉经》作尺实小便难，于理为近，然今本《脉经》，皆作小便不禁，且其下更有针关元补之止小便等句，其非讹误又甚明，岂东璧所见之本不同耶？戴同父《脉诀刊误》，亦云《脉经》小便不禁，必传写之误，不应《濒湖》所见独异。高阳生《脉诀》亦作"小便不禁"，则仍《脉经》之误耳。

士材《诊家正眼》：实之为义，邪气盛满，坚劲有余，见此脉者，必有大邪大热，大积大聚。

《景岳·脉神》：实脉，邪气实也，有阴有阳，为三焦壅滞之候。表邪实者，浮大有力，以风寒暑湿，外盛于经，为伤寒瘴疟，为发热头痛，鼻塞头肿，为筋骨肢体酸疼痛，痈毒等证。里邪实者，沉实有力，因饮食七情，内伤于脏，为胀满，为闭结，为癥瘕，为痰饮，为腹痛，为喘呕咳逆等证。火邪实者，洪滑有力，为诸实热等证。寒邪实者，沉弦有力，为诸痛滞等证。凡其在气在血，脉有兼见者，当以类求。然实脉有真假，真实者易知，假实者易误，故必问其所因，而兼察形证，必得其神，方是高手。

【正义】脉之实者，浮中沉皆搏指有力，必为邪盛之象，论者皆无异议，独景岳说到真假之辨，而言之太嫌空论，未能说出其所以假实之理。盖即所谓主虚有盛候者，坚劲不挠，全无冲和之气，邪气实而正已消，真脏脉见，如新张弓弦，辟辟如弹石，皆为必败之候。

石顽《诊宗三昧》：实为中外壅满之象，经云邪气盛则实。非正气本充之谓，即此一语，可为实脉之总归。夫脉既实矣。纯虚证之必无也；证既实矣，纯假象之必无也，但以热邪亢极而暴绝者有之。其为病也，实在表则头痛身热；实在里则膜胀腹满。大而实者热由中发；细而实者积自内生。在伤寒阳明病，不大便而脉实，则宜下，下后脉实大，或暴微欲绝，热不止者死。厥阴病下利脉实者，下之死。病脉之逆，从可见矣。盖实即是石，石为肾之平脉，若石坚太过，辟辟如弹石状，为肾绝之兆矣。其消瘅鼓胀坚积等病，皆以脉实为可治。若泄而脱血，及新产骤虚，久病虚羸，而得实大之脉，良不易治也。

【正义】石顽热邪亢极一句，仅就伤寒温热病一边着想，若杂病脉实，颇有寒结在里，窒塞不通之症，必不可概以热论，此当据见证以参详，不得但凭于指下也。其所谓阳明脉实宜下，下后而脉实大一证，亦有积滞未净者，如其已无积滞，而脉实大，则亦真脏脉见，所以必死。又谓厥阴下利脉实，下之死，则厥阴之虚利，脉实是相反，故不可下。又谓泄而脱血及新产虚羸，而得实大之脉，皆不易治，因无一非真脏脉之绝证也。

吴山甫《脉语》： 实而静，三部相得，曰气血有余；实而躁，三部不相得，曰里有邪。

【正义】实为坚实之象，故曰里有邪。吴谓相得不相得，犹言三部若一不若一耳。然语气殊未了了。

郭元峰《脉如》： 实主火热有余之证。或发狂谵语，或阳毒便结，或咽肿舌强，或脾热中满，或腰腹癃痛。或平人实大，主有痢疾，宜先下之；或痈疽脉实，急下之，以邪气在里故也。又有如实之脉，久病得此，孤阳外脱，脉必先见弦数滑实，故书云久病脉实者凶，其可疗以消伐之剂乎？更有沉寒内痼，脉道壅滞，而坚牢如实，不得概用凉剂，但温以姜桂之属可也。又有真阴大亏，燎原日炽，脉见关格，洪弦若实，法几穷矣，尚可清凉乎？以上三证，皆假实脉，非正实脉也。

【正义】"平人实大"四字，殊不可解，必有讹误。

周澄之《脉义简摩》： 《内经》言邪气盛则实，此"实"字所赅甚广，必有兼脉，非正实脉也。凡实热者脉必洪，但洪脉按之或芤。实寒者脉必牢，但牢脉专主于沉。正实者，浮沉和缓，则寒不甚寒，热不甚热，此正盛邪微之实脉也。若夫虚寒者细而实，即紧脉也；积聚者弦而实，或涩而实；孤阳外脱而实者，即《脉经》所谓三部脉如汤沸者也，皆兼他脉，此邪盛正败之实脉也。大抵实脉主有余之病，必须来去有力有神，若但形体坚硬，而来往怠缓，则是纯阴之死气矣。

【正义】脉如汤沸乃形容其洪大无根之状态，何得妄以为实象。

第十二节　脉洪主病　脉盛附见

寿颐按：脉大而有力为洪，不仅在形质之粗大，而重在气势之贲张。今之医者，无不知有洪大之脉形，然考其原始，则仲景书中，偶一见之，其后叔和《脉经》乃为习见，而上稽《素》、《灵》，《素问》中竟未见一洪字，《灵枢》则《五禁篇》中一见之，是即本于《甲乙·四卷·经脉篇》，皇甫士安所撰集，亦在典午[1]之世，正与叔和同时，此可知洪脉之名，尚非中古所固有。而所谓盛所谓躁者，则《素问》、《甲乙》，屡屡言之，是不可仅知后世之名称，而贻数典忘祖之讥者。兹仍以洪字标题，所以从宜从俗，而即以古书之脉盛主病，并为一条，藉以证明其名虽异而实则同，庶乎考古证今，一以贯之矣。

《素问·脉要精微论》：上盛则气高，下盛则气胀。

【正义】上下以关前关后言，亦可以浮沉言。盛者气势皆盛，即后世之所谓洪也。盛于关前，或盛于浮部，其主病皆在上，故知其气高而冲激于上。盛在关后，或盛在沉分，其主病皆在于里，故知其气塞而胀满于中。宋校谓全元起本高作"鬲"，则以鬲中言之，主病固亦在上焦也。

又：夏日在肤，泛泛乎万物有余。

【正义】此夏令当旺之脉象。泛泛有余者，以阳盛在外而脉乃应之，是其宜也。后世每谓夏日洪脉大者，其义本此。详第一卷时令脉象中。

《素·平人气象论》：寸口脉浮而盛者，曰病在外。

---

[1]　典午：指晋朝。

又：脉盛滑坚者，曰病在外。

【正义】浮而且盛，主病在表，故曰在外，言外感之表症也。又曰盛而滑坚，则虽坚劲有力，而犹往来流利，尚与里症之脉，坚着沉实者不同，故亦曰在外。《甲乙经·四卷·经脉篇》亦曰人迎脉滑盛以浮者，病日进，在外。《伤寒例》亦曰脉盛身寒，得之伤寒，皆与此同意。

又：盛而紧曰胀。

【正义】脉盛有力，而又坚紧，皆里气窒滞不通之象，故知其病之为胀满。《脉经·四卷·杂病脉篇》亦曰盛而紧者胀。《甲乙·四卷·经脉篇》亦曰盛则胀满，寒中，食不消化。

又：安卧脉盛，谓之脱血。

【正义】脉盛而主脱血，盖以气火方张，而血行不循其常道，故当有血溢暴涌之病。惟《素问》经文，乃曰安卧脉盛，义不可通。考《太素·十五卷·尺寸诊篇》则以"安卧"二字，属上句解衍连文，于义为顺，而此句则脉上有尺字，是专以尺部言之。尺脉盛而主失血，则相火不藏，而血暴注也。

又《玉机真脏论》：脉盛、皮热、腹胀、前后不通、闷瞀，此谓五实。

【正义】盛者，浮中沉俱大而有力，故为五实之一。

又《三部九候论》：盛躁喘数者，为阳，主夏，故以日中死。

【正义】详数脉主病本条。

喘字当为"搏"字之讹，说已见前。

又《评热病论》：汗出而脉尚躁盛者死。

【正义】此以热病而言。阳邪方盛，脉躁而盛，亦固其所。若已得汗，则表里已和，津液已通，热当解，而脉当静，方为佳象；若汗虽出而脉仍躁盛，则津液外越，而内热犹炽，阴不敌阳，邪气胜而正气衰矣。《甲乙·七卷·热病篇》亦曰热病已得汗，而脉尚躁盛者，此阴脉之极也，死；其得汗而脉静者，生。热病脉常躁盛而不得汗者，此阳脉之极也，死；其脉躁盛得汗而脉静者，生。《太素·二十五卷·热病说篇》、《灵枢·热病篇》大同小异。

寿颐按：阴脉之极，义不可解。杨注《太素》曰阴极无阳，更不可通。总之躁盛是阳脉，热病是阳症，安得说到阴字一边去。《甲乙·四卷·经脉篇》亦曰热病脉静，汗已出脉盛躁，是一逆（《灵·五禁》同）。《伤寒例》亦曰脉阴阳俱盛，大汗出不解者死。其义皆同。

又《病能篇》：人迎甚盛，甚盛者热。人迎者，胃脉也，逆而盛，则热聚于胃口而不行，故胃脘为痈也。

【正义】此之人迎，说者皆以颈结喉两旁之人迎穴言。《经脉篇》人迎之穴，属胃之经，固是信而有征，胃热生痈，而人迎脉盛，其理亦何尝不确。然苟以实在生理征之，则颈旁大脉，即是心脏发血管上行之两大支，其管甚巨，按其脉形，无不大三四倍于寸口，必不足以辨病情之虚实，此盖古人理想之辞，殊未可信。寿颐谓凡《内经》所称人迎脉者，皆是左为人迎之人迎，惟本节上文又曰当候胃脉，胃脉当沉细，义不可通，且与人迎甚盛一句，适得其反，而乃并见于一节文中，上下何能贯串。王启玄注妄谓沉细为寒，寒气格阳，故人迎脉盛，望文生义，曲为之说，似乎左右咸宜，然则胃脘生痈者，究属是寒是热，骑墙之论，适以误人，那得有此病理，启玄亦太愦愦矣。

又《调经论》：阴盛生内寒，奈何？曰：厥气上逆，寒气积于胸中而不泻。不泻，则温气去，寒独留，则血凝泣，凝则脉不通，其脉盛大以涩，故中寒。

【正义】详脉大主病本条。

《甲乙·四卷·经脉篇》：人迎盛紧者伤于寒，脉口盛紧者伤于食。（《太素·十四卷·人迎脉口诊》同。《灵·五色》则紧皆作"坚"，脉口作"气口"）

【正义】脉紧且坚，皆主实邪为病。人迎见之，外伤于寒邪；气口见之，内伤食积。所谓左为人迎，右为气口，人迎主外，气口主内也。

《甲乙·四卷·病形脉诊篇》：尺肤热甚，脉盛躁者，病温也。其脉盛而滑者，汗且出也。（汗，今本《灵枢》作"病"，误。《脉经》、《太素》皆作"汗"，与《甲乙》同）

【正义】详脉数主病本条。

《甲乙·四卷·经脉篇》：盛则为热，虚则为寒。（《灵枢·禁服篇》同）

【正义】详脉虚主病本条。

《甲乙·五卷·针道外揣从舍篇》：其脉滑而盛者，病日进；虚而细者久以持。（《灵枢·邪客》同）

【正义】脉盛且滑，其势方张，故为日进；若其虚细，则邪虽不实，而正气已馁，调复亦岂易易，故为持久之象。《太素·二十三卷·杂刺篇》曰：视其脉坚且盛且滑者，病日进；脉濡者病持下。语虽不尽同，然意义与此无别，当即从此而出，濡当读为耎。

又《四卷·经脉篇》：病泄脉洪大，为五逆之一。（《灵枢·五禁篇》同）

【正义】泄利多虚寒之证，脉当小弱，而反洪大，苟非阴盛格阳，何以有此？或为中气欲脱，豁大无根，或为胃气已绝，搏指刚劲，是即真脏脉见，故为逆候。

《伤寒论》：服桂枝汤，大汗出后，脉洪大者，白虎加人参汤主之。

【正义】详脉大主病本条。

《辨脉法》：脉浮而洪，身汗如油，喘而不休，水浆不下，体形不仁，乍静乍乱，此为命绝也。

【正义】详脉浮主病本条。

《金匮·蛕虫篇》：问曰：病腹痛有虫，其脉何以别之？师曰：腹中痛，其脉当沉若弦，反洪大，故有蛕虫。

【正义】腹痛属寒者多，气凝于里，故其脉多沉而弦。弦即紧而有力，故主凝滞于里，窒塞不能之痛，若者及也；惟有蛕扰动而痛，则非气之滞，而为虫之动，故脉不沉弦而反洪大，是为动而不静之明征。尤在泾曰：必有吐涎及发作有时之证，乃可无疑。

寿颐按；腹中有虫者，唇内多有白点，亦可为辨证之一助。

《脉经·一卷·杂脉法》：脉盛滑紧者病在外。

【正义】详脉滑主病本条。

又：脉洪大紧急，病速进，在外，苦头发热痛肿。

【正义】详脉大主病。

《脉经·二卷·三关病候篇》：寸口脉洪大，胸胁满；关脉洪，胃中热，心烦满。

【正义】洪大于寸，气盛在上，故主胸胁满闷；洪大于关，气盛在中，故主胃热烦满。叔和此节，独不言尺中洪大，盖已有脱佚。

又《四卷·杂病脉篇》：洪则为气。（气，一本作"热"）

【正义】脉洪为气势之偾张，叔和谓洪则为气，自有至理。一本作热，则肤浅矣。

又：浮洪大长者，风眩癫疾。

【正义】详脉浮主病本条。

又：洪大者，伤寒热病。

【正义】详脉大主病本条。

又：阳邪来见浮洪。

【正义】详脉浮主病本条。

又《五卷》，引张仲景论脉：数洪热烦。

【正义】数而且洪，皆主里热。其热在里，则必烦心，故曰热烦。今本《伤寒论·平脉篇》作"数则热烦"，当以叔和所见之本为是，今本《伤寒论》已为传写讹误。盖仅言脉数，亦有不尽属于热证者，惟数而洪大，则气火俱盛，是为内热无疑，应以《脉经》为长。

滑伯仁《诊家枢要》：洪为荣络大热、血气燔灼之候，为表里皆热，为烦，为咽干，为大小便不通。左寸洪，心经积热，眼赤口疮，头痛内烦。关洪，肝热及身痛，四肢浮热。尺洪，膀胱热，小便赤涩。右寸洪，肺热毛焦，唾黏咽干；洪而紧，喘急。关洪，胃热，反胃呕吐，口干；洪而紧，为胀。尺洪，腹满，大便难或下血。

李濒湖《脉学·脉洪主病诗》：脉洪阳盛血应虚，相火炎炎热病居。胀满胃翻须早治，阴虚泄痢可踌躇。寸洪心火上焦炎，肺脉洪时金不堪。肝火胃虚关内察，肾虚阴火尺中看。

又：洪主阳盛，阴虚之病，泄痢失血久嗽者忌之。

【正义】洪主阳盛，最易灼烁阴液，故谓之血虚阴虚。然其气热滂沛，有力搏指者，仍当从实热一边着想，惟洪大无力不任重按，则为阴虚于内，浮阳外露，甚非佳象。谓之相火者，濒湖意中，以为此非正当之火，似亦未可厚非。然得此脉者，有外因六淫传经之热，亦有阴虚火旺之热，一概谓之相火，亦不甚妥。其所谓泄痢者，则似指泄泻言，泄而脉洪，脾肾内伤，而脉乃见洪大，脉与病及中气不守，洵是坏症。若滞下之痢，则凡湿热炽盛之证，其脉颇有洪大搏指者，急与清泄，尚易应手，惟久痢内伤，而脉反洪大，则为可虑。失血久嗽，皆是虚证，故脉不宜洪，若热血上涌，其焰方张之时，脉亦多洪大有力，只须清降，亦属易治。凡病皆有始传末传，虚实之异，不可笼统论也。

李士材《诊家正眼·脉洪主病》：洪为盛满，气壅火亢。左寸洪大，心烦舌破；右寸洪大，胸满气逆。左关见洪，肝木太过；右关见洪，脾土胀热。左尺洪大，水枯便难；右尺洪大，龙火燔灼。

张景岳《脉神》：洪为血气燔灼大热之候。浮洪为表热；沉洪为里热，为胀满，不烦渴，为狂躁，为斑疹，为头疼面热，为咽干喉痛，为口疮痈肿，为大小便不通，为动血。此阳实阴虚，气实血虚之候。若洪大至极，甚至四倍以上者，是即阴阳离绝，关格之脉也，不可治。

石顽《诊宗三昧》：洪为火气燔灼之候。仲景有服桂枝汤，大汗出，大烦渴不解，脉洪为温病。温病乃冬时伏气所发，发于春者为温病，发于夏者为热病。其邪伏藏于内，而发出于表，脉多浮洪，而混混不清，每多盛于右手，当此不行内夺反与解表，不至热交营度不已也。若温热时行，证显烦渴昏热，脉反沉细小弱者，阳病阴脉也。有阳热亢极而足冷尺弱者，为下虚之证，皆不可治。又屡下而热势不解，脉洪不减，谓之坏病，多不可救。洪为阳气满溢，阴气垂绝之脉，故蔼蔼如车盖者，为阳结。脉浮而洪，身汗如油，为肺绝。即杂病脉洪，皆火气亢甚之兆。若病后久虚，虚劳失血，泄泻脱元，而见洪盛之脉，尤非所宜。惟惛浊下贱，脉多洪实，又不当以实热论也。

【正义】石顽此节，乖谬颇多。仲景本论，只有太阳病发热而渴不恶寒者为温病一节，成聊摄注谓发热而渴不恶寒者，阳明也，此太阳受邪，知为温病，非伤寒。盖仲景之冠以"太阳病"三字，以初起发热言之。然伤寒必当恶寒，此只发热而不恶寒，则非伤寒，而为温病。明明以外感言，何等清楚，聊摄且以阳明释之，亦谓太阳必当恶寒，既不恶寒，即非太阳，然又言太阳受邪云云者，正以外感第一步言之耳。此可证长沙、聊摄两家，皆不附会到伏气一层。若石顽所引服桂枝汤大汗出一节，仲师本文，固有服桂枝汤大汗出后，大烦渴不解，脉洪大者，白虎加人参汤主之一节，是由太阳传入阳明之证，何尝有脉洪为温病一句，石顽纵然误记，亦何以不加考察，一至于此，而乃附会伏气，大不可训。寿颐虽不可谓世间必无伏气为病，然伏寒于内，迟久而后发病者，终是极少，温热各证，究是新感者多，只是喻嘉言自弄聪明，大讲其伏气空话，使得有清一代医书，无一人不从伏气着想。自谓能读《内经》冬伤于寒几句，要之阳明病而脉洪大，传经热病，无不如是，为医者但见证治证，已是能事，何必故弄玄虚，走入魔道，作茧自缚。其论时行证两层，曰脉沉细小弱，曰足冷尺弱，则与本节专言脉洪之义何涉。又谓洪为阳气满溢，阴气垂绝之脉，则又似忘却实热脉洪之一层，病果在实火亢盛之时，未必皆其阴液之垂绝者，此在稍有阅历之人，当皆能言之，何以危辞耸听，一至于此！总之全节文义，瑕多瑜少，本可不录，只以《三昧》全书，颇多精粹，久为学子所宗，惟此节太觉怪诞，殊是不伦，惟恐初学误信，故著于录而辨正之。末后谓惛浊下贱之人，脉多洪实，则指劳力粗笨苦工，其蠢如牛者，平常脉象，固有如此，亦非病脉也。

郭元峰《脉如》：泄利失血久嗽，及痞满反胃见洪脉，增剧难瘥。或沉兼弦涩，主痰红火炽之症。又如洪之脉，乃阴虚假热，阳虚暴症，脉虽洪大，按而无力，此又不得投以凉剂，致败胃气。又人临死从阳散而绝者，脉必先见洪大滑盛，乃真气尽脱于外也，不可不察。

【正义】泄泻久嗽皆是虚证，脉反洪大，浮阳外脱，诚是非宜。惟失血者，颇有气火正盛，血随上涌之一候，洪脉是其相应，清之降之，柔肝镇摄，尚多应手，但所失既多，证无热状，而脉见洪大，则为阴脱于里，孤阳外越，其势可危。痞满是塞滞之病，其脉本不能洪大。反胃是中寒不能消谷，脉多细弱，而反洪大者，则里寒格阳于外也，亟与温中，脉乃安静。惟脉之洪者，本以气势汹涌，且大且滑而言，乃郭氏反有沉兼涩之一说，太不可晓，且又自谓是痰红火炽，则更不当脉沉兼涩，殊不知郭氏意中作何见解矣。其论如洪之脉，不任重按，即不得用凉药，此层最有精义，诊察时须当细审。又谓阳气外脱者，脉先洪滑盛大，亦是确论，但此时之洪大，亦必按之无根，斯为脱绝之朕兆也。

周澄之《脉义简摩》：洪以来势之盛言，有实热，有虚热，有内热外寒，内寒外热，有湿热，有风热，大致偏主于热。郁者宣之，炽者泄之，虚者补之，实者攻之。

【正义】内寒外热，脉反洪大，即阴盛于里，格阳于外，惟内热外寒，则颇觉非是。伤寒三日，阳明脉大，究为传里之热病，其人已无表寒矣。宣之泄之，补之攻之，诸法皆是。山雷诸为之补一句，曰内寒外热者，必须温之。

第十三节　脉微主病

《甲乙·七卷·热病篇》：热病七日八日，脉微小，病者溲血，口中干，一日半而死；脉代者一日死。（《灵枢·热病篇》同）

【正义】详脉小主病本条。

《伤寒论》：太阳病，得之八九日如疟状，发热恶寒，热多寒少，其人不呕，清便欲自可，一日二三度发，脉微缓者，为欲愈也；脉微而恶寒者，此阴阳俱虚，不可更发汗，更下更吐也；面色反有热色者，未欲解也，也其不能得小汗出，身必痒，宜桂枝麻黄各半汤。

【音注】清读为圊，厕所也。《急就篇》：屏厕清溷粪土壤。《说文》：厕，清也。字皆作清。

【正义】太阳病至八九日，而仍发热恶寒，是尚未传里，热多寒少。太阳之症，轻而未罢。其人不呕，是无少阳症，圊便自可，是无阳明症，则虽一日二三度发，寒热往来如疟，不可误认为已传之少阳症。脉微且缓，则不紧不浮，无太阳邪盛之脉象，是为病机退舍，将欲自愈之佳象。设或脉状虽微，而恶寒犹盛，则为表邪尚在而血液不充之明征。曰阴阳俱虚者，言表之阳气，里之阴液，俱形不足，是不可误为实邪而妄行汗吐下以重其虚者。如或面有赤色，是为阳气怫郁于表，欲达而不能自达，此非实热之面赤，及下虚戴阳之面赤可比。惟其不能自得小汗，所以皮肤发痒，正其邪郁在表，不得发泄之状态，以桂枝麻黄各半汤之轻剂解表，顺其机而透达之，则欲解未解之轻邪，自然泄化，此邪轻而正亦不甚充实之脉证治法也。

又：太阳病发热恶寒，热多寒少，脉微弱者，此无阳也。不可发汗，宜桂枝二越婢一汤。

【正义】此条脉证，与上条皆约略相似，故方虽不同，而药味分量亦约略相同，惟彼多一味杏仁，此多一味石膏耳。然上条之证，病邪已有达表之机，但尚不能自泄，意在用药轻轻疏泄之，助其小汗而邪自可解；此条之症，邪未欲解，而真阳不充，不任发表，意在只用轻剂，防其亡阳之变，则用方之旨，却截然不同。盖此原是大青龙汤之症，惟寒不多，则邪甚轻，又见微弱之脉，则正亦馁，故止用大青龙之小剂，以寒少而少用桂麻，以热多而亦用石膏，以脉微弱而并用甘草芍药，陆九芝谓仲景以芍草为补药者，即是此旨。独"越婢"二字，义不可解，《外台》虽有一名越脾之明文，为之说者谓发汗是发越脾阳之义，然终是附会，此盖上古留贻，传抄失实，不可定矣。

又：太阳中风脉浮紧，发热恶寒，身疼痛，不汗出而烦躁者，大青龙汤主之。若脉微弱，汗出恶风者不可服，服之则厥逆筋惕肉瞤，此为逆也。

【正义】大青龙证，为表寒极重，而里已郁热，故发汗之麻黄最重，以其烦躁，里热亦盛，故兼用石膏，体重气轻，能清里热而亦疏表气。然发汗猛剂，惟血液充足之人，方能胜任；若其人脉微且弱，则虽有是证，而亦不能用是药，厥逆筋惕肉瞤，皆汗出太多亡阳之变也。

山雷按：此条微弱之脉，与上条同，何以上条可用麻桂，此条慎重叮咛，岂麻黄轻投，可无亡阳之虑耶？要之上条必有当用之症，亦必其人尚能任此轻汗之药，而后可投，非谓微弱之脉，果皆宜于麻黄也。读古人书，皆不可死于句下。许叔微《本事方》有麻黄证，尺脉迟弱，只用建中之法，余辑伤寒温热《古今医案评议》，有虚人感冒一门，论之甚详，诚以误汗之害，自古已然，而于今为烈，读仲景书者，尚其于此加之意焉。

又：脉浮数者，法当汗出而愈。若下之，身重心悸者，不可发汗，当自汗出乃解，所以然者，尺中脉微，此里虚，须表里实，津液自和，便自汗出愈。

【正义】浮数之脉，当以得汗而愈，此指太阳证之恶寒发热者言。若误与下之而身为之重，心为之悸，则津液已伤，中气已馁，虽仍有太阳证，而亦不可仍用汗法，盖其里已虚，脉必不复浮数，而尺中微弱，不独麻黄、青龙不得妄投，即桂麻各半等法，亦非所宜，可见仲圣立发汗之法，原是慎之又慎，不仅凭证，惟必以脉为据。奈何麻知几[1]辈，编张子和书浪言三法，而漫无辨别，致令俗子习医，动辄发表，为祸不可胜言。且此节虽谓当自汗出而解，究之其里已虚，汗从何来，苟非和其营血，亦无以张作汗之本，所谓须表里实，津液自如，便自汗出者，必非任其自然，竟不用药，为之医者，岂可不知斡旋之法，虽仲景书中尚未明言，或者书缺有间，容有脱佚，则许学士所以补仲师之未备者，又学子之所不可不知者矣。

许学士治案，见《本事方》，山雷已录入《医案评议·虚人感冒》类。

---

[1] 麻知几：麻九畴，字知几。金医学家，易州人，为名医张子和学生，曾为张子和修润《儒门事亲》。

又：下之后，复发汗，必振寒，脉微细，所以然者，以内外俱虚故也。

【正义】既下之后，中阳伤矣，而又发汗以虚其表，亡阳尤为易易。证则振寒，而脉则微细，岂非亡阳之候？仲景虽只曰内外俱虚，然治法已非温补不可，试观下条，但云身无大热，则脉沉微，已必用姜附回阳之法，则此条又有振寒者，当用之药，盖亦可想而知。

又：下之后，复发汗，昼日烦躁不得眠，夜而安静，不呕不渴，无表证，脉沉微，身无大热者，干姜附子汤主之。

【正义】此下后复汗，已为亡阳之候。昼日阳气当旺，故虚阳外浮而为烦躁不眠；夜则阴旺而虚阳自戢，故能安静，不呕不渴，是里无热；身无大热，则表无热；脉沉且微，岂非纯阴无阳之候？此姜附回阳之所以不容稍缓者矣。

又：微数之脉，慎不可灸，因火为邪，则为烦热，追虚逐实，血散脉中，火气虽微，内攻有力，焦骨伤筋，血难复也。

【正义】脉微皆是气血之不足，若加火灸，阴液更伤，是直加体弱者以炮烙之酷刑矣。仲景悬为厉禁，彼刺灸家宜书此以为座右之铭。寿颐在沪，尝见一壮实少年，误灸成疮，大溃大乱而成瘵者，虽滋养多时，终于不起，况在柔脆，其奚以堪。

又：太阳病六七日，表证仍在，脉微而沉，反不结胸，其人发狂者，以热在下焦，少腹当硬满，小便自利者，下血乃愈，所以然者，以太阳随经，瘀热在里故也。抵当汤主之。

【正义】详脉沉主病本条。

又《少阴篇》：少阴之为病，脉微细，但欲寐。

【正义】此少阴阴寒在经之脉证，与麻黄附子细辛汤证之发热者不同。

又：少阴病脉微，不可发汗，亡阳故也。

【正义】少阴病苟有发热，仲景亦有脉沉者，用麻附细辛发汗之法，然必其人津液尚充，有以作汗，乃可汗之而无虑变幻。则所谓脉沉者，当以沉实有神为主，如其脉微，则阴证而得阴脉，宁非有阴无阳？如再误发其汗，为误奚复待言。

又：少阴病下利脉微者，与白通汤。利不止厥逆无脉，干呕烦者，白通加猪胆汁汤主之。服汤脉暴出者死。微续者生。

【正义】少阴病本属阴寒之症，又加泄利而脉微，内外俱寒，阴盛灭阳矣，故主以白通汤。姜附急温其里，葱白兼通其阳，表里两顾，白通之名义如是。若服此汤而利仍不止，且复肢逆脉伏，则阴寒之盛，又进一步，而反干呕发烦，是阴盛于下，格阳于上，真寒假热，故以本方加人尿之下降，胆汁之苦寒，以通其格拒。寿颐窃谓大苦大寒，和入辛热剂中，终是缚贲育〔1〕之手而使临大敌，恐格拒者未必可通，或且偾事而有条，药味入胃，必不能使苦寒之性，独行于上，而不减其他诸药之温补下元功力，虽是古法，拙见殊不谓然，后世有热药冷服，及治上热下寒之紫雪包理中丸法者，其理实在仲圣此法之上。盖古人理想质直，而后人心思灵敏，世固有青出于蓝者，勿谓仲师圣法，必无可以訾议之处。若肠汤而脉暴出，则如灯尽油干，浮焰忽发，必不可久；而微续者，则剥复〔2〕机缄，阴之尽而阳之初，固当由微而至着者也。

又：少阴病下利清谷，里寒外热，手足厥逆，脉微欲绝，身反不恶寒，其人面赤色，或腹痛，或干呕，或咽痛，或利止，脉不出者，通脉四逆汤主之。

【正义】此里寒外热，阴盛于内，格阳于外，与上条白通汤证相近，故所用药物亦大同。

又：少阴病脉紧，至七八日，自下利，脉暴微，手足反温，脉紧反去者，为欲解也。

【正义】此节脉暴微，非微弱无神之微。盖少阴病脉紧，是为寒邪正盛之候，乃既七八日矣，病不加剧，则虽仍下利，而脉之紧者渐和，反见为微，正以少阴病阴霾之气，自能退舍，而手足亦温，则所谓微者，即是脉紧反去之佳兆，固不可误认作微细微眇解。亦互详脉紧主病本条。

---

〔1〕 贲育：指战国勇士孟贲和夏育。引申为勇士。

〔2〕 剥复：《周易》二卦名。后合用为盛衰、消长之意。

又《霍乱病篇》：既吐且利，小便复利而大汗出，下利清谷，内寒外热，脉微欲绝者，四逆汤主之。

又：吐已下断，汗出而厥，四肢拘急不解，脉微欲绝者，通脉四逆加猪胆汁汤主之。

【正义】此阴寒极盛之霍乱证。上吐下利，而小便亦利，自汗又多，关闸尽撤，玄府不收，虽曰内寒外热，其实大汗已是亡阳，更何有热证可言，此非急与回阳，尚有何术？若至吐已下断，则此非病渐欲差，而不吐不下，实已吐泻净绝，中无所有，其证更重，故汗出厥逆，四肢且复拘挛，阴霾滔天，真阳已脱绝无余，故四逆汤犹恐不逮，而用加倍之干姜，欲其守而不走，以救此垂绝之微阳。惟此条证是纯阴无阳，而乃反加以胆汁苦寒，其义实不可解，成聊摄虽以补肝和阴，强为说法，尚是望文生义，迂曲回护，殊不可训。即曰阴液欲竭，不可不补，则仲景家法，本有汗吐下后加人参之成例在，何忽用此无谓之胆汁，此或传写已有讹误亦正难言。

《辨脉法》：沉涩弱弦微，此名阴也。阳病见阴脉者死。

【正义】详脉沉主病本条。

又：假令寸口脉微，名曰阳不足，阴气上入阳中，则洒淅恶寒也。

【正义】此阳虚之恶寒，非伤寒之太阳病，惟其人真阳之气不足，故时为之洒淅恶寒。其寒也，必不如太阳病之甚，而脉则无力而微，此表阳虚之证，正与太阳证表实之恶寒，两相对待，而必以脉辨之。其微也，必与脉紧绝端相反矣。

寿颐按：辨脉法此节之所谓阳不足阴不足者，原指其人乏阳气阴血而言，一为阳虚，一为阴虚，是两种病，不是恶寒而复发热之太阳病。乃《辨脉篇》竟以洒淅恶寒而复发热作设问，是又明明太阳病之恶寒发热，而乃可以谓之阳不足，牛其头而马其嘴，宁非大怪？惜乎古今读者，竟无一人能悟及此，曾作专论以畅辨之，所见似尚不谬，附录于下以质明哲。（论伤寒辨脉法第三节阳不足阴不足两层之一误再误、歧中又歧）。阳虚则外寒，阴虚生内热，语出

《素问·调经论》，古今谈医之士，无不知之。唯其所以外寒内热之理，则今本《素问》，虽有其说，然立言未免颟顸[1]，甚非病理之真相，此则当是秦汉以后书缺有间，而浅者补之，乃致空廓无味，一至于此。窃谓上古医经，不当若是之隔膜。寿颐不敏，请以己意，精浅解之；正唯其人阳气不旺，则阳不胜其阴，热度恒不及他人，故外每畏寒；正唯其人阴液不充，则阴不胜其阳，孤阳每致偏旺，故内乃生热，此其原理，岂不一言而决。然以杂病言之，本是两种病理，两个病情，非谓恶寒发热，同时并作之病，而古人所以连类及之者，原以教人见其病而探其原，乃是辨证之一大要诀，断无有一人之身，而同时具此寒热两证者。此其理盖亦极浅极显，苟其稍具医学知识，当亦夫人而能悟之矣。若以此两者之一寒一热，较诸仲景《伤寒论·太阳病篇》之所谓洒淅恶寒而复发热者，真是马牛其风，远不相及。乃辨脉法既以恶寒而复发热，联为一气，则明明是太阳病之恶寒发热，而可妄以为阳不足阴不足，岂非牛头不对马嘴？其大谬者一如可谓外感之恶寒为阳不足，则凡是治太阳病之恶寒，直须必用四逆姜附为大壮元阳之惟一要诀，岂不成为绝大笑话；如可谓外感之发热为阴不足，则凡治太阳病之发热，且须以地黄知柏为峻补真阴之无上妙药，无怪乎大名鼎鼎之叶氏《临证指南·温热门》治席姓一案，竟以右脉缓弱，认作阴液渐涸，而开手必用熟地生地、五味麦冬，竭力以送入鬼门关也（此案陆九芝《世补斋》文，已有专论，山雷又申而言之，畅发其谬，极为详尽，已编入拙著《医论稿》中）。且阳不足而恶寒是指阳气，阴不足而发热是指阴液，皆以病理言，不以脉状言，《辨脉法》又能糊里糊涂说到脉理上去。则凡阳虚之外寒，阴虚之内热，即可据脉以为断，而不必参考诸其他之见证，势必教人以活仑吞枣[2]，鲁莽灭裂，无往而不败。后之读者，见其指寸口脉微，名曰阳不足，尺脉弱，名曰阴不足两句，似乎有是脉，当有是证，未尝不脉证相合。其亦知此脉此证，杂病固有之，却是两种病态，必不能合为一人同时之病，而乃

---

　　[1]　颟顸：音 mán（瞒）hán（寒），谓糊涂、不明事理。

　　[2]　活仑吞枣：当为囫囵吞枣。

硬柏到太阳病之恶寒发热上去，独不知仲景固谓太阳病脉缓者，名为中风，太阳病脉阴阳俱紧者，名曰伤寒，以此知寻常太阳病之恶寒，何尝寸口脉微？若太阳病之脉微无阳而不应发汗者，乃其特殊之证，岂可质直言之竟曰阳不足则为洒淅恶寒，是必未知有仲圣本论者为之，宁有号为医家者言，而乃东牵西扯，响壁虚构[1]，随意杜撰，至于此极（或者谓其人卫阳不固，所以感寒而恶寒，似乎伤寒者未尝不可谓之阳不足，究竟伤寒脉紧，明是有余之证，有力之脉，胡可瞎说阳脉不足）。且仲圣之所谓太阳病阳浮而阴弱者，正以太阳发热，热在皮毛，故阳分之寸脉独浮，而里未传热，下焦无病，故阴分之尺脉犹弱（此弱字非软弱内虚之弱，唯其里尚无病，所以脉不强劲，陆九芝谓无病为虚，有病为实，义与此同。而本论又谓阴弱者汗自出，一似阴液虚而不能自守者，则不佞心窃疑之，以为亦非仲景笔墨。又《伤寒例》篇竟谓尺寸俱浮，太阳受病，则明明与仲景之旨，大相矛盾，此必浅人抄《素问·热病篇》而妄增者，皆别为一论以申明之）。此太阳受病之尺脉弱，万万不可误疑为阴不足者。而又质直言之曰，阴脉不足则发热，则又牵合外感内伤两证为一，是仍仲景书之绝大蟊贼，罪不容诛者也。非特此也，阴气上入，阳气下陷两层，尤其歧中有歧，错中更错，更不知为是说者，作何感想，是何肺肝？盖所谓阴气上入阳中，是为阴寒上逆，下焦寒水泛滥之病，当用真武汤、黑锡丹之类，以镇摄阴霾者。其证或有恶寒，而其脉且外有余而中不足，何尝是寸口脉微？如果寸脉独微，而证有外寒，是乃仲景之所谓其人荣血不足，而表阳不固者，斯当养阴以先益其血，何可误认作下寒上逆，而妄投纯阳刚燥之药，以劫烁阴津者，此寸微恶寒之别有一证，而非下焦阴霾之上逆明矣。若其所谓阳气下陷入阴，是为东垣所论脾胃内伤，清阳下陷之证，当用参芪升柴以补中升气者，其脉必寸关软而两尺滑盛，重按有神，乃可提出中焦陷下之阳，而无虑下焦根本之拨动，何尝是尺脉独弱？如果两尺脉弱，而为发热，是为肝肾阴虚之潮热，亟亟

---

〔1〕 响壁虚构：即向壁虚构。

滋填下焦真阴，方可冀其津液旺而热自已，然犹恐其或鞭长莫及也；若或误以下元阴虚之病，而认作阳陷，妄投升举，则木已摇而复振撼拨动之，是为揠苗手段，杀之惟恐其不速矣。不佞细按此节全文，恰如大雾漫天，莫辨南朔，一误再误，怪不可言，是不知何等妄人，作此呓语，而乃历代注家，尚能依样葫芦，喃喃点缀，此则医学之所以难言也，可不惧哉！

又：脉瞥瞥如羹上肥者，阳气微也。

【正义】羹上之肥，轻浮飘忽，脉状如此，无力虚浮极矣。苟非真阳式微，何以至此。《脉经·四卷》瞥瞥作"潎潎"。凡形容之词，古人书中本无一定，可不拘也。

又：脉萦萦如蜘蛛丝者，阳气衰也。

【正义】萦萦所以状其柔软无力之态，蜘蛛之丝，极细而软，是脉微之最甚者。《脉经》作"连连如蜘蛛丝者，阴气衰"，虽字面不同，然阳以气言，阴以血言，脉状至此，无非气血俱惫之候而已。

又：脉绵绵如泻漆之绝者，亡其血也。

【正义】见前脉细主治本条。

又：问曰：病有不战不汗出而解者，何也？答曰：其脉自微，此以曾经发汗，若吐若下，若亡血，以内无津液，此阴阳自和，必自愈，故不战不汗出而解也。

【正义】伤寒之所以战汗者，皆正气不旺，邪势方盛，几有正不胜邪之态，故必出于一战，而后得汗，则正自胜而邪自解。若正不馁者，则自能得汗，必不发战。然亦有既不发战，亦不得汗，而自能解者，则必邪不甚盛，已自退舍，而正亦不甚旺，此必在已经发汗，或曾吐曾下之后，津液已伤，故脉亦微，然尚非极软无神之微脉，止以汗吐下后，津液不甚充足，所以脉不盛大，是为邪已减而正气稍馁，故能不战不汗而病亦解。慎勿以此节之脉微，作正气大虚一路着想，否则几乎正不敌邪，尚安能不战不汗而解耶？亡血内无津液二句，只可作已汗或吐或下后，血液不甚旺看。三"若"字皆作及字解，犹或然之"或"字。

又：问曰：伤寒三日，脉浮数而微，病人身凉和者，何也？答曰：此为欲解也。解以夜半。脉浮而解者，濈然汗出也；脉数而解者，必能食也；脉微而解者，必大汗出也。

【正义】伤寒三日，当为邪盛内传之期，果已传里，则脉必大而热必壮。如其脉虽浮数，而尚不盛大有力，身又凉和是病邪渐退，不至内传，故知欲解。此微字亦只以不甚洪大而言，不可作微弱无神看，正与上条同意。解以夜半者，盖阴静阳生之时，一阳来复，正气得助，而邪自退舍耳。脉浮者主表有邪，故当濈然得汗而解；脉数为胃气盛，故主能食；惟脉微者，必不与邪作战，何以反大汗出？上条既谓不战不汗出而解，其义极为透彻，而此条乃更作如是说实不可晓，疑是传写有讹，或者"大"字为"不"字之讹，则与上条一以贯之矣。成聊摄注：乃曰脉微主大汗出而解者，邪气微也。全是望文生义，而不顾其理之难安，果如所言，邪气已微，何故反得大汗，试为反诘，其将何以说之。

又：脉微而涩者，此为医所病也。大发其汗，又复大下之，其人亡血，病当恶寒，后乃发热，无休止时。夏月盛热，欲着覆衣；冬月盛寒，欲裸其身。所以然者，阳微则恶寒，阴弱则发热，此医发其汗，令阳气微，又大下之，令阴气弱。五月之时，阳气在表，胃中虚冷，以阳气内微，不能胜冷，故欲着覆衣。十一月之时，阳气在里，胃中烦热，以阴气内弱，不能胜热，故欲裸其身。又阴脉迟涩，故知血亡也。

【正义】此言既汗复下，阴液重伤[1]，以致脉微且涩。微为过下伤其阳气，故脉乃微弱少神；涩为过下，伤其阴津，故脉乃涩滞不利。阳虚则恶寒，阴虚则发热，此寒热皆正气不足为病，与外感之寒热不同。王肯堂谓非必遇夏乃寒，遇冬乃热，此但立其例，论其理耳。

[1] 伤：原书作"阳"，据医理改。

《平脉法》：寸口脉微而涩，微者卫气不行，涩者荣血不足。

【正义】脉微而涩，总是气血不足之征。微以轻按得之，故知卫外之气不行；涩以重按得之，故知荣中之血不足。《平脉篇》又曰微者卫气衰，微者卫气疏。又曰趺阳脉微而紧，紧则为寒，微则为虚。又曰寸口诸微亡阳。其义皆同，可以隔反。

《伤寒例》：尺寸俱微缓者，厥阴受病也。

【正义】厥阴为阴之尽，邪传厥阴，受病已深，何以脉微且缓，此义殊不可解。盖本篇文义，瑕瑜互见，极不纯粹，岂独证以仲师本论，多不可通，恐以叔和为之，犹不至错杂如是，只可存而不论，决不当更为涂附，自陷于五里雾中。

《金匮要略·血痹虚劳病脉证篇》：问曰：血痹之病，从何得之？师曰：夫尊荣人，骨弱肌肤盛，重因疲劳汗出，卧不时动摇，加被微风，遂得之，但以脉自微涩在寸口，关上小紧，宜针引阳气，令脉和紧去则愈。又血痹阴阳俱微，寸口关上微，尺中小紧，外证身体不仁，如风痹状，黄芪桂枝五物汤主之。

【正义】古之虚劳，多虚寒证，本与今之所谓虚劳，多属虚火者，绝端相反，故曰血痹之脉，微涩小紧，皆虚寒之本色，针引阳气，所以导引阳和，黄芪桂枝五物汤，亦以和营卫，而助其流行，其义一也。惟今之《金匮要略》，不可解者，十居其七，则陈振孙书录解题，明谓王洙于秘阁蠹简中得之，实已断烂残缺，不复可辨，必不可认是仲师旧本，妄为涂附。即如此节骨弱肌肤盛，重疲劳汗出，卧时动摇，因被微风云云，皆无意义可求，何如存而不论为佳，汪家迂曲说之，尽是扣槃扪烛[1]之谈，无一可信。

又：男子平人脉虚弱细微者，喜盗汗也。

【正义】此亦阳虚之盗汗，于脉应之虚弱细微，亦固其所。

又《疮痈胀证篇》：问曰：寸口脉浮微而涩，法当亡血若汗出。设不汗者

————————

[1] 扣槃扪烛：比喻认识片面、不正确。

云何？曰：若身有疮，被刀斧所伤，亡血故也。

【正义】微涩之脉，血液必伤，故主病当有失血及汗出之证。设无吐衄自汗之病，则金疮失血之故耳。若汗出之"若"字，作及字解。

《脉经·一卷·辨脉阴阳大法》：阳微则发汗，阴微则自下。

【正义】阳脉微者，阳气不充，不能固护于表，故主汗自出；阴脉微者，阴液不守，不能主持于里，故主利自下。《脉经》本节，又曰阴微则下利。又《四卷·辨三部九候脉证篇》曰：尺脉细微，溏泄下冷利，其义一也。

又同卷《迟疾短长杂脉法》：脉来细而微者，血气俱虚。

【正义】细微皆不足之脉，故主血气俱虚。

又《二卷·平三关病候篇》：寸口脉微，苦寒为衄，关脉微，胃中冷，心下拘急；尺脉微，厥逆，小腹中拘急，有寒气。

【正义】脉微主真阳式微，故主病如是。惟苦寒为衄一句，义不可通，盖传写有讹误矣。

又《四卷·平杂病脉篇》：微而紧者，有寒。又：微弱者，有寒少气。

滑伯仁《诊家枢要》：微为虚弱，为泄，为虚汗，为崩漏败血不止，为少气；浮而微者，阳不足，必身恶寒；沉而微者，阴不足，主脏寒下利。左寸微，心虚忧惕，荣血不足，头痛胸痞，虚劳盗汗；关微，胸满气乏，四肢恶寒拘急；尺微，败血不止，男为伤精尿血，女为血崩带下。右寸微，上焦寒痞，冷痰不化，中寒少气；关微，胃寒气胀，食不化，脾虚噫气，心腹冷痛；尺微，脏寒泄泻，脐下冷痛。

《濒湖脉学·脉微主病诗》：气血微兮脉亦微，恶寒发热汗淋漓。男为劳极诸虚候，女作崩中带下医。寸微气促或心惊，关脉微时胀满形。尺部见之精血弱，恶寒消瘅痛呻吟。

【正义】《濒湖》此节，惟消瘅脉微殊似无谓，消是热中，瘅是热病，脉不当微，虽间或有日久正虚，而脉象不足者，然不可舍其常而独言其变，况又言之不详耶。

李士材《诊家正眼》：脉微轻按之似有如无，故曰阳气衰；重按之而欲绝，故曰阳气竭。长病得之，多不可救者，谓正气将至灭绝也。卒病得之，犹或可生者，谓邪气不至深重也。李时珍曰：微主久虚血弱之病，阳微则恶寒，阴微则发热，自非峻补，难可回春。高阳生曰：虚中日久为崩带，漏下多时骨髓枯，尚未足以该微之主病也。

《景岳·脉神章》：脉微乃血气俱虚之候，为畏寒，为恐惧，为怯弱，为少气，为中寒，为胀满，为呕哕，为泄泻，为虚汗，为食不化，为腰腹疼痛，为伤精失血，为眩晕厥逆，此虽气血俱虚，而尤为元阳亏损，最是阴寒之候。

张石顽《诊宗三昧》：微为阳气衰微之脉，经言寸口诸微亡阳。言诸微者，则轻取之微，重按之微，气口之微，尺中之微，皆属气虚，故其所见诸证，在上则为恶寒多汗少气之患，在下则有失精脱泻少食之虞，总之与血无预，所以萦萦如蜘蛛丝者，仲景谓阳气之衰。尝见中风卒倒而脉微，暑风卒倒而脉微，皆为虚风之象，其脉多兼沉缓。若中寒卒倒而脉微，为阴邪暴逆，所以微细欲绝也。而伤寒尺寸俱微缓，为厥阴受病，病邪传至此经，不特正气之虚，邪亦向衰之际，是以俱虚，不似少阴之脉微细，但欲寐耳。详二经之脉，同一微也，而有阴尽复阳，阳去入阴之异，即太阳经病之脉微，而有发热恶寒，热多寒少，脉微为无阳者；有面有热色，邪未欲解而脉微者；有阴阳俱停，邪气不传，而脉反微者。若以微为虚象，不行攻发，何以通邪气之滞耶？必热除身安而脉微，方可为欲愈之机。若太阳证具，而见足冷尺微，又为下焦虚寒之验，可不建其中气，而行正发汗之例乎？

【正义】脉微总是血气俱虚，石顽独以气言，竟谓与血无预，持论殊不可训，古之人皆不如是说也。其引《伤寒例》之厥阴微缓一条，立说更为模糊。须知邪入厥阴，病势孔急，何得反以邪亦向衰，为《伤寒例》之厥阴微缓勉强涂附，独未读仲景《厥阴篇》，许多吃重证情，那得概以"邪衰"二字，信笔涂鸦，且即以厥阴阴尽阳生言之，脉亦必不当微，《伤寒例》中云云，决非仲师手笔，且亦非叔和之言，乱道之尤，胡可不正。又引太阳篇脉微两条，谓为宜于攻发，亦失仲景本旨，须知本论亦止用小剂，非发汗之正将，颐于上文已详言之。阴阳俱停，邪气不传二句，尤不可解。周澄之《脉义简摩》四卷，评石顽此节，亦曰诸引《伤寒论》，多非微脉正解，读者详之，可谓先得吾心。

郭元峰《脉如》：脉微左寸惊怯；右寸气促。左关寒挛；右关胃冷。左尺得微，髓竭精枯；右尺见微，阳衰命绝。

第十四节　脉滑主病

《素·脉要精微论》：涩者阳气有余也，滑者阴气有余也。

【正义】 王注：阳有余，则血少，故脉涩；阴有余，则气多，故脉滑。宋人新校正曰：王谓气多，盖误，当是血多。

寿颐按：阳气有余，盖言阳热太过，消烁阴液，则血少而脉为之涩滞不爽；阴气有余，则言阴液充足，即是血多故脉为之滑利。王注气多，确是误字，宋校甚允。《素问》此节之所谓阳气阴气，本非以气血对待立论，故其下即曰阳气有余，为身热无汗，其为阳邪烁阴之义，岂不昭然若揭。迨王氏《脉经》，乃谓滑者多血多气，涩者少血多气，始以气血两字，互较盈虚，盖叔和误认此节阳气为气，阴气为血，而作是说，于理殊嫌未允。盖脉涩洵属血少，然气亦安能独多，果是气盛，脉亦何至涩滞不流。脉滑可谓血多，然气亦决不独少，果是气馁，脉又何能圆滑流利。独不悟《甲乙经·病形脉诊篇》所谓滑者阳气盛微有热一语，岂非滑为气多之明证。总之，涩者气血皆少，滑者气血皆充，此理至浅，无事深求，何苦以一盈一虚，两两牵合，反到左支右绌[1]，说不过去。惟《病形脉诊篇》亦有大者多气少血，涩者多血少气两语，已在叔和之先同一语病，寿颐终不谓然，且所谓涩者多血少气，正与《脉经》相反，

---

〔1〕　左支右绌：形容顾此失彼的窘状。

学者更将何所适从，岂非古书之不可尽信者乎！

《素·平人气象论》：人一呼脉三动，一吸脉三动而躁，尺热曰病温，尺不热，脉滑曰病风。

【正义】呼吸之间，脉得六至，热象著矣。而形势又躁而不静，岂非阳邪太过之征，乃又以尺肤之热与不热以辨病温与病风之不同。盖病温者，必发热，则尺肤无不热者，而风亦阳邪，身不发热，则尺肤不热，一下指而辨别病态，极其简易矣。

《素问》此节病风之下，更有脉涩曰痹一句，《甲乙经》则无之。

寿颐按：此启玄本之衍文，盖脉已呼吸六至，而又加之以躁，名之曰滑可也。安得更有涩之一义？《甲乙经》无此一句是也。《素问》是篇，其下文本有脉滑曰风，脉涩曰痹二句，《甲乙经》亦有之，则以滑涩对待而言，其旨与上文不同，自浅者读之，遂疑上节亦当如是，而妄补此句，初不悟六动而躁之脉，必不能更系之以涩字也。浅人目光之短，固属可嗤，而王氏不知参考，并为作注，望文生义，最足以贻误后学。乃金元以降之医家者言，遂有所谓数而且涩之脉，盖已屡见不鲜，积非成是，皆不悟数涩二义之必不可以并列，斯其陋之尤陋者矣。

又：脉盛滑坚者病在外。

【正义】详脉洪主病本条。

又：脉滑浮而疾者，谓之新病。

【正义】详脉浮主病本条。

"滑"今袁刻《太素》作"涩"，颇觉费解，盖传写之误。

又：缓而滑曰热中。

【正义】阳热有余，则脉来滑利，然既形势流利，必不可更谓之缓。缓字盖误。王启玄注谓是纵缓之状，非动之迟缓，曲为之说，而义仍不显，徒觉其诘屈聱牙〔1〕，支离牵强而已。

又：尺涩脉滑谓之多汗。

【正义】汗是阳热达表，故脉为之滑；而尺肤枯涩，则血液耗伤，故知其汗之已多。

《素·玉机真脏论》：脉弱以滑，是有胃气。

【正义】人以胃气为本，脉来滑利，气机活泼之明征也。此所谓弱，非柔弱萎靡之弱，正以其和缓有神，不失之刚劲太过耳。

《素·通评虚实论》：滑则从，涩则逆。

【正义】脉贵有神，故以滑利为顺，涩滞为逆。

又：脉虚气虚尺虚，是谓重虚。所谓气虚者，言无常也；尺虚者行走恇然；脉虚者，不象阴也。如此者，滑则生，涩则死也。

【考正】脉虚气虚，王注本作脉气上虚，误。宋校正已言之，兹从《甲乙经》订正。

【正义】气虚以在上言，尺虚以在下言，脉虚乃言脉耳。王注云寸虚则脉动无常，以气字训作寸字，大谬。杨注《太素》云：气虚者，膻中气不定也。宋校亦以王注为非，此言其人三者俱虚，而脉犹滑利有神，尚有本实未拔，犹为可治。若脉又枯涩，则阴液已竭，复何所恃。

又：脉满而实何如？曰：实而滑则生，实而逆则死。

【正义】上节以虚证言，此节以实证言。盖病无论虚实，而脉固无不以流动活泼为佳也。启玄注即以逆字解作涩字，非训诂之体。宋校云古文简略，辞多亘文，上言滑而下言逆，举滑则从可知，言逆则涩可见，非谓逆为涩也。

寿颐按：后人之论滑脉，多认作坚实有力，刚劲太过，所称各病，每在实热及结滞一边，虽《素问》中亦间有之，如下条所引《大奇论》，《四时刺逆从论》，未尝不含有坚劲之意，然滑氏本义，必以柔滑流利为主，若竟认作坚劲

---

〔1〕　诘屈聱牙：形容文句艰涩不平易，读起来不顺口。

结实，其始固仅毫厘之差，然推而广之，终是千里之谬，古人意中滑脉之真，决不如是。细味此节，已是脉满而实，犹曰滑则生，逆则死。是所谓滑者，岂可与坚实之脉，混作一例看耶？然后知滑伯仁《枢要》所举滑脉诸病，殊多误会。

又：肠澼下脓血何如？曰：脉悬绝则死，滑大则生。曰：肠澼之居，身不热、脉不悬绝如何？曰：滑大者曰生，悬涩者曰死。

又：癫疾脉搏大滑，久自已；脉小坚急，死不治。

【正义】俱详大脉主病本条。

《素·大奇论》：心脉搏滑急为心疝。

【正义】疝为气结之病，故于脉应之，搏击而滑急，此滑字以刚劲有力为义，非柔滑之滑。

《素·四时刺逆从论》：厥阴滑则病狐疝风，涩则病少腹积气；少阴滑则病肺风疝，涩则病积溲血；太阴滑则病脾风疝，涩则病积，心腹时满；阳明滑则病心风疝，涩则病积，时善惊；太阳滑则病肾风疝，涩则病积，时善癫疾；少阳滑则病肝风疝，涩则病积，时筋急目痛。

【正义】此诸滑字，皆有坚结及刚劲之义，与上节同意。涩则凝滞不流，故主病是。

《甲乙·四卷·病形脉诊篇》：心脉滑甚为善渴；微滑为心疝，引脐少腹鸣。肺脉滑甚为息贲，上气；微滑为上下出血。肝脉滑甚为癫疝；微滑为遗溺。脾脉滑甚为癀癃；微滑为虫毒蚘蝎，腹热。肾脉滑甚为痈癫；微滑为骨痿，坐不能起，起则目无见。（《灵枢·邪气脏腑病形篇》同）

【考异】"癫疝"《灵枢》作"癀疝"。寿颐按：癫、癀同字。痈癫《灵枢》作"癃癀"，则涉上脾脉之误。

【正义】此诸滑脉，皆有阳盛及坚劲两义，故为病如此。息贲读为息奔，气急而喘息上奔，即上气之甚者耳。其中亦有不甚可解者，如上下出血，遗溺及蚘蝎之蝎字，其义未闻，则存而不论。

又：滑者阳气盛，微有热。

【正义】脉滑终是气血和调，所以往来流利。此节明言阳气盛而微有热，则所谓阳气者，专指气血之气而言，非谓阳邪太盛，其旨甚明，此为正气滂沛[1]，而脉行滑爽，是为无病之佳象，与其他主病之滑，态度亦微有不同，然则叔和所谓滑为多血少气者，究竟自有语病，余详见前。

《太素·十四卷·人迎脉口诊》：切其脉口，滑小紧以沉者，病益甚，在中；其脉口滑而浮者，病日损；人迎沉而滑者，病日损；其脉口滑以沉者，其病日进，在内；其人迎脉滑盛以浮者，其病日进，在外。（《甲乙·四卷·经脉篇》及《灵枢·五色篇》大同小异）

【正义】详脉浮主病；脉沉主病，脉小主病各条。

《甲乙经·四卷》：其脉滑大以代而长者，病从外来。（灵·五色篇）同。

【正义】详脉长主病本条。

又《五卷》：其脉滑而盛者病日进。（《灵·邪客篇》同）

【正义】详脉洪主病本条。《太素·二十三卷·杂刺篇》视其脉坚，且盛且滑者，病日进。盖亦本此。

又《四卷·病形脉诊篇》：尺肤热甚，脉盛躁者，病温也，其脉盛而滑者，汗且出也。

【正义】详脉数主病本条。

《伤寒论》：小结胸病，正在心下，按之则痛，脉浮滑者，小陷胸汤主之。

【正义】详脉浮主病本条。

又：太阳病下之，脉沉滑者，协热利。

【正义】详脉沉主病本条。

又：伤寒脉浮滑，此表有热，里有寒，白虎汤主之。

【正义】此热入阳明，阳邪甚盛，而脉乃浮滑。盖洪大有力之脉，未有不

---

〔1〕 滂沛：弘富壮盛貌。形容正气旺盛。

轻按即得者，故谓之浮，其实以滑大为重，与太阳乍病之脉浮不同。

里有寒之"寒"字，必传写之误，注家多有曲为之说者，皆迂远而非事实，《医宗金鉴》订正作"里有热"，快刀斩乱丝，芟[1]除无数葛藤，最为显豁。

又：阳明病谵语，发潮热，脉滑而疾者，小承气汤主之。

【正义】详脉数主病本条。

又《少阳篇》：脉滑而数者，有宿食也。当下之，宜大承气汤。

【正义】宿食不消，则生内热，故脉滑数，而治法宜下。《金匮》亦谓脉数而滑者，实也，此有宿食，下之愈。《金匮》又谓脉紧如转索无常者，宿食也。尤氏《金匮心典》曰：如转索无常者，紧中兼有滑象，不似风寒外感之紧。《脉经·一卷·杂脉法》亦谓脉来滑者为病食。又四卷亦谓浮而滑者宿食。又谓浮滑而疾者，食不消，脾不磨，皆是此意。然此虽宿食未消，亦未坚结太甚，故脉来数疾，或为浮滑。若其积滞日久，坚实不化，则于脉应之，又当沉涩紧实，而必不浮滑数疾。《伤寒论·可下篇》所谓人病有宿食者，寸口脉浮而大，按之反涩，尺中亦微而涩，故知有宿食。正以积滞不行，脉道亦不流利，此证情有缓急轻重，始传末传之不同，而脉必随之以为变迁，言非一端，义各有当，善读古人书者，当不致胶柱鼓瑟，拘执不化。

又《可下病脉证篇》：下利脉迟而滑者，内实也利未欲止，当下之，宜大承气汤。

【正义】下利虽似虚象，然脉来滑利，则内有热征，此所谓热结旁流之利，非虚寒症，故宜下之以通其结。成聊摄注引《金匮》，谓滑则谷气实。是即《少阳篇》所谓脉滑宿食之义。寿颐谓滑乃流利之象，宜以数疾，而必不能迟。此条迟而兼滑，终有语病，正与脉数而涩，同一不妥，读者慎不可尽信古书，刻舟求剑。

---

[1] 芟：音 shān（山），删除杂草。

又《可下篇》：下利脉反滑者，当有所去，下之乃愈，宜大承气汤。

【正义】此与上条同意，然只言滑而不言迟，于理为长，通因通用，此其是矣。究之仍是热结之不通者耳。若果虚寒之利，脉又何能滑疾耶？

又《辨脉法》：脉大浮数动滑，此名阳也。阴病见阳脉者生。

【正义】详第一卷阴阳虚实节。

又《平脉篇》：脉有弦紧浮滑沉涩，此六者，名曰残贼，能为诸脉作病也。

【正义】此滑脉以阳邪太过而言，故为残贼。

又：趺阳脉滑而紧，滑者胃气实，紧者脾气强，持实击强，痛还自伤，以手把刃，坐作疮也。

【正义】此滑紧之脉，以刚劲太过而言，独见于脾胃之部，是以知其胃实脾强，然是邪实之有余，大失胃气冲和之证，故以把刃作疮为喻，于以知脉贵有神，不得以搏击太过为佳象也。

又《辨脉法》：脉浮而滑，浮为阳，滑为实，阳实相搏，其脉数疾，卫气失度。浮滑之脉数疾，发热汗出者，此为不治。

【正义】此浮滑亦以阳邪太过言之，更加数疾而发热汗出，是为有阳无阴，故曰不治。然则此节之所谓浮滑者，必有风发水涌，往而不复，及豁然无根之势，是以主病如此，非寻常浮滑之脉，可以一例观者，以此知古人所言脉状虽同用一字，而其实皆有刚柔缓急之殊，读者不可不识此言外之意。《脉要精微论》所谓浑浑革革，至如涌泉，病进而危，弊弊绰绰，其去如弦绝者死，殆与此节所谓浮滑之状，约略相似，正惟刚劲已甚，一往无前，孤阳独行，真阴已竭，所谓无胃气之真脏脉也。（王注今本《素问》作"浑浑革至如涌泉，病进而色弊"，讹舛至不可读。兹从《甲乙经》、《脉经》、《太素》诸本订正）

《金匮·妇人杂病篇》：少阴脉滑而数者，阴中即生疮。

【正义】少阴之脉，主在下焦，故少阴脉滑数，当主阴中生疮，此湿热聚于肝肾之经者也。

《脉经·一卷·杂脉法》：脉滑而微浮，病在肺。

【正义】肺位至高，其气在上，故脉当浮，合德于秋，阳中之阴，阳气尚盛，故脉当滑。一本滑作"涩"，则即《难经》所谓浮而短涩之意，亦燥金静肃之义也，此可两通。

又：脉滑者多血少气，脉涩者少血多气。

【正义】脉滑多血，脉涩少血，固是万无可疑者。然谓滑为少气，涩为多气，必说不去。详见第一条正义。

又：沉细滑疾者热。

【正义】此以滑疾为主，故虽沉细而知其有热，乃热之结于里者。详脉沉主病本条。

又：脉盛滑紧者，病在外。

【正义】此以外感言之，邪在于表，其势方张，故紧而且盛且滑，此即仲师本论伤寒脉紧之义。

又：脉滑浮而疾者，谓之新病。

【正义】病来淹久，正气未伤，故脉滑疾；曰浮者，亦病之轻浅而未入于里也。此"疾"字不必作疾速太过看，只与滑利同意。

又：脉浮滑，其人外热，风走刺。

【正义】风热外袭，其病在表，故脉必浮；风为阳邪，故脉必滑；既浮且滑，大有流利活泼之态，故知其风热之流走而为刺痛。

又：脉来滑躁者，病有热也。

【正义】滑利躁急，皆阳邪太过之征，是以知其有热。

又《二卷·寸口三关病候》：寸口脉滑，阳实，胸中壅满，吐逆。

关脉滑，胃中有热，滑为热实，以气满，故不欲食，食即吐逆。

尺脉滑，血气实，妇人经脉不利，男子溺血。

【正义】脉滑主阳盛，故三关脉滑，主病如是。又第四卷亦曰紧而滑者吐，然特举其一端耳，非谓脉滑之病，仅止于此。其尺滑者为妇人经事不利，盖以热壅血结而言；男子溺血，亦龙火太亢，而血行之失其常度者也。

又《四卷·辨三部九候脉证》：寸口脉滑而迟，不沉不浮，不长不短，为无病，左右同法。

【正义】此即所谓胃气和缓之脉。滑以流利言，迟以和柔言，非至数之果迟也，亦犹和缓之缓，非怠缓之缓，可作一例看，否则既已滑利，势不能与迟滞并作一谈。

又：关上脉滑而小大不匀，是为病方欲进。

【正义】关主中焦，脉滑利，则其气方盛，而反小大不匀，是为中气已失其冲和，故知其病之且将日进。

又：关上脉紧而滑者蛔动。

【正义】关主脾胃，紧者气滞不行；滑主有热，蛔乃湿热不化而生。胃家积湿生热，气滞不调，蛔动宜矣。

又：尺脉滑而疾，为血虚。

【正义】血虚者，阴虚于下也。阴虚则生内热，故尺脉滑疾，有走而不守之势，岂非阴血已虚，不能固摄，而阳浮不守之明征乎？

又：尺脉沉而滑者寸白虫。

【正义】寸白虫，乃虫之蠕动于大肠中者，故于脉应之，尺部沉而且滑，是为下焦湿热不化之明征矣。

又《杂病脉》：滑为实，为下，为阳气衰。

【正义】滑主有热。所谓实者，盖以实热言之也；为下则不可解，必有脱误。又以为阳气衰者，则仍沿用多血少气之例，抑知脉既流利，岂是阳不足之状态，独不思《甲乙·病形脉诊篇》，固已明言滑为阳气盛微有热乎。

又：滑而浮散者摊缓风。

【正义】详脉浮主病本条。

又：滑者鬼疰。

【正义】此滑字之义，盖以脉形不定，飘忽无常言之，实是精气消亡，中无所主之态，固脉家之恶候。古人神道设教，无以名之，遂以属之鬼祟，亦犹乍大乍小，乍长乍短，顷刻变迁之脉，《脉经》亦谓之祟脉，其理固与此节彼此符合者也。

又：短疾而滑，酒病。

【正义】酒客伤脾，中气必馁，故脉为之短；曲蘖积湿，必生内热，故脉必短疾而滑。

又：迟而滑者胀。

【正义】迟为气滞，滑为内实，故当为胀。然滑以流利为义，不当兼迟，惟自叔和以后，言脉象者，恒有以迟滑及数涩二字，连属成文，寿颐不敏，终以为不妥。

又：滑疾胃中有热。

又：滑数心中结，热盛。

【正义】滑疾皆主内热。

又：缓而滑曰热中。

【正义】滑主内热；缓者，热伤气而怠缓不前也，尚与前条迟字微有区别，似犹可说。

又：沉而滑者，为下重，亦为背脊痛。

【正义】便脓血者，大都皆里急后重，本是湿热蕴于下焦之病，故脉必沉；证属里热，故脉当滑；背脊属肾，固亦同是下焦为病耳。

又：浮滑疾紧者，以合百病，久自愈。

【正义】浮滑乃病未深入于里之征，故百病得之，可为自愈之兆。疾之与紧，盖亦以来去流利言之。脉既滑爽，正气未馁，病自有可愈之机，此止就一面着想，若以疾紧二字本义思之，则必有不可一例论者，终觉大有语病。

又《六卷·脾足太阴经病证篇》：寸口脉弦而滑，弦则为痛，滑则为实，痛即为急，实即为踊，痛踊相搏，即胸胁抢急。

【正义】脉弦且滑，凝固有力，实结在里，故知其为痛为实，所谓急者踊者，亦以状其指下搏击之势耳。苟非气滞不宣，何以脉之偏于刚劲若是？胸胁抢急，固肝络不疏，气机郁结之为患也。

滑氏《诊家枢要》：滑为血实气壅之候。盖气不胜于血也，为呕吐，为痰逆，为宿食，为经闭。上为吐逆，下为气结。滑数为结热。左寸滑，心热；滑而实大，心惊舌强。关滑肝热，头目为患。尺滑，小便淋涩，尿赤，茎中痛。右寸滑，痰饮呕逆；滑而实，肺热，毛发焦，隔壅，咽干，头[1]晕目昏，涕唾黏。关滑，脾热，口臭，及宿食不化，吐逆；滑实，胃热。尺滑，因相火炎而引饮多，脐冷腹鸣，或时下利，妇人主血实气壅，月事不通，若和滑，为孕。

【正义】滑以往来流利为义，指下有神，古人虽有主热主痛主食数条，乃以有力太过者言之。若但见和滑，不甚搏指，必不可概以为闭塞结实之候。《玉机真脏论》脉弱以滑，是有胃气一节，胡可数典忘祖。伯仁此条，皆主热甚及结实一边讲，未免偏见，大失和滑之本旨，盖误于血多气少一语，遂专就气滞着想，乃致所说多不可训，且开口即说血实气壅，气不胜血，尤其根本之误。

《濒湖脉学·滑脉主病诗》：滑脉为阳元气衰，痰生百病食生灾。上为吐逆下蓄血，女脉调时定有胎。

又：寸滑膈痰生呕吐，吞酸舌强或咳嗽。当关宿食肝脾热，渴痢癫淋看尺部。

又曰：滑主痰饮，浮滑风痰，沉滑食痰，滑数痰火，滑短宿食。

【正义】李氏"元气衰"三字，亦为《脉经》多血少气所误，而与"滑脉为阳"四字联为一句，更是大奇，即所称诸病，瑕瑜参半，亦与伯仁同出一辙。

李士材《诊家正眼·滑脉主病》：滑脉为阳，多主痰液。寸滑咳嗽，胸满吐逆。关滑胃热，壅气伤食。尺滑病淋，或为痢积，男子溺血，妇人经郁。

【正义】此条亦多语病，而"痰液"二字相连，尤其不成文字。

《景岳·脉神》：滑为痰逆，为实滞，为呕吐，为满闷。滑大滑数为内热。

---

〔1〕 头：原书作"痰"，据《诊家枢要》改。

上为心肺头目咽喉之热，下为小肠膀胱二便之热。妇人脉滑数而经断者，为有孕。若平人脉滑而和缓，此自营卫充实之佳兆。若过于滑大，则为邪热之病。又凡病虚损者，多有弦滑之脉，此阴虚然也。泻痢者亦多弦滑之脉，此脾肾受伤也，不得通以火论。

【正义】景岳此节，语多中肯，所谓虚损泄痢而脉弦滑，皆是阴液大耗，脉不和柔之坏象，若更刚劲太过即真脏脉见矣。

石顽《三昧》：昔人以滑大无力，为内伤元气，曷知滑脉虽有浮沉之分，却无无力之象，盖血由气生，若果气虚，则鼓动之力先微，脉何由而滑耶？惟是气虚不能统摄阴火，而血热脉滑者有之。尝考诸《内经》，有脉滑曰病风，缓而滑曰热中，脉浮而滑曰新病，脉盛滑坚者曰病在外，脉弱以滑是有胃气。滑者阴气有余也，则知滑脉之病，无虚寒之理。他如伤寒温热时行等病，总以浮滑而濡者为可治。故先师论脉，首言大浮数动滑为阳，而杂病以人迎浮滑为风痰，缓滑为中风，气口缓滑为中热，滑数者为宿食，尺中弦滑为下焦蓄血。又呕吐而寸口迟滑为胸中实，下利而关上迟滑为下未尽，厥逆而脉滑为里有实。详此则滑脉之主病可知。平人肢体丰盛，而按之绵软，六脉软滑，此痰湿渐渍于中，而终日劳役，不知倦怠，若安息则重着酸疼矣。夫脉之滑而不甚有力者，皆浮滑、缓滑、濡滑、微滑之类，终非无力之比。滑为血实气壅之脉，悉属有余。妇人身有病而脉和滑者为孕；临产脉滑疾者曰离经。若滑而急强，擘之如弹石，谓之肾绝。滑不直手，按之不可得，为大肠气予不足，以其绝无和缓之胃气也，故《经》曰予之短期。

【正义】滑非气虚一层，所见甚是，然又自谓气虚不能统摄阴火，又谓滑为血实气壅之脉，则皆走入魔道，试问与上文如何贯注得下？自矛自盾，此之谓矣。

丹波元简《脉学辑要》：《伤寒论》以滑为热实之脉，曰脉反滑，当有所去，下之乃愈；曰脉滑而疾者，小承气汤主之；曰脉浮滑，此表有热里有寒，白虎汤主之；曰脉滑而厥者，里有热也；曰脉滑而数者，有宿食也。此皆为阳盛热实之候，然虚家有反见滑脉者，乃是元气外泄之候，学者不可不细心体认。

【正义】脉滑非独流动不滞，抑必含有强盛态度，其主病多为阳盛热实，宜也。丹波此节，说滑字最得真相，引仲景本论，亦皆允当。至谓虚证脉滑，元气外泄，尤为一语破的，要言不烦。

郭元峰《脉如》： 滑脉为阳中之阴，往来流利，如珠走盘，若滑而匀平，乃得胃气之脉也，故《内经》云：脉弱以滑，是有胃气；又云：滑者阳气盛，微有热，按之指下鼓击，有力有神，如珠圆活，替替不绝，男得此无病，女得此有胎，乃真滑脉也。若病则属痰饮，浮滑风痰，沉滑食痰。寸滑呕吐，关滑蓄血，尺滑癃淋遗泄。滑大滑数为内热，上为心肺头目咽喉之热，下为小肠膀胱二便之热，亦脉证相应之征也。而特而如滑之脉，骤诊亦似平和，不大不小，不见歇止，不见克胜，息数如常，只觉平动不鼓，牒之而去，稍按即无，此为元气已脱，仅存余气，留连脏腑经络之间，未尽断耳。先于死期旬日内，便见此脉，乃绝脉也，虽卢扁亦难复起。每见医者，尚于此际，执以为痰，化气消痞，攻剂任投，只速其死耳。至于虚损多弦滑之脉，阴虚而然也；泻利多弦滑之脉，脾肾津液受伤也，此又不得通以火论矣。

【正义】脉之滑者，惟以流利有神取义，总是阳胜之确征。《千金翼》明言滑为阳脉，洵是定评，而郭氏于此乃偏谓为阳中之阴，颇不可解。盖拘泥古人多血少气一说，以为气既少矣，当是阳之不及，遂有此似是实非之谬，此为古人所累者也。而"鼓击有力"四字，言之亦嫌太过，甚非滑字之真相。其余多是昔人成言，得失参见，未尽精审，寿颐已于前数条备论之。中段如滑一节，则平动不鼓，稍按即无云云，本是大坏之候，何以反谓之如滑，殊属非是；且牒之而去一句，更不知其意何若？此形容之大不妥者。又以元气已脱，仅存余气两句相联，亦复不成文字。

第十五节　脉涩主病

《**素·脉要精微论**》：涩则心痛。

【正义】启玄注曰：涩者往来时不利而塞涩。寿颐按：脉乃血液，发源心房，而周流不息，如其涩滞偃蹇〔1〕，则血液不足，心房无鼓动之力矣。病本于心，故当为心痛，此旧说之最合于生理学者。

又：涩者阳气有余也。阳气有余，为身热无汗。

【正义】阳气以阳邪言，阳邪太过，则灼烁阴液，而脉为之涩，其理极明，非少血多气，多血少气之谓，故继之曰阳气有余，为身热无汗，是其灼热已甚，津液不行之意，尤为彰明皎著。余详滑脉主病第一节。

又《平人气象论》：脉小弱以涩，滑之久病。

【正义】详脉小主病本条。

又：脉涩曰痹。

【正义】痹为风寒湿三气痹着之邪，久留不去，为痛，为牵引，为顽木不仁，无非脉络受邪，血行塞涩，而脉来不利，亦固其所。《甲乙经·针道外揣纵舍论》亦曰大以涩者为痛痹。（《灵枢·邪客篇》同）。《脉经》四卷亦曰涩而紧痹病。

又：尺脉缓涩，谓之解㑊，安卧。

【正义】王注谓寒不寒，热不热，弱不弱，壮不壮，仝不可名，谓之解㑊。所说病状，不甚可解，而于"解㑊"二字之义，毫不相涉，甚非诂训之例。且㑊字为字书所无，是以更不可晓。近人莫枚士著有《研经言》四卷，谓解读为懈，㑊当作亦，古亦字通于射，而射有厌义，《诗》：矧可射思。射字作厌怠之

---

〔1〕　偃蹇：困顿。此处形容血流受阻而涩滞不行。

意，则所谓解亦者，其人懈怠而厌倦于事也。诠释字义，申明通假，最是解经上乘，小学正宗。然则王注云云，于病态未尝不是，盖亦有所受之，古之医学，专家授受，自有师承，能言其然，而不能言其所以然者，大都如此。然王氏所谓弱不弱壮不壮者，得毋鄙俚可笑？是症似病非病，莫名所苦，颇与《金匮》之所谓百合病者相近。似寒无寒，似热无热，终是气血两衰，精神萎顿，索索无兴，岂非所谓百脉一宗，悉致其病者，则脉之缓涩无神，不亦宜乎？杨注《太素》以"解㑊安卧"四字为句，则懈怠厌倦之状，尤为明白。古人见解，大抵相同，益可知隋唐时代，相承师说，本是如此，莫枚士所解，确乎不可复易。然则王启玄注本以"安卧"二字属下句读者，亦甚不妥，是以寿颐恒谓启玄学识，远在杨上善之下，非苟论也。

又：病在外，脉涩坚者难治。

【正义】病尚在外，则里未受病，而脉反涩坚，是既不流利，又不和柔，已有外强中干之势，是以难治。《玉机真脏论》又曰病在外，脉不实坚者难治。则谓病犹在外，而脉已中虚，是为病在支叶，而本实先拨〔1〕，义各有当，言非一端，固不害其彼此之两异。况此曰涩坚，则有枯涩无神之象；彼曰不实，则有中空无物之虞，即以字义句法言之，固亦显然有别者耶。

又《通评虚实论》：滑则从，涩则逆。脉虚气虚尺虚，是谓重虚。所谓气虚者，言无常也；尺虚者，行步恇然；脉虚者，不象阴也。如此者，滑则生，涩则死也。脉满而实何如？曰实而滑则生，实而逆则死。

【正义】俱详脉滑生病条中。

又：肠澼下脓血何如？曰：脉悬绝则死，滑大则生。巨肠澼之属，身不热，脉不悬绝如何？曰：滑大者曰生，悬涩者曰死。

【正义】详脉大主病本条。

《素·大奇论》：其脉小沉涩，为肠澼。

---

〔1〕 本实先拨：即本实先拨。

【正义】肠澼者，言肠有辟积，滞而不行，故脉为之小而沉涩。王启玄注本，此句其字，乃承上句心肝澼亦下血而来，说者必谓此之肠澼，即是心肝二脏之积滞，惟颐窃谓脏者藏而不泻，如谓心肝辟积而为下血，似属难通，或者此二脏中之络脉，有所积滞，则尚可言，然不如径以肠中积滞，质直解之，尤为爽心豁目。

《素·调经论》：阴盛生内寒，奈何？曰：厥气上逆，寒气积于胸中而不泻。不泻则温气去，寒独留，留则血凝泣，凝泣则脉不通，其脉盛大以涩，故中寒。

【正义】脉盛且大，浅者见之，方且以为阳症阳脉，然惟其寒积不泻，血凝而脉不通，则积寒成实，脉盛而大亦固其所，况更有脉涩之可征乎？此节论内寒，其吃重处，固在于脉之涩，然寿颐则谓盛大二者之脉，皆主郁结实滞，则亦未始非寒实之明征也。

凝泣之泣，说者皆读为涩，是也。然参考古书，泣、涩二字，未见有通假者，盖即涩字之讹，汉人作隶，"嗇"每作"啬"[1]，脱去其回，即近于立矣。

《素·四时刺逆从论》：厥阴涩，则病少腹积气。少阴涩，则病积，溲血。太阴涩，则病积，心腹时满。阳明涩，则病积，时善惊。太阳涩，则病积，时善巅疾。少阳涩，则病积，时筋急目痛。

【正义】脉涩为气凝血滞之征，故六经脉涩，皆主有积。其阳明之善惊，太阳之巅疾，少阳之目痛，皆以血气凝滞，升多降少而言，不当以经脉所过作解。王启玄必以经脉附会，则阳明善惊，又将何以说之。

《素·至真要大论》：阳明之至，短而涩。

【正义】此节之三阴三阳，本以时令之阴阳太少而言，则阳明之至，当从《平人气象论》及《难经·七难》作"浮大而短"方合。今本作短而涩者，盖浅人以为阳明燥金，而妄引肺脉之短涩以改之也。要之阳明当王之时，在第二

---

〔1〕"嗇"每作"啬"："濇"、"澁"均为"涩"的异体字，此处"嗇"与"啬"都是涩字的右侧一半。

甲子，脉必不当短涩。说详第一卷时令脉象各条。

《甲乙经·十一卷》：有病胃脘痛者，诊当何如？曰：诊此者当候胃脉，其脉当沉涩，沉涩者气逆。

【正义】胃脘生痛，乃脘中气血凝结不通之候，故胃脉必当沉而且涩，是为气壅血结之明征。《素问·病能论》涩作"细"，似不如涩字之确当。《甲乙》作"涩"，或是古本之旧，宋校《素问》亦言之，则宋人所见亦是涩字，兹从《甲乙》。

《甲乙·四卷·病形脉诊篇》：心脉涩甚为瘖；微涩为血溢，维厥，耳鸣，巅疾。肺脉涩甚为呕血；微涩为鼠瘘，在颈支腋之间。肝脉涩甚为溢饮；微涩为瘛疭挛筋。脾脉涩甚为肠癫；微涩为内痨，多下脓血。肾脉涩甚为大痈；微涩为不月沉痔。（《灵·邪气脏腑病形》大同小异）

【正义】脉之涩滞，所应皆气血窒塞为病，此节所叙各症，虽间有不可解者，然大旨约略可见，若必字字求其确凿可信，则古人不作，难言之矣。

《伤寒论》：伤寒阳脉涩，阴脉弦，法当腹中急痛者，先与小建中汤。不差者，与小柴胡汤主之。

【正义】涩主气血之窒滞，弦亦主郁结而不通，阳涩为表有所滞，阴弦为里有所结，故知其腹中当有急痛。且涩之与弦，皆是阴脉，故宜敷布阳和，以通阴霾之郁结。小建中汤，虽以建立中州阳气为主，而桂枝轻扬，未尝不兼以达表，洵是安内攘外，一举两得之妙用。前贤为仲景书作注者，无不以"建中"二字之故，辄谓桂枝汤一倍芍药，再加胶饴，则专温中，而不达表，一似忘乎桂枝汤之本色者。独不思本条冠以"伤寒"二字，固仍为太阳病而言，非专治杂病之腹痛，抑且阳脉涩之谓何？若无表证，阳部之脉，胡为涩滞？假令此腹中之急痛，果专属里，寒而无表症，小建中固专主温中，则既有是证而投是药，药病针对，又何为而不差？顾仲师乃又立一建中之后，复主小柴之法，一似胸中本无成竹，姑设此两方，试探以异弋获〔1〕者，仲师又何以若是之陋？盖此症既阴阳两部，俱见阴脉，则表里皆有阴邪，凡既有表复有里者，治必以里证为急，故先用小建中以安其里。试细味本文有一"先"字，已明言此方只能治得一半，其所以不差者，正以阳脉涩滞，表之阳气，遏抑已甚，尚非一剂建中，可以遽收全绩，则必以小柴胡升举清阳，始可驱此半在表半在里之阴邪，而收扫穴犁庭之绩。诚以此是伤寒之邪，由表而渐欲传里之时，必得柴胡春升之气，而表里赖以两解。本节以"伤寒"两字冠首，原非闲文，读者胡可忽略不讲。若果中寒腹痛，亦安有小柴胡治腹痛之法耶？

又：伤寒八九日，风湿相搏，身体疼烦，不能自转侧，不呕不渴，脉浮虚而涩者，桂枝附子汤主之。

【正义】此伤寒在表，而兼寒湿之症治，故非桂枝汤所能独任。其脉涩者，即是寒湿在表之征，"涩"字最当注意。余详脉浮主治本条。

又：伤寒若吐若下后，不解，不大便五六日，上至十余日，日晡所发潮热，不恶寒，独语如见鬼状；若剧者发则不识人，循衣摸床，惕而不安，微喘直视，脉弦者生，涩者死。微者但发热谵语者，大承气汤主之。若一服利，止后服。

【正义】既吐若下，中气已伤，津液已耗，而热犹不解，所以胃肠干燥，不大便五六日以至十余者；日晡时潮热，且不恶寒，阳明热盛，具有确证；独语如见鬼状，是其阴液受灼，神志模糊，已为坏症；尤其剧者，则非仅独语，必循衣摸床，筋脉动惕，微喘直视，斯为阴液耗竭，危状毕臻，病势至此，生死已不可必，则必以脉证之，弦犹有余，尚属实象，故犹可生，涩则无神，已呈败状，安得不死？然所谓可生者，亦非不药有喜，必也大剂清养，保此一线生机，冀得援登彼岸。此则仲师言外之旨，后学亦当想像得之，勿仅知阳明燥热，大便不行，而径投承气以速之绝。惟脉涩者中无所有，即使仲景复生，亦

---

〔1〕　以异弋获：指用不同的方法取得疗效。

无以挽回造化耳。若其病势尚未至剧，但有发热谵语，犹无循衣摸床，动惕直视诸恶候，则阴犹未绝，脉必不涩，犹可援急下之列，以存此垂绝之阴。惟在既吐若下之候，即使可用承气者，亦必得当而止，大便利者，即止后服，仲师立法，何其缜密至此。

又：阳明病，谵语，发潮热，脉滑而疾者，小承气汤主之。因与承气汤一升，腹中转矢气者，更服一升，若不转矢气，勿更与之。明日不大便，脉反微涩者，里虚也，为难治，不可更与承气汤也。

【正义】此本阳明热结于里，当用承气之证，然必以脉为断。滑而疾者，阴液未耗，自当急下；若授是汤而未得大便，脉反变涩，则中气之虚已可概见。此条脉涩，与上条同。然彼为必死，此只难治。以上条在既吐若下之后，里已大伤；而此无吐下明文，则犹非坏病。然正以其未经吐下，而脉亦微且涩，可知其人本是里虚，此其所以亦为难治也。伤寒本是实证，而竟得微涩之脉，脉证相反，宁不可危？

又《少阴篇》：少阴病阳已虚，尺脉弱涩者，复不可下之。

【正义】少阴病亦有里实证，仲师本有急下之例，然若尺脉弱涩，则真阴大虚，何可浪投下剂？此亦具有下证而不可下者。正与上两条同意。

又：少阴病下利，脉微涩，呕而汗出，必数更衣，反少者，当温其上，灸之。

【正义】少阴病本是有阴无阳，脉微且涩，又皆无阳之征。呕者，胃阳之衰也。汗出者，表阳虚也。既曰下利，而又言更衣反少，则虽自下利，而所下不多，故先温其上，盖即温养胃气，以培中土生生之本耳。

又《厥阴篇》：下利寸脉反浮数，尺中自涩者，必清脓血。

【正义】厥阴下利，本多虚寒之泄利，然果属寒泄，脉不当浮数，故曰反。成聊摄注：所谓下利者，脉当沉而迟，反浮数者，里有热也。寿颐谓下利而尺脉涩者，本亦可谓下集虚寒，液伤血耗之候，乃与寸部之浮数同见，则内热可征，而涩乃其血滞不行之明证矣。故知其必清脓血，此即后泄之所谓滞下，而今俗之所谓血痢也。

清读为圊，厕也。

又《五卷》：趺阳脉浮而涩，浮则胃气强，涩则小便数，浮涩相搏，大便则难，其脾为约，麻仁丸主之。

【正义】趺阳胃经所过之脉，浮为阳，故曰胃气强；涩则有气血凝滞之征，里热而滞，大便之难可知；约者束也，言受其约束而不行也。此与前潮热谵语二条，同是脉涩，而此独可与大黄枳朴者，彼在阳明热盛之时，阴液已伤，而此非热盛伤津，所以有别。然不与承气而与麻仁丸者，亦以脾约之便难，非一朝一夕之故，则不必急下荡涤，而丸以缓治可耳。

又《可下脉证》：问曰人病有宿食，何以别之？师曰：寸口脉浮而大，按之反涩，尺中亦微而涩，故知有宿食，当下之，宜大承气汤。（《金匮·宿食病篇》同）

【正义】此条浮大而涩之脉，与上条同，大便不行，故宜承气。然尺脉涩者，最多血虚之候，此必别有症状可据，而后可下，非仅凭脉而不问证，即可率尔操觚[1]者也。

《辨脉法》：沉涩弱弦微，此名阴也，阳病见阴脉者死。

【正义】详第一卷阴阳虚实节。

又：脉有弦紧浮滑沉涩，此六者名为残贼。

【正义】涩脉滞而不流，终是气血之不逮，故曰残贼，犹言足以为人之害耳。详脉浮主病本条。

又：脉微而涩，此为医所病也，大发其汗，又复大下之，其人亡血。又阴脉迟涩，故知血亡也。

【正义】过汗伤阳，故脉微；过下伤阴，故脉涩。详脉微主病本条。

《平脉法》：趺阳脉伏而涩，伏则吐逆，水谷不化，涩则食不得入，名曰

---

[1] 率尔操觚：轻率贸然地做文章。

关格。

【正义】跌阳胃脉，伏而且涩，胃中津液枯矣。故食入而不能化，此之关格，即《金匮要略》之所谓胃反，后世之所谓噎膈也。

又：寸口脉微而涩，微者卫气不行，涩者荣气不足。

【正义】微以轻得之，故知卫外之气不行；涩以重按得之，故知荣中之血不足。

又：诸阳浮数为乘腑，诸阴迟涩为乘脏。

【正义】说详脉浮主病本条。

《金匮要略·血痹虚劳病证篇》：血痹之病，以脉自微，涩在寸口。

【正义】详脉微主病本条。

又：男子脉浮弱而涩，为无子，精气清冷。

【正义】浮则无根，弱则无神，涩则无血，故为病如此。

又**《呕吐脉证篇》**：跌阳脉浮而涩，浮则为虚，涩则伤脾，脾伤则不磨，朝食暮吐，暮食朝吐，宿谷不化，名曰胃反；脉紧而涩，其病难治。

【正义】此即《平脉篇》之关格。浮为中气无主，涩乃脾阴枯涸，谷食不化，则不得下，仍自泛溢而出。尤在泾谓土德本缓，而脉反紧，则肝有余，土气本和，而脉反涩，则血不足，脏真不足，而贼邪有余，故曰难治。《脉经·四卷》又曰小弱而涩胃反，则脾胃阴阳两惫而谷不化也。

又**《疮痈脉证篇》**：问曰：寸口脉浮微而涩，法当亡血，若汗出，设不汗出云何？曰：若身有疮，被刀斧所伤，亡血故也。

【正义】详脉微主病本条。

《脉经·一卷·杂脉法》：脉来涩者，为病寒湿。

【正义】寒湿阴邪，故脉道不利而蹇涩。经言涩为中雾露，盖脉道为阴寒所凝也。

又：脉涩者少血多气。

【正义】详脉滑主病第一条。

又《二卷·三关病候》：寸口脉涩，是胃气不足。关脉涩，血气逆冷；脉涩为血虚，以中焦有微热。尺脉涩，足胫冷，小便赤。

【正义】寸主上脘，故曰胃不足。关主中焦，故曰血虚。尺涩则下焦阳衰，故曰胫冷；其又主小便赤者，则津液不充，而溲乃短赤也。

又《四卷·三部九候论》：关上脉，涩而坚，大而实，按之不减有力，为中焦实，有伏结在脾肺气塞，实热在胃中。

【正义】脉涩有凝滞不流之态，故亦主结气实热。明万历时袁氏刻本有校语，谓涩脉与有力相反，今并言者，浮之涩大，按之坚石，故言有力。寿颐窃谓袁说未允。涩者指下之涩滞，以气势言，不在乎应指之有力无力。若气滞血凝，或有实积而脉涩者，何尝不应指有力乎？

又：尺脉涩，下血下利多汗。

【正义】尺主下焦，涩为津伤血耗，故主下血下利。若汗多者，固亦伤液，脉之为涩，亦宜，然不当独涩以尺，汗岂下焦所主？是盖误解《素问》"尺涩脉滑，谓之多汗"二句，而附会为之，恐非叔和手笔，及《脉经》此节校语，竟引尺涩脉滑二句为证，尤其一盲群盲矣。《素》之所谓尺涩者，以尺肤言，不以脉言，否则涩与滑二字连类成文，尚复成何文理耶？

又《杂病脉》：涩则少血。

【正义】此只言少血，不曰多气，则是至理名言，确乎不可复易。

又：迟而涩，中寒有癥结。

【正义】既迟而又蹇涩不前，气滞血凝，确乎有据，故主中寒癥结。

滑伯仁《诊家枢要》：涩为少血，为无汗，为血痹痛，为伤精，女人有孕为胎痛，为孕，为败血病。左寸涩，心神虚耗不安，及冷气心痛。关涩，肝虚血散，肋胀胁满，身痛。尺涩，男子伤精及疝，女人月事虚败，若有孕，主胎漏不安。右寸涩，脾弱不食，胃冷而呕。尺涩，大便涩，津液不足，小腹寒，足胫逆冷。

【正义】涩主无汗，益言津液已耗，而不能作汗，然义亦太晦，殊有语病，且无汗不可以为病名。右寸当作右关,脾胃为病,当诊于关,不诊于寸,平脉法之关格,《金匮》之胃反,皆言趺阳脉涩,亦未必不诊于右关也。

《濒湖脉学·主病诗》:涩缘血少或伤精,反胃亡阳汗雨淋。寒湿入营为血痹,女人非孕即无经。寸涩心虚痛对胸,胃虚胁胀察关中。尺为精血俱伤候,肠结溲淋或下红。

士材《正眼》:涩为血少,亦主精伤。寸涩心痛,或为怔忡。关涩阴虚,因而中热,右关土虚,左关胁胀。尺涩遗淋,血利可决,孕为胎病,无孕血竭。

又:不问男妇,凡尺中沉涩者,必艰生嗣,正血少精伤之证也。如怀子而得涩脉,则血不足以养胎;如无孕,而得涩脉,将有阴衰髓竭之忧。大抵一切世间之物,濡润则必滑,枯槁则必涩,故滑为痰饮,涩主阴衰,理有固然,无足疑者。

《景岳·脉神》:涩为阴脉,为血气俱虚之候,为少气,为忧烦,为痹痛,为拘挛,为麻木,为无汗,为脾寒少食,为胃寒多呕,为二便违和,为四肢厥冷,男子为伤精,女子为失血,为不孕,为经脉不调。凡脉见涩滞者,多由七情不遂,营卫耗伤,血无以充,气无以畅,其在上则有上焦之不舒,在下则有下焦之不运,在表则有精神之短少。凡此总属阳虚,诸家言气多血少,岂以脉之不利,犹有气多者乎?

【正义】涩脉多气少血,自来言脉者,无一不如涂涂附,惟景岳独以为不然,可谓先得吾心。惟"阳虚"二字则大谬,津伤血耗,明是阴虚,景岳盖误以涩脉属阴,而有此说。然景岳之意,自有"温补"二字,隐隐在不言之中,此公医理,未尝不自有见地。有明一代,确可称为作者,学识远在薛立斋之上,独沉溺于温补一偏,致遭后人物议,是其毕生之大误,寿颐窃为惜之。

石顽《三昧》:涩脉由于津亏血少,不能濡润经络,所以涩涩不调。故经有脉涩曰痹,寸口诸涩亡血,涩则心痛。尺热脉涩为解㑊,种种皆阴血消亡,阳气有余,而为身热无汗之病。亦有痰食胶固,脉道阻滞,而见涩数模糊者,阴受水谷之害也。《金匮》云:寸口脉浮大,按之反涩,尺中亦微而涩,知有宿食。有发热头痛，而见浮涩数盛者，阳中雾露之气也。雾伤皮腠，湿流关节，总皆脉涩，但见浮数沉细之不同也。有伤寒阳明腑实，不大便而脉涩；湿病大热而脉涩；吐下微喘而脉涩；水肿腹大而脉涩，消瘅大渴而脉涩；痰证喘满而脉涩；病在外而脉涩；妇人怀孕而脉涩；皆证脉相反之候。间有因胎病而脉涩者，然在二三月时有之，若四月胎息成形之后，必无虚涩之理。平人无故脉涩，为贫窭之兆；尺中蹇涩，则艰于嗣，《金匮》云：男子脉浮弱而涩，则无子，精气清冷。其有脉塞而鼓如省客，左右旁至如交漆，按之不得如颓土，皆乖戾不和，殊异寻常之脉，故《素问》列之大奇。

【正义】"涩数"二字，连属为文，终是不妥。又末段引经文三句，皆非涩脉，且经文本在可解不可解之间，或有讹误，殊未可知，而乃强作解事，自欺欺人，适足以形其头脑之冬烘耳，亦何苦耶！

周正偏《医圣阶梯》：滑为气有余，涩为气独滞。

丹波元简《脉学辑要》：涩脉不仅痰食胶固，又的七情郁结，及疝瘕癖气，滞碍隧道而脉涩者，宜甄别脉力之有无，以定其虚实。

【正义】所谓虚者，即津亏血少之涩脉。

吴又可《温疫论》：张崑源之室年六旬，得滞下，后重窘急，日三四十度，脉常歇止，诸医以为雀啄脉，必死之候，咸不用药。延予诊视，其脉参伍不调，或二动一止，或三动一止，而复来，此涩结脉也。年高血弱，下利脓血，六脉结涩，固非所能任。询其饮食不减，形色不变，声音烈烈，言语如常，非危证也。遂用芍药汤加大黄三钱，大下纯脓成块者两碗许，自觉舒快，脉气渐续，而利亦止。数年后又得伤风咳嗽，痰涎涌甚，诊之，又得前脉，与杏桔汤一剂，嗽止脉即调，乃知此妪凡病善变此脉。大凡治病，务决形色，脉证相参，庶不失误，乃可定其吉凶。

【正义】此是歇止无定之脉，实是结脉，而又可乃以"涩结"二字，联属言之，盖涩之甚者，其势自必至此，此叔和《脉经》，所以谓涩脉为或一止复来者也。吴氏此案，两次为病，皆属窒塞太过，其脉涩甚而竟至歇止，固其所宜，但后之学者，若拘泥此案，而必以时有歇止者，始谓之涩，则亦非涩字之正旨。是以刘松峰《瘟疫论类编》，谓涩脉不过不流利，非有歇止，吴氏此说欠妥；又谓如此说来，是结脉近于代脉之象，岂可以涩脉当之？涩脉原无歇止，与滑字相对云云。寿颐谓松峰此条，据涩字本义，侃侃而谈，说亦未可厚非，盖惟恐不善读吴又可书者，必以歇止谓之涩脉，亦是差以毫厘，谬以千里。乃日本人丹波氏之《脉学辑要》，又谓松峰不读《脉经》，故曰涩脉无歇止，则又以《脉经》之言，解得太呆，岂独非叔和之意，且亦非吴又可之真旨矣。

郭元峰《脉如》：涩脉主伤精亡血之病，为血痹，为寒湿入营，为心痛，为胁痛，为解㑊，为反胃，为亡阳，为肠结，为忧烦，为拘挛，为麻木，为无汗，为脾寒食少，为二便不调，为四肢厥冷，男子伤精，女子失血，又为不月，为胎病，为溲淋，亦为气滞。《内经》曰：脉弱以涩，是谓久病。然亦有不同者，或人禀赋经脉不利，或七情伤怀莫解，或过服补剂，以致血气壅滞；或饮食过度，不即运化，或痰多而见独涩，或久坐久卧，体拘不运，此又非主于伤精亡血之病也。至于虚劳细数而涩，或兼结代，死期可卜，凡诊此脉，须察病机，庶无谬治。《脉法》云：涩为血少，亦主伤精。寸涩心痛，或为怔忡。关涩阴虚，因而中热。右关土虚，左关胁胀。尺涩遗淋，血利可决，孕为胎病，无孕血竭。

【正义】此节说到过服过药、阻塞气机者，其脉为涩一层，虽似新奇，要亦不诡于正。

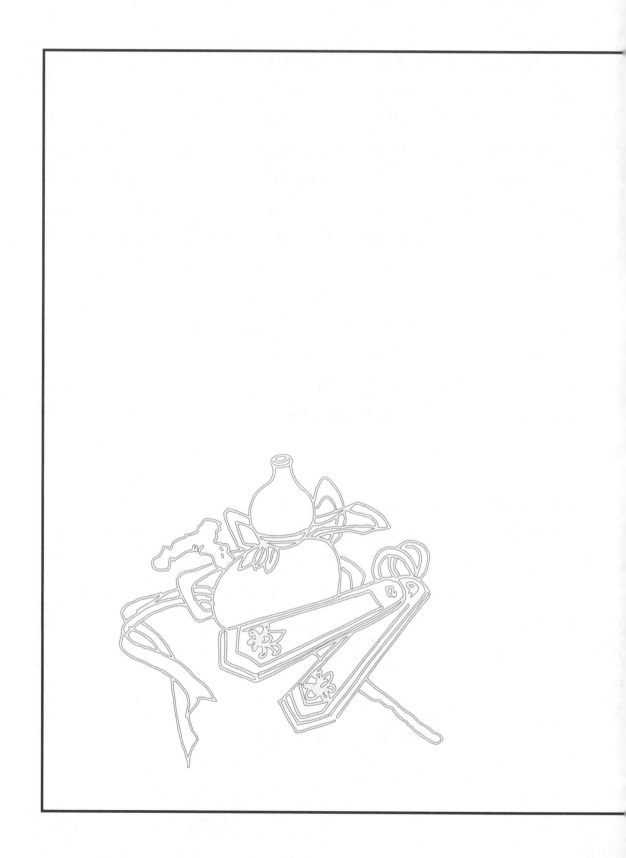

卷六

嘉定　　张寿颐　山雷　甫稿

　　　　汪澄　仲清

蔡元楫　济川　参校

门下弟子　郑赞纶　丝阁

佘金潮　枚笔

门下馆甥　邵宝仁　乐山

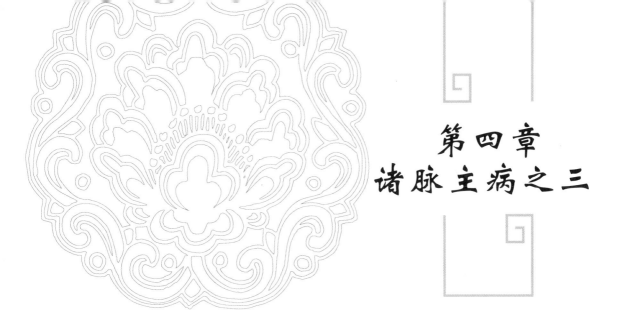

第四章
诸脉主病之三

第十六节　脉缓主病　脉静附见

寿颐按：脉缓有和缓、怠缓之分。和缓者，为胃气冲和，不论浮沉迟数，长短大小诸脉，皆当有气度雍容，优游[1]不迫之态，是为平和无病之佳象（详见胃神根）。惟怠缓弛缓，则懈而不前，方为病脉。兹篇诸脉主病，皆以病言，则必怠缓之脉，始入于录，而和缓不与焉。又《内经》及仲景本论，皆有脉静一说，虽后世之人，言二十八种脉象者，无此一条，然其源甚古，不可数典忘祖。寻绎静字本义，当与动字相为对峙，惟动脉之义，则取象于如珠替替，别有一说，与动静之动，微有不同。而脉之静者，则以形势镇静取义，当与躁字相为对峙，则躁有疾急刚暴之态，自类于数，已附入数脉条中，而静有宁戢安潜之状，乃类于缓，故以古书静脉诸条，附见此缓脉条中，或尚不悖于分别部居，不相杂厕[2]之理欤！

《素·平人气象论》：缓而滑曰热中。

【正义】见脉滑主病本条。

又：尺脉缓涩，谓之解㑊安卧。

---

[1]　优游：悠闲自得的样子。此处形容脉来从容不迫之态。

[2]　杂厕：混杂。

【正义】见脉涩主病本条。

《甲乙·四卷·病形脉诊篇》：心脉缓甚为狂笑；微缓为伏梁，在心下，上下行，有时唾血。肺脉缓甚为多汗；微缓为痿瘘偏风，头以下汗出不止。肝脉缓甚为善呕；微缓为水瘕痹。脾脉缓甚为痿厥；微缓为风痿，四肢不用，心慧然若无病。肾脉缓甚为折脊；微缓为洞，洞者食不化，下嗌还出。（《灵枢·邪气脏腑病形篇》大同小异。《太素·十五卷·五脏脉诊篇》偏风作"漏风"，善呕作"善欧"）

【正义】《甲乙》此节所述脉状，以合诸证，本多不甚明了，未尽可解，而尤以脉缓数段，尤其晦涩，更难索解，若必勉强附会而敷衍说之，终是自欺欺人，寿颐必不敢蹈此陋习，姑且存而不论。二"洞"字下，今本《甲乙经》皆有"泄"字，《太素》及《灵枢》皆无之。

寿颐按：此以食不能化，下咽还出者，名之为洞，则洞乃呕吐之病，非泄泻也。《甲乙·二卷·经脉根结篇》亦曰仓廪无所输，膈洞，正与此同（《灵·根结篇》同），则《甲乙经》二"泄"字为衍文，盖因本节下文有小甚为洞泄，而浅人妄增者也。《太素》、《灵枢》无"泄"字者，是兹据以订正。

又：缓者多热。

【正义】此热盛气耗，而脉乃为之怠缓不前，所谓壮火食气者是矣。然以见证参之，更必有据，非仅以脉之怠缓为断可知。

《素·阴阳别论》：所谓阴阳者，静者为阴，动者为阳。

【正义】此以脉来之气势分阴阳也，静是安静而不躁急，动是流利而不涩滞。为阴为阳，其义最易辨识，此静字有和缓安舒之态度，动字非厥厥动摇之动脉也。

《素·平人气象论》：风热而脉静，难治。

【正义】风为阳邪，热为阳证，于脉应之，浮躁粗大，是其宜也，而反静者，脉证不合，变幻必多，故曰难治。所谓静者，不仅以至数之迟缓言，其脉形必兼细小，其气势亦必软弱，故古人以与盛躁相为对待，是静字之正义也。

《玉机真脏论》"风热"作"病热"。《太素·十四卷·四时脉诊篇》作"病热脉清静"。

寿颐按：清者，寒也。病有寒热，尺肤有寒热，而脉则可以察病机之寒热，非脉之本体，亦可随之而见为寒见为热也。今《太素》乃曰脉清，古人论脉者未有此例，《太素》此"清"字当是衍文。杨氏注：乃谓热病脉须热而躁，今反寒而静。则说得脉之本体为寒为热，大有语病，此望文生义，不可为训。

《甲乙·四卷·经脉篇》亦言热病脉静为一逆（《灵·五禁篇》同），《甲乙·七卷·伤寒热病篇》又曰身热甚，阴阳皆静者勿刺之，有死征也（《灵·热病篇》同），其义皆与此同。

《素·脉要精微论》：诸细沉者皆在阴，则为骨痛，其有静者在足。

【正义】脉细且沉病在阴分，谓为骨痛，于理尚合，然又谓静者在足，则必不可解。启玄注乃谓细沉而躁，则病生于手阴脉之中，静者病生于足阴脉之中，强作解事，其理安在？古医经中，似此者颇多，皆当以传写失真视之，止可存而不论。苟欲妄加注释，终是附会穿凿，胡可为训。

《甲乙经·七卷·伤寒热病篇》：热病三日，气口静，人迎躁者，取之诸阳五十九刺，以泻其热而出其汗，实其阴以补其不足。（《灵·热病篇》同）

【正义】气口主里，病尚在表，未传于里，气口脉静，里未受病之征。详见脉数主病本条。

又：热病已得汗而脉尚躁盛者，此阴脉之极也，死；其得汗而脉静者，生。热病脉常躁盛而不得汗者，此阳脉之极也，死；其脉躁盛，得汗而脉静者，生。（《太素·二十五卷·热病说篇》、《灵·热病篇》皆同而微有异字）

【正义】热病得汗，其热当解，即其脉宜静而不复躁盛，若仍见躁盛之脉，是所谓热不为汗衰者，阳邪益炽，阴液不保，其凶可知。其热盛脉躁而汗不可得，则阴液已耗，阳热日亢，故亦为死征。但阴脉之阴字不可解，躁盛之脉，安有为阴之理？杨注《太素》乃曰阴极无阴，尤不可通。盖阴极当作阳极，或为传写之误，然果是阳极无阴，则仍是阳脉矣。而《内经》文且以阴极阳极，相为对待，断不可晓。

《伤寒论》：太阳病，发热汗出恶风，脉缓者，名为中风。

【正义】太阳之病，本是皮毛乍感，非大病也，而中风尤比伤寒为轻，亦犹今时之所谓伤风，故仲景所言中风之证，一则曰发热汗出恶风，再则曰啬啬恶寒，淅淅恶风，翕翕发热而所言中风之脉，一则曰脉缓。再则曰阳浮阴弱，诚以感邪止在表分，则阳分之脉，虽偏见为浮，而邪未入里，故阴分之脉，犹弱而不旺，且所感尚轻，则虽浮并不躁疾坚紧，故曰中风脉缓，正以别于伤寒之脉紧，所以主治之剂，不过调和荣卫之桂枝汤，亦是轻淡和平之药，并无事乎发表之麻黄。成聊摄注谓风性懈缓，岂是仲师本旨。

又：太阳病得之八九日如疟状，发热恶寒，热多寒少，其人不呕，清便欲自可，一日二三度发，脉微缓者，为欲愈也。

【正义】详脉微主病本条。

又：伤寒脉浮缓，身不疼，但重，乍有轻时，无少阴证者，大青龙汤发之。

【正义】此虽冠以"伤寒"二字，然脉则浮缓而不紧，身且不疼，但重而有轻时，亦非寒邪甚盛之证，何以而可用大发汗之大青龙汤？病轻药重，是必传写有讹。各注家如涂涂附，都在梦中，误人不小。互详脉浮主病本条。

又：伤寒一日，太阳受之，脉若静者为不传；颇欲吐，若躁烦，脉数急者，为传也。

【正义】详脉数主病本条。

《伤寒论·辨脉法》：趺阳脉迟而缓，胃气如经也。

【正义】此言和缓胃气之脉象。趺阳属胃，而得和缓中正之脉，故曰如经，经者常也，言平人常有之胃气，皆当如是。惟和缓之缓，以神气态度言，不以至数言，乃用一迟字，已失和缓平正之意，此《辨脉》、《平脉》两篇，终是魏晋间人附益为之之证，所以措辞多有语病。

《伤寒论·平脉法》：卫气和，名曰缓；荣气和，名曰迟。迟[1]缓相搏，名曰沉。

【正义】此亦言和缓有神之平脉，故曰卫气和，荣气和，然仍以迟与缓并言，则终非和缓之本旨。成聊摄注，乃说得去题万里，离奇已极，不知何所见而怪诞不经，直令人毫不可解，兹亦不与之辩，以省繁冗。张卿子注谓迟缓之脉多属平和，又以荣卫内外分贴，故缓贴阳，沉贴阴；又以迟缓二字与浮躁反，故曰迟缓相搏名曰沉，乃所谓沉静之意，善读者会其意可也。

寿颐按：张氏此解甚是，说沉是沉静，非重按始得之沉脉，尤其切中肯綮，所见远在聊摄之上。

又：寸口脉缓而迟，缓则阳气长，其色鲜，其颜光，其声商，毛发长；迟则阴气盛，骨髓生，血满，肌肉紧薄鲜硬。阴阳相抱，荣卫俱行，刚柔相搏，名曰强也。

【正义】此亦和缓有神之缓，故曰气长色鲜，颜光发长也。商之声轻以清，即所谓气盛言宜之意。阴气盛者，以阴液阴血而言，皆正气，非邪气也，故曰髓生血满惟"血满肌肉紧薄鲜硬"八字，太觉晦涩，不成文理，盖传写有误，且上皆三字为句，则血满以下八字，必有讹误，不可考矣。惟和缓之缓，必不当与迟相混，而《辨脉》、《平脉》三节，处处与迟字纠缠不清，甚非和缓之真，此魏晋时之医理，诚不可与古书作一例读矣。

《伤寒例》：尺寸俱微缓者，厥阴受病也。

【正义】此条甚不可通。说见脉微主病本条。

《金匮要略·黄疸病证治篇》：寸口脉浮而缓，浮则为风，缓则为痹，痹非中风，四肢苦烦，脾色必黄，瘀热以行。

【正义】此脉缓主病之一候也。痹者，痹着不行，此为湿热阻其血络，络瘀不利，而脉乃缓滞，故曰缓则为痹，此虽有热，而湿盛则滞，所以脉反怠缓

---

[1] 迟：原书作"缓"，据《伤寒论》改。

不前。凡湿盛于里者，脉必缓滞不滑，是其证也。

《脉经·二卷·三关病候》：寸口脉缓，皮肤不仁，风寒在肌肉。

关脉缓，其人不欲食，此胃气不调，脾气不足。

尺脉缓，脚弱，下肿，小便难，有余沥。

【正义】此叔和辨析三部脉缓所主之病候也。寸缓主风寒，即仲景太阳中风脉缓之义。风仅在表，皮毛受之，未入于里，故脉独见于寸部，亦与关尺不涉。关主中焦，缓则涩滞不前，中焦之大气滞矣，故知其不欲食。而又申之曰：胃气不调，脾气不足。盖缓脉主湿，湿困清阳，惟脾胃先承其弊，固无不胃纳锐呆，食不知味者。尺主下焦，尺缓则湿淫于下，故曰脚弱下肿，小便难，皆下焦水湿不化之证。

又《脉经·四卷·杂病脉篇》亦曰浮而缓，皮肤不仁，风寒入肌肉。俱以外感而言。已详脉浮主病本条。

又《四卷·杂病脉》：缓则为虚。

【正义】此气血不及而脉来迟缓，必兼细小软弱，故曰缓则为虚。

又：迟而缓者有寒。

【正义】此专以迟缓之至数而言，即迟寒数热之义。

《中藏经》：缓而大者起于风。

【正义】此即仲景太阳中风脉缓之义。外感之邪属实，故脉不细小。

《中藏经》本是伪书，精义甚少，此条尚属不谬，姑存之。

滑伯仁《诊家枢要》：脉缓为风为虚，为痹为弱为疼，在上为项强，在下为脚弱。浮缓沉缓血气俱弱。左寸缓，心气不足，怔忡多忘，亦主项背急痛。关缓，风虚眩晕，腹胁气结。尺缓，肾虚冷，小便数，女人月事多。右寸缓，肺气浮，言语短气。关缓，胃气虚弱；浮缓，脾气虚弱；不沉不浮，从容和缓，乃脾家本脉也。尺缓，下寒脚弱，风气秘滞；浮缓，肠风泄泻；沉缓，小腹感冷。

【正义】伯仁此节脉缓主病，兼外感及正气不足两者而言，亦有迟缓之属于寒证者，读者当分别观之，不可混为一例。

《濒湖脉学》：缓脉营衰卫有余，或风或湿或脾虚。上为项强下痿痹，分别浮沉大小区。

寸缓风邪项背拘，关为风眩胃家虚。神门濡泄或风秘，或是蹒跚足力迂。

【正义】"营衰卫有余"五字，殊不可解，不知濒湖从何处悟来，然终无此理，不可说也。

又：浮缓为风，沉缓为湿，缓大风虚，缓细湿痹，缓涩脾虚，缓弱气虚。《脉诀》言缓主脾热、口臭、反胃、齿痛、梦鬼之病，出自杜撰，与缓无关。

【正义】《脉诀》谓缓主脾热口臭，反胃齿痛，盖以里热郁结，而脉反滞缓者言之，即所谓热则脉来弛缓之意。凡脉缓而大者，自有内热湿热一候，《脉诀》之言，尚未可厚非，但惜其言之不详，则猝不可解耳。惟又谓缓主梦鬼，则真东坡之说鬼矣。

士材《诊家正眼》：浮缓风伤，沉缓寒湿，缓大风虚，缓细湿痹，缓涩痹者，缓弱气虚。右寸浮缓，风邪所居；左寸涩缓，少阴血虚。左关浮缓，肝风内鼓；右关沉缓，土弱湿浸。左尺缓涩，精宫不及；右尺缓细，真阳衰极。

【正义】士材此条，亦合外感正虚，及湿与寒而言，皆当分别体认。

石顽《三昧》：太阳病发热头痛，自汗脉浮缓者，为风伤卫证。以其自汗体疏，脉自不能紧盛也。缓为脾家之本脉，然必和缓有神，为脾气之充；若缓甚为弱，为脾气不足；缓而滑利，则胃气冲和。昔人以浮缓[1]为伤风，沉缓为寒湿，缓大为风虚，缓细为湿痹，又以浮缓为风中于阳，沉缓为湿中于阴。盖湿脉自缓，得风以播之，则兼浮缓；寒以束之，则兼沉缓，若中于阴，则沉细微缓。

【正义】此节说风湿浮缓，寒湿沉缓之义颇精，惟湿困清阳，脾胃不醒者，其病属里，脉亦不浮，当与石顽所谓沉缓之义分别而观，不可概认作寒湿而与

〔1〕 缓：原书作"脉"，据《诊宗三昧》改。

温燥。

《景岳·脉神》：缓脉有阴有阳，其义有三：凡从容和缓，浮沉得中者，此自平人之正脉；若缓而滑大者多实热，如《内经》所言者是也；缓而迟细者多虚寒，即诸家所言者是也。然实热者必缓大有力，多为烦热，为口臭，为腹满，为痈疡，为二便不利，或伤寒温疟初愈，而余热未清者，多有此脉。若虚寒者，必缓而迟细，为阳虚，为畏寒，为气怯，为疼痛，为眩晕，为痹弱，为痿厥，为怔忡健忘，为饮食不化，为鹜溏飧泄，为精寒肾冷，为小便频数，女人为经迟血少，为失血下血。凡诸疮毒外证，及中风产后，但得脉缓者，皆易愈。

【正义】 疮疡外证，而脉缓易愈，其意盖谓大毒已泄，邪势已衰，则为易治。然在肿甚坚凝之际，脉道不利，亦当有脉来缓涩不前者，此必须就证体察，不可作此笼统治。中风产后，证情亦万有不齐，总之不论见证，空谈脉状，决不能下一断语，此等论调必不可听。

吴山甫《脉语》：浮而缓，卫气伤；沉而缓，营气弱。诸部见缓脉，皆曰不足，以其不鼓也。

【正义】 浮缓卫伤，盖以卫气不旺而言，即太阳病中风脉缓之义，惟其卫气不充，故风邪得以侵袭，说亦有理。沉缓营弱，即气血之不及者，故曰不足。不鼓，言其不能应指鼓击，此其所以谓之缓也。

郭元峰《脉如》：脉缓主病，有迟缓之缓，缓纵之缓，缓弱之缓。缓迟者，伤湿也；缓纵者，风热也；缓弱者，气虚也；缓而兼涩者，血虚也。浮缓者风伤经络，沉缓者湿伤脏腑；洪缓者湿热，细缓者寒湿。尚有阴虚浮洪无力而缓，阳虚沉细无力而缓。若弦居土位，缓临水宫，盖克脉也。看此缓脉，要察胃气多少，鼓击高下，去来迟速，便得真确，悟从心解，未可一诊了事也。《脉法》云右寸浮缓，风邪所居；左寸涩缓，少阴血虚。左关浮缓，肝风内鼓；右关沉缓，土弱湿侵。左尺缓涩，精宫不及；右尺缓细，真阳衰极。

【正义】 弦居土位，以右关脉弦劲搏指而言。古人泛泛然谓之木乘土，空以五行克贼立论，未免通套，最不可训。惟以病情察之，肝气太盛，肝络不疏，脾胃必承其弊，如胃脘结痛，呕吐不食之候，其状最多，此不可以其泛讲五行而以为不确者，惟"缓临水宫"一句，则真是土能克水之謷言耳。

第十七节　脉紧脉坚主病

《素·脉要精微论》：浑浑革至如涌泉，病进而色弊，绵绵其去如弦绝，死。

【考正】今本王注《素问》如此，按启玄注曰：革至者，谓脉来弦而大，实而长也。绵绵言微微似有而不甚应手也。又谓病候日进而色弊恶，如此之脉，皆必死也。是王所据之本，确是如此。马玄台、张隐庵等注家，无不从王本随文敷衍，而按之文义，终是晦涩。考宋林亿等新校正云，《甲乙经》及《脉经》作"浑浑革革，至如涌泉，病进而色，弊弊绰绰，其去如弦绝者死"（浙局本如此，宋人校语亦是"色"字）。考今本《甲乙经·四卷》固同浙局本之宋人校语，亦是"色"字，然义仍不可通，且不可断句。迨又考之《脉经·一卷·第十三节》则"色"字乃是"危"字，余如浙局本之宋校语，乃始恍然。王本之误，一至于此，而启玄氏亦能望文生义，如此作注，可鄙孰甚，则王注本宋人校语中之"色"字，乃今本《甲乙》，亦是讹误明矣。虽"弊弊"二字，尚不可解，然浑浑革革者，言其浑浊刚劲，有阳无阴，貌似有余，而已失胃气冲和之本色，故为病进而可危。若至绰绰而去如弦绝，则搏击太过，真脏脉见也，故可断其必死。设如王本，皆不可通矣。然马氏、吴氏辈，无一不从王本，即号为博通之张隐庵，亦不复参考他书，而只知依傍启玄注文，如涂涂附，一盲群盲，绝不顾其理之难安，医界眼光，何其固陋至此，而谓诸家注文，尚有可信之价值耶！

《素·脉要精微》：心脉搏坚而长，当病舌卷不能言。肺脉搏坚而长，当病唾血。肝脉搏坚而长，色不青，当病坠若搏，因血在胁下，令人喘逆。胃脉搏坚而长，其色赤，当病折髀。脾脉搏坚而长，其色黄，当病少气。肾脉搏坚而长，其色黄而赤者，当病折腰。（唾《脉经》作"吐"）

【正义】脉搏是应指之搏击有力，而按之又坚，其形且迢迢以长，气势部位，俱是有余，此皆脏气之窒塞已甚，为病必属实证。心脉得之，为舌卷不能言者，心气太亢，壅菀于上，有升无降，即手少阴脉之上挟咽者，气滞不通也。肺脉得之为唾血者，肺热郁遏，震扰血络也。肝脉得之为坠搏血瘀者，络脉积壅，证实脉实也。脾脉得之为少气者，气滞于中，窒塞不利也。惟胃脉得之为折髀，肾脉得之为折腰，不甚可解。然髀乃足阳明经循行之部，腰固肾之腑，惟其脏腑之气机，壅塞不通，则经脉流行，因之而滞，即运动为之不利，有如折坏之动摇不得，是亦理之所必至者。凡此诸证，固无一非闭塞已甚，故脉象应之，亦必刚劲不和，其理浅而易知，不意王注于此，多以虚极作解，岂有搏击不挠、坚强太过之虚脉？启玄何其不思之甚。互见前脉长主病本脉。

《素·五脏生成篇》：赤，脉之至也，喘而坚。诊曰：有积气在中，时害于食，名曰心痹。

【正义】脉喘而坚，"喘"字太不可解，王注谓脉至如卒喘状，说来仍不可晓。启玄固惯于望文生义，强作解事者，然曰脉如卒喘，试问果是何状？岂不徒滋疑窦，胡可为训。

寿颐按：今本《素问》言脉之喘，不止一见，而义皆难言，惟脉要精微论，心脉搏坚而长等五句，今袁刻萧刻两《太素·十五卷·五脏脉诊篇》皆作"揣坚而长"。杨上善注：揣，动也。又《玉机真脏论》真心脉至坚而搏，真肾脉至搏而绝。《太素·十四卷·真脏脉形篇》二"搏"字亦皆作"揣"，杨注动也，盖亦以搏动为训。虽脉形之揣，必不可解，然以搏作"揣"，已有明征。盖草书搏字揣字，颇是相近，所以有此传写之讹，则《素问》脉喘之"喘"字，当亦即为搏字之讹。此节之所谓喘而坚，仍是搏击有力，而按之坚强，与《脉要精微论》之所谓搏坚同意。惟其指下搏击，而又坚实，是为窒塞不通之应，故知有积气在中，盖气积不行，其壅已甚，而于脉应之，搏击坚强，不亦宜乎?

又：黑，脉之至也，上坚而大。有积气在小腹与阴，名曰肾痹。

【正义】黑为肾之色，故知为肾病，而脉坚大，则肾气之痹者，故知有积气，在小腹与阴，皆肾足少阴经之分野也。上坚而大，疑上当作"下"，小腹与阴，皆是下部，不当应于脉之关以上。余详脉大主病本条。

《素·平人气象》：寸口脉沉而坚者，曰病在中。

【正义】脉沉主里，坚则为实，病在中者，里实也。

又：脉盛滑坚者，曰病在外；脉小实而坚者，曰病在内。

【正义】脉坚属实，主病本当在里，然盛大而滑，犹未牢痼，故曰在外。若小实而坚，则有根深蒂固之象，故曰在内。王启玄注谓盛滑为阳，是也。又谓小实为阴，已不尽然。乃又曰阳病在外，阴病在内，则大有语病。须知内外以分证之表里，及病之浅深，则可；若欲以阴阳寒热，分别内外，则大不可。盖表病何尝无阴症？里病又何尝无阳症？惟《脉经·一卷·杂脉法篇》引《素问》此节，已作脉盛滑紧者，病在外，热；脉小实而紧者，病在内，冷。知启玄此注所本，乃出于叔和，究竟叔和所录之经文，多一热字冷字，已是大有误会。独不思盛滑且紧，阴寒骤束其外者，何必无是脉；而小实且紧，阳热痼结于中者，又何必无是脉。可知《素问》原文，不以寒热分析，自有深意，而叔和为之添出一层冷热，竟是画蛇为足，此则中古经言，诚非后人之所能更赞一辞者矣。

又：盛而紧曰胀。

【正义】盛者，脉之气势有余；紧又言其力量之坚劲，故于病应之，当为气滞而䐜胀。

又：病在外，脉涩坚者难治。

【正义】病尚在外，里犹未病，则脉当流动滑利，方为脉病相应。如其涩滞坚凝，则表有病而反得里脉，是其人之气血，已凝涩而不活泼矣，故曰难治。

《素问·玉机真脏》：病在中，脉实坚；病在外，脉不实坚者，皆难治。

【正义】病既在里，脉固当实，然苟其过于坚凝，则为病根深固而不可猝拔；病犹在外，脉本不宜牢实，然果是浮泛空虚，则为中无所主，而又将何恃，故皆曰难治。古人立说，义各有当，虽同此实坚二字，而其所以实，所以坚者，形势态度，绝不相同，是当以意逆之，而不可呆死于字句间者矣。

又：脉实以坚，谓之益甚。

【正义】脉实且坚，病情深固，将有不可动摇之势，故曰益甚。《太素·二十三卷·杂刺篇》曰：视其脉坚，且盛且滑者，病日进，即此意也。

又：真心脉至，坚而搏，如循薏苡〔1〕子，累累然。

【正义】此刚劲太过，而无胃气冲和之脉，故曰真脏脉。详第一卷真脏脉本条。

又《通评虚实论》：癫疾之脉，虚实何如？曰：脉搏大滑，久自已；脉小坚急，死不治。

【正义】详脉大主病本条。

又：消瘅虚实何如？曰：脉实大，病久可治；脉悬小坚，病久不可治。

【正义】详脉大主病本条。

《素·调经论》：血气与邪，并容于分腠之间，其脉坚大，故曰实。

【正义】详脉大主病本条。

《甲乙经·四卷·经脉篇上》：紧则为痛痹。（《灵·禁服篇》同）

【正义】紧即坚劲有力之状，非其气血凝滞，脉不当如是之郁结不和，故于病应之，苟非不通之痛，即为风寒湿三气之痹着也。《脉经·四卷》亦曰涩而紧，痹病。《伤寒论·平脉法》亦曰紧为绞痛。

又：切其脉口滑小紧以沉者，病益甚，在中；人迎气大紧以浮者，其病益甚，在外。（《灵·五色篇》同）

---

〔1〕 苡：原书刊作"蔬"，据《素问》改。

【正义】脉口即气口。左为人迎，右为气口，人迎主外，气口主里。脉滑已为病气之有余，且小紧以沉，气势坚凝，聚而不散，颇有牢固不可猝拔之态，于气口见之，故知其病益甚而在里。脉大亦为邪势之方张，而且紧且浮，气焰亦盛，于左手之人迎见之，故知其病益甚而在外。

《甲乙·四卷·经脉篇下》：寒热夺形，脉坚搏，是五逆也。（《灵·五禁篇》同）

【正义】夺，古脱失之"脱"字。其形已脱，消瘦极矣，而脉反坚劲搏指，是邪实有余，而正不能胜，故为五逆之一。

《甲乙经·六卷·寿夭形诊篇》：形充而脉坚大者，顺也。（《灵枢·寿夭刚柔篇》同）

【正义】此以无病之脉而言，其人形体，本属充实，则于脉应之，自当坚韧而大，此气体与脉形相应者，故曰顺。

《四十八难》：紧牢者为实。

【正义】紧为有力，牢为沉痼，脉实证实，是其应也。

《伤寒论》：太阳病，或已发热，或未发热，必恶寒，体痛，呕逆，脉阴阳俱紧者，名曰伤寒。

【正义】此太阳之伤寒，脉证皆与中风不同。风为阳邪，发热最易，则乍感风邪，无不即热；惟寒为阴邪，初感之时，容或但有恶寒，而未必即发身热，恶寒亦比恶风为重，彼惟见风而始恶之，此则虽在密室之中，绝无外风，而亦恶寒。寒入营分，脉络不利，则为体痛；寒入肺胃，气郁不降，则为呕逆。脉必阴阳俱紧者，正以寒邪束之，隧道不和，来去不能自如，故应指坚劲，而搏击有力，是实邪在表之脉证也。

又：太阳中风，脉浮紧，发热恶寒，身疼痛，不汗出而烦躁者，大青龙汤主之。若脉微弱，汗出恶风者，不可服；服之则厥逆，筋惕肉眴，此为逆也。

【正义】此条虽冠以中风之名，其实乃伤寒之较深一层者。遏抑益甚，故外则无汗恶寒，与伤寒证同，而内则寒郁化热，多一烦躁见症，故必用大青龙汤，发汗力量比之麻黄为重，观于麻之分量可知。而即并用石膏，已为郁热之烦躁设法，非仅为解散肌表之寒邪计。故脉之浮紧，证之身疼无汗，发热恶寒，皆与麻黄汤证同，惟烦躁非麻黄证中所有，则石膏亦非麻黄汤所有。古圣经方，因证选药，精密如此，则是证之与太阳伤寒，大同小异可知，而前之注家，皆谓此为中风兼寒者，殊非仲师真旨。且复申言之曰：脉微弱，汗出恶风者，不可服。止以麻黄重量，发汗力猛，非中风阳浮阴弱之脉，汗出恶风之证，所可妄试。益可知此条证情，谓为荣卫两病则可，而必不可谓为风寒两伤也。

又：脉浮紧者，法当身疼痛，宜以汗解之。假令尺中迟者，不可发汗，何以知然？以荣气不足，血少故也。

【正义】脉既浮紧，而身又疼痛，寒邪在表，脉证两符，汗之何疑？然设使寸关之脉，虽是浮紧，而独尺中偏迟，则其人根柢不充，荣血必不足，即使与以发汗之药，而亦恐不能作汗，反滋变幻，此仲圣于太阳伤寒条中，所以必曰脉阴阳俱紧，见得关前之阳脉虽紧，而关后之阴脉不能一律者，即不可不慎之又慎也。

又：太阳病，脉浮紧，发热，身无汗，自衄者愈。

【正义】此即伤寒大青龙汤证之变爻。惟其寒邪郁热，扰入荣血，正与大青龙证之烦躁，同一病理，故不得汗泄，则变为衄血。而既衄之后，血络疏通，亦与得汗之宣泄肌表者同一开闭之理，所以既得汗者，热当自解，则既得衄者，热亦当解，故曰自衄者愈。然设或既衄而热仍不解，则阴液已泄，阳邪益张，亦与汗后之热，不为汗衰者，同一坏病。是以伤寒症中，衄后热解者病多愈，而衄后热不解者病多凶。

又：太阳病，脉浮紧，无汗，发热，身疼痛，八九日不解，表证仍在，此当发其汗。服药已微除，其人发烦，目瞑，剧者必衄，衄乃解，所以然者，阳气重故也。麻黄汤主之。

【正义】此本太阳伤寒之脉证，虽已八九日不解，而脉证未变，即用药必无二理，所谓当发其汗者，即谓当用发汗之麻黄汤也。节末"麻黄汤主之"五字，必在此当发其汗一句之下，故即继之曰服药已，即指发汗之麻黄汤药而言可知。服药微解而又发烦目瞑，则以此证阳邪甚盛，得此轻扬宣发之药，虽能解表，亦足以扰动阳邪，助之升浮，故其病势之较剧者，必致荣血不守，上窜清道，而为流衄。然既衄之后，阳邪已泄，亦当自解，仲景以"阳气重"三字，为服药后流衄之诠解，阐发病理，窥透源始，非谓服麻黄药之不得其当也。但既衄之后，必无更服麻黄汤之理法。今本乃以"麻黄汤主之"一句，缀在节末，此则传写者误脱之而补于下，以致未及移正之过，而后之为仲景书作注者，犹复以讹传讹，皆谓衄血后可用此汤，岂不误尽天下后世？惟《医宗金鉴》用张兼善说，订而正之，最为仲景之莫大功臣。

又：衄家不可发汗，汗出必额上陷，脉急紧，直视，不能眴，不得眠。

【正义】衄家其血已泄，阴液已伤，即有可以发汗之证，亦不可复发其汗，以液耗于中，虽发之而亦无汗出，徒多坏病，此谚所谓黄豆榨得油，砻糠榨不得油者也。即使强榨津液，复得汗出，而其人阴血，固已尽矣。脉急且紧，刚戾不柔，此"紧"字神气，亦与伤寒脉紧之状，较有不同。目定直视，不瞬不眠，皆阴液枯竭之坏病。读此一节，可悟上条所谓麻黄汤主之者，仲景意中必不谓已衄之后，教人妄用此汤矣。奈何后之解仲景书者，犹谓此条衄家，以此人素有衄血，非伤寒后如前条之衄云云，其义且以上条之麻黄汤，作为用于既衄之后，是仲景苦心，慎重叮咛，而后人必欲故违圣训以误病家，居心不良，何其敢与仲师异趣，乖谬至此，注者之罪，那不上通于天耶！

又：伤寒脉浮紧，不发汗，因致衄者，麻黄汤主之。

【正义】此条既已致衄，而曰麻黄汤主之，终有语病，必非仲景本文。盖当用麻黄者，必在未衄之先，况既以得衄，阳气已通，脉亦不当仍是浮紧，此则浮紧之脉，已非衄后所应有，即无更投麻黄汤之法。此中大有可疑，岂容浑仑吞吐[1]。诸注家此节旧注，尚欲拘泥本文，勉强敷衍，宜其无一不嗫嚅不清，胡可轻信。

又：伤寒若吐若下后，心下逆满，气上冲胸，起则头眩，脉沉紧，发汗则动经，身为振振摇者，茯苓桂枝白术甘草汤主之。

【正义】此伤寒既吐若下之后，中阳已伤，肾阴上泛，故心下逆满，气上冲胸，起则头眩，皆阴气上冲，所谓动气者是也。其病已不在表而在里，故脉不浮紧而沉紧，病情脉理，即此已了如指掌。乃或者不察，犹误以里证认作表证，而复发其汗，则阴液更伤，肾气愈动所以身为振振动摇，盖亦与真武汤证之振振欲擗地相近，但尚不若真武证之厥逆筋惕肉瞤耳。故所用之苓桂术甘一方，亦与真武汤相去一间。茯苓白术，即以镇摄肾水，桂枝以定肾阴之气冲，非以治表，自来注家，皆未悟到此旨，惟徐洄溪《伤寒类方》，以此汤与真武为类，说之最得肯綮，徐老之胜人处在此，学者不可不深思而熟玩之。

又：问曰：病有结胸，有脏结，其状何如？答曰：按之痛，寸脉浮，关脉沉，名曰结胸也。何谓脏结？答曰：如结胸状，饮食如故，时时下利，寸脉浮，关脉小细沉紧，名曰脏结，舌上白苔，滑者难治。

又：伤寒六七日，结胸热实，脉沉而紧，心下痛，按之石硬者，大陷胸汤主之。

【正义】结胸脏结，皆实结于里，故脉皆沉紧，但结胸属阳，则脉不必小，脏结属阴，则小细耳。亦详前脉小主病本条。

又《少阴病篇》：病人脉阴阳俱紧，反汗出者，亡阳也。此属少阴，法当咽痛而复吐利。

【正义】此专以少阴病言。脉阴阳俱紧，虽与太阳伤寒同，然病证则大是不同，故太阳伤寒必无汗，而此则反有汗出，正以阴寒在里，逼其无根之阳，发越于外，故曰亡阳，此乃亡逃之亡，非有无之无。上吐下利，皆真寒确据。

---

[1] 浑仑吞吐：浑仑，即囫囵。比喻学习时生吞活剥，对所学的并不理解。

其咽痛者，亦其无根之上火浮，与寻常肺胃实热，绝端相反，故仲景于少阴咽痛治法，不用一味清解之药。

又：少阴病，脉紧，至七八日，自下利，脉暴微，手足反温，脉紧反去者，为欲解也。虽烦，下利，必自愈。

【正义】少阴脉紧，是其痼阴寒冱之征，能至七八日，则正气犹足以相持，病邪亦当退舍。自下利者，成聊摄谓寒气得泄，其说是也。然则脉之暴微，非微细无神之微，正以坚紧之势转和，而反见为微，故曰脉紧反去为欲解。聊摄又谓若阴寒胜，正阳虚而泄者，则手足厥而脉紧不去，今手足反温，脉紧反去，知阳气复，寒气去，故为欲解。下利烦躁者逆，此正胜邪微，虽烦下利，必自止。

《伤寒论·辨脉法》：问曰：病有战而汗出，因得解者，何也？答曰：脉浮而紧，按之反芤，此为本虚，故当战而汗出也。其人本虚，是以发战，以脉浮，故当汗出而解也。

【正义】详脉浮主病本条。

又：寸口脉浮而紧，浮则为风，紧则为寒。风则伤卫，寒则伤荣。荣卫俱病，骨节烦疼，当发其汗也。

【正义】此即太阳伤寒之脉证。以其病尚在表，故脉必浮；紧者，则寒邪敛缩之气势也。"浮则为风"一句，于此节殊不切合，何则？风为阳邪，脉当浮大，不当浮紧矣。

又：寸口脉阴阳俱紧者，法当清邪中于上焦，浊邪中于下焦。清邪中上，名曰洁也；浊邪中下，名曰浑也。阴中于邪，必内栗也。表气微虚，里气不守，故使邪中于阴也。阳中于邪，必发热、头痛、项强、颈挛、腰痛、胫酸，所谓阳中雾露之气，故曰清邪中上，浊邪中下。阴气为栗，足膝逆冷，便溺妄出，表气微虚，里气微急，三焦相混，内外不通，上焦怫郁，脏气相熏，口烂食龈也。中焦不治，胃气上冲，脾气不转，胃中为浊，荣卫不通，血凝不流。若卫气前通者，小便赤黄，与热相搏，因热作使，游于经络，出入脏腑，热气所过，则为痛脓。若阴气前通者，阳气厥微，阴无所使，客气内入，嚏而出之，声嗢咽塞，寒厥相逐，为热所壅，血凝自下，状如豚肝，阴阳俱厥，脾气孤弱，五液注下，下焦不阖，清便下重，令便数难，脐筑湫[1]痛，命将难全。

【正义】此时邪疠气侵袭之脉证，近人以为即疫疠恶毒者，庶为近之。清邪中上，盖即雾露阴寒之气；浊邪中下，盖即湿浊污秽之气。以其皆属阴邪，中人脉络，故脉亦阴阳俱紧，此非可与太阳伤寒阴阳俱紧之脉作一例看者。迨其后变幻而为热毒，亦是阴湿污浊之邪，郁久不通，化热薰灼，自当有种种恶候接踵而起。虽本节文义，颇有不甚晓畅之处，不能望文生义，拘泥字句之末，惟以意逆之，则大要尚易领悟耳。食，当作"蚀"，腐也。

又：脉阴阳俱紧者，口中出气，唇口干燥，蜷卧足冷，鼻中涕出，舌上苔滑，勿妄治也。到七日以来，其人微发热、手足温者，此为欲解。或八日以上反大发热者，此为难治。设使恶寒者，必欲呕也，腹内痛者，必欲利也。

【正义】此即少阴病之脉证，可与本论少阴篇脉紧两节参观，义皆可通。蜷卧足冷，鼻中涕出，舌上苔滑，皆中寒确证（舌苔滑者，即皖白滑润，无红绛之质，焦黄之苔）。独唇口干燥，乃真寒在里，过其虚阳上浮，正与少阴咽痛同一病理，非热病也。到七日而微发热，手足温，乃阴退阳回之朕兆，为故欲解，亦与少阴病七八日手足反温欲解同。至八日以上，反发大热为难治者，变迁太剧，病情终是可怪。成聊摄注谓阴极变热，邪气胜正，亦尚可说。成又谓阳脉紧者，寒邪发于上焦，上焦主外也；阴脉紧者，寒邪发于下焦，下焦主内也。设使恶寒者，上焦寒气胜，是必欲呕；腹内痛者，下焦寒气胜，是必欲利。《医宗金鉴》谓此节承上条互详其证，未免附会。

又：脉阴阳俱紧，至于吐利，其脉独不解，紧去人安，此为欲解。

【正义】此亦少阴病之脉证。脉阴阳俱紧，其人必上下俱寒，故为吐利，当其吐利俱作之时，阴邪甚盛，其紧脉必不能和，故曰脉独不解，迨脉紧渐

---

[1] 湫：音 jiǎo（绞），原意为低洼狭小，又读作绞，故借喻脐腹绞痛。

和，则人即渐安，故为欲解，亦与本论脉紧反去为欲解之旨符合。

又《平脉法》： 脉有弦紧浮滑沉涩，此六者，名曰残贼。

【正义】 此紧脉以坚劲太过而言，故为贼害之脉。

又： 寒则牢坚。

【正义】 寒为阴邪，凝而不化，结而不宣，故于脉应之，必为牢为坚，而无活泼流动之势。《脉经·一卷·杂脉法》亦曰迟紧者寒。

又： 问曰：紧脉从何而来？曰：假令亡汗若吐，以肺里寒〔1〕，故令脉紧也。假令咳者，坐饮冷水，故令脉紧也。假令下利，胃中虚冷，故令脉紧也。

【正义】 此以脉紧里寒之症，分上下而言之也。饮冷作咳，是在上之寒证，下利是中下之寒证，惟多汗亡阳，吐多无火，固亦里寒，然必不可专以肺言。此或传写已有讹误，必不可泥。《脉经·四卷·杂病脉篇》有一条曰：凡亡汗，肺中寒。饮冷水，咳嗽下利，胃中虚冷。此等其脉并紧。与此节同一条理，可证辨脉平脉二篇，最与叔和旨趣相合，后人以此二篇为出于王氏手笔，有自来矣。

"亡汗"二字，义不可通，盖亦传写有误。

又： 趺阳脉滑而紧，滑者胃气实，紧者脾气强，持实击强，痛还自伤，以手把刃，坐作疮也。

【正义】 此之脉滑脉紧，皆以坚强有力而言，故主强实为病，非紧为寒邪之脉紧矣。持实击强，犹言以刚遇刚，两强相击，必有一伤，故以把刃作疮为喻，互见脉滑主病本条。

又： 趺阳脉大而紧者，当即下利，为难治。

【正义】 大为邪实有余，紧则寒凝已甚，于趺阳之脉见之，知脾胃之寒实甚矣，故当即下利。谓之难治者，盖以坚劲有余，大失胃气冲和之正，殊非吉兆。成注以大为虚，则虚寒下利，尚是脉证相合，不可概以为难治矣。

---

〔1〕 寒：原书作"塞"，据《伤寒论》改。

又：趺阳脉紧而浮，浮为气，紧为寒，浮为腹满，紧为绞痛，浮紧相搏，肠鸣而转，转即气动，膈气乃下。

【正义】此以趺阳之浮紧而知其中寒满痛，必为肠鸣转气，以脉之浮，而知其腹之满，可谓别有会心。盖浮亦气盛使然，故曰浮为气，为腹满，不可谓其不碻[1]，此是脉理学中创见之语，与浮为在表一义，脉形同而病理截然不同。从此可悟古人所论各脉主病，固尚有理想所不易到者。转即气转，气能转动下泄，则满可减而痛可瘳矣。

又：趺阳脉微而紧，紧则为寒，微则为虚，微紧相搏，则为短气。

【正义】此脾胃清阳之气不行，故知其短气。

又：寸口脉微，尺脉紧，其人虚损多汗，知阴常在，绝不见阳也。

【正义】寸口脉微，是阳气之衰于上；尺脉紧，乃阴气之凝于下；于病为虚损者，古人之所谓虚症，多主阳虚内寒立论，正与今之虚劳，多属阴虚内热者，彼此相反。多汗亦以亡阳之汗而言，非阳盛之汗可比，故曰阴常在，绝不见阳。

《金匮·痉湿暍篇》：痉脉按之紧，如弦，直上下行。

【正义】痉之为病，腰背强直，劲而不柔，故其脉亦劲急强直，按之紧者，坚强有力之象，如弦之直，按之不挠。《脉经》亦曰：痉家其脉伏坚，直上下，亦以状其刚劲不柔之形态。然此之脉紧，非寒束于外而紧，观于儿科急惊之病，木火横逆，多有此证；而产后阴虚阳浮，气火贲张，亦间有之；及温热病热盛昏蒙，痉急强直，又其数见不鲜，是皆为实热蕴结，肝火鸱张，徒生此变，皆即西学家之所谓血冲脑经，亦即《调经论》之所谓气血并走于上，则为大厥之候。脉之所以紧而有力者，既已形体劲急，脉自不能柔和，抑且木焰陡升，气火俱盛，于脉应之，本是刚强太过，搏指不挠，脉象病情，彼此符合，治宜泄降柔肝，乃有效力。而古人书中，辄认痉为风寒者，则不知脑神经之原

---

〔1〕 碻：音 què（缺），"确"的异体字。

理，误谓太阳行身之背，因附会于太阳寒水之经，《伤寒》、《金匮》成法，实与此病真情，两得其反。此是古人千虑之失，今既别有发明，自当实事求是，申明其所以然之故，方可为古人补过，亦以见此道之固自有真，正不必以仲师圣人，更为涂附，愈堕于五里雾中，万劫不复。即如产后发痉，古法皆用独活紫汤，及豆淋酒法，亦无往而非阴虚阳升之矛戟。寿颐窃谓古人所论是证，既一误于太阳之经，错认风寒外邪，又以脉之紧急，错认寒邪确据，是以一误再误，铸定错中之错，敢申此义以告读者，冀欲为此道求实在之价值，非敢故眩新奇，轻翻二千年之成案，好学深思之士，尚其三复斯言。

又《腹满寒疝篇》：胁下偏痛，发热，其脉紧弦，此寒也。以温药下之，宜大黄附子汤。

【正义】此阴寒实结之脉证，所谓紧主寒，又主痛者是也。紧则坚硬搏指，弦又条直挺长，是为寒实而非中虚之寒。虽有发热，确非表证，所以可下。大黄虽是寒药，然得附子细辛以调剂之，既可温运其寒凝之结滞，且以监制苦寒，而收一鼓荡平之效，似相反而适相成，此古人制方之玄妙也。

又：腹满，脉弦而紧，弦则卫气不行，即恶寒；紧则不欲食；邪正相搏，即为寒疝。寒疝绕脐痛，若发则白汗出，手足厥冷，其脉沉紧者，大乌头煎主之。

【正义】弦之与紧，皆是阴脉，皆主阴寒内结，况又兼沉者乎！寒疝绕脐痛，此非急温其中下不可者，故主以大乌头一味，欲其任重而力专。然如参以活法，则宜与气药相辅而行，读古书者，亦不必食古不化。"白汗"二字，太不可解，《医宗金鉴》谓当作"自汗"，于义为顺。盖寒疝痛甚而自汗者最多，是可从也。乃尤在泾《金匮心典》本又作"白津"，更奇。尤氏为之说曰：白津汗之淡而不咸者，为虚汗。至陈修园《金匮浅注》，则更以为自下而出，陈氏之贤郎元犀，又为之造出种种病情，无一非师心自用[1]，向壁杜撰。诸公

---

〔1〕 师心自用：又作师心自是。师心，本指以己意为师，后称固执己见，自以为是。

用心，不可谓不苦，无如舍浅近正大之路而不由，偏喜索隐行怪，走入邪魔，寿颐终期期以为不可。

又：脉紧大而迟者，必心下坚，当下其寒；脉大而紧者，阳中有阴，可下之。

【正义】此节《金匮》原文，尚有十九字在脉紧大而迟之前，文义费解，兹从《金匮》订正如此，于义为顺。脉紧大且迟，而有心大坚硬之证，是为寒实之结，故当下。脉大而紧，大虽为阳，而紧则为阴，是大亦内结之证，故曰阳中有阴，可下。

《脉经·一卷·杂脉法》： 脉来大而坚者，血气俱实。

【正义】脉大而坚，形势有余，若以平人无病而得此脉，血气强固，洵是佳象。若病脉得此，则主实证，又复可疑。

又：下坚上虚，病在脾胃；脉大而坚，病在肾。

【正义】此以五脏病脉，分而言之。下坚当作"中坚"，则中焦脾胃，气滞不宣可知。若肾病而脉大坚，盖以沉分言之，然此是古人偶有意会，举其一端，必不可拘泥不化。

又：脉沉而紧，上焦有热，下寒，得冷即便下。

【正义】脉沉且紧，下寒宜矣。而曰上焦有热，殊难索解，疑有讹误，未敢附会。

又：脉浮紧且滑直者，外热内冷，不得大小便。

【正义】浮紧滑直，皆外有余之脉，故曰外热。然外热有余者，内不当冷，如曰内真寒而外格阳，则格阳之脉，容有浮部滑紧，似乎热盛者，然重按必有不足之态，此当从兼证求之，不能仅凭于脉。又曰不得大小便，盖以脉盛于浮分，升发太过，则降令不及，故知其然耳。

又：脉洪大紧急，病速进，在外，若头发热，痛肿；脉细小紧急，病速进，在中，寒，为疝瘕积聚、腹中刺痛。

【正义】洪大紧急，形盛而气势亦盛，其来汹涌，谓为病势速进是矣。又曰发热，亦尚可信，然必曰头发热，得毋呆相。而又曰痈肿，则惟阳邪甚盛，痈疡已成大脓之时，始有此洪大劲急之脉，但曰痈肿，何必皆至于此。若其细小而紧急，则病势固结，谓为速进在中，尚是有理可凭。又谓当为中寒疝瘕、积聚腹痛，理亦宜然。然必以洪大与细小，分别在外在中，已未必尽然，又必以细小为寒，则更有未可概论者。不观夫实热窒塞之证，愈闭愈结，则脉且沉伏不起，细小不扬，此讵可因其细小沉伏，而遽断以为寒病也耶！

又《二卷·三关病候篇》：寸口脉紧，苦头痛，骨肉疼，是伤寒。关脉紧，心下苦满急痛。脉紧者为实。尺脉紧，脐下痛。

【正义】此以寸关尺三部脉紧分别而言。寸紧伤寒，即仲景本论太阳伤寒脉紧之义。关脉紧为心下满痛，则中州阳气不宣，痹寒结痛之病也。尺主下焦，当有脐以下之结痛，是皆紧脉之属于寒邪实结[1]者，故曰脉紧为实。

又《四卷·三部九候脉证论篇》：寸口脉沉而紧，苦心下有寒，时痛，有积聚。

【正义】沉而且紧，里有寒实之征，故主病如是。此与前条关脉紧者，同一意味。又《四卷·杂病脉篇》亦曰驶而紧，积聚有积痛。

又：寸口脉紧或浮，膈上有寒，肺下有水气。

【正义】紧主里寒，浮主在上，故知寒在膈上。水气即水饮，饮邪属寒也。

又：脉紧上寸口者，中风，风头痛亦如之。

【正义】脉紧而上过寸口，其为颠顶之病明矣。风头痛者，风邪中上也。然紧乃刚劲有余之象，此风头痛，不仅以风寒言，亦不仅以外风言，凡肝木太盛，上窜而头痛者，其脉象亦当如是。叔和又以此脉主中风，实即近时发明，所谓血冲脑之中风，非外感之中风，《调经论》所谓气与血并，则为实焉，气血交并于上，则为大厥，其势甚盛，故脉必刚劲有余，而上溢过寸，《脉经》此条，最合脉理病理之真。《千金翼》又谓紧上寸口，为伤寒头痛，则专以外

---

〔1〕 结：原书作"终"，据医理改。

寒论，与此条实在不同，不可浑作一例看。

又：关上脉紧而滑者蚘动。

【正义】关主中焦，紧为有余，滑为攻动，故曰有蚘，此亦脉紧之不属于寒者。

又：关上脉涩而坚，大而实，按之不减、有力，为中焦实，有伏结在脾，肺气塞，实热在胃中。

【正义】此皆沉着坚劲，有余之脉，故主病如是。则脉紧且属实热，虽与寒邪之紧，脉状同而病理适得其反。然惟其劲而有力，理亦未始不可相通。明万历三年晋安袁氏刊本，于此节有校语曰：涩脉与有力相反云云。不知涩惟滞而不爽，正以其沉着重坠，乃为涩滞，何以见得必不当有力，袁说大谬。

又《杂病脉》：大坚疾者，癫病。

【正义】癫即颠字之孳生，《素问》谓之颠疾，言病之上于颠顶，即气血之上冲激脑者也。惟其气火有余，故于脉应之，且大且坚，而又往来疾速。在古人虽未知有气血冲脑之病，然所言脉状病情，亦时时暗中符合。盖脉理病理，情实如斯，古人但据患此病者之脉象直书之，则自无遁情，古今中外，固无往而不一以贯之矣。

又：盛而紧者胀。

【正义】胀乃气滞不行，亦窒塞郁结为病，故于脉应之，必盛大而坚紧有力。凡膜胀者，虽有寒热之不同，而脉之为紧，则无论寒热，无不皆然。此又紧脉之可以兼寒热二证而俱有者，更不得呆执紧必为寒之一说矣。

又：微而紧者有寒。

【正义】微乃细小之脉，此虽专以形言，不以气势言，然亦不能细小搏指，但于细微之中，而兼有紧急强直之态，则必为虚寒，而无实热，此则脉紧之专属于寒者，且不可与实大刚劲之紧脉，同日而语矣。

又：紧而滑者吐逆。

【正义】紧以力量之坚劲言，有壅塞不通之意；滑以气势之汹涌言，有泛溢奋迅之形。知为之吐逆，脉状病机，大有意味可寻，古人立言，殊非率尔。

又：实紧，胃中有寒，苦不能食。时时利者难治。

【正义】脉紧且实，当主中寒实积，故曰胃中有寒，寒实积滞，不能食者宜也。然寒实未通，不当自利，而反时时下利，则脉实证虚，两不相应，故曰难治。

又：弦而紧，胁痛，脏伤，有瘀血。

【正义】弦为肝气不和之本脉，紧为积滞，故知病之在胁，两胁固肝络循行之分野也。知有瘀血者，瘀为积滞之征，肝络窒塞，脏亦受伤矣。

又：水谷来见坚实。

【正义】此以食积言之，脉坚且实，是其征也。

又：浮滑疾紧者，以合百病，久易愈。

【正义】此言病虽久而脉有可愈之理。盖浮滑则往来活泼，血液未衰，疾紧则奋迅流通，气机未滞，故曰以合百病久自愈。此节之所应注意者，在一久字，如在暴病之时，则"浮滑疾紧"四字，皆含坚强太盛之义，病焰方张，胡可遽以为易愈？所谓言非一端，义各有当，是在善读书者，能融会而贯通之，自有妙语，否则刻舟胶柱[1]，又何往而不毫厘千里耶！

又《六卷·脾足太阴经病症篇》：寸口脉双紧，即为入，其气不出，无表有里，心下痞坚。

【正义】此节中间三句，文义殊不顺遂，然大意则谓脾胃消化之力不及，能食而不能运行，故胃脘之部，痞硬坚满。寸口脉双紧者，谓左右两手之脉，皆坚劲有力，紧主里实，故当为心下痞坚，所以谓之无表有里，盖脾胃失其消化之能力矣。心之下，即胃之上中下三脘也。

又同篇：趺阳脉滑而紧，滑即胃气实，紧即脾气伤。得食而不消者，此脾不治也；能食而腹不满，此为胃气有余；腹满而不能食，心下如饥，此为胃气

---

〔1〕 刻舟胶柱：意同刻舟求剑、胶柱鼓瑟，比喻拘泥固执、不知变通。

不行，心气虚也；得食而满者，此为脾家不治。

【正义】滑而且紧，气势力量，皆属有余，趺阳属胃，于此见之，其为脾胃实结，气不能行之证明矣。此与《伤寒论·辨脉篇》趺阳脉滑而紧一条同意。脾不治者，脾主为胃助消化之职，如能食而不能消，是为脾不能治其职，脾胃二者，相依为用，故既谓脾不治，又谓胃不行，交互言之，更为明了。惟"心气虚"一句，于上下文义，皆不相属，盖有讹误。

寿颐按：脾主为胃行其津液，乃吾国医学家之旧说，是以古今之言食物消化功能，辄谓胃主容纳，脾主消磨。良以脾在胃旁，紧贴其外，于位最近，遂谓消食之功，惟脾独司其职。迨至西国生理学说，则谓脾在胃左，当第九至十一肋骨之内，形如竖掌，外边丰圆向胁，内边深窝向胃。其功用据近时西学之言生理者，谓为血轮之所自生，故以之列于血液循环系统之内，并不在消化器能之中。其能为食物消化者，则胆汁之外，厥惟甜肉之汁，而甜肉一物，则为吾国脏腑学说中未有之名词，位于胃下，形如犬舌，向右者丰而阔，向左者锐而狭，油膜萦之，似肉非肉，似油非油，其色微赤而黄，其味极甜，故名甜肉（此物豕亦有之，其名曰脘，《广韵》谓之豕息肉，《正字通》谓之豕〔1〕息肉，今字作胰，可涤垢腻，知豕之有此，亦以助消化机能也。吾吴土语谓之胰脂油）。正中有一汁液之管，斜入小肠上口之旁，与胆汁之管入小肠处同为一路，仅据西人学说，必谓膵〔2〕与甜肉，各具一体，各有能力，故彼人之言，恒谓吾国医家，绝不知有此甜肉，似为生理学中一大缺典〔3〕。实则甜肉中汁液之管，其左即系于脾。膵〔2〕与甜肉，虽似各别，实为一系，吾国旧学凡言膵〔2〕之体用，皆合甜肉言之。今人高氏思潜，有《说脾》、《说膵》两章，以古证今，言之最为精当（"膵"字字书所无，乃东瀛人译西书者所新制，即西学家之所

---

〔1〕 原书此处空缺一字，刻为"豕□息肉"，据上下文义猜测，可能为豕"膵"息肉，即"胰"。

〔2〕 膵：原书脱此字，据上下文义补。

〔3〕 缺典：缺点。

谓甜肉也。高氏说载太原中医改进研究会《医学杂志》第十五期纂述门）。其大旨谓古之所谓脾，即合今之所谓脾、膵二者，皆在其中，故今之生理家言，谓脾之体，为平扁暗赤色之无管腺，于食物消化，无甚关系，而有生白血轮之功；谓膵之体，为扁长柔软黄赤色之叶状腺，以输送膵液于十二指肠，助消化食物为用（十二指肠，亦东人译书之名称，即小肠之头，承接胃下口处，胆汁甜肉汁，皆于此间有管以输入小肠者）。而以旧说证之，脾于五行属土，于味为甘，于色为黄。惟膵[1]名甜肉，其味正甘；若脾则不甘也。惟膵[1]之色，正黄而带赤；若脾则暗赤而不黄也。《素问·灵兰秘典》谓脾胃为仓廪之官，后人皆从脾能消化食物，其实则脾无消化能力，惟膵[1]则能之。再以病理证之，如脾约，由于脾之不能分泌膵[1]液，以致不运而为秘结。如脾瘅，由于膵[1]之甘味上溢，是皆膵[1]之为病，而古人皆谓之脾病，皆脾即是膵[1]之明证。若《灵枢·本神篇》谓脾藏营，则与脾生血球之理相合，此则今之所谓脾者。《素问·六节脏象论》：脾者，仓廪之本，营之居也。上一句言膵，下一句言脾。《难经·四十二难》言脾广三寸，长五寸，有散膏半斤，其所谓散膏者，盖以膵之本质，柔软如膏，而能散出膵液，助消食物为用耳。

寿颐按：脾不中虚，本无所谓散膏者在其中，盖即以甜肉言之，中有液管，流通甜肉之汁，《四十二难》之散膏，即是甜肉汁无疑。

质而言之，凡论脾之形状，曰脾如覆釜者，脾也；曰脾如镰刀者，膵也。凡论脾之功用，曰脾主统血者，脾也；曰脾主健运者，膵也。以此分别，庶不致误。

寿颐按：高氏此论，切中肯綮，合中西两家学理，而融会贯通之，始知古人言脾主健运，脾能消化，原未尝误，但并以甜肉亦谓之脾，不若今之学者，析而为二之尤为细密耳。又薛氏复初，谓脾分左右两条，其意亦从甜肉与脾，同谓之脾，其左之一条，固今之所谓脾在胃左者，其右之一条，则即胃下横陈

---

〔1〕 膵：原书脱此字，据上下文义补。

之甜肉也。

寿颐按：（薛氏此说亦见《太原医学杂志》十五期纂述门，皆可参考）由是言之，古人所谓脾司消化之职，而运行中州大气者，确合生理之真诠，特不可呆执新学家言，以读古人书耳。必以参互观之，得其会通，而后中外古今，乃始同条共贯，似此慧眼，正不易得。今乃知笃信好古之真儒，与彼醉心欧化之时彦，各趋一端，反唇相讥者，盖未免两失之矣。

滑伯仁《诊家枢要》：脉紧为邪风激搏，伏于荣卫之间，为痛为寒。浮紧为伤寒身痛；沉紧为腹中有寒，为风痫。左寸紧，头热目痛，舌强；紧而沉，心中气逆冷痛。关紧，心腹满痛，胁痛肋急；紧而盛，伤寒浑身痛；紧而实，痃癖。尺紧，腰脚脐下痛，小便难。右寸紧，鼻膈壅；紧而沉滑，肺实咳嗽。关紧，脾寒腹痛吐逆；紧盛，腹胀伤食。尺紧，下焦筑痛。

【正义】"搏"当作"薄"，迫也，逼也。伯仁之所谓邪风，即是寒风袭于荣卫，故脉应之，紧而有力，仍是太阳伤寒脉紧之义。若曰风伤，则风为阳邪，脉不当紧矣。风痫为痰病，为神经起伏变化之病，脉不当沉紧，滑氏为此说，盖误以痫病作痼阴沍寒论也。

《濒湖脉学·脉紧主病诗》：紧为诸痛主于寒，喘咳风痫吐冷痰。浮紧表寒须发越，紧沉温散自然安。寸紧人迎气口分，当关心腹痛沉沉。尺中有紧为阴冷，定是奔豚与疝疼。

【正义】濒湖谓喘咳脉紧，以风寒外袭，约束肺气而言，不可谓其不是，然喘咳之源不一，亦不可一概而论。若风痫则多非寒证，胡可断其脉之必紧？乃濒湖仅据其呕吐冷涎以观之，遂以为寒饮窒塞使然，此知其一不知其二者。若夫奔豚之病，仲景止以寒水上泛，肾气攻冲而言，确指肾家寒水立论，然气已上逆，奔涌有余，脉必不沉不紧，濒湖于此，尚认作肾寒本部之病，岂非大误。且今之阴虚于下，肾气不自摄纳者，犹有肝肾虚火升腾，而亦气从少腹上冲者，是为虚火，其动气症状，正与仲景之所谓奔豚者同，而一属于寒，一属于热，病情且与仲景之论，绝端对峙，亦何尝不可谓是奔豚，则其脉更必虚数。濒湖但凭理想，竟谓奔豚之脉，尺中必紧，又何足以知此？

《濒湖脉学》：诸紧为寒为痛，人迎紧盛为伤于寒，气口紧盛为伤于食，尺紧痛居其腹。中恶浮紧，咳嗽沉紧，皆主死。

士材《诊家正眼》：中恶祟乘之脉而得浮紧，谓邪方炽而脉无根也；咳嗽虚损之脉，而得沉紧谓正已虚而邪已痼也。咸在不治之例。

【正义】李氏此条，即为上条濒湖中恶二句作注。然所谓中恶祟乘，岂真是鬼之能为人祟，盖本若无病而猝然昏仆，即是《素问》所谓气血并走于上，则为大厥，厥则暴死，实即气血陡冲，激动脑神经之类中风耳。故类中风诸证中，自宋以来，皆有中恶之一种，实缘古人不知此病原理，无以名之，乃名之以鬼祟，宋征于鬼，大是可嗤。其脉之所以浮紧者，气血既并走于上，其脉安得不浮而不紧？如其气火甚盛者，于脉应之，方且洪大无伦，搏击弹指，气势有余，苟其镇摄得宜，病亦何必不治，惟浮而无根者，则孤阳飞越，根本脱离，邻于《素问》之所谓不返则死耳。士材所谓浮紧不治者，其病理之真旨盖如此，然似此病机，诚非五十年前之谈医者所能梦见，以致彼此说鬼，皆作东坡，竟如郑人之相惊以伯有[1]，确是无可奈何之极思。而今而后，断不可再以此种謈言自污笔墨矣。

士材所解咳嗽虚损，得沉紧脉不治之理，则言简意赅，洵有至理。

《景岳·脉神》：紧脉阴多阳少，乃阴邪激搏之候，为痛为寒。紧数在表，为伤寒发热，为浑身筋骨疼痛，为头痛项强，为咳嗽鼻塞，为瘴为疟；沉紧在里，为心胁疼痛，为胸腹胀满，为中寒逆冷，为吐逆出食，为风痫反张，为痃癖，为泻痢，为阴疝，在妇人为气逆经滞，在小儿为惊风抽搐。

【正义】脉之为紧，多缘寒气约束，气血不舒，故于脉应之，亦紧而不散。紧字本义，原与宽字相为对恃，在《内经》则亦曰坚，其义本同，是以主病为寒为痛，皆有坚凝之意。疟病多痰多积，脉多紧弦，亦以痰积皆实在之坚凝

---

〔1〕 相惊以伯有：伯有，春秋郑国大夫良霄的字。后形容无故自相惊扰。

也。惟瘴属山岚毒气，必在地气发泄之时，始有此毒，似乎感其气者，其脉不宜紧束，要知既受其毒，气血亦凝滞以成病，是以于脉亦显紧象。其主吐逆者，亦气之窒塞也；惟风痫反张，惊风抽搐，于脉为紧，则以气血上冲，其势孔急，故脉来搏指有力，古人认作寒邪一类，非徒指鹿为马，且是以炭作冰，实属大有误会。说详前《金匮·痉病》脉紧如弦条。

石顽《三昧》：紧为诸寒收引之象，亦有热因寒束，而烦热拘急疼痛者，如太阳寒伤营证是也。然必人迎浮紧，乃为表证之确候；若气口紧坚，又为内伤饮食之兆，《金匮》所谓脉紧头痛风寒，腹中有宿食也。仲景又云：紧脉从何而来？假令亡汗若吐，以肺里寒，故令脉紧也。假令咳者坐饮冷水，故令脉紧也。假令下利，以胃中寒冷，故令脉紧也。详此三语，可谓曲尽紧脉为病之变端。而少阴经中，又有病人脉阴阳俱紧，反汗出者，亡阳也。此属少阴，法当咽痛而复吐利，是谓紧反入里之征验。又少阴病脉紧，至七八日下利，脉暴微，手足反温，脉紧反去，为欲解也。虽烦下利，必自愈。此即紧去人安之互辞。辨不可下脉证中，则有脉来阴阳俱紧，恶寒发热，则脉欲厥，厥者脉初来大，渐渐小，更来渐渐大，是其候也。此亦紧反入里之互辞。因误下而阳邪内陷，欲出不出，有似厥逆进退之象，故言欲厥，脉虽变而紧状依然，非营卫离散，乍大乍小之比。而脉法中复有寸口脉微，尺脉紧，其人虚损多汗，知阴常在绝不见阳之例，可见紧之所在，皆阳气不到之处，故有是象。夫脉按之紧如弦，直上下行者痉，若伏坚者阴痉，总皆经脉拘急，故有此象。若脉至如转索而强急不和，是但紧无胃气也，岂堪尚引日乎？

【正义】紧为诸寒收引之象，于一句中，将脉形病情，曲曲绘尽，最得脉理之真。

郭元峰《脉如》：紧脉暴病见之，为腹痛身疼，寒客太阳，或主风痉痛证。在尺阴冷腹疝；在关心腹沉痛。在左紧盛伤寒；在右紧盛伤食。急而紧者是遁尸；数而紧者主鬼击。紧数在表，为伤寒发热，为浑身筋骨疼痛，头痛项强，为咳嗽鼻塞，为瘴疟；沉紧在里，为心腹疼，为胸腹胀满，为中寒逆冷，吐逆出食，为风痫反张，为痃癖，为泻利，为阴疝，女子为气逆经滞，小儿为惊风抽搐。又有如紧之脉，乃伤寒阴证绝阳，七日九日之间得此脉，仲景曰脉见转索者即日死。盖紧本属病状脉，而非死脉，但有新久之异，便有生死之分，不可不察。

【正义】脉紧如转索即日死，正以坚强太过，全无胃气冲和之态度，是即绝脉，与寻常之脉紧，字面同而脉理截然不同。郭谓新久之异，死生之分，殊非其义，读古人书，必须悟彻此中真味，岂可呆死于字句之下。然因此紧如转索，定属坏脉，更可知平常之紧脉，必不如转索无常，叔和之言，竟与仲景背道而驰，是何可以不正。丹波廉夫之辨，已见前脉紧形象条中，读者至不可忽。

第十八节　脉弦主病　脉搏脉劲脉喘主病并见

隋唐以前，恒以弦为阴脉，诚以弦为指下有力，重按不挠，而又劲直，是为阴凝已甚，乃有此状，故以属之厥阴肝脏。厥阴固为阴之尽也，细绎其所主诸病，盖与坚紧之脉，同条共贯。坚也紧也，皆主阴凝为病，而指下分明，挺然有力，岂非与弦直弦劲之义，无甚区别？惟推而衍之，既劲且直，亦属形势之有余，阴凝已甚者，当有此脉，而阳刚太过者，亦必有此脉，故《素问·阴阳类论》谓三阳脉至手太阴，弦浮而不沉；又谓二阳者，阳明也，至手太阴弦；又曰一阳者，少阳也，至手太阴，上连人迎，弦急悬不绝，此少阳之病也。可知弦脉主病，有阴亦有阳，正未可仅据弦脉属阴一句，而食古不化。且即以厥阴脉弦推之，厥阴为阴之尽而即为阳之初，故凡肝胆横逆，木火鸱张之时，其脉未有不弦劲搏击者。今人肝阳之病最多，弦脉之属阳证者，所在多有，惟弦细弦小而兼涩滞者，乃多阴证耳。又古书中多有脉搏之句，亦或曰劲曰揣曰喘，其义皆为应指有力，实皆弦急之类，未可从后人二十八脉中无是名而从盖阙，致贻数典忘祖之讥。兹并录入此，以从其类，庶乎读古人书，自有举一反三之悟耳。

《素问·至真要大论》： 厥阴之至，其脉弦。

【正义】此以时令言之，非足厥阴肝之厥阴也。厥阴主时，当大寒以后，风木萌动之令，于脉应之，劲直而长，状如弓弦，木之象也。详见第一卷时令脉象节。

又《大奇论》： 并小弦欲惊。

【正义】此专论肾肝之脉，自上文肾肝并沉为风水一句，直贯而下。启玄注谓脉小弦，为肝肾俱不足故尔。

寿颐按：宋林亿等校语，谓肾肝并沉至并小弦欲惊。全元起本在厥论中，王氏移于此，则古本此节，专论厥逆为病，非泛言肝肾为病。盖肝肾之气，上逆为厥，是乃阴虚于下、阳浮于上为病，故肝肾之脉皆小，明是真阴薄弱，而反弦劲者，则为阴不涵阳、龙相肆动之明证。所以病发厥逆，实与《调经论》之所谓气血并走于上则为大厥之理同条共贯。惊者，固厥逆病中时有之证，亦即阳不安潜、无端鼓动而然，所以《太素》此节亦在《二十六卷·经脉厥篇》中分别部居，颇与全元起本同符合撰，以此知王启玄移于《大奇论》中，甚非古人之意，且使病理晦黯、不可索解。此王氏编次《素问》已是纷乱失真，其注语亦随文敷衍，非独不能发明，且反以堕入五里雾中矣。

"欲惊"，《太素》本作"亦惊"，似较《素问》为长，盖古人旧本矣。

《素·脉要精微论》： 心脉搏坚而长，当病舌卷不能言。肺脉搏坚而长，当病唾血。肝脉搏坚而长，色不青，当病坠若搏，因血在胁下，令人喘逆。胃脉搏坚而长，其色赤，当病折髀。脾脉搏坚而长，其色黄，当病少气。肾脉搏坚而长，其色黄而赤者，当病折腰。

【正义】详见脉长主病脉坚主病本条。

《素·五脏生成篇》： 青，脉之至也，长而左右弹，有积气在心下，支胠，名曰肝痹，得之寒湿，与疝同法，腰痛，足清头痛。

【正义】色青为肝病之色，发见于外，而脉状且长，又左右弹击，搏指有力，是肝脉弦劲之太过者，其为肝木之气，郁结不通明矣。故知有积气在心下，必支柱于两肱之间，是肝络循行之部位。名曰肝痹者，肝之气血，痹着不通。得之寒湿者，寒湿之邪，痹其肝络，而又曰与疝同法者，厥阴之络，气滞不宣，固与诸疝为病，同一理法也。

又：赤，脉之至也，喘而坚，诊曰有积气在中，时害于食，名曰心痹，得之外疾，思虑而心虚，故邪从之。白，脉之至也，喘而浮，上虚下实，惊，有积气在胸中，喘而虚，名曰肺痹，寒热，得以醉而使内也。

【正义】喘而坚，喘而浮，以脉状言之。喘字之义，殊难索解，考脉要精微论，心脉搏坚而长五句，今本《太素》俱作"揣坚而长"，是揣之与搏，同为一字，寿颐窃谓作草书者，搏字揣字，形颇近似，盖传写者误搏为揣，而今本《素问》又误揣作喘，乃不可通耳（互详脉坚主病，赤脉之至也喘而坚条下）。惟其心脉搏而坚，故曰心痹，肺脉搏而浮，故曰肺痹。其所谓搏，固即脉要精微论搏坚之搏，而亦即本节所谓肝痹之脉，长而左右弹也。浮亦肺之候，故诊为肺病。曰有积气在胸中，胸中固即肺部也，脉状如此，主病在肺宜矣。上虚下实，疑当作上实下虚，积气咋〔1〕在肺，其为上实明甚。

《素·玉机真脏论》：真心脉至，坚而搏，如循薏苡子，累累然。真肾脉至，搏而绝，如指弹石，辟辟然。

【正义】详第一卷真脏脉本条。

二搏字，《太素·十四卷·真脏脉形篇》皆作"揣"，亦即搏字之讹。

《素·通评虚实论》：巅疾之脉，虚实何如？曰：脉搏大滑，久自已；脉小坚急死不治。

【正义】详脉大主病本条。

《素·阴阳别论》：阴搏阳别，谓之有子。

---

〔1〕 咋：同"乍"。暂；忽然。

【正义】此言胎孕初成时之脉，真阴凝聚，故阴分之脉，独见搏指有力，与诸阳之脉迥别，是为有子之征。此搏字以指下鼓动有神，霭霈充溢为义，亦非刚劲太过，后人每谓妊身之脉滑利，即此意也。

又：阴虚阳搏谓之崩。

【正义】阴脉既虚，则阴无摄纳之权，而阳又搏击太过，有扰动震撼之势，则血不能守，而崩漏之病成矣。

又：三阴俱搏，二十日夜半死。二阴俱搏，十三日夕时死。一阴俱搏，十日死。三阳俱搏，且鼓，三日死。三阴三阳俱搏，心腹满，发尽不得隐曲，五日死。二阳俱搏，其病温，死不治，不过十日死。

【正义】此俱以搏击太过为义。盖与真脏脉之有刚无柔同意，故皆主死。其所谓死于某日，则不可尽泥，注家虽喜曲为附会，寿颐不敢如涂涂附，自欺欺人。

《太素·三卷·阴阳杂说》篇，亦有此节，字句小有不同：二十日作三十日；十三日作十五日；十日死作十日平旦死；其病温作募病温。可证古本旧有异同，原非一律，其理既不可知，正不必拘执字句，而多所穿凿矣。

《素·三部九候论》：盛躁喘数者为阳，主夏，故以日中死。

【正义】此喘字当亦搏字之误。脉既盛大躁疾，而又搏击促数，刚劲太过，几于纯阳无阴，夏令得之，犹为相应，故曰主夏，则以平时无病而言也。若病脉得之，阳邪太盛，偏盛者必偏绝，日中当死，正其阳旺之时也。

《素·平人气象论》：寸口脉沉而喘，曰寒热。

【正义】此喘字亦当作搏字读。脉沉搏指，病势正盛，寒热为病，固邪势之有余也。

《素·大奇论》：脉至而搏，血衄身热者死。

【正义】脉大搏指，阳邪甚盛，而有血衄身热之证，则阳刚太过，宁不可危。

又：心脉搏滑急为心疝，肺脉沉搏为肺疝。

【正义】疝为气结之病，搏急沉皆结滞之脉，故有是脉者，当有是症。

又：肾脉小搏沉，为肠澼下血。

【正义】搏而且小且沉，脉之结涩甚矣。肾部得之，其病在下，故当为肠澼下血。澼当作"辟"，积也。今本《素问》多作"肠澼"，其作肠辟者，浙局重刻明顾氏影宋嘉祐本，尚一见之，而袁刻《太素》，则肠辟之辟，多不从水，最是古本，乃知《集韵》之训澼字为肠间水者，殊为臆说。

《素·生气通天论》：脉流薄疾，并乃狂。

【正义】此薄疾之薄字，亦当读为搏击之搏。搏则指下有力，疾则气势皆盛，阳邪有余，故为狂易。此病狂皆气血冲脑之神经病也。东瀛医书，亦谓之精神病，不如名为神经病之确当。

《素·玉机真脏论》：冬脉者，肾也，北方水也，万物之所以合藏也，故其气来沉以搏，故曰营。

【正义】沉以搏，当作"沉以抟"，此是抟结抟聚之抟。说详第一卷时令脉象本条。

《素·示从容论》：浮而弦者，是肾不足也。

【正义】肾主守藏，脉不宜浮，且弦为肝气之横逆，是乃肾阴不能涵阳，而肝木升腾太过，苟非肾之不足，何以致此。

《素·阴阳类论》：三阳脉至手太阴，弦浮而不沉。

【正义】三阳者，太阳也。太阳为阳气之最盛，于时为夏，于脉应之，则弦浮而不沉。此弦乃指下劲直有力，故为阳盛之象，非弦细弦涩之阴脉也。

又：二阳者，阳明也，至手太阴，弦而沉急不鼓，炅至以病，皆死。

【正义】二阳之阳气亦盛，于脉应之，弦劲有力，亦固其所。然阳脉不当沉急不鼓，而乃相反，已非顺候。炅者，热也，热病而得此脉，岂其所宜。

又：一阳者，少阳也，至手太阴，上连人迎，弦急悬不绝，此少阳之病也。

【正义】少阳乃阳之初，由阴而乍出于阳，故谓之少，合乎春生草木之萌动，其脉当如弦之端直以长，亦合德于木之象也。凡少阳肝胆两经之病，皆当有此弦急不绝之脉。其曰至手太阴，上连人迎，是亦所以形况其端直以长耳。然手太阴是寸口脉，人迎是颈结喉旁大脉，相去太远，何以竟云上连？盖几经传写，容有讹误，不可望文生义，强为之说矣。

《素·脉要精微论》：浑浑革革，至如涌泉，病进而危；弊弊绰绰，其去如弦，绝者死。

【正义】此节经文，今本《素问》有误，兹据《脉经》订正。详见脉紧主病本条。

《甲乙·四卷·经脉篇下》：寒热夺形，脉坚搏，是五逆也。（《灵枢·五禁篇》同）

【正义】详脉紧主病本条。

又：咳，且溲血，脱形，脉小而劲者，是四逆也。（《灵枢·玉版篇》同）

【正义】详脉小主病本条。劲亦坚强有力之谓，与弦脉近似。

《灵枢·玉版》：咳，溲血，形内脱，脉搏，是三逆也。

【正义】此亦《甲乙·四卷·经脉篇下》原文。但今本《甲乙经》作"形肉脱喘"，而无"脉搏"二字，则《灵枢》"内"字，即肉字之讹。而今本《甲乙》，乃误搏为喘，又脱一"脉"字耳，此又搏字误作喘字之一证矣。

《伤寒论·暍病》：太阳中暍者，其脉弦细芤迟。

【正义】详脉细主病本条。

又《太阳篇》：伤寒阳脉涩，阴脉弦，法当腹中急痛者，先与小建中汤。不差者，与小柴胡汤主之。

【正义】详脉涩主病本条。

又：太阳病下之，脉弦者，必两胁拘急。

【正义】太阳表病，本非当下之病，误下之则表邪多有陷入于里之变。脉弦属少阳见证，太阳病下后得此，邪入少阳可知，且以脉之坚劲不和，又可知在里之阴邪凝结。既有少阳之脉，必有少阳之证，故当主两胁拘急，此太阳误下，邪陷少阳之脉证也。

又《阳明篇》：伤寒若吐若下后，不解，不大便五六日，上至十余日，日晡所发潮热，不恶寒，独语，如见鬼状。若剧者，发则不识人，循衣摸床，惕而不安，微喘直视，脉弦者生，涩者死。

【正义】详脉涩主病篇本条。

又《少阴篇》：少阴病，饮食入口则吐，心中温温，欲吐复不得吐，始得之，手足寒，脉弦迟者，此胸中实，不可下也，当吐之。若膈上有寒饮，干呕者，不可吐也，急温之，宜四逆汤。

【正义】详脉迟主病篇本条。

又《厥阴篇》：下利脉沉弦者，后重也。

【正义】详脉沉主病篇本条。

《辨脉法》：沉涩弱弦微，此名阴也。阳病见阴脉者死。

【正义】详第一卷阴阳虚实篇本条。

又：脉有弦紧浮滑沉涩，此六者，名曰残贼，能为诸脉作病也。

【正义】弦乃强直有力之状，诸病得此，或为实邪之尚盛，或为脏气之不和，无一非病进之候，故曰脉之残贼。余详各脉主病本条。

《平脉法》：支饮急弦。

【正义】寒饮阴邪，弦亦阴脉，故脉弦为寒饮之证。然弦象弓弦，已是劲长挺直，形属有余，再合以急，则搏击坚强，势又甚盛，俱主实邪，固非轻浅之水饮，所当有此脉状，古人独以属之支饮一证，自与流饮、悬饮、溢饮三者不同（《金匮》四饮，今本皆作痰饮、悬饮、溢饮、支饮。归安莫枚士《研经言》，据巢氏《病源》四饮之名，有流饮，无痰饮，其所述流饮症状，即《金匮》痰饮一条，谓巢书皆本《金匮》，如今本《金匮》痰饮乃流饮之误，其说甚确，兹从莫氏订正）。惟支饮之义，从前各家，都无正解，寿颐谓此即楮撑之楮，与《伤寒论》之胸胁支满同义。古书凡楮柱楮撑之义，多借用支字，《周语》：天之所支，不可坏也。即楮柱之意。《西周策》：魏不能支。注：拒也，即楮撑之意。惟其饮邪积滞，楮柱于胸膈之间，室塞不通，大实大满，与寻常

427

寒饮，皎然不侔，故于脉应之，弦劲坚急，较为结实，证情脉象，两相符合。观《金匮》言支饮病状，咳逆倚息，短气不得卧，其形如肿，描摹楷撑闭塞之状态，历历如绘，且又谓膈间支饮，其人喘满，心下痞坚，面色黧黑，其脉沉紧，得之数十日，医吐下之，不愈，木防己汤主之，虚者即愈。（此"虚"字盖言其病状之稍轻者，非空虚之虚，喘满痞坚，而脉沉紧，其非虚证可知）。实者三日复发，复与不愈者，木防己去石膏加茯苓芒硝汤主之。又谓支饮胸满者，厚朴大黄汤主之。又谓支饮不得息，葶苈大枣泻肺汤主之。凡叙支饮之状，无非大满大实，且所用之药，厚朴大黄，芒硝葶苈，又无一而非猛将，其为填塞胸臆，楷撑两胁之义，尤为显见。各注家每含糊略过，究嫌疏忽，而尤氏《金匮心典》，解作树之有枝，更是望文生义，陈修园、唐容川皆和之，则因不识古书文字之假借耳。

《平脉法》：肝者木也，其脉微弦，濡直而长，是肝脉也。肝病自得濡弱者愈也。假令得纯弦脉者死。何以知之？以其脉如弦直，是肝脏伤，故知死也。

【正义】濡读为耎。肝脉如弦，亦必含有和缓之胃气，方为和平之脉，故肝病之脉，当耎直而长，是为可愈之兆。如其纯得刚劲之弦象，而全无和缓之态，则真脉见，而脏气竭矣，安得不死？

《伤寒例》：尺寸俱弦者，少阳受病也。

【正义】少阳禀春初生阳之气，合德于木，其脉之弦，固也。然伤寒之所谓少阳病，只是在经在腑之证，寿颐窃谓尺部之脉，必不当与之俱弦，如其俱弦，则肝肾相火，浮露于外，岂独少阳受病？而《伤寒例》篇能为此说，终是浅人皮傅[1]为之，正与太阳病尺寸俱浮，同一语病。寿颐以此而知必非仲景手笔，且即使王叔和为之，亦决不至如是之颠顿草率也。

《金匮·痉病篇》：痓脉按之紧，如弦，直上下行。

【正义】"痓"即"痉"[2]字之隶变。汉人作隶，从"巠"者多变为"至"。

---

[1] 傅：通"附"，附会。

[2] 痓：痓同痉，此处为说明痓与痉的关系，恢复为痉，下文仍用痓字。

痉为项背强急之病，即后世之所谓角弓反张。《说文》痉训强急，而无痓字。《玉篇》痓字读充至切，而训为恶。寿颐窃疑孙强辈之增加，非顾氏旧本所有，形声义三者皆不足征。近人《金匮》注本，颇有改痓为痉者，于义为允。痉是强急之证，于脉应之，弦直而长，脉证自相符合。《金匮》又谓痉病发其汗已，其发如蛇。又谓伏弦者痉。《脉经》亦曰痉家其脉伏坚，直上下。其义皆近，所谓有是证当有是脉也。

寿颐按：脉如蛇，亦无非形容其一线弦长之意，乃注家解作屈曲，唐容川又申言之曰：如蛇而不直弦者为欲解，皆所谓自我作古者也。余详脉紧主病本条。

又《疟病篇》：疟脉自弦，弦数者多热，弦迟者多寒。弦小紧者下之差，弦迟者可温之，弦紧者可发汗针灸也，浮大者可吐之，弦数者风发也，以饮食消息止之。

【正义】疟必有寒热往来，证属少阳，故其脉自有少阳之弦象。且疟之所以寒热往来者，必以里有暑湿痰浊，盘结不化，故寒热起伏乘时复发。脉弦又属饮家当有之象，即所谓无痰不成疟，无积不成疟也，故不论多热多寒，风邪寒邪，苟是疟症，无不以弦脉为必然之脉。可下可温可吐，亦可发汗针灸，皆随见证以祛除其积饮而已。

又《胸痹心痛篇》：夫脉当取太过不及，阳微阴弦，即胸痹而痛。

又：所以胸痹心痛者，以其阴弦故也。

【正义】胸之所以痹而为痛者，无非寒邪饮邪，踞于胸臆之间，阻遏清阳，失其宣化之职。故于脉应之，阳分恒见为微细，即是阳气之不宣；阴分恒见为弦劲，即为阴气之凝结。所以开宣胸痹之法，必以运行清阳，破除浊阴为治。

又《腹满寒疝篇》：趺阳脉微弦，法当腹满。不满者必便难，两胠疼痛，此虚寒从下上也，当以温药服之。

【正义】趺阳为胃脉，微而且弦，是为阳气不行，郁遏在里，故知其当为腹满；其不满者，则为便难，及两胠疼痛，亦属气滞不化，阴寒凝滞之证。唐容川谓趺阳属胃，弦则肝脉，木来乘土，故有便难乃气欲上冲。寿颐谓阴寒之气，蔽抑清阳，不得条达，故脉见弦象而微小。腹满乃土气之闭塞，胠痛为木郁而不宣。所谓虚寒从下上者，正是木不得伸，上行侮土，故下则大便为难，上则两胠结痛。当以温药者祛其阴寒，以舒木土之郁也。

又：寸口脉弦者，即胁下拘急而痛，其人啬啬恶寒也。

【正义】此寸口脉弦，亦阴气凝滞，阳不得宣之证，故有啬啬之恶寒；胁下拘急而痛，亦与上条两胠疼痛无异。总之清阳不布，外有恶寒，亦固其所。陈修园以为与上条有内寒外寒之分，诚属不确。即唐容川谓此是肝木侮肺，故皮毛恶寒，亦是附会，失之迂远。独不思肺金本能克木，如果木能乘金，则必势焰甚旺，又何有啬啬恶寒之见证？好谈五行胜复，而不从病情上细细体验，终是如涂涂附，无一是处，此向来医学家凿空之积习，而不自知其大言欺人，至今所以为新学家诟病者，皆此等议论，有以授之口实。唐容川书，未尝不自命不凡，以今观之，尚觉未能免俗，此不可不一扫而空之，以求得病理中自然之真相者也。

又：胁下偏痛，发热，其脉紧弦，此寒也，以温药下之，宜大黄附子汤。

【正义】胁下正是少阳循行之部位，此处偏痛，而脉弦紧有力，是为少阳之阳气不舒，而阴寒凝结之实证也，故宜温药下之。互详紧脉主病本条。

又：腹满脉弦而紧，弦则卫气不行，即恶寒，紧则不欲食，邪正相搏，即为寒疝。

【正义】详脉紧主病篇本条。

又：其脉数而紧，乃弦状如弓弦，按之不移。脉弦数者，当下其寒。

【正义】此以脉数而紧为弦字描摹形态，总之是刚劲搏击，寒实之脉耳，故当下其寒。此脉数之不属于热证者，正以搏指有力，故谓之数，乃言其指下促急之意非五至为数之热甚明，是以云弦数者当下其寒。唐容川注《金匮》，谓脉数而紧为一句，乃弦状为一句，言脉数与紧相合，乃弦状也，此虽似紧，而实则弦脉云云，所见甚是。然其下乃谓弦数并见，火中伏寒，是为假热真寒，则又误认此"数字"当主热证矣。"火中伏寒"四字，不知他如何写得出？岂不弄成炉炭中藏有冰雪，可谓奇语。

又《痰饮篇》： 脉弦数，有寒饮，冬夏难治。

【正义】 此弦数之脉，亦以搏指促急为义，乃寒饮实邪，壅塞不通之应，亦非脉数为热之数，盖与《伤寒论·平脉篇》支饮急弦同义，皆为群阴凝结，不易宣通之证。所以申言之曰冬夏难治者，则以夏为纯阳之令，而乃有阴邪蟠踞[1]之病，是天之阳和，犹不能胜此阴霾厉气，岂尚可乞灵草木，而易于祛除？若冬则本是锢阴冱寒[2]，至阴得令，其势尤甚，谓之难治，谁曰不然？

又： 脉沉而弦者，悬饮内痛。

【正义】 沉为在里，弦属饮邪，故主悬饮内痛。此视支饮，尚觉稍轻，以但弦而不致于劲急太甚也。

又： 脉双弦者寒也，脉偏弦者饮也。

【正义】 此亦以寒饮属于弦脉之主病，皆与以上诸条同义。

又： 咳家其脉弦，为有水，十枣汤主之。

【正义】 水即寒饮，凡仲景所谓有水气者，皆寒饮之证。总之脉弦为阴邪结聚已甚之应，所主寒饮各症，非仅风寒新感之轻病，所以主治之药，如是猛厉，正与《平脉篇》支饮急弦之义，同条共贯。仲景之意，尤其彰明较著矣。

又： 肺饮不弦，但苦喘短气。

【正义】 同一饮邪，而脉不弦，则其证不过喘而短气，此则风寒新感，饮证之轻者。

又《转筋篇》： 转筋之为病，其人臂脚直，脉上下行，微弦。

【正义】 转筋乃经脉强急之病，故脉亦上下直行，虽微细而必弦长，与痉病之脉同一形象，盖转筋固即痉病之一端也。

《脉经·一卷·辨脉阴阳大法》： 阳弦则头痛，阴弦则腹痛。

---

〔1〕 踞：原文为"蜦"，显系刻误。

〔2〕 冱寒：冱，音 hù（互），冻之意。

【正义】《脉经》本节，明言关前为阳，关后为阴，则所谓阳弦阴弦，亦以关前后分阴阳之位也。关前之应在上，弦则其气升浮，故当为头痛；关后之应在下，弦则其气内结，故当为腹痛。

又《二卷·三关病候》：寸口脉弦，心下愊愊，微头痛，心下有水气。

关脉弦，胃中有寒，心下厥逆，此以胃气虚故尔。

尺脉弦，小腹疼，小腹及脚中拘急。

【正义】此节脉弦，皆以阴凝于里而言。弦有搏击坚强之势，苟非气滞痰凝，脉状何为至此？其寸关尺三部，皆主寒水立论者，以阴气内凝，则脉道不利，而挺直坚劲之态乃见，所谓弦为阴脉者是也。寸主上焦，故其应在心下。水气即寒饮，《伤寒论》中凡言胸中饮邪，皆曰心下水气，是其先例。惟其寒饮蟠结不去，故心中愊愊不舒；其微有头痛者，则阴气上乘，而清阳受其蒙蔽，所以头额之间，闷窒而痛；其微而不甚者，阴邪所蒙，势力不厚，故不比肝胆阳升之头痛为盛。

关主中焦，故其应在胃，寒则其气不行，故为心下厥逆；谓之虚者，阳气不布，即正气馁矣。

尺主下焦，故其应在少腹及两足，疼痛拘急，固皆气滞寒凝之所致也。

又《二卷·奇经八脉病》：尺寸俱浮，直上直下，此为督脉。腰膝强痛，不得俯仰，大人癫病，小儿风痫疾。

脉来中央浮，直上下，痛者，督脉也。动苦腰背膝寒，大人癫，小儿痫也，灸顶上三九。

【正义】此三节皆言脉直上直下，固即劲直而长，偏于刚劲之弦象。其主病则一为腰脊强痛，不得俯仰，苟以寻常病理言之，则腰脊强痛，是为脉络不和，经输之病，其人既已经隧不利，关节俱强，于脉应之，挺直不挠，亦固其所，此即《金匮》之所谓痉脉按之紧，如弦，直上下行者，是矣。然叔和又以"大人癫病，小儿风痫"二句，联为一节，不知者几疑癫痫为病，与腰脊强痛，证情绝然不同，何以同得此直上直下之脉？其实大人之癫，小儿之痫，固皆有

痉直强厥之候，实即《素问·调经论篇》所谓血之与气，并走于上，则为大厥
一条。今西国医家之所谓脑充血证，亦谓之血冲脑经，只以阴不涵阳，肝胆龙
相之火，陡然上炎，冲激脑之神经，失其运动之常度，惟其气血上升，势极猛
厉，所以脉亦挺直坚强，脉证病情，无不吻合。叔和于此，以腰脊强痛，不得
俯仰，与大人之癫，小儿风痫，并走一炉，深合《内经》真旨，且亦与彼西学
家新发明之病理，合撰同符，此所谓一病只有一理，无论古今中外，果得其
真，那不异苔同岑[1]，心心相印。叔和次节，又以为动苦腰背膝寒，则适与
上节一热一寒，两得其反，粗心读之，几疑血冲脑经证中，必不当有阴寒一
候。抑知大人厥病，本是热厥寒厥，各极一端，即昏瞀猝仆者之瘛疭强直，牵
制震动，亦自有实热虚寒两途。而小儿之风痫痉直，则急惊多实热，慢惊多虚
寒，尤其易识，在稍知医理者，当亦夫人而能言之。寿颐尝谓虚寒之极，冷气
上冲，亦足使脑之神经，改变常度，故幼科虚寒之慢惊风证，其牵动强直之状
态，亦与急惊风证，约略相似，但实热之牵掣，较为有力，虚寒之震动，较为
无神，究竟脑之神经，失其知觉运动之本性，则无二理。今西学家既有所谓脑
充血之实热证，亦有所谓脑贫血之虚寒证，明是两两相形，绝端相反，然为病
之状，又何尝不约略相似。此可知叔和以"腰背膝寒"四字，亦与大人之癫，
小儿之痫，并为一条者，乃指昏瞀强直中之虚寒，及小儿之慢惊风而言，与上
节之所谓癫痫，病名虽同，而病理固离然大别。其脉之所以亦为直上下者，则
体已牵强，脉象应之，而为弦直，又所宜然。此所以古今之论弦脉主病者，即
以为肝胆火炎之应，而又谓弦为阴脉，几如冰炭之各极其偏，似乎彼此相反
者，而不知自有此两种病情，皆当有此脉象。独惜上古医书，所传无几，遂未
有显言其一寒一热，两两不同之理，而后之读者，几乎莫名其妙，此则古医学
书之所以最不易读，而不知隐隐之中，藏有神化不测之病理，正不可不于无字
中求之，以探索古人未言之奥者也。且叔和于次节，更有"灸顶上三丸"一

---

〔1〕 异苔同岑：苔，苔藓类隐花植物；岑，《说文》："岑，山小而高"。后称意
气相投、志同道合的挚友为苔岑。

句，尤可见此专为阴寒之气上冲而言，故宜灼艾以宣其阳气，则阴霾开而清阳上升，脑经亦复其常，岂非慢脾风虚寒证回阳之一助，而大人癫病之因于虚寒者，从可知矣。此其病理医理，亦与西学家脑贫血之证治暗合。若脑充血病之气血冲上，则为肝胆浮阳，上乘颠顶，抑之降之，犹虞不及，更何可灸火以肆炮烙之虐，而叔和两节书之同中有异，又当研究此五字之有无，以辨淄渑[1]之滋味矣。（寒气上冲，亦令脑经扰乱之理，寿颐所辑《中风斠诠》，亦备论之，可以互参，见《斠诠》一卷第十四节）

寿颐又按：古人皆以直上直下，弦劲坚强之脉，谓之督脉，《内经》已有明文，其理实不可晓，窃以私意逆之，此盖附会之说，正以痉厥强直，角弓反张之病，多得是脉，遂疑背属于督，乃勉强为之牵合，此乃古人未知有脑神经病之理，有此误会，而今则神经为病，实已昭明皎著，则从前理想家言，固已不攻自破。虽以病状言之，背反张者，亦未始不可属之督脉为病，究竟于治疗之法，绝无关系，则必不可涂附古书，反觉多所窒碍，所谓古之大辂椎轮，今已不适于用者是矣。

又同卷：尺寸脉俱牢，直上直下，此为冲脉，胸中有寒疝也。

【正义】牢乃重按坚实有力之脉，本当为寒凝于里之病，而又尺寸皆然，且加之以直上直下，挺然搏指，则在里在下阴寒之气，固已直冲犯上，故知下焦阴寒之疝，上凌阳位，直犯胸中为病。盖胸中本以清阳用事，不当有寒疝之病，而乃尺寸之脉如是，宁非阴中寒气，已是凌驾乎群阳之上？此又弦脉主阴，极盛极急之脉证。所谓冲脉者，以冲脉之源，起于下极，本夹足少阴经，两两上行，如其肾气不藏，水寒上溢，则少阴之气，必从冲脉并道上升，泛溢奔腾，几有怀山襄陵之势，较之肾气上凌，奔豚之候，尤为猛厉。

又同卷《杂病脉》：疟脉自弦，弦数多热，弦迟多寒，微则为虚，代散则死。

---

[1] 淄渑：二水名，在今之山东省。相传二水味异，合则难辨，惟春秋齐国易牙能辨之。以此比喻合则难辨的事物。

【正义】此与《金匮·疟病篇》同而有异。所谓微则为虚者，盖亦兼以弦言，惟其虽弦而细微无力，故知是虚；若虽弦而且代若散，则邪犹盛而正大衰，危机兆矣。

又同上：弦为痛痹。

【正义】痹者，气血之痹着不行，不通而痛，是实证也，故于脉应之，亦必弦劲有力。

又同上：偏弦为饮，双弦则胁下拘急而痛，其人涩涩恶寒。

【正义】此即《金匮》原文，但字句小有不同，已详见前。

又同上：弦急，疝瘕，小腹痛，又为癖病（旧校癖一作"痹"）。

【正义】弦之与急，皆阴寒凝滞之征，故主病如是。

校语"癖"字，从元泰定本，及明袁氏校本如此，通行本作"脾"，大误。

又同上：弦小者寒澼。

【正义】此澼字，盖即辟积之辟，其从水旁，则与肠澼之今作肠澼同。其实辟积之义，加水无谓，且与《庄子》澼洸之澼字相浑，而真义几不可晓矣。

又同上：弦而紧，胁痛，脏伤，有瘀血。

【正义】弦紧皆主坚实之证，故为病如此。

又《五卷·张仲景论脉》：动弦为痛。

【正义】《脉经》此节，即《伤寒论·平脉法》之第一节，而叔和直以张仲景论脉标目，知叔和当日，固以《辨脉》、《平脉》二篇，认为仲景原文，然则近人竟以此为出于王氏手笔者，固不尽然。惟"动弦为痛"一句，以脉弦脉动，皆有凝滞闭塞之意求之，谓为当主有痛，理亦可信。而今本《伤寒论》作"动则为痛"，乃无弦字，以下句洪数热烦之例而言，似洪数为两种名义，取以对上句之"动弦"二字，亦属两种名义。寿颐窃疑《脉经》为长，盖今本《伤寒论》，又有传写之误。

又同上：寒则紧弦。

【正义】脉紧主寒，而弦亦阴脉，谓为寒病之征，亦是有理。惟今本《伤寒论》作"寒则牢坚"，乃与《脉经》不同。

寿颐按：本节更有"支饮急弦"一句，《伤寒论》、《脉经》，两本皆同。考此节全文，本为四言韵语，若如《脉经》，则弦字韵两见，殊嫌复叠，当以《伤寒论》之作牢坚者，为长。

又《六卷·肝足厥阴经病证》：肝病其色青，手足拘急，胁下苦满，或时眩冒，其脉弦长。

【正义】详脉长主病本条。

又《六卷·脾足太阴经病证》：寸口脉弦而滑，弦则为痛，滑则为实，痛即为急，实即为踊，踊痛相搏，即胸胁抢急。

【正义】详脉滑主病本条。

滑伯仁《诊家枢要》：弦为血气收敛，为阳中伏阴，或经络间为寒所滞，为痛，为疟，为拘急，为寒热，为血虚，为盗汗，为寒凝气结，为冷痹，为疝，为饮，为劳倦。弦数为劳疟，双弦胁急痛，弦长为积。左寸弦，头痛心惕，劳伤盗汗，乏力。关弦，胁肋痛，痃癖；弦紧为疝瘕，为瘀血；弦小寒癖。尺弦少腹痛；弦滑脚痛。右寸弦，肺受寒，咳嗽，胸中有寒痰。关弦，脾胃伤冷，宿食不化，心腹冷痛，又为饮。尺弦，脐下急痛不安，下焦停水。

【正义】弦为坚强不散之象，故曰血气收敛，又形虽充畅，而势则拘束，故曰阳中伏阴。伯仁此八字颇堪为弦脉揭明奥义，所主各病，皆不能离此八字之神理，著此二句，而脉弦为病，虽有多端，竟能一概包涵，而无遗义，可谓传神于阿堵之中者矣。

戴同父《脉诀刊误》：弦而软，其病轻，而弦硬其病重。

【正义】脉之弦者，已有坚强劲直之势，乃曰弦而软者，盖形势虽已强其直，而尚有柔和之态，不甚坚刚，是为胃气犹存，病尚不甚；若一味强硬，按之不挠，则真脏脉见矣。同父此辨，确不可少。

又：弦数浮大，四者皆劳也。大者易治，脉气未衰，可敛而正也；弦者难治，血气已耗而难补；双弦则贼邪侵脾，尤为难治；加数则殆矣。

【正义】弦数浮大四者，皆外有余而中不足，故为虚劳之候。究竟形大，尚属气势之盛，此非以豁大空大而言，故曰脉气未衰，尚可以养阴摄纳之法，求其恬静；而弦则失之柔和，终是阴液欲耗，恢复洵是不易；双弦者，不仅肝木自病，而并乘脾胃之位，克制已深，是为两脏同病，故曰难治。

《濒湖脉学·弦脉主病诗》：弦应东方肝胆经，饮痰寒热疟缠身。浮沉迟数须分别，大小单双有重轻。

寸弦头痛膈多痰，寒热癥瘕察左关。关右胃寒心腹痛，尺中阴疝脚拘挛。

【正义】濒湖以左关脉弦，主有癥瘕，盖以肝为藏血之脏，癥瘕血病，结而不行，故以为脉当应于左关，其实结聚脉弦，洵有至理，但结在何部，则何部之脉应之，必不可概系之于左关，李氏此说，殊不可泥。又谓右关当主胃寒，则寒饮脉弦，古人论之已详，但肝胆木火，侵凌中土，其脉亦弦，不当只知有胃寒一层，反嫌挂漏。其余诸病，则上文皆详言之矣。

李士材《诊家正眼》：弦为肝风，主痛主疟。弦在左寸，心中必痛；弦在右寸，胸及头疼。左关弦见，痰疟癥瘕；右关弦见，胃寒膈痛。左尺逢弦，饮在下焦；右尺逢弦，足挛疝痛。

【正义】此与李濒湖说大略相同，盖即本之于东壁氏者。胃寒，今铅印本有作胃塞者，其义虽似两通，然必非李氏本意，不可从。

又：两关俱弦，谓之双弦，若不能食，为木来克土，土已负矣，必不可治。

【正义】此可与上文戴同父说参观。

《景岳·脉神章》：弦为阳中伏阴，为血气不和，为气逆，为邪胜，为肝强，为脾弱，为寒热，为痰饮，为宿食，为积聚，为胀满，为虚满，为虚劳，为疼痛，为拘急，为疟痢，为疝痹，为胸胁痛。

《疮疽论》曰：弦洪相搏，外紧内热，欲发疮疽也。

弦从木化，气运乎肝，可以阴，亦可以阳，但其弦大兼滑者，便是阳邪，弦紧兼细者，便是阴邪。凡脏腑间胃气所及，则五脏俱安，肝邪所侵，则五脏俱病，何也？盖木之滋生在水，培养在土，若木气过强，则水因食耗，土为克伤，水耗则肾亏，土伤则胃损，肾为精血之本，胃为水谷之本，根本受伤，生气败矣，所以木不宜强也。矧[1]人无胃气曰死，故脉见和缓者吉，指下弦强者凶。盖肝邪与胃气不和，缓与弦强相左，弦甚者土必败，诸病见此，总非佳兆。

【正义】凡此主病，义俱见前。景岳畅论弦脉五脏俱病之理，虽敷衍五行，不免陈腐，然肾是先天之本，脾胃是后天之本，正惟肾阴不充，不能涵肝，故肝以恣肆，肝气既旺，脾胃必承其弊，此则肝脾肾三阴为病，正是相因而至。脉弦既见，三阴皆伤，固必然之势，万无可疑，先天后天，交受其病，夫岂细故？总之阴液既伤之后，而脉见细弦劲急者，必无可治之望。

石顽《诊宗三昧》：弦为风木主令之脉，故凡病脉弦，皆阳中伏阴之象。虚证误用寒凉，两尺脉必变弦。胃虚冷食停滞，气口多见弦脉。伤寒以尺寸俱弦，为少阳受病。少阳为枢，为阴阳之交界，如弦而兼浮兼细，为少阳之本脉；弦而兼数兼缓，即有入腑传阴之两途；若弦而兼之以沉涩微弱，得不谓之阴乎？经言寸口脉弦者，胁下拘急而痛，令人啬啬恶寒。又伤寒脉弦细，头疼发热者属少阳，此阳弦头痛也，痛必见于太阳。阳脉涩，阴脉弦，法当腹中急痛，此阴弦腹痛也，痛必见于少腹，皆少阳部分耳。少阴病欲吐不吐，始得之，手足寒，脉弦迟者，此胸中实，当吐之；若膈上有寒饮干呕者，不可吐，急温之。详此又不当以兼沉兼涩，概谓之阴。弦迟为胸中实也，审证合脉，活法在人，贵在心手之灵活耳。历诊诸病之脉，属邪盛而见弦者，十常二三，属正虚而见弦者，十常六七，其余他脉之中，兼见弦象者，尤复不少。在伤寒表邪全盛之时，中有一部见弦，或兼迟兼涩，便是夹阴之候，客邪虽盛，急需温散，汗下猛剂，咸非所宜，即非时感冒，亦宜体此。至于素有动气怔忡，寒疝脚气，种种宿病，而挟外感之邪，于浮紧数大之中，委曲搜求，弦象必隐于内，多有表邪脉紧，于紧脉之中，按之渐渐减小，纵之不甚鼓指，便当以弦脉

---

〔1〕 矧：参见 P135 注解。

例治，于浮脉之中，按之欲直，滑脉之中，按之搏指，并当从弦脉类看。迨夫伤寒坏病，弦脉居多，虚劳内伤，弦常过半，所以南阳谓为六残贼之首也。他如病疟寒饮，一切杂病，皆有弦脉。按《金匮》云：疟脉自弦，弦数多热，弦尺多寒。弦小坚者下之差，弦迟者可温之，弦紧者可发汗针灸也。浮大者可吐之，弦数者风发也，以饮食消息主之。饮脉皆弦，双弦者寒也，偏弦者饮也，弦数者有寒饮，沉弦者悬饮内痛。他如腹痛数胀，胃反胸痹，癥瘕蓄血，中暍伤风，霍乱滞下，中气郁结，寒热痞满等病，种种皆有弦脉，总由中气少权，土败木贼所致。但以弦多弦少，以证胃气之强弱；弦实弦虚，以证邪气之虚实；浮弦沉弦，以证表里之阴阳；寸弦尺弦，以证病气之升沉。无论所患何证，兼见何脉，但以和缓有神，不乏胃气，咸为可治。若弦而劲细，如循刀刃，弦而强直，如新张弓弦，如循长竿，如按横格，皆但弦无胃气也。所以虚劳之脉，多寸口数大，尺中弦细搏指者，皆为损脉，卢扁复生奚益哉！

高鼓峰《己任编》： 弦如弓弦，按之勒指，胃气将绝，五脏无土，木气太甚，即真脏脉，凡病脉见之即凶。

【正义】 此即《内经》所谓肝死状之脉。

吴山甫《脉语》： 双弦者，脉来如引二线也，为肝实，为痛；若单弦，只一线耳。

【正义】 此双弦之别解。不以两手俱弦为双弦，虽非习见之脉状，而确是偶一有之，总属气机窒塞所致，故曰为痛。

徐忠可《金匮注》： 有一手两条脉，亦曰双弦。此乃元气不壮之人，往往多见此脉，亦属虚，愚概以温补中气兼化痰，应手而愈。

【正义】 此与《脉语》之所谓双弦同。乃又以为虚者，亦以气滞痰凝，脉道为之不利；曰温补，则元气不及，故谓之虚；又曰化痰，讵非络脉窒滞使然耶。总之非纯虚脉证。

黄韫兮《脉确》： 《脉经》谓弦脉举之无有，然疟脉有浮弦者，未尝举之无有也。《经》曰疟生于风，惟其风邪，故脉浮弦，且头痛如破，且《脉经》伤寒条中亦有阳明中风、脉浮弦之语，则所谓弦脉举之无有，疑其误也。

【正义】《脉经》此说，本是误字。《千金》作"无力"。寿颐于第三卷弦脉形象本条已言之矣。

丹波廉夫《脉学辑要》：弦脉大要有三：有邪在少阳者，疟邪亦在少阳，故《金匮》曰疟脉自弦；有血气收敛，筋脉拘急者，故腹痛胁痛，痃癖疝瘕多兼弦脉；有胃气衰败，木邪乘土者，故虚劳多见弦细数。《辨脉》弦为阴，《脉诀》弦为阳，并非也。

【正义】脉弦自有阴阳两途，古人或以为阴，或以为阳，只就一边言之，而忘其一边耳。此是古人之失检处，原非立言上乘。盖《辨脉篇》终非仲景原书，而高阳生之程度，又是不高，昔人皆有定论，丹波氏必以为非，亦不尽然，所举三者，其一宁非阳证阳脉，其二又何尝非阴证阴脉耶？

郭元峰《脉如》：弦从肝化，可阴可阳，其状端直以长，若筝弓弦从中直过，挺然指下，体为阳中阴，脏司肝，时属春，运主木也。《经》云：轻虚以滑者平；实滑如循长竿者病；急劲如新张弓弦者死。戴同父云：弦而软者其病轻，弦而硬者其病重。纯弦为负，死脉也。弦缓，平脉也。弦临土位，克脉也。弦见于秋，反克脉也。春病无弦，失主脉也，其病主诸疟，支饮悬饮，头痛膈痰，寒热癥瘕，尺中阴疝，两手拘挛。又有如弦之脉，本非真弦，而或兼见。弦兼洪，为火炽；弦兼滑，为内热；弦兼迟，为痼冷；弦不鼓，为脏寒；弦兼涩，秋逢为老疟；弦兼细数，主阴火煎熬，精髓血液日竭，痨瘵重亡之候也。若诸失血而见弦大为病进；见弦小为阴消。痰清见弦，为脾土已败，真津上溢，非痰也。又有似疟，阴阳两亏，寒热往来，脉亦见弦，急扶真元，亦有生者，若误作疟治，必枉死于见病治病之舛[1]剂也。大要弦脉而病属经者易治，属腑者难治，属脏者不治。通一子云：诸病见此总非吉，六脉皆弦必是凶。《脉法》云：弦为肝风，主痛主疟，主痰主饮。弦居左寸，心中必痛；弦居

---

〔1〕 舛：音 chuǎn（喘），差错，违背。

右寸，胸及头痛。左关弦兮，痰疟癥瘕；右关弦兮，胃气疼痛。左尺逢弦，饮在下焦；右尺得弦，足挛疝痛。又云：浮弦支饮，沉弦悬饮。弦数多热，弦迟多寒。弦大主虚，弦细拘急。阳弦头痛，阴弦腹痛。单弦饮癖，双弦寒痼。亦初学察病之一端也。

【正义】郭氏论脉，皆集古人成言，汇之一处，使人便于浏览，精当处俱已见前，但就中亦有不可太泥者，如弦见于秋为克脉，春病无弦失主脉，究属太呆，病情活泼，胡可刻舟求剑。又谓左尺逢弦，饮在下焦，则太不可解矣。

第十九节　脉奕主病　脉濡并见

《素问·脉要精微论》：心脉奕而散者，当消环自已。肺脉奕而散者，当病灌汗，至今不复散发也。肝脉奕而散，色泽者，当病溢饮。溢饮者，渴暴多饮，而易入肌皮肠胃之外也。胃脉奕而散者，当病食痹。脾[1]脉奕而散，色不泽者，当病足胻肿若水状也。肾脉奕而散者，当病少血，至今不复也。

【考异】此节与《甲乙经·四卷·经脉篇》同，而字有小异。"环"，《甲乙》作"渴"。有校语曰：《素问》作"烦"。如今本《素问》之作环字者，更是讹误。二"今"字，《甲乙》皆作"令"。易，《甲乙》作"溢"。

【正义】《素问》此节，奕散诸条所主之病，多不可解，证以《甲乙》，字句且有不同，则王氏注本，不无讹误可知，而说者犹欲望文生义，终是自道其道，胡可为据，宜付阙如，存而不论。

《太素·二十三卷·杂刺篇》：视其脉坚且盛且滑者，病日进；脉濡者，病持下。

【正义】此二句在《甲乙经·五卷·针道行揣纵舍篇》作"其脉滑而盛者，

---

[1]　脾：原书脱此字，据《素问》补。

病日进，虚而细者久以持"。《灵枢·邪客篇》同。以此知《太素》与今本《甲乙》、《灵枢》同异不少。惟谓脉濡病持，亦自有理。惟其脉来柔耎，则可知邪势尚未坚实，而正气亦不充足，则邪正相持，两不相下，缠久何疑。但"持下"两字，联属成文，句法终是不妥，此则必有讹误矣。

《伤寒论·平脉法》：肝病自得濡弱者愈。

【正义】肝之平脉曰弦，本以挺直[1]而长，有如弓弦状，其合德于本之畼[2]茂条达，则肝既受病，脉必端直而长，乃是本然之象。如其气势有余，即邪盛太过之候，惟于挺直之中，含有柔和耎弱之态度，则即所谓和缓之胃气者是也，可卜其肝病有欲愈之机矣。

又：诸耎亡血。

【正义】此柔耎已甚，必为血脉空虚之候，故其必有失血血虚之病。

《脉经·二卷·三关病候篇》：寸口脉濡，阳气弱，自汗出，是虚损病。

关脉濡，苦虚冷，脾气弱。

尺脉濡，苦小便难。（旧校曰：《千金方》云，脚不收风痹）

【正义】寸口脉耎，是清阳之气，不司敷布；自汗者，卫外之阳不固也。关主中焦脾胃，耎则中州大气不司旋转，故曰虚冷；曰脾气弱，即脾胃清阳之气失其职也。尺主下焦，耎则下元无阳，故为小便难，为脚弱不收诸证。

滑伯仁《诊家枢要》：濡为血气俱不足之候，为少血，为无血，为疲损，为自汗，为下冷，为痹。左寸濡，心虚，易惊，盗汗，短气；关濡，荣卫不和，精神离散，体虚少力；尺濡，男为伤精，女为脱血，小便数，自汗，多癃。右寸濡，发热憎寒，气乏体虚；关濡，脾软不化饮食；尺濡，下元冷惫，肠虚泄泻。

《濒湖脉学·耎脉主病诗》：耎为亡血阴虚病，髓海丹田暗已亏。汗雨夜来蒸入骨，血山崩倒湿侵脾。寸耎阳微自汗多，关中其奈气虚何。尺伤精血虚寒

---

[1] 直：原书作"长"，据文义改。

[2] 畼：音 chàng（畅），通"畅"，无阻碍，不停滞。

用，温补真阴可起病。

又：㽲主血虚之病，又主伤湿。

【正义】湿淫于里，脾胃清阳之气，不司健运，脉来㽲弱，亦固其宜。濒湖谓主伤湿，乃前人所未经道及者。但《脉经》所谓关脉㽲，脾气弱，伯仁谓脾软不化饮食，已是此义特未尝明言脾为湿困之理耳。李谓㽲主阴虚是也，但阴虚者未必皆属虚寒，"温补真阴"四字，殊觉说不过去，惟此是温养之意，非指温燥刚烈之温，否则宁不重伤其阴耶？

李士材《诊家正眼》：软主阴虚，髓绝精伤。左寸见软，健忘惊悸；右寸见软，膝虚自汗。左关逢之，血不营筋；右关逢之，脾虚湿浸。左尺得之，精血枯损；右尺得之，火败命乘。

自注：软之为名，即软之义也。必在浮候，见其细软，若中候沉沉，不可得而见也。王叔和比之帛浮水面。

【正义】髓绝二字，言之太过。

又：濡脉之浮软与虚脉相类，但虚脉形大，而濡脉形小也。濡脉之细小与弱脉相类，但弱在沉分，而濡在浮分也。濡脉之无根，与散脉相类，但散脉从浮大，而渐至于沉绝，濡脉从浮小而渐至于不见也。从大而至无者，为全凶之象，从小而之无者，为吉凶相半也。浮主气分，浮举之而可得，气犹未败；沉主血分，沉按之而全无，血已伤残；在久病老年之人，见之尚未至于速绝，为其脉与证合也。若平人及少壮及暴病见之，名为无根之脉，去死不远矣。

【正义】濡即㽲字变体，止言其力量之不及，盖与弱脉相近，原不专以浮部而言，乃叔和以后言脉学者，每以帛水中，绵浮水面等说，为脉濡作注，实因不识濡、㽲同字，谬从濡字水旁着想，遂失古人真义。士材既知濡即软义，而犹从浮字诠解，已是一误，乃又因浮字而说到无根，尤其一误再误，无惑乎前条之谬认为髓绝矣。

石顽《诊宗三昧》：濡为胃气不充之象，故内伤虚劳，泄泻少食，自汗喘乏，精伤痿弱之人，脉虽濡软乏力，犹甚峻补，不似阴虚脱血，纯见细数弦。

欲求濡弱，绝不可得也。

【正义】石顽亦不知脉濡脉软，同是一字，故以濡、软二字联属言之，宁不可笑！

郭元峰《脉如》：濡为中湿，为自汗，为冷，为痹。寸濡曰阳虚；关濡曰中虚；尺濡曰湿，为泄泻。

第二十节　脉弱主病

《素问·阴阳别论》：淖则刚柔不和，经气乃绝。

【正义】"淖"为柔靡之义，《字林》所谓濡甚曰淖者是也。寿颐按：《内经》此节盖以脉言，惟其柔靡已甚，故曰刚柔不和，经气乃绝，是即软弱已甚之脉证可知。王氏《素问》注：血淖者，阳常胜云云，竟无一句可解，最是奇语。杨注《太素》曰：淖，乱也，音浊。亦不可解。皆非古人真义。

又《平人气象论》：脉小弱以涩，谓之久病。

【正义】详脉小主病本条。

又《玉机真脏论》：真脾脉至，弱而乍数乍疏，色青黄不泽，毛折乃死。

【正义】此脾败之真脏脉，中无王气，故脉弱之甚。

又：脉弱以滑，是有胃气。

【正义】详脉滑主病本条。

《甲乙·六卷·寿夭形诊病候篇》：形充而脉小以弱者气衰。（《灵·寿夭刚柔》同）

【正义】详脉小主病本条。

《伤寒论·太阳篇》：太阳中风，阳浮而阴弱，阳浮者热自发，阴弱者汗自出。

又：太阳病外证未解，脉浮弱者，当以汗解，宜桂枝汤。

【正义】两条俱详脉浮主病本条。

又：太阳病发热恶寒，热多寒少，脉微弱者，此无阳也，不可发汗，宜桂枝二越婢一汤。

【正义】详脉微主病本条。

又：太阳中风，脉浮紧，发热恶寒，身疼痛，不汗出而烦躁者，大青龙汤主之。若脉微弱，汗出恶风者不可服，服之则厥逆，筋惕肉瞤，此为逆也。

【正义】详脉微主病本条。

又《少阴篇》：少阴病阳已虚，尺脉弱涩者，复不可下之。

【正义】详脉涩主病本条。

《辨脉法》：沉涩弱弦微，此名阴也，阳病见阴脉者死。

【正义】详一卷阴阳虚实节本条。

又：假令尺脉弱，名曰阴不足，阳气下陷入阴中，则发热也。

【正义】此非太阳病阳浮阴弱之发热，虽尺弱与太阳之阴弱同，而其所以弱者，则绝然不同。彼以感邪在表，里未受病，故阳部脉浮，主表有热；而阴部脉弱，主里无病，弱即不盛之义，陆九芝所谓无病为虚者也。此则真阴不足而脉见为弱，确是虚弱、软弱之弱。其发热也，即《内经》所谓阴虚生内热，岂非与太阳病之发热大异？然其所以发热者，乃是阴不胜其阳，不可谓阳陷入阴，如其果是阳陷于下，即当以升阳为惟一之治法，然试问阴虚于下者，可以升阳否乎？明明肝肾不足，而或妄为举陷，宁不拔其根而速其蹷？立言不慎，岂精于医理者能为此说。昔人每谓《平脉》、《辨脉》两篇非皆仲景手笔，此其是矣。

又：阳脉浮，阴脉弱者，则血虚。

【正义】此盖以杂病言，则阳浮亦属血虚，阴气不充，故脉亦不足，而弱之主虚，更不待言矣。

《平脉篇》：肝病自得软弱者愈。

【正义】详见脉软主病本条。

又：诸弱发热。

【正义】此即辨脉篇尺脉弱，阴不足，发热之义。

又：弱者阳气不足。

《金匮·虚劳病篇》：男子脉浮弱而涩为无子，精气清冷。

【正义】详脉浮主病本条。

又：男子平人，脉虚弱细微者，喜盗汗也。

【正义】虚弱细微，皆血液不足之候，故谓是盗汗出多所致。喜当作"善"，盖传写之误。

《脉经·二卷·三关病候篇》：寸口脉弱，阳虚，自汗出而短气。

关脉弱，胃气虚，胃中有客热，脉弱为虚热作病。其说云：有热不可大攻之，热去则寒起。

尺脉弱，阳气少，发热骨烦。

【正义】脉弱为气血不足，故为阳虚，为自汗。肺气馁则气短，故以寸部征之。

关主中焦，故曰胃虚，而又曰客热者，即热则气伤之理。

尺弱主阴虚，故曰发热；尺主肾，肾主骨，内热则生烦，故曰骨烦；而又以为阳气少者，盖指肾阳不足，又是一种原由。然同为脉弱者，彼此各有至理，是当以见证参之，然后可决，故必四诊具备，而后乃有定断，岂仅仅以指下辨之耶。

又《四卷·杂脉》：弱为虚为悸。

【正义】脉弱者血不足，而血为心之液，血少者，心气心衰，故曰为虚为悸。

又：小弱而涩，胃反。

【正义】此必以关部得之，故主胃病，互详脉小主病本条。

滑伯仁《诊家枢要》：脉弱由精气不足，故萎弱而不振，为元气虚耗，为痼冷，为内热，为泄精，为虚汗，老得之顺，壮得之逆。左寸弱，阳虚，心悸自汗；关弱，筋痿无力；尺弱，小便数，肾虚耳聋，骨内酸痛。右寸弱，身冷多寒，胸中短气；关弱，脾胃虚，食不化；尺弱，下焦冷痛，大便滑。

【正义】弱主痼冷，阳气衰也，又主内热伤气，故脉亦弱，弱同而所以弱者不同，所谓言岂一端，各有所当者也。然不明言其理，而竟以痼冷内热两句联贯直下，终是未妥。

内热之"内"字，周澄之刻本作"关"字，误。

李濒湖《弱脉主病诗》：弱脉阴虚阳气衰，恶寒发热骨筋委。多惊多汗精神减，益气调营急早医。

寸弱阳虚证可知，关为胃弱与脾衰。欲求阳陷阴虚病，须把神门两部推。自注：仲景曰：阳陷入阴恶寒发热。

【正义】阴虚发热，乃肝肾真液不足，不能恋阳，以致阳无可依，而浮露于外。谓为尺脉当弱，似于阴虚之理，未尝不合。其实热已发矣，其脉必数，亦正未必皆弱。《辨脉法》不知是何妄人手笔，竟以阴不涵阳之热，谬认阳陷入阴，千里毫厘，何可不辨？果是阳气陷入阴中，则两尺之脉，当现阳脉，更何为而弱？寿颐于上文本条，已言之矣。濒湖于此不知纠正，更尤而效之，且直指为仲景语，何其厚诬仲圣一至于此。

柳氏曰：气虚则脉弱，寸弱阳虚；关弱胃虚。

李士材《诊家正眼》：弱为阳虚，真气衰微。左寸心虚，惊悸健忘；右寸肺虚，自汗短气。左关木枯，必苦挛急；右关土寒，水谷之疴。左尺弱见，涸流可征；右尺弱见，阳陷可验。

张石顽《诊宗三昧》：弱为阳气衰微之候。夫浮以候阳，今浮取如无，阳衰之明验也。故《伤寒》首言弱为阴脉，即阳经见之，亦属阳气之衰。《经》言寸口脉弱而迟，虚满不能食；寸口脉弱而缓，食卒不下，气填膈内。此二条，一属胃寒，一属脾虚，故皆主饮食。又形作伤寒，其脉不弦紧而弱；太阳中暍，身热疼重而脉微弱；可见脉弱无阳，必无实热之理，只宜辨析真阳之虚，与胃气之虚，及夏月伤冷水，水行皮中所致耳。在阴经见之，虽为合脉，然阳气衰微已极，非峻温峻补，良难春回黍谷也。惟血痹虚劳、久嗽失血、新产及老人久虚，脉宜微弱，然必弱而和滑，可卜胃气之未艾；若少壮暴病而见脉弱，咸非所宜；即血证虚证，脉弱而兼之以涩，为气血交败。

丹波廉夫《脉学辑要》：脉弱，病后及老人见之顺，平人及少年见之逆。

第二十一节　脉芤主病

《伤寒论》：太阳中暍者，其脉弦细芤迟。

【正义】详脉细主病本条。

《平脉篇》：趺阳脉浮而芤，浮者卫气衰，芤者荣气伤。

【正义】详脉浮主病本条。

《辨脉法》：问曰：病有战而汗出，因得解者，何也？答曰：脉浮而紧，按之反芤，此为本虚，故当战而汗出也。其人本虚，是以发战，以脉浮，故当汗出解也。若脉浮而数，按之不芤，此人本不虚，若欲自解，但汗出耳，不发战也。

【正义】详脉浮主病本条。

《金匮·虚劳病篇》：夫失精家，少腹弦急，阴头寒，目眩发落，脉极虚芤迟，为清谷，亡血失精。脉得诸芤动微紧，男子失精，女子梦交，桂枝龙骨牡蛎汤主之。

【正义】清读为圊，圊中有谷，泄泻完谷也。古之虚劳，皆属虚寒，良由其时地旷人稀，凝寒甚盛，固与今之大江以南，人烟稠密者，迥乎不同。故虽失精梦交，亦属阳虚气陷，清阳无权，所以有少腹弦急，阴头寒，及大便完谷诸证，无一非阴寒见象。而脉又于虚芤之中，或迟或紧，痼阴冱寒，确乎有据，此桂枝通阳，所以为必需要药，而后人且以天雄散方附入《金匮》，汉唐心传，皆为是脉是证而设。此与今人之阴虚火扰，淫梦失精者，相去奚啻[1]霄垠[2]，善读古书者，当须辨得斯旨。

又： 脉弦而大，弦则为减，大则为芤，减则为寒，芤则为虚，虚寒相搏，此名为革，妇人则半产漏下，男子则亡血失精。

【正义】 此又以弦大空虚之脉，而知为半产漏下、亡血失精之病，揭出寒、虚两字，以明斯脉斯证之真谛，所以与上条互相发明。详见脉革主病本条。

《脉经·二卷·三关病候篇》： 寸口脉芤，吐血，微芤者衄血，空虚血去故也。

关脉芤，大便去血数升者，以膈俞伤故也。

尺脉芤，下焦虚，小便去血。

【正义】 寸芤主吐血，以血溢上涌，故以为当于寸脉征之。然气火奔涌之时，其脉方且洪大有力，不必中空，惟血去气衰，乃见芤耳。又谓微芤当主衄血，盖谓鼻血当不如吐血之甚，故以为微有芤象，实则鼻血之多者，亦何尝不如吐血之盈盆，此等以理想为分别，殊嫌粗浅。关芤而曰主大便去血，膈俞伤，岂以膈主中焦，遂谓芤脉当见于上耶？亦正未必然也。

滑伯仁《诊家枢要》： 芤主失血之候，大抵气有余，血不足，血不能通气，故虚而大，若芤之状也。左寸芤，主心血妄行，为吐，为衄；关芤，主胁间血气痛，或腹中瘀血，亦为吐血目暗；尺芤，小便血，女人月事为病。右寸芤，胸中积血，为衄，为呕；关芤，肠痈、瘀血及呕血不食；尺芤，大便血。又云前大后细，脱血也，非芤而何？

【正义】 伯仁谓脉芤属气有余而血不足，故其形虚大，以其有大而中空之义，立说未尝无理。惟其大也，遂以气有余为之附会，其实血溢于上，方其来势孔张之时，信是气火之太盛，然在盛时，脉必不芤，惟其血已去、气已平，乃现虚象，而脉为之空，芤之取义，重在中空，并不重在虚大，伯仁此说，殊

---

[1] 奚啻：何止，岂但。

[2] 霄垠：即霄壤。

不可泥〔1〕。若胁有血气及腹有瘀血，则为实滞，脉当结涩，必不中空。肠痈亦是实证，伯仁乃以同是血病而连类及之，虽曰仍《脉诀》之误，然亦不思之甚矣。

《濒湖脉学·芤脉主病诗》：寸芤积血在于胸，关内逢之肠胃痛。尺部见之多下血，赤淋红痢漏崩中。

【正义】濒湖此说，本之高阳生《脉诀》。然积血乃积瘀未去，脉当坚实，反谓中空，正与病情背道而驰，高阳之谬，不问可知，濒湖明者，胡亦尤而效之，殊不可解。次句高阳本文作"关内逢芤肠里痛"。夫肠痈亦是实症，脉何缘而反虚芤？此盖肠痈已溃之后，脓血已去，乃或有此现象，此则病理之宜然者，而高阳生糊糊涂涂不能说出真谛，其陋何如？其以肠痈系于关脉者，则病在小肠，尚未极下，于关应之，不为无理。濒湖补一"胃"字，较诸《脉诀》原文，诚为周密，然不为说明脓泄则芤之理，一似痈成实证，其脉已必如此，宁不误尽后学？而近人之论《脉诀》者，且谓肠痈为病，其脉诚芤，并伪撰实验以证之，欲为高阳生护法。寿颐窃谓此亦必在内痈内溃之后，则高阳生之说，容或不诬，而为此说者，并非尝明言其故，须知始传末传，脉证虚实，判如霄壤，而乃可以浑漠言之，终是所见未到。

张景岳《脉神章》：芤为阳脉，为孤阳脱阴之候，为失血脱血，为气无所归，为阳无所附，为阴虚发热，为头晕目眩，为惊悸怔忡，为喘急盗汗。芤虽阳脉，而阳实无根，总属大虚之候。

【正义】《景岳全书》，最喜讲无根之脉，无非欲贯彻自己主张，必用大补地位，持论动辄失实，遂大招陈修园之吐骂，景岳诚有自取之道。论此芤脉，则确是中空，似乎重按豁然，"无根"两字，到此可无语病，且主失血，则谓之大虚，亦非无据。岂知芤之为义，仅属中虚，果重按之，尚有一层底面，无根之说，仍是不确，则洵乎通一子之议论，终是通其一而不能通其二者矣。

---

〔1〕 泥：原书作"呢"，据文理改。

李士材《诊家正眼》：芤脉中空，故主失血。左寸呈芤，心主丧血；右寸呈芤，相傅阴伤。芤入左关，肝血不藏；芤现右关，脾血不摄。左尺如芤，便红为咎；右尺见芤，火炎精漏。

【正义】"心主丧血"四字，不成文理；"相傅阴伤"一句，亦是可笑。

张石顽《诊宗三昧》：暑病有弦细芤迟、血分受伤者。芤为失血之本脉，《经》云脉至如搏，血温身热者死。详"如搏"二字，即是弦大而按之则减也。又云脉来悬钩浮为常脉，言浮而中空，按之旁至，似乎微曲之状，虽有瘀积阻滞，而指下柔和，是知尚有胃气，故为失血之常脉。若弦强搏指而血温身热，为真阴槁竭，必死何疑。凡血脱脉芤，而有一部独弦，或带结促涩滞者，此为阳气不到，中挟阴邪之兆，是即瘀血所结处也。所以芤脉须辨一部两部，或一手两手，而与攻补，方为合法。

第二十二节　脉促主病

《素问·平人气象论》：寸口脉中手促上击者，曰肩背痛。

【正义】脉促言其独盛于寸，有短促迫急之态，细绎古书意义，初不以歇止而始谓之促，叔和因其气势迫促，有似歇止，遂以为数中一止之名，其意盖亦有在，尚不可谓之大谬。然自《脉经》以数中一止为促，与缓中一止为结，两两对举，且以麗入《伤寒论》中之辨脉篇，遂令后人认为此是仲景手笔，由是只知有歇止之促，不知有寸口迫急之促，未始非叔和铸此大错。须知仲圣论中，明明以脉结脉代并提，辨歇止之有定无定，何尝以脉促与脉结，互为比较，即据仲圣以正叔和，则叔和之说，固难免于师心自用，妄作聪明之咎。《素问》此节，但据王氏注本，曰寸口脉中手促上击，其为独盛于寸，指下短促搏击之态，已是明白晓畅，何尝有歇止之意。而《甲乙经》则击字作"数"，亦无非迫急促数之义，正以其脉独盛于上，短促迫疾，有上无下，故于病应

之，必为在上之络脉不舒，当主肩背有痛，有是脉应有是病，已与歇止之义，
渺不相涉。再证之以《太素·十五卷·尺寸诊篇》，则作"寸口脉中手如从物
上击者，曰肩背痛"，并无"促"字，而脉盛于上，寸口迫促搏击之态度，亦
与王本及《甲乙》之义，无甚差池，从可知启玄所据之本，虽有此"促"字，
尚非古本《素问》之所同，更与叔和所谓歇止之促，不可同日而语。奈何一孔
之儒，犹只知有王氏歇止为促一说，且仅据启玄注本之《素问》，群以歇止作
解，宜乎脉理之真，愈衍愈幻而不可问矣。互详第三卷脉促形象条中。

又《大奇论》：脉至而数，使人暴惊。

【正义】脉数之数，今皆读如朔音，谓为一息六至以上之总名。要知数训
频数，已有短促急密之象，如《孟子》所谓数罟，数字训密，即读如促是也。
而《大奇论》脉至而数之数，则以形势之迫急而言，不在乎往来之五至六至，
正合寸口短促，迫急不舒之状，故主有气火陡升，暴迫惊骇为病。此"数"字
即当读为促，只以形况其短缩急遽之态，而亦非叔和所谓数中一止之促也。

《伤寒论·太阳篇》：太阳病下之后，脉促胸满者，桂枝去芍药汤主之。

【正义】太阳病下之后，辄使表邪里陷，则里证为急，表证无存，仲景成
法，即当治里，必不仍用表证之桂枝汤。而此节误下胸满，何尝非邪之内陷，
然仲师则仍主以桂枝汤者，其必表证未罢可知。乃又不明言表证未罢，而仅有
脉促胸满一句，既曰胸满，则表邪传里又可知，然则仲师之意，岂不即以"脉
促"两字明著其为表证未罢之脉？良由脉之所以促者，即为寸口独盛之脉，寸
为阳而属于表，脉盛在此，即为表证确据。更可知此节"促"字，万万不能以
歇止之义妄为附和，如果歇止，即非表证，仲师圣法，又何尝有证不在表而仍
用桂枝汤者？此即以《伤寒论》此条之义寻绎之，而可悟脉促之不当作歇止观
者也。惟其脉促于寸，定为表证应有之脉，而后仍当用桂枝之原方，但兼胸
满，则误下苦寒之药，已伤其胸中阳气，于是桂枝汤中之芍药阴药，即不可混
投，是为桂枝去芍之真旨。且仲师本节之下，又有微恶寒者，直加附子，更可
知脉促之不必六至。设如叔和所说数中一止，其名为促，其病属于阳盛，而仲

师乃用桂枝附子之阳药，且去芍药而不和其阴，讵以阳盛之病为不足，更助以阳药而速其亡阳耶？此叔和"阳盛则促"四字，有以知其必不可为仲景此节作解者。夫立一说而有时可通，有时不可通，则其说必不能无弊，此叔和数中歇止为促之窒碍难通者，一也。

又《太阳篇》：太阳病桂枝证，医反下之，利遂不止，脉促者表未解也；喘而汗出者，葛根黄连黄芩汤主之。

【正义】太阳病误下，而其人利遂不止，是邪已陷入于里，其为里证，尤较明了，而仲景乃郑重申明之曰表未解，则脉促明为表证之脉可知。惟其脉犹独盛于上，尚未显见内陷脉象，故曰表未解，此促之必不为歇止，其旨更显。如果脉得歇止，而证又利下不止，宁非误下里虚，脉证俱合，仲景又何所据而直断其为表犹未解。再合之以喘及汗出二者，是为阳邪被遏，闭塞于上之脉证，纵有利下，不可谬认为寒药误下之里寒，而当以热陷于里主治。此仲景用葛根以升举脾胃清阳，而又以芩连清里热下利之大法。否则误下之后，脉且歇止，而汗出利下，又岂可更用芩连之寒药？此叔和数中一止为促之必不可通者，又其一也。

又《太阳篇》：太阳病下之，其脉促，不结胸者，此为欲解也。

【正义】太阳误下，邪陷于里，其变证当为结胸，本论言其证治详矣。如不结胸，则虽经误下，而邪不内陷，其证未坏，故曰此为欲解。然何以欲解之脉，乃名以促，则仲师意中之脉促，必不以歇止而言可知。若使促为歇止，则证虽不为结胸，而脉为之止，又安得有欲解之可言。然则此节之促，仍是独盛于上之义，正以邪未内陷，犹在阳分，故于脉应之，亦独盛于寸部之阳位，此其脉病皆不内传，所以知其欲解。此脉促之必不可认作歇止者，又其一也。

又《厥阴篇》：伤寒脉促，手足厥逆者，可灸之。

【正义】此厥阴阴盛之脉[1]证。手足厥冷，而当用灸法以回其阳，则脉促

---

〔1〕 脉：原书刊作"眽"。

不舒，颇与厥逆之证情相合，似可以叔和之所谓歇止者说矣。然此节证属阴盛，又与叔和阳盛则促之义，大相矛盾，世岂有得阳盛之脉，而犹可火灸者，则仲景意中，又不以数中一止为促可知。盖脉只见于上之寸部，短促不申，是为肢厥应有之脉，故宜于灸法以冀回阳，仍是《脉诀》寸口独盛之旨。学者试以此节证脉促之理，反复思之，更可知叔和数中一止，阳盛则促之说，为不足训矣。

荀悦《申鉴》：气短者，其息稍升，其脉稍促，其神稍越。

【正义】此言气短息升之人，其脉为促，宁非气结于上，升而不降，故脉亦应之，独盛于上。此促字合促数短促两义而言，固不论其止与不止。荀氏并非医家，而所论促脉，颇与《脉诀》同符合撰，此可知汉代经书，皆知脉促之真义。高阳生自有师承，非杜撰者可比，奈何今之号为知医者，胥为王叔和之应声虫，而不复详考古说以参证之，非所谓一孔之见，知其一而不知其二耶。

《脉经》：短而急者病在上。

【正义】此脉之短急，盖以寸口言之。脉显于上部，故主病在上，此即《脉诀》寸口独盛之促脉也。

滑伯仁《诊家枢要》：脉促，阳独盛而阴不能相和也。或怒气逆上，亦令脉促。为气粗，为狂闷，为瘀血发狂，又为气为血为饮为食为痰。盖先以气热脉数，而五者或一有留滞乎其间，则因之而为促，非恶脉也。虽然，加即死，退则生，亦可畏哉！

【正义】伯仁固从叔和之说，以促为数中一止之脉，故所言如此。然脉独盛于寸口，迫促不舒，谓为阳独盛而阴不能和，理亦不悖。所列各证，皆以阳盛实病取义，病理亦尚相合，姑存之。

《濒湖脉学·促脉主病诗》：促脉惟将火病医，其因有五细推之。时时喘咳皆痰积，或发狂斑与毒疽。

【正义】濒湖亦宗叔和歇止之说，以促为阳盛者，故立言如是。然苟以仲景论厥阴病脉促厥逆可灸一条细绎之，岂不大相矛盾耶？惟喘咳痰积，其病在上，脉独盛于寸口，尚为可通耳。

颐按：李氏《诊家正眼》及石顽《诊宗三昧》所言促脉，皆主歇止，如涂涂附，谬戾已甚，适足以乱学子耳目，太不可训，辨之徒滋辞费，兹概屏除不录，以省葛藤。

第二十三节　脉革主病

《素问·脉要精微论》：浑浑革革，至如涌泉，病进而危。弊弊绰绰，其去如弦绝者，死。

【正义】《素问》此节所谓浑浑革革，虽与诸家论脉者之言革脉，不甚吻合，然脉形之取义于革者，无非言其外之坚强有余，而内之精神不逮，外强中干之势，说脉者无一不符，则《素问》之所谓浑浑革革，与如涌泉，宁非邪气有余，病势正盛，故为病进而可危。若再进一步，搏指绰绰，有刚无柔，即为真脏脉之不得胃气和缓者矣，故可以必死断之。此与《金匮》之论革脉，情势未必尽同，而其理固一贯之。余详前脉紧主病本条。

《金匮·虚劳病脉证篇》：脉弦而大，弦则为减，大则为芤，减则为寒，芤则为虚，虚寒相搏，此名为革，妇人则半产漏下，男子则亡血失精。

【正义】详见脉芤形象本条。

滑伯仁《诊家枢要》：脉革者，气血虚寒，革易常度也。

【正义】伯仁以变革之义为脉革说解，语近肤浅，不可为训。

李濒湖《革脉主病诗》：革脉形如按鼓皮，芤弦相合属寒虚，女人半产并崩漏，男子营虚或梦遗。

【正义】革如鼓皮，外似有余，内实不足，故言其形状，则曰芤弦合看，而所生之证，为失血失精，半产崩漏，即脉芤之主失血意也。

李士材《诊家正眼》：革主表寒，亦属中虚。左寸之革，心血虚痛；右寸之革，金衰气壅。左关遇革，疝瘕为祟；右关遇革，土虚为疼。左尺诊革，精空可必；右尺诊革，殒命为忧。女人得革，半产漏下。

张石顽《诊宗三昧》：婴宁生曰：革乃变革之象，虽失常度，而按之中空，未为真脏，故仲景厥阴例中，有下利肠鸣脉浮革者，主以当归四逆汤，得非风行木末，扰动根株之候乎？又云妇人则半产漏下，男子则亡血失精。《金匮》半产漏下，主以旋覆花汤，得非血室伤愈，中有瘀结未尽之治乎？其男子亡血失精，独无主治，云岐子补出十全大补一方，得非极劳伤精，填补其空之谓乎？是以长沙直以寒虚相搏例之，惟其寒，故柔和之气失焉；惟其虚，故中空之象见焉，岂以革浮属寒，不顾肾气之内惫耶！

【正义】婴宁生乃滑伯仁之别号。寿颐按：伯仁论脉，只有《诊家枢要》一书，而此条石顽所引，乃不见《枢要》中，且仲景厥阴例中，亦无脉浮革主以当归四逆之条，石顽云云，殊不可解。

第二十四节　脉牢主病

《伤寒论·平脉法》：寒则牢坚。

【正义】牢以沉实取义，故于病属寒，与脉坚主寒之义本同，故此节以牢坚并列，可知牢脉即坚实之意，似不必别为专条，等于骈指。

《脉经·二卷·三关病候篇》：关脉牢，脾胃气塞。尺脉牢，腹满，阴中急。

【正义】牢即坚实，故主病如此。

又**《二卷·奇经八脉病》**：凡尺寸脉俱牢，直上直下，此为冲脉，胸中有寒疝也。

【正义】此即弦直之强有力者，故谓之牢。详见脉弦主病本条。

滑伯仁《诊家枢要》：牢脉沉而有力，劲而不移，为里实表虚，为胸中气促，为劳伤。大抵脉之近乎无胃气者，故诸家皆以为危殆之脉。亦主骨间疼痛。

李濒湖《脉学·牢脉主病诗》：寒则牢坚里有余，腹心寒痛木乘脾。疝癫癥瘕何愁也，失血阴虚却忌之。自注：失血者脉宜沉细，反浮大而牢者死。虚病见实脉也。

士材《诊家正眼》：牢主坚积，病在乎内。左寸之牢，伏梁为病；右寸之牢，息贲可定。左关见牢，肝家血积；右关见牢，阴寒痞癖。左尺牢形，奔豚为患；右尺牢形，疝瘕痛甚。

又曰：牢脉所主之证，以其在沉分也，故悉属阴寒；以其形弦实也，故咸为坚积。

张石顽《诊宗三昧》：叔微云牢则病气牢固，在虚证绝无此脉，惟湿痉拘急，寒疝暴逆，坚积内伏，乃有是脉。历考诸方，不出辛热开结，甘温助阳之治，庶有克敌之功。虽然，固垒在前，攻守非细，设更加之以食填中土，大气不得流转，变故在于须臾，可不为之密察乎？若以牢为内实，不问所以，而妄行迅扫，能无实实虚虚之咎哉！大抵牢为坚积内着，胃气竭绝，故诸家以为危殆之象云。

郭元峰《脉如》：牢为心腹疼痛，为疝结癥瘕，为气短息促。

第二十五节　脉动主病

《素问·平人气象论》：妇人手少阴脉动甚者，妊子也。

【正义】妊娠之脉，恒见滑利，盖阴阳和合之初，气血匀调，脉道当无不流利之理。视气滞血凝，经闭不通之脉多涩滞者，自当有此区别。而脉之所以号为动者，只以滑疾爽利而得此名，原与滑字本义，同此景象，即曰指下如豆，厥厥动摇，亦仍是形容其圆替如珠，绝无迟滞之意，妊脉病脉之辨，只此一语，实已尽抉奥旨。惟妊娠之脉，何以独显于手少阴经脉，其理颇难索解。

考宋校谓隋全元起注本作"足少阴"，始知胎元乍结之时，本当以肾脉为据。《阴阳别论》言：阴搏阳别，谓之有子。亦指阴部之脉，搏疾动滑，显然与阳部之脉有别，则必以尺脉为主可知，岂可以手少阴脉之诊于左寸者同日而语？然后知启玄所据之《素问》作手少阴者，明是传写之误，而偏能望文生义，随手涂附，王氏之言，讵可为训？奈何后之作者，如马元台、张隐庵等，皆从王本，愈说而愈不可通，扣槃扪烛之谈，诸注家其何以自解耶？《甲乙·十二卷·妇人篇》，及今本《灵枢·论疾诊尺篇》，《太素·十五卷·尺寸诊篇》皆作"手少阴"，盖诸本之传讹多矣。

《素问·阴阳别论》：静者为阴，动者为阳。

【正义】此以动静相对成文，盖言缓急静躁之不同，非厥厥如豆之动脉。

《伤寒论·太阳篇》：太阳病脉浮而动数。

【正义】此亦以流利滑疾为动，病属阳邪，故太阳病脉浮而动数，亦非厥厥动摇之动。此节下文有"动则为痛"一句，寿颐按：下文言医反下之，动数变迟，膈内拒痛，则为结胸，大陷胸汤主之。是误下之后，脉之动数者变迟，而后有膈痛结胸之证，则未误下、未变迟之时，动数之脉不为痛也。盖浅人据《脉经》动则为痛之文，妄以窜入仲景书中，而不自知其理不可通，真所谓断鹤续凫者矣。然历来为《伤寒论》作注者，皆不能悟此妄窜之迹，知医学家之古书，殊不易读。说详拙编《读伤寒论随笔》。

《金匮·虚劳篇》：脉得诸芤动微紧，男子失精，女子梦交，桂枝龙骨牡蛎汤主之。

【正义】详脉芤主病本条。

又《惊悸篇》：寸口脉动而弱，动即为惊，弱即为悸。

【正义】脉动有飘摇不宁，中无所主之态，脉生于心，可以知其心之不宁，既动且弱，惊悸宜也。

《伤寒论·辨脉法》：脉大浮数动滑，此名阳也，阴病见阳脉者生。

【正义】详脉有阴阳节本条。

又：阴阳相搏名曰动，阳动则汗出，阴动则发热。

【正义】脉动则流利太过，非恬静安和之本色，是阴阳两气不能和谐，必有搏击争战之事。阳脉动者，阳不能潜藏，故知其当汗出；阴脉动者，阴不能涵阳，故知其当有发热。此阳动阴动之阴阳两字，当指尺寸言。寸脉主外，寸部搏动，是为阳越于外，则汗出固宜。尺脉主里，尺部搏动，是为阴不内守，则虚热发矣。惟《辨脉篇》此节原文，下有形冷恶寒者三焦伤也二句，非特文义不属，抑且无谓，必有讹误，不可强解。

又《平脉篇》：动则为痛。

【正义】脉动虽曰流利，然有迫促不安之势，知其气血必有乖牾〔1〕之处，故主有痛。此与妊子脉动之义，别是一理，而各有精义。学者能于此中同异，深长思之，然后指下推求，庶有得心应手之妙悟。

《脉经·五卷》引张仲景论脉，作动弦为痛，以弦之挺直刚劲，亦必主气血之不和尔。

《伤寒例》：凡得病，厥脉动数，服汤药更迟，脉浮大减小，初躁后静，此皆愈证也。

【正义】此以表邪言。阳邪在表，则脉动数浮大。服药而动数变迟，浮大减小，是邪已解之征，故为愈证。

《脉经·四卷·杂病脉》：动为痛为惊。

【正义】解见上。

滑伯仁《诊家枢要》：动为虚劳体痛，为崩脱，为泄利。

《濒湖脉学·动脉主病诗》：动脉专司痛与惊，汗因阳动热因阴。或为泄利拘挛病，男子亡精女子崩。

【正义】拘挛之义费解，岂以筋脉不舒之拘挛痛痹言耶？

李士材《诊家正眼》：动脉主痛，亦主于惊。左寸得动，惊悸可断；右寸

---

〔1〕　乖牾：参见 P94 注解。

得动，自汗无疑。左关若动，惊及拘挛；右关若动，心脾疼痛。左尺见动，亡精为病；右尺见动，龙火奋迅。

　　石顽《诊宗三昧》：动为阴阳相搏之候，阳动则汗出，阴动则发热，是指人迎气口而言。然多有阴虚发热之脉，动于尺内；阳虚自汗之脉，动于寸口者。所谓虚者则动，邪之所凑，其气必虚。《金匮》有云脉动而弱，动则为惊，弱则为悸，因其虚而旺气乘之，惟伤寒以大浮数动滑为阳，是专主邪热相搏而言，非虚劳体痛，便溺崩淋脉动之比。而妇人尺脉动甚，为有子之象，经云阴搏阳别，谓之有子。又云妇人手少阴动甚者，妊子也。以肾藏精，心主血，故二处脉动，皆为有子，辨之之法，昔人皆以左大顺男，右大顺女为言。然妊娠之脉，往往有素禀一手偏大偏小者，莫若以寸动为男，尺动为女，最为有据。

　　【正义】阳动阴动，以尺寸言，拙说已见上文本节，石顽谓指人迎气口非是。此两"虚"字，皆以正气言，乃引邪之所凑两句，更有误会。又谓虚而旺气乘之，太不可解。虚劳体痛，便弱崩淋等证，何以脉动，盖亦因虚因痛耳。妇人尺脉动甚，谓之有子，正以二气氤氲，乍相结合，故尺脉搏动有力。《素问》手少阴脉动甚一句，原是王启玄注本之误，石顽乃以肾藏精心主血作骑墙两可附会之说，反为不确。左大顺男，右大顺女，皆当以尺脉辨之，所见已多，颇堪自信，但体质不齐，不能执一端以论定千万人耳。寸动为男，尺动为女两句，无理可喻，不足征也。

　　周澄之《脉义简摩·第四卷》：脉法云右寸得动，自汗无疑；左寸得动，惊悸可断。左关拘挛；右关脾痛。左尺亡精；右尺火迅。是可按部位以察病也。后世谓动脉独诊关部者，是泥于仲景脉见关上之文，殊不知仲景云阳动则汗出，明指左寸属心，汗为心液；右寸属肺，肺司皮毛，故主汗出也。阴动则发热，明指左尺见动，真水不足；右尺见动，相火虚炎，故发热也。大抵动脉在诸脉中，最为搏击有力，是阴欲伏阳而阳不肯伏，故为百病之善脉也。乃有如动之脉，指下散断圆坚，有形无力，此真阳已熄，阴气凝结，而大气不能接续。如心脉之如循薏苡，如麻豆击手，按之益躁疾，非心阳散歇而不返者乎？

【正义】周氏论脉，有时过求其深，反不可解，谓动脉最为搏击有力，未免言之太过。阴欲伏阳而阳不肯伏，故为百病之善脉两句，太不可解。

又：凡阳气乍为阴寒所伏，阳气尚强，不受其制者，与阴寒之病，久服温补，阳气内复，欲透重阴者；又风寒湿热杂处膻中，以及气寒血热，阴阳易位而相激者，脉皆见动，故主病为湿热成痰，为血盛有热，及忧郁膈噎，关格吐逆，大小便不利诸证，拙著《仲景辨脉》章句中一条录下。

夫动者气郁于血分，而迫欲发之象也。既曰阴阳相搏矣，何以又分阴动阳动也？盖相搏之阴阳，指阴阳之气，见于脉之浮沉者也。其气来倏浮倏沉，鼓指有力，如人之相斗而搏者。阳动阴动之阴阳，指动脉之见于寸见于尺者也。二气不畅，则必相争，阳负而阴欲胜之，则僭迫阳位而动于寸；阴负而阳[1]欲胜之，则侵入阴位而动于尺。

何西池《医碥》：数而跳突名动，乃跳动之意。大惊多见此脉，盖惊则心胸跳突，故脉亦应之而跳突也。

第二十六节　脉伏主病

《脉经·二卷·三关病候》：寸口脉伏，胸中逆气，噎塞不通，是胃中冷气，上冲心胸。

关脉伏，中焦有水气，溏泄。

尺脉伏，小腹痛，癥瘕，水谷不化。

【正义】此皆以阴寒凝滞而言，是为脉伏中之一种见证，然亦有热盛于里，气窒不通，及其他种种，而脉伏不显者。此当细求其故，并以其余之兼证参之，有不可一概论者矣。溏泄虽是下焦病，然正惟中阳无权，所以水谷不分，

---

〔1〕　阳：原书刊作"阴"。

走入肠间，认作中焦水气，极有卓见，若浅者说之，必谓是下寒矣。以此层眼光读之，则"水谷不化"四字，当在"水气"下，或为传写者乱之。

又《四卷·杂病脉》：伏者霍乱。

【正义】霍乱乃气乱于中，故脉多伏而不见，此固合湿热结滞，及真寒直中之寒热两者，而一以贯之也。

滑伯仁《诊家枢要》：脉伏为阴阳潜伏，关隔闭塞之候。为积聚，为癥疝，为食不消，为霍乱，为水气，为荣卫气闭而厥逆。关前得之，为阳伏；关后得之，为阴伏。左寸伏，心气不足，神不守常，沉忧抑郁；关伏，血冷，腰脚痛，及胁下有寒气；尺伏，肾寒精虚，疝瘕寒痛。右寸伏，胸中气滞，寒痰冷积；关伏，中脘积块作痛，及脾胃停滞；尺伏，脐下冷痛，下焦虚寒，腹中痼冷。

《濒湖脉学·伏脉主病诗》：伏为霍乱吐频频，腹痛多缘宿食停。蓄饮老痰成积聚，散寒温里莫因循。

食郁胸中双寸伏，欲吐不吐常兀兀。当关腹痛困沉沉，关后疝疼还破腹。

【正义】以协韵之故，而甚至以"破腹"二字，形况其作痛之势，得毋骇人听闻耶？

又：伤寒一手脉伏曰单伏，两手脉伏曰双伏，不可以阳证见阴为诊，乃火邪内郁，不得发越，阳极似阴，故脉伏必有大汗而解，正如久旱将雨，六合阴晦，雨后庶物皆苏之义。又有夹阴伤寒，先有伏阴在内，重复感寒，阴盛阳衰，四肢厥逆，六脉沉伏，须投姜附及灸关元，脉乃复出也。若太溪冲阳皆无脉者必死。

【正义】热郁于里，而脉伏不见，阳明热实闭塞之证，时或见之，亟与荡涤疏通，大便一行，脉转滑大，岂是阳证阴脉之比？亦岂可谓之阳极似阴？若战汗之时，脉固有片时不应者，则邪正交争，几几乎正不胜邪，乃有此偶然之怪状，其人亦必神气索然。如其正气能胜，乃得微汗以解，此必其人体质薄弱者，感邪亦不甚盛，辨脉法所论极是。若正气不能胜邪，则不得汗，病即不解，最不易治，此症何尝是阳极，又何必为大汗，空中楼阁，此例大谬。若夫真寒霍乱之脉伏，是直中三阴之寒症，其发急暴，全是寒症，何所谓夹阴？陆九芝尝谓阴而曰夹，不通已极，濒湖此条，似是实非，不可不辨。

李士材《诊家正眼》：伏脉为阴。伏犯左寸，血郁之证；伏居右寸，气郁之疴。左关值伏，肝血在腹；右关值伏，寒凝水谷。左尺伏见，疝瘕可验；右尺伏藏，少火消亡。

又：脉伏主病，多在沉阴之分，隐深之处，非轻浅之剂所能破其藩垣。

张景岳《脉神章》：如有如无，附骨乃见，此阴阳潜伏，阻膈闭塞之候。或火闭而伏，或寒闭而伏，或气闭而伏，为痛极，为霍乱，为疝瘕，为闭结，为气逆，为食滞，为忿怒，为厥逆，为水气。凡伏脉之见，虽与沉微细脱者相类，而实有不同也。盖脉之伏者，以其本有如无，而一时隐蔽不见耳。此有胸腹痛极而伏者，有气逆于经，脉道不通而伏者，有偶因气脱，不相接续而伏者，然此必暴病暴逆者乃有之，调其气而脉自复矣。若此数者之外，其有积困绵延，脉本微细，而渐至隐伏者，此自残烬将绝之兆，安得尚有所伏？常有病人见此，无论久暂虚实，动称伏脉，而破气通痰等剂，犹然任意，此恐其就道稽迟，而复行催牒耳，闻见略具，谅不至此。脉法云伏脉为阴，受病入深。左寸血郁，右寸气郁。左关肝滞而痛，右关寒凝水谷。左尺气疝，右尺火郁。各应部位，学者消息。

吴又可《瘟疫论》：瘟疫得里证，神色不败，言动自如，别无怪证，忽然六脉如丝，微细而软，甚至于无，或两手俱无，或一手先伏，察其人不应有此脉，今有此脉者，缘因下失下，内结壅闭，营气逆于内，不能达于四末，此脉厥也。亦多有过用黄连石膏诸寒之剂，强遏其热，致邪愈结，脉愈不得。医见脉微欲绝，以为阳证得阴脉，为不治，委而弃之，以此误人甚众。若更用人参生脉散辈，祸不旋踵，宜承气缓缓下之，六脉自复。

【正义】此阳明里实，热结闭塞而脉道不通，时病中多有之，临证者只须据兼见之证，辨之甚易，所谓从证不从脉者如此。然实结不通，其理亦浅而易知，非脉之果有怪异也。

张石顽《诊宗三昧》：伏脉之病，最为叵测。长沙有趺阳脉不出，脾不上下，身冷肤硬，少阴脉不至，令身不仁，此为尸厥等例。详伏为阴阳潜伏之候，有邪伏幽隐而脉伏不出者，虽与短脉之象有别，而气血涩滞之义则一，故关格吐逆，不得小便之脉，非偏大倍常，即偏小隐伏，越人所谓上部有脉，下部无脉是也。凡气郁血结久痛，及痃癖留饮，水气宿食，霍乱吐利等脉，每多沉伏，皆经脉阻滞，营卫不通之故。所以妊娠恶阻，常有伏匿之脉，此又脉证之变耳。在伤寒失于表散，邪气不得发越，而六脉俱伏者，急宜发汗，而脉自复。刘元宾曰：伏脉不可发汗，谓其非表脉也。而洁古又言，当以麻黄附子细辛汤发之。临病适宜，各有权度，不可执一。若六七日烦扰不宁，邪正交并而脉伏者，又为战汗之兆，如久旱将雨，六合隐晦，雨过庶物皆苏也，不可以伏为阴脉，误投辛热，顷刻昆仑飞焰矣。

郭元峰《脉如》：脉伏主寒凝经络脏腑，或霍乱吐泻，腹疼沉困或宿食沉蓄，或老痰胶固，或厥逆重阴，宣阳温里，急宜着力，此皆正伏脉也。又有如伏之脉，乃病久阴阳两亏，脉见断续沉陷，或见或隐，真气随亡，岂初病可用消散之比乎？此乃脱脉，非伏脉也。至有暴惊暴怒暴厥，亦见沉伏，少待经尽气复，不治当自愈。若人年过四十以上，元气素虚，忽然昏愦，不省人事，此为类中风，而非真中风，喉声曳锯，六脉沉伏，惟急治以三生饮，加人参一两，亦有得生者，如遗尿汗泄口开目合，便不救矣。

【正义】类中脉伏，乃虚脱重病，此西学之所谓脑贫血症也，大补之中，宜兼摄纳，三生饮尚是通套方法，未必中肯，寿颐《中风斠诠》一编，言之甚详，兹不备赘。

第二十七节　脉散主病

《素问·脉要精微论》：浮而散者为眴仆。

【正义】详脉浮主病本条。

《素问·大奇论》：脉至如火薪然，是心精之予夺也，草干而死。脉至如散叶，是肝气予虚也，木叶落而死。

【正义】脉如火薪，言其大而空豁，是即浮散之意。夫脉生于心，而乃豁大空虚如此，则心液急甚之象，故曰心精之夺。夺即今脱失之脱字，义见许氏《说文》。草干而死，言其无以为收藏之本，故至秋深之时而不能支也。

散叶，《甲乙》作"丛棘"，义俱费解，盖传写者已失其真，宜付阙如，不当望文生义，强为之说。

《伤寒论·辨脉法》：伤寒咳逆上气，其脉散者死。

【正义】伤寒为外感之病，若有咳逆上气，当为肺有寒饮，是为实证。证实者脉亦当实，必不至散，如其脉散，则咳逆上气，属于下虚之真气不摄，外似有余，中则无主，病情脉理，本是可危，而又合以伤寒之感邪，是为证实脉虚，脉证相反[1]，复何所恃乎！

《脉经·四卷·杂病脉》：滑而浮散者摊缓风。

【正义】详脉浮主病本条。

滑伯仁《诊家枢要》：散脉有阳无阴，散而不聚，来去不明，漫无根柢，为气血耗散，腑脏气绝，在病脉，主阴阳不敛，又主心气不足，非佳脉也。

戴同父《脉诀刊误》：心脉浮大而散，肺脉短涩而散，平脉也。心脉软散，为怔忡；肺脉软散，为汗出；肝脉软散，为溢饮；脾脉软散，为胻肿；病脉也。肾脉软散、诸病脉代散，死脉也。

【正义】心脉浮大而散，秋脉来急去散，皆非散漫不收之真散脉，同甫竟以散为平脉，误矣。详见脉散形象本条。

《濒湖脉学·散脉主病诗》：左寸怔忡右寸汗，溢饮左关应软散。右关软散胻胕肿，散居两尺魂应断。

又引柳氏说：散为气血俱虚，根本脱离之脉，产妇得之生，孕妇得之堕。

【正义】产妇脉散，谓正当临盆之顷，百脉散乱，故至数无定，大而无神，即所谓将产之脉离经，言其异乎经常也，然只此片刻间为然，如产后仍散，则不可为矣。

李士材《诊家正眼》：散为本伤，见则危殆。左寸见散，怔忡不寐；右寸见散，自汗淋漓。左关见散，当有溢饮；右关见散，胀满蛊疾。左尺见散，阳消命绝。

张石顽《诊宗三昧》：散为元气离散之象，故伤寒咳逆上气，其脉散者死，谓其形损故也。可知散脉为必死之候。然形象不一，或如吹毛，或如散叶，或如悬雍，或如羹上肥，或如火薪然，皆真散脉，见之必死，非虚大之比。《经》曰：代散则死，若病后大邪去而热退身安，泄利止而浆粥入胃，或有可生者，又不当一概论也。古人以代散为必死者，盖散为肾败之应，代为脾绝之兆，肾脉本沉，而散脉按之不可得见，是先天资始之根本绝也；脾脉主信，而代脉去来必愆其期，是后天资生之根本绝也，故二脉独见，均为危亡之候，而二脉交见，尤为必死之征。

【正义】周澄之曰：如吹毛，如散叶，如悬雍，如羹上肥，如火薪然，皆浮薄糊模之义。

寿颐按：经言悬雍，必不可解，《太素·十五卷·五脏脉诊篇》作"悬离"，已可证古本传写不一，何可强解？杨氏注亦浑浑言之，终是欺人。

第二十八节　脉结主病

《伤寒论·太阳篇》：太阳病，身黄，脉沉结，少腹硬，小便不利者，为无血也；小便自利，其人如狂者，血证谛也，抵当汤主之。

【正义】此瘀热在处蓄血之证。证实者脉必实，故且沉且结。此"结"字只作结实及凝结之意，言其应指牢实，不必一定歇止，不可以叔和之所谓迟中一止，阴盛则结者，妄为比附。须知热瘀蓄血，原是阳盛，万不能指鹿为马者也。

又：伤寒脉结代，心动悸者，炙甘草汤主之。

【正义】此则歇止之脉。仲景以结代并论，正以二者之脉，皆有歇止，良由心液式微，脉来断续，所以心有动悸。血耗气衰，脉证皆显，故主以炙甘草汤之温润益血，庶几气血通调，而脉亦来复耳。

又：脉按之来缓，而时一止复来者，名曰结。又脉来动而中止，更来小数，中有还者，反动，名曰结，阴也。脉来动而中止，不能自还，因而复动，名曰代，阴也，得此脉者必难治。

【正义】此又以结代对举，而申言其结为一止复来，代则一时不能自还，是以歇止之久暂，为代结之明辨。仲景书中，明言歇止之脉，仅见于此，而后人因之，遂以歇止之有定无定，分为结代两种，似尚与仲景之意，微有不同，但以阅历所得言之，凡脉之仅仅一止而即来者，其止恒属无定；而歇止之稍久者，其止恒属有定。则古人以有定之止为代，无定之止为结，尚无不确，惟仲景本文，只以结代对举，而不及脉促，则其意并不以脉促为歇止，盖亦可见。何以叔和编次《伤寒论》之辨脉篇，竟以促为数中一止，结为缓中一止，大背仲师本旨，盖即误读此节来缓而时一止复来名曰结之一句，遂谓结为来缓一止，而又添出来数一止之促，以为之对待，岂非向壁虚构，纯属杜撰。且叔和又添出阴盛则结，阳盛则促两句，亦非仲景所固有。寿颐窃谓此节名曰"结阴也"一句，结阴两字，当连读，不当读作两句，此阴字，即指阴血阴液而言，惟其阴血有所结涩结滞，故脉道为之中止，非阴寒之阴。而叔和误以来缓与结阴两者，认作阴寒为病，乃因而生出对面之数中一止，属于阳盛之促脉，一误再误，歧中又歧，此其辗转孳生之源委，盖自有线索之可寻。于是而六朝以后之所谓歇止脉，乃与仲景，以上之所谓歇止脉，绝然不同，而其误即由叔和一笔造成，几如铁案，此脉理学中之一件大黑暗事。寿颐欲求仲景以上之真脉理，不得不太息痛恨于王氏之节外生枝，聪明自用，爰为详绎《经》旨，逐条申言其原理，敢质诸好学深思之士，或不以鄙言为刺谬乎？知我罪我，请以俟之来哲。

又按仲景原文，"更来小数中有还者反动"十字，大是费解，盖有讹误。

又《可吐篇》：病人手足厥冷，脉乍结，以客气在胸中，心中满而烦，欲食不能食者，病在胸中，当吐之。

【正义】此痰饮实结上脘，而阳气不通之脉证。详绎病理，以中有所滞而脉道不利，因为结塞，歇止宜矣，亦不定其必缓中之一止也。

《伤寒论·辨脉篇》：脉来缓时一止复来者，名曰结。阴盛则结。

【正义】此叔和之说也，不可尽信，说已详前。且所谓阴盛则结，何不细绎仲景抵当汤主治之脉证乎？如果阴盛，则仲景又安有径用大黄之理！

《脉经·四卷·三部九候脉证》：中部脉结者，腹中积聚。

【正义】腹有积聚，而脉道应之，结而中止，亦固其所。惟积聚之病，寒热俱有，亦不可徒执叔和阴盛则结之一说者也。

滑伯仁《诊家枢要》：结者阴独盛而阳不能相入也。为癥结，为七情所郁。浮结为寒邪滞经，沉结为结气在内。又为气、为血、为饮、为食、为痰。盖先以气寒脉缓，而五者或一留滞于其间，则因而为结。故张长沙谓结、促皆病脉。

【正义】伯仁宗叔和阴盛则结之说，故曰阴独盛，曰气寒，然必不可训。即如所列诸证，七情所郁，气血痰食，岂皆阴寒而无郁热耶？自盾自矛，其将何以自解？

《濒湖脉学·结脉主病诗》：结脉皆因气血凝，老痰结滞苦沉吟[1]。内生积聚外痈肿，疝瘕为殃病属阴。

【正义】濒湖亦宗叔和之说，故曰属阴。然老痰积聚，痈肿疝瘕之中，属

---

[1] 吟：原书作"唫"。

阳热者，亦正不少，而昔贤竟能一概抹煞，不假思索，摇笔即来，袭一人之臆说，而不复推求其至理，盲从于弊，竟至于此，良足怪矣。

又引越人曰：结甚则积甚，结微则气微。浮结外有痛积，伏结内有积聚。

【正义】此所引越人之说，未知何本。

张景岳《脉神章》：脉来忽止，止而复起，总谓之结。旧以数来一止为促，促者为热，为阳极；缓来一止为结，结者为寒，为阴极。通谓其为血、为气、为食、为痰、为积，为癥瘕，为七情郁结。浮结为寒邪在经，沉积为积聚在内，此固促结之旧说矣。然以予验之，促类数也，未必热；结类迟也，未必寒。但见中止者，总是结脉，多由血气渐衰，精力不继，所以断而复续，续而复断，常见久病者多有之，虚劳者多有之，或误用攻击克伐者，亦有之。但缓而结者为阳虚，数而结者为阴虚，缓则犹可，数者更剧，此可以结之微甚，察元气之消长，最显最切者也。至于留滞郁结等病，本亦此脉之证应，然必其形强气实，举按有力，此多因郁结者也。又有无病而一生脉结者，此其素禀异常，无足怪也。舍此之外，凡病有不退而渐见脉结者，此必气血衰残，首尾不继之候，速宜培本，不得妄认为留滞。

【正义】景岳此说，能识得结之歇止，包涵阴阳两证在内，一洗六朝以后，阳促阴结之陋习，识力最真，极是中肯。盖景岳有《类经》之作，于经文用力甚深，故能有此神悟，超出叔和之上多矣。

李士材《诊家正眼》：结属阴寒，亦因凝积。左寸心寒，疼痛可决；右寸肺虚，气寒凝结。左关结见，疝瘕必现；右关结形，痰滞食停。左尺结见，痿躄之病；右尺结见，阴寒为楚。

【正义】士材亦承叔和之弊，以阴寒立说，究属大谬。《正眼》谓何，寿颐终以为盲从耳。又曰结之为义，结而不散，迟滞中时见一止也。古人譬之徐行而怠，偶蹙一步，可为结脉传神。大凡热则流行，寒则停滞，理势然也。夫阴寒之中，且挟凝结，喻如隆冬，天气严肃，流水冰坚也。少火衰弱，中气虚寒，失其乾健之运，则气血痰食，互相纠缠，运行之机械不利，故脉应之而成结也。越人云：结甚则积甚，结微则气微。浮结者，外有痛积；伏结者，内有积聚。故知结而有力者，方为积聚；结而无力者，是真气衰弱，违其运化之常，惟一味温补为正治也。仲景云：累累如循长竿，曰阴结；蔼蔼如车盖，曰阳结。王叔和云：如麻子动摇，旋引旋收，聚散不常，曰结，主死。夫是三者，虽同名为结，而义实两别。浮分得之为阳结；沉分得之为阴结；止数频多，参伍不调，为不治之证。由斯测之，则结之主义，未可以一端尽也。

【正义】此段全从阴寒着笔，虽有此一种病情，然终属半面文字，不可以概结脉之全局，中亦自引仲景阳结一说，而不能悟到自己全从阴寒立论之不妥，终是眼光未正耳。

张石顽《诊宗三昧》：结为固结之象。越人云：结甚则积甚，结微则气微。言结而少力，为正气本衰，虽有积聚，脉结亦不甚也。而仲景有伤寒汗下不解，脉结代，心动悸者；有太阳病身黄，脉沉结，少腹硬满，小便不利，为无血者。一为津衰力结，一为热结膀胱，皆虚中夹邪之候。凡寒饮死血，吐利腹痛，痃癖蛊积等，气郁不调之病，多有结脉暴见，即宜辛温扶正，略兼散结开痰，脉结自退。尝见二三十至内，有一至接续不上，每次皆然，而指下虚微，不似结促之状，此元气骤脱之故，峻用温补自复，如补益不应，终见危殆，若久病见此，尤非所宜。夫脉之歇止无常，须详指下之有力无力，结之频与不频，若十余至或二三十至一歇，而纵指续续，重按频见，前后至数不齐者，皆经脉窒塞，阴阳偏阻所致。

王子亨《指迷方》：结主气结不流行，腹中癥癖气块成形。或因大病后亡津液，亡血，或惊恐神散而精不收，或梦漏亡精，又多虑而心气耗也。若无是因，则其人寿不过一二年。

方龙潭曰：结者，气血之结滞也，至来不匀，随气有阻，连续而止，暂忽而歇，故曰结。又谓三动一止，或五七动一止，或十动二十动一止，亦曰歇。此歇者，不匀之歇至也。其病不死，但清痰理气自可。

钱天来《伤寒溯源集》：结者，邪结也，脉来停止暂歇之名，犹绳之有结也。凡物之贯于绳上者，遇结必碍，虽流走之甚者，亦必少有逗留，乃得过也，此因气虚血涩，邪气间隔于经脉之间耳。虚衰则气力短浅，间隔则经络阻碍，故不得快于流行而止歇也。

日本人丹波廉夫《脉学辑要》：结脉始出于《灵枢·终始篇》及《十八难》，而辨脉法以缓来一止为结，以数来一止为促，乃与仲景本论之旨左矣（详见促脉）。况缓数对言，此乃以缓为迟者，尤属谬误。张景岳单以结脉为歇止之总称，盖有所见于此也。予前年治一贾人瘟疫，其脉时止，其子寻病，亦脉结，因试连诊其三子，并与父兄一般，此类尽有之。景岳素禀之说，亦不诬也。

【正义】丹波氏大发明促脉非歇止之脉，故亦能知结脉之不属阴寒。

第二十九节　脉代主病

《素·脉要精微论》：代则气衰。

【正义】脉得歇止，气血惫矣。仅谓气衰，犹嫌未允。

又：数动一代者，病在阳之脉也。泄及便脓血。

【正义】泄利或便脓血，皆阴不能守之病，疑阳字乃阴字之误。《甲乙经·四卷·经脉篇》此节无"泄及便脓血"五字。

《素问·三部九候论》：其脉代而钩者，病在络脉。

【正义】此句脉代而钩，义不可晓。《甲乙经·四卷》作"代脉而钩者，病在络脉"。王注《素问》谓钩为夏脉，夏气在络，络脉受邪，则经脉滞否，故代止云云。不过望文生义，不足听也。

《甲乙经·四卷·经脉篇》：其脉滑大以代而长者，病从外来。（《灵枢》此句在《五色篇》）

【正义】景岳论代脉，谓有四时禅代之代，如春弦夏洪，各当其时之例。

寿颐谓《素问》脾脉代之代字，当如景岳所解。盖脾土寄旺于四季，则四时本有随时当旺之脉象，所以脾土脉象，必随四时之弦洪毛石而与为推移，相为禅代，其非歇止之代可知。否则岂有歇止有定之代脉，而可谓是脾脏无病当有之脉象？《甲乙经》谓其脉滑大以代而长者，病从外来，列在经脉篇中，可知此为经常习见之脉，则必非歇止有定之脉代。盖滑大且长，皆属有余之象，谓病从外来者，言以外感得之，所谓证实脉实，此岂可与歇止作一例观者。则此代字正当作禅代解，惟其滑大且长，又得四时弦洪毛石之正，则为有余之脉，其为外来邪实之病明矣。

《甲乙经·四卷·经脉篇》：代则乍甚乍间。

代则乍寒乍热，上热下寒。

【正义】《甲乙》此节，与《灵枢·禁服篇》及《太素·十四卷·人迎脉口诊篇》二节文字大略相同，但《太素》、《灵枢》于节首问答多几句空泛话，而《甲乙》则无之，此当是皇甫士安以其无甚意义而删去之。惟"代则乍寒乍热，上热下寒"十字，彼两书皆作"代则乍痛乍止"。

寿颐按：脉代而病为乍甚乍间，乍寒乍热，或乍痛乍止，殊无义理可求，既三本字各不同，则古人真本，已不可知，当从阙疑，不可强解。《太素》于此二句，杨上善虽皆为之注，不过望文生义，勉强敷衍而已，殊非精确，兹姑从略。

《甲乙·七卷·热病篇》：热病脉代者，一日死。（《灵枢·热病篇》同）

【正义】热病而脉得歇止之代，盖阴液之灼烁殆尽，故脉络干涩，无以为继，其死宜也。

《伤寒论·太阳篇》：伤寒脉结代，心动悸者，炙甘草汤主之。

【正义】见上脉结主病本条。

又：脉来动而中止，不能自还，因而复动，名曰代，阴也。得此脉者必难治。

【正义】见上脉结主病本条。

滑伯仁《诊家枢要》：脉代主形容羸瘦，口不能言。若不因病而人羸瘦，其脉止代，是一脏无气，他脏代之，真危亡之兆也。若因病而气血骤损，以致元气不续，或风家痛家，脉见止代，只为病脉，故伤寒家亦有心悸而脉代者，心痛亦有结涩止代不匀者。盖凡痛之脉，不可准也。又妊娠亦有脉代者，此必二月余之胎也。

【正义】 诸痛之甚者，脉多歇止，以气结已甚，故脉道亦为之涩而不行，此非死脉，痛止则脉自续。妊娠脉代，亦真阴凝结于下，元气不流利之故，然见此脉者，惟初妊一月之间为然，以后则气血流通，而脉亦调和矣。

《濒湖脉学·脉代主病诗》：代脉原因脏气衰，腹疼泄痢下元亏。或为吐泻中宫病，女子怀胎三月分。

又：两动一止三四日，三四动止应六七；五六一止七八朝，次第推次自无失。

李士材《诊家正眼》：代主脏衰，危恶之候，脾土败坏，吐利为咎，中寒不食，腹疼难救。两动一止，三四日死；四动一止，六七日死。次第推求，不失经旨。

又：《内经》以代脉为脏气衰微，惟伤寒心悸，怀胎三月，或七情太过，或跌打重伤，不忌代脉，不可断其必死。滑伯仁曰：无病而羸瘦，脉代者，危候也。有病而气血乍损，只为病脉，此伯仁为暴病者言也。若久病得代脉，而冀其回春者，万不得一。

又：善化令黄桂岩心疼夺食，脉三动一止，良久不能自还。施笠泽云：五脏之气不至，法当旦夕死。余曰：古人谓痛甚脉多代。周梅屋云：少得代脉者死，老得代脉者生。今桂岩春秋高矣，而胸腹负痛，虽有代脉，不足虚也。果越两旬而桂岩起矣。故医非博览，未易穷脉之变耳。

张石顽《诊宗三昧》：代为元气不续之象，《经》云代则气衰，在病后见之，未为死脉。若气血骤损，元气不续，或七情太过，或颠仆重伤，或风家痛家，脉见止代，只为病脉。伤寒家有心悸脉代者，腹痛心疼，有结涩止代不匀者。凡有痛之脉止歇，乃气血阻滞而然，不可以为准则也。若不因病而脉见止代，是一脏无气，他脏代之，真危亡之兆也。即因病脉代，亦须至数不匀者，犹或可生，若不满数至一代，每次皆如数而止，此必难治。《经》谓五十动不一代者，以为常也。以知五脏之期，予之短期者，乍疏乍数也。又云：数动一代者，病在阳之脉也，此则阳气竭尽无余之脉耳。所以或如雀啄，或如屋漏，或如弦绝，皆真代脉，见之生理绝矣。惟妊娠恶阻，呕逆最剧者，恒见代脉，谷入既少、气血尽并于胎息，是以脉气不能接续，然在二三月时有之，若至四月，胎已成形，当无歇止之脉矣。

第三十节　脉上鱼入尺主病

诸脉主病，自二十八种脉象之外，其显而可见，确而有据者，莫如上鱼入尺两种。凡阳焰太甚，火升巅顶者，其脉必上溢入鱼，而肝肾之火不藏，龙相发露者，其脉多下垂入尺，指下彰彰，不可诬也。考之古籍，《内经》已有明文，至叔和《脉经》言之尤备，而浅学之士，多不之识，反以为怪，爰为纂[1]集旧说，汇为一章，而备论之，亦殊有寻绎之意味焉。

《素问·脉要精微论》：上而不下，腰足清也。

下而不上，头项痛也。

【正义】上下以寸尺言，上而不下，即寸脉上溢，而尺脉不及，脉溢于上，则气火上炎，而下元无阳，故知其腰足之清冷。

清读为清，寒也，古多通用。《甲乙·四卷·经脉篇》作"下而不上"，义不可解，乃是传写之讹。

下而不上，则尺脉垂长，而寸脉不及，脉盛于下，则阳聚于下而上反无

---

〔1〕纂：原文误刻为"篡"。

阳，故头项为痛。《甲乙》作"上而不下"，则上乃阳焰之盛，而头项之病，为肝肾火升之病，义可两通。

《素问·平人气象论》：寸口脉中手长者，曰足胫痛。

【正义】此非寸关尺三部俱长之长。盖惟尺部垂长知其阴火发露，足部当有痛处。凡病足心痛，及胫[1]骨痿弱少力等症，大率皆三阴亏损，阴火不藏，脉垂入尺，固时有之。启玄旧注，谓长为阴气太过，故病于足，语不分明，且无此病理，不可为训。

《伤寒论·少阳篇》：三阳合病，脉浮大，上关上，但欲眠睡，目合则汗。

【正义】此证虽曰三阳合病，其实皆阳明少阳气火外浮，有升无降，有阳无阴，故脉浮且大。上过关上，则气溢入鱼，而尺部几于无脉可知。但欲眠者，壮火食气，精神无主也。目合则汗，阴随阳越，无固摄之权也。此阳焰极盛之脉证，与太阳表病何涉？而仲师顾以三阳立论者，盖以阳重而浑举之耳。聊摄旧注，以脉浮附会太阳，脉大附会阳明，且谓关脉以候少阳之气，支支节节而说之，反觉呆相。

《脉经·一卷·迟疾短长杂脉法》：上部有脉，下部无脉，其人当吐，不吐者死。

【正义】此脉上鱼际，而尺部不能应指者也。盖人之气血，只有此数，太过于上，必不足于下，既已脉独上溢，则其人当有气上不降之病，故知其当吐。若无气升呕吐之病，则尺中无脉，为脱根之象，非佳兆矣。此"当吐"两字，言其当有吐之为病云尔。古人辞旨，本极明白，不意东垣说作当用吐法，岂以脉之上溢为未足，而又欲升提之以速其蹶乎？可鄙可嗤，不值一笑。金元人读书，识力之陋，大率类是。

又《四卷·三部九候脉证》：脉弦上寸口者宿食，降者头痛。

【正义】食滞于胃，则地道不降而气火上升，故脉弦而上于寸口。若脉降，

---

[1] 胫：原文为"骺"。

则清气不升而上无阳矣，故头为之痛，此与气火上炎之头痛相反，即西学家脑充血、脑贫血之例也。《素问·平人气象论》脉寸口中手短者曰头痛，亦即此理，皆以寸部之脉不及而言，非寸口三部皆短之脉。

又：脉紧上寸口者中风，风头痛亦如之。

【正义】此所谓中风，非古人寒风外感之中风，即金元人之所谓类中风。肝胆火炎，上升巅顶，其势极炽，故脉紧有力而上过寸口。《素问·调经论》所谓血之与气，并走于上。今西国学家之所谓血冲脑经者也。而又曰风头痛，则以风邪之外感者而言，其病在上，故脉亦上于寸口。头痛同，脉状同，而病理则有绝然不同者。此中至理，大可寻求，而魏晋以前已有此郑重分明之论，此吾国旧学之精蕴，学者切不可浑仑读过。

又：脉来过寸入鱼际者遗尿。

【正义】此气升太过而下无固摄之脉证也。

又：脉出鱼际，逆气喘息。

【正义】脉出鱼际，上溢甚矣。气升有余，病当如是。